Johan Cullberg

Therapie der Psychosen
Ein interdisziplinärer Ansatz

Übersetzt von Brigitta Merschmann,
unter fachlicher Beratung von Nils Greve

Psychiatrie-Verlag

Johan Cullberg:
Therapie der Psychosen. Ein interdisziplinärer Ansatz
1. Auflage 2008
ISBN 978-3-88414-435-0

Die schwedische Ausgabe erschien erstmals 2000 im Verlag Natur och Kultur.
Grundlage der deutschen Übersetzung war die englische Ausgabe des Verlags Routledge, erste Ausgabe 2006.

Die Deutsche Bibliothek verzeichnet diese Publikation
in der Deutschen Nationalbibliografie;
detaillierte bibliografische Daten sind im Internet über
http://d-nb.ddb.de abrufbar.

Bei Medikamenten, die in diesem Buch ohne besondere Kennzeichnung aufgeführt sind, kann es sich um gesetzlich geschützte Warenzeichen handeln, die nicht ohne Weiteres benutzt werden dürfen.

Psychiatrie-Verlag im Internet: www.psychiatrie.de/verlag

Lektorat: Uwe Britten, textprojekte, Geisfeld
Umschlaggestaltung: Petra Nyenhuis, Bonn, unter Verwendung eines Bildes von Jutta Jentges
Typografie und Illustration: Iga Bielejec, Nierstein
Satz: Psychiatrie-Verlag, Bonn
Druck und Bindung: Kösel, Altusried-Krugzell (www.koeselbuch.de)

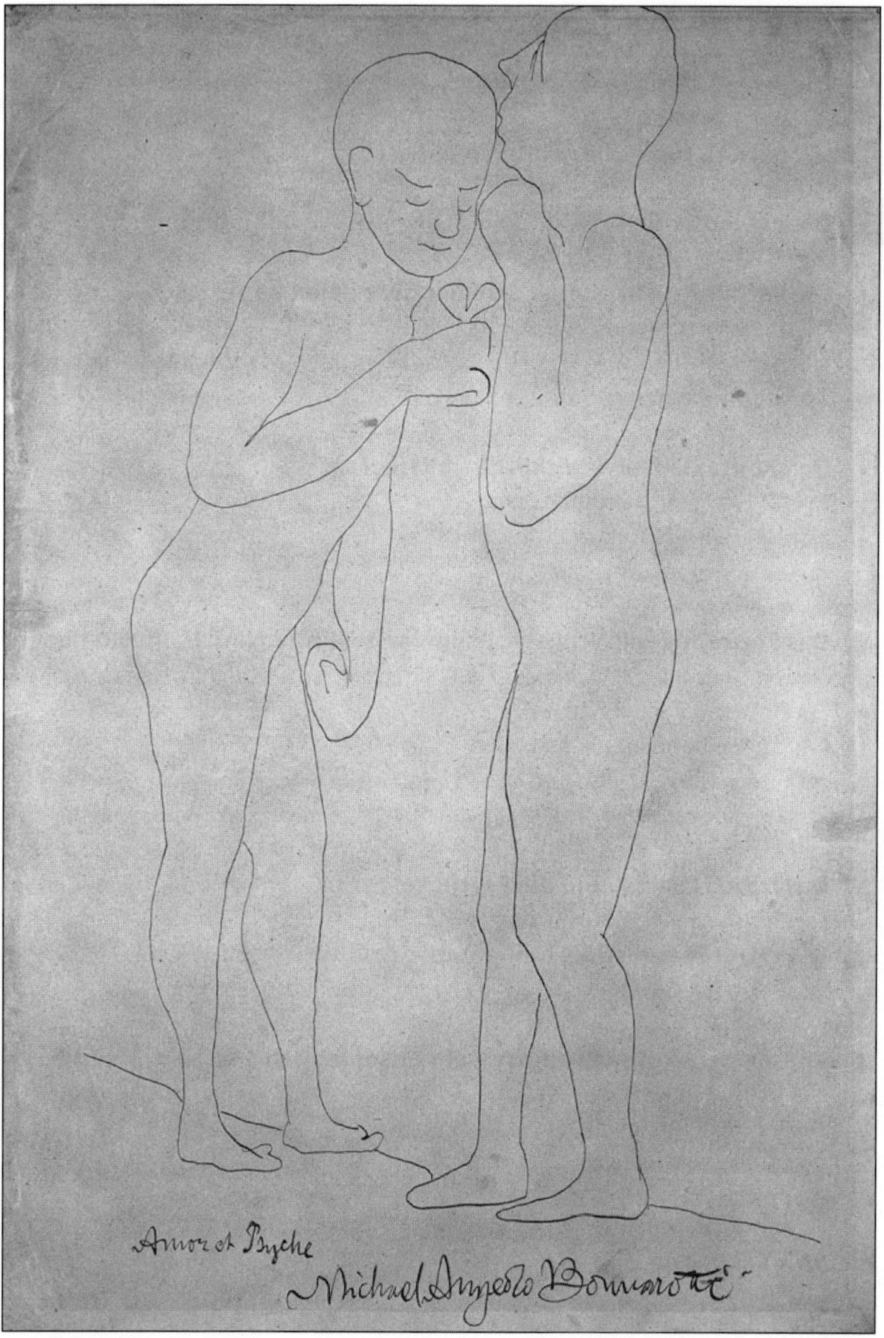

Ernst Josephson: Amor et Psyche. Nationalmuseum, Stockholm (www.nationalmuseum.se)

Der Komplexität des Menschen gerecht werden
Vorwort zur deutschen Ausgabe 11
Die Integration aller Perspektiven fördern!
Patrick McGorry 13
Verzeichnis der Abbildungen und Tabellen 15

TEIL 1 **Die psychotische Krise und die schizophrene Behinderung**

1 **Die Vernunft – ein dünner Schleier über dem Chaos** 18
Regression im Dienste des Ichs 19
Normales versus abnormes Denken? Grauzonen schützen! 23
Zusammenfassung 25

2 **Den Kontakt mit der Wirklichkeit verlieren** 26
Sechs Erfahrungen, sechs Diagnosen 26
Können wir die Entwicklung der Psychose verstehen? 32
Zusammenfassung 36

3 **Das Konzept der Psychosen, Wahnvorstellungen und Halluzinationen** 37
Das Konzept der Psychosen 37
Fehlinterpretationen 38
Wahnvorstellungen 39
Halluzinationen 45
Zusammenfassung 50

4 **Das Ich, das Selbst und die Psychose** 51
Das Ich und das Selbst 51
Die akute Psychose als Aufhebung der »Du«-Beziehung 56
Zusammenfassung 56

5 **Phasen der akuten Psychose – ein Krisenmodell** 57
Die Prodromalphase 58
Die Präpsychose 59
Das Frühstadium 59
Das Spätstadium 62
Die postpsychotische Phase der Neuorientierung 63
Zusammenfassung 63

6 **Neurobiologische Vulnerabilitätsfaktoren** 65
Vom Krankheits- zum Stress-Vulnerabilitätsmodell 65
Genetische Vulnerabilitätsfaktoren 67
Störungen der neuronalen Entwicklung 72
Zusammenfassung 79

7 **Psychodynamische Vulnerabilitätsfaktoren** 80
Frühes Trauma und Probleme des Heranwachsenden 80
Neuropsychodynamische Theorien zu Vulnerabilität und Persönlichkeitsentwicklung 82
Persönlichkeitsstörungen 84
Familienstruktur und Schizophrenie 89
Zusammenfassung: Ein neurodynamisches Modell psychotischer Vulnerabilität 91

8 **Psychoseauslösende Faktoren** 94
Psychologischer Stress und Vulnerabilität 94
Unspezifische Stressoren als Auslöser einer Psychose 97
Spezifische Krisen- und Konfliktsituationen als Auslöser 99
Zusammenfassung 105

9 **Schutzfaktoren** 106
Psychosoziale Schutzfaktoren 106
Zusammenfassung 111

10 **Psychotische Störungen I** 112
Die psychotische Erstepisode – drei klinische Typen 112
Die psychotischen Syndrome diagnostizieren 113
Die kurze psychotische Störung 114
Die affektive Psychose 118
Die wahnhafte Störung 121
Die anderweitig nicht klassifizierbare Psychose 125
Dissoziative (hysterische) »Psychosen« 125

11 **Psychotische Störungen II: Schizophrenie – die Krankheit des Selbst** 129
Die historische Entwicklung des Konzepts der Schizophrenie 129
Schizophrene Syndrome 134
Die schizophreniforme Störung 144
Die schizoaffektive Störung – die zykloide Psychose 145
Schlussfolgerung 146

12 **Die Störungen des autistischen Spektrums und Kindheitspsychosen** 147
Wesentlich Merkmale des autistischen Syndroms 147
Das Asperger-Syndrom 148
Schizophrenie und andere Psychosen bei Kindern 150

13 **Delirium, Verwirrtheit und organische Psychosen** 151
Verwirrtheitszustände im Krankenhaus 153
Abgrenzung zwischen Verwirrtheit und Psychose 154

14 **Die beiden kritischen Phasen der Psychose und das Genesungspotenzial** 157
Erste kritische Phase: prodromale Symptome und unbehandelte Psychose 158
Zweite kritische Phase: der Genesungsprozess – neue Hoffnung entwickeln 159

15 **Kognitive Störungen und der psychotische Denkprozess** 166
Was ist eine Denkstörung? 166
Neurokognition und Schizophrenie 168
Schizophrene Denkstörungen 170
Zusammenfassung 179

16 **Die Konstruktion der Identität eines »chronisch Schizophrenen«** 181
Faktoren, die eine Genesung verhindern 181
Eine Strategie gegen psychischen Schmerz? 184
Zusammenfassung 188

17 **Auf dem Weg zu einem bio-psycho-sozialen Modell der Psychosen** 189
Ein Modell der realitätsintegrierenden Funktion des Ichs 189
Die psychotische Realitätskonstruktion des Selbst 193
Psychologische Beeinflussung psychotischer Entwicklung – Lernen 193
Zusammenfassung 196

TEIL 2 **Die Genesung unterstützen**

18 **Denktraditionen in der Geschichte der Psychiatrie** 198
Magisch-dämonisches Denken und das Bedürfnis nach Hoffnung 198
Die vier Säfte und die psychopharmakologische Behandlung 199
Platons Theorie der Leidenschaften und die psychoanalytische Theorie des Unbewussten 200
Die Fragen der Aufklärung und die radikale Psychiatriekritik 200

19 **Psychosebehandlung im 20. Jahrhundert** 202
Die ersten Jahrzehnte: bewachen und verwahren 203
Die Ära der »heroischen Behandlungen«: 1930–1960 204
Die letzten 50 Jahre: Neuroleptika, Sozialpsychiatrie 209 und Psychotherapie
Demokratisierung und öffentliche Kontrolle 213

20 **Die Behandlung der Psychose – Voraussetzungen, Anforderungen und Organisation** 215
Die Einweisung auf eine psychiatrische Notfallstation – aus der Sicht eines Patienten 215
Eine funktionierende Organisation der Betreuung 218
Das Wesen und die Behandlung der akuten Psychose 218

21 **Die Einschätzung und Behandlung von Patienten mit einer akuten psychotischen Episode** 222
Die bedürfnisangepasste Behandlung der Psychose 222
Formulierung der Diagnose und Untersuchungen 228
Ein spezielles Team für psychotische Erstpatienten 229
Die Spätphase: den gesunden Anteil der Persönlichkeit stützen 233
Die Genesungsphase: das Ich stärken und die Vulnerabilität reduzieren 233

22 **Psychose und Suizid** 236
Vorkommen 236
Suizidalität während der Entwicklung der Psychose 237
Suizidale Handlungen bei schizophrenen Patienten 239
Hochrisikopatienten – ethische Probleme 241
Die emotionalen Bedürfnisse des Personals – Schutz vor dem »Ausbrennen« 243

23 **Menschen mit Langzeitpsychosen in der Gemeinschaft** 245
Das Wisconsin-Projekt – »Assertive Community Treatment« (ACT) 245
Vom Prinzip der Betreuung Kranker zum Prinzip der Normalisierung 247
Betreutes Wohnen 248
Das Problem des Substanzmissbrauchs und der Doppeldiagnosen 249

24 **Pharmakologische Behandlung der Psychose** 251
Rezeptorpharmakologie 251
Antipsychotische Medikamente 252
Der antipsychotische Effekt: Sorgt die Rezeptorhemmung für eine psychologische »Atempause«? 259
Sedierende und schlaffördernde Medikamente 261
Antidepressiva und die Lithium-Behandlung 262
Zusammenfassung 263

25 **Die psychologische Behandlung der Psychose** 265
Die psychoanalytische Tradition 265
Die Tradition der kognitiv-behavioralen Therapie 269
Auf dem Weg zu einer Synthese von dynamischer Psychologie und kognitiven Methoden 270

Wohneinrichtungen mit psychotherapeutischer Betreuung 274
Wissen über den Körper und Physiotherapie 274
Arbeit mit Familien und Angehörigen 275

26 **Die Psychose verhindern** 278
Primäre Prävention: dem Auftreten der Krankheit zuvorkommen 278
Sekundäre Prävention: frühe wirksame Unterstützung bei Krankheitsbeginn 279
Tertiäre Prävention: Behinderungen reduzieren 281

27 **Die Angehörigen: Betreuer und das Netzwerk für Soforthilfe** 282
Erwachsene Angehörige oder Geschwister 282
Wenn man das Kind eines psychisch Erkrankten ist 284

Epilog 286

Chancen für eine integrative Psychosentherapie in Deutschland 288
Nils Greve und Volkmar Aderhold

Anhang

Klassifikation 296
ICD-10 und DSM-IV 296
Psychosen in Bezug zu anderen psychischen Störungen 296
Die psychiatrischen Diagnosegruppen 297
Übersicht und Vergleich der Klassifikationssysteme 298
Schlussbemerkung 301

Literatur 302

Register 314

Die Autoren 317

Der Komplexität des Menschen gerecht werden

Vorwort zur deutschen Ausgabe

Unser heutiges biologisches und neuropsychologisches Wissen über »funktionelle« Hirnstörungen wächst rasant. In vielerlei Hinsicht ist es zu einer Richtschnur in der medizinischen Praxis geworden. Auch der psychodynamische Ansatz wird zunehmend als ein klinisch nützliches Werkzeug neben biologischen, kognitiven und epidemiologischen Ansätzen in der Psychiatrie begriffen und in die Behandlung integriert. Die Evidenzbasis des psychologischen Wissens und der kognitiv-behavioralen Ansätze wird erweitert. Psychoanalytisch orientierte Forscher bewegen sich auf die Neurophysiologie zu und reformulieren ihre Theorien zu ätiologischen und motivationalen Faktoren in der Psychose.

Diesen Bemühungen um eine Synthese von Natur- und Humanwissenschaften ist ein epistemologischer Konflikt inhärent. In diesem Buch unternehme ich den Versuch, einen kohärenten wie auch ausgewogenen Überblick über dieses Thema zu geben. Ich bin überzeugt, eine fundiertere Kenntnis der Psychologie der Psychosen kann helfen, uns selbst als Menschen besser zu verstehen. Die Ziele dieses Buches sind erreicht, wenn es dazu beitragen kann, eine integrativere und humanere Versorgung der Patientinnen und Patienten mit Psychosen zu entwickeln.

Als junger Medizinstudent in der zweiten Hälfte der 1950er Jahre las ich ein Buch von M. Sechehaye, in dem sie die psychotherapeutische Arbeit mit Renée beschrieb, einem Mädchen, das an Schizophrenie litt. Dieses Buch hat mich zutiefst geprägt, einmal aufgrund seiner Authentizität, aber auch weil Renée wieder völlig gesund werden konnte. Zur selben Zeit stieß ich auf einen amerikanischen Fachartikel über die Forschung zum Anteil des Caeruloplasmins im Blut schizophrener Patienten. Wurde es Rhesusaffen eingespritzt, reagierten diese mit allen Anzeichen einer katatonen Schizophrenie. Wie passte das zusammen? Was könnte das eine mit dem anderen zu tun haben?

Heute können wir uns die Frage stellen: Was war es eigentlich, das Renee heilte? Wir wissen auch, dass Caeruloplasmin nicht die Antwort auf das Rätsel der Schizophrenie war. Beide Beobachtungen, die psychotherapeutische und die biologische, standen schlicht und ergreifend unverbunden nebeneinander. Aber für mich repräsentiert die Lektüre dieser Studien immer noch die Themenvielfalt in der Forschung zur Psychose. Heute wissen wir, dass es viele Subtypen der Psychose und Schizophrenie gibt und deshalb auch nicht die eine Behandlung.

Man kann leicht aus dem Blick verlieren, dass die »Psychose«, so wie die Schizophrenie, ein phänomenologisches Konzept repräsentiert. Bisher können wir sie nur über das Verhalten und über subjektive Veränderungen der Erfahrungswelt der Betroffenen definieren. Nicht möglich war es, die Schizophrenie biologisch zu charakterisieren, auch wenn solche Faktoren vermutlich eine wesentliche Rolle spielen. In diesem Buch möchte ich zeigen, wie nützlich und notwendig es ist, sowohl die humanistische als auch die biologische Perspektive einzunehmen, wenn man psychotische Zustände verstehen und mit Betroffenen arbeiten will.

Doch wenn es darum geht, den Worten Taten folgen zu lassen und an einer interdisziplinären wissenschaftlichen Perspektive festzuhalten, so stößt man sofort auf ein großes

Problem theoretischer und praktischer Natur. Es geht nicht nur um die Frage verschiedener wissenschaftlicher Traditionen, sondern auch um ein notwendigerweise unterschiedliches zugrunde liegendes Menschenbild. Daher müssen wir auf eine Wissenschaft hinarbeiten, die beide Wissensgebiete im Blick behält. Beide müssen auf ihre jeweiligen Voraussetzungen hin kritisch überprüft werden. Wie äußert sich der Zusammenhang von biomedizinischem und psychologischem System? Was ist Ursache und was ist Wirkung? Zugleich: Wann führt der Wunsch nach strenger Wissenschaftlichkeit zu fragwürdiger Reduktion? Sind allein Wissenschaften, die auf experimenteller und kontrollierter Forschung basieren, akzeptabel, und können bestimmte menschliche Erfahrungen leicht entwertet werden und uns entgleiten? Auf der anderen Seite besteht aber auch die Gefahr, dass persönliche Vorurteile professioneller Betreuerinnen und Betreuer unkritisch übernommen werden.

Es besteht immer das Risiko, dass sich inakzeptable Wissenslücken auftun, wenn nur eine einzige Person ein Buch dieser Art schreibt und nicht, wie es gewöhnlich geschieht, eine Gruppe von Autorinnen und Autoren jeweils ihr Spezialgebiet darstellt. Dennoch glaube ich, dass es sich ebenso lohnt, ein umfassendes Bild psychotischer Menschen als menschliche Wesen zu entwerfen, auch wenn es nur der Perspektive eines einzigen Klinikers entspringt. Mehrere Jahrzehnte der psychiatrischen Arbeit haben meinen Blick auf den Menschen und seine möglichen Erfahrungen im Leben geprägt. Im Grunde ist die entscheidende Frage, wo und wie sich die beiden genannten Disziplinen begegnen können. Ich will hier einen solchen Integrationsversuch wagen.

Seit der Erstveröffentlichung dieses Buchs im Jahr 2000 in schwedischer Sprache wurde es mehrmals aktualisiert. Ich möchte dem Verlag sowie Nils Greve und Volkmar Aderhold für das Engagement danken, mit dem sie den Text fachlich durchgesehen sowie ihn an die Situation der Psychiatrie in Deutschland angepasst haben.

Die Fallskizzen sind kurz gehalten, mit dem Anspruch, zugleich realistisch und wahrheitsgetreu zu sein. Daher habe ich nicht nur die Geschichten mit »gutem Ausgang« gewählt, sondern beschreibe auch Patientinnen und Patienten mit einem nicht »glücklichen Ende«. Die Menschen, deren Schicksal ich skizziere, haben, wenn möglich, den Text gelesen und autorisiert, nachdem die nötigen Änderungen bezüglich ihrer Identität vorgenommen worden waren. Ich danke ihnen für die großzügige Erlaubnis, ihre Erfahrungen mit anderen zu teilen.

Es ist eine Ehre für mich und eine große Freude, dass dieses Buch ins Deutsche übersetzt wurde. Ich hoffe, es wird sich als nützlich erweisen, nicht nur für Medizinstudenten, angehende Psychiater und andere psychiatrisch Tätige, sondern auch – wie sich zuvor in Skandinavien gezeigt hat – für Laien, die am Thema interessiert sind.

Johan Cullberg
Stockholm, April 2008

Die Integration aller Perspektiven fördern!

Psychotische Störungen wie die Schizophrenie zu verstehen und zu behandeln stellt uns vor große Herausforderungen. Trotz bedeutender Fortschritte in der Behandlung und der Liberalisierung des Gesundheitswesens haben sich die persönliche Erfahrung und die Lebensqualität der Betroffenen und ihrer Angehörigen im Weltmaßstab nicht wesentlich verbessert, auch nicht in den hoch entwickelten Ländern. Dieses Versäumnis ist in Nordamerika und anderen englischsprachigen Ländern spürbar, ebenso und ganz besonders in der »Dritten Welt«, wo das Schicksal der Menschen mit Schizophrenie häufig idealisiert wird. Generell ist dies auf das Versagen der Gesellschaft, der Gesundheitssysteme und von Einzelpersonen zurückzuführen, die es bisher versäumt haben, an der humanistischen Perspektive festzuhalten und diese auf Menschen mit schweren psychischen Krankheiten auszudehnen.

Die Psychiatrie selbst hat durch ihr Schwanken zwischen verschiedenen reduktionistischen Extremen zu diesem Problem beigetragen. Jahrzehntelang wurden sämtliche psychischen Störungen auf einer schmalen psychologischen Basis erklärt. Zuletzt haben sich das Modell der zerebralen Dysfunktion und ein entsprechendes verengtes Krankheitsmodell durchgesetzt. Die Psychiatrie als eine der medizinischen Disziplinen muss jedoch einen integrierten, bio-psycho-sozialen Ansatz anstreben. Viele Forschungszentren scheuen allerdings davor zurück. Das ist zwar schwer zu begreifen, aber es fehlt nach wie vor an einer guten integrativen Ausbildung für Psychologen und Psychiater.

Darum ist das Buch von Johan Cullberg so wichtig. Es handelt sich um ein vielseitiges Lehrbuch, das aus der humanistischen Philosophie und der Psychoanalyse schöpft, die Lektionen aus der Geschichte der Psychiatrie – ihren guten wie schlechten Seiten – lernt, aus den Erfahrungen der Betroffenen (unter ihnen der Bruder des Autors) und aus eigenen Erfahrungen als Angehöriger schöpft sowie sich der Neurowissenschaft, der epidemiologischen Forschung und Interventionsstudien bedient. Das Ergebnis ist eine seltene und kostbare Synthese des Wissens und der Erfahrung, die von all denen, die für die Betreuung von Menschen mit psychotischen Störungen zuständig sind, gelesen werden sollte.

Die Stärke des Buches ist nicht nur, dass es die biologischen und humanistischen Perspektiven integrieren will (eine schwierige Aufgabe!), sondern sie liegt auch in seiner grundlegenden Akzeptanz der biologischen Basis der Störung und des Plädoyers für eine umsichtige Nutzung der medikamentösen Therapie, während gleichzeitig das essenzielle Bedürfnis nach einem humanistischen, verfeinerten psychologischen Verständnis der Patientinnen und Patienten und ihrer Notlage, der Krisen und des Kampfes um Genesung gezeigt wird. Angereichert ist dieses Buch mit überaus praktischen Anleitungen und zahllosen Perlen klinischer Weisheit, ein Ergebnis langjähriger, sich ständig weiterentwickelnder klinischer und persönlicher Erfahrung. Ich kenne bisher kein anderes Lehrbuch zu Psychosen, das diese Botschaft vermittelt. Deswegen ist es auch so erfreulich zu sehen, dass Johan Cullbergs hart erkämpfte Perspektive nun nach der englisch- auch der deutschsprachigen Psychiatrie zugänglich gemacht wird. Er ist ein Integrator, ein Humanist und ein erstklassiger Botschafter jener Werte, für die er in der klinischen Betreuung der Patienten und ihrer Angehörigen eintritt.

Seinen Epilog, in dem er sich auf die Krankheit seines Bruders Erland bezieht, schließt er mit dem folgenden Absatz, den ich noch einmal hier im Vorwort zitieren möchte,

weil ich finde, dass er eine Grundwahrheit und ein Problem anspricht, das überwunden werden muss, soll sich die Betreuung schwerer psychischer Störungen in unserer Gesellschaft verbessern:
»Die Arbeit in der medizinischen Betreuung bringt eine fast unwiderstehliche Tendenz der Praktiker mit sich, gegen die Einsicht abzustumpfen, dass sie es mit der Behandlung und Pflege von Individuen zu tun haben, die ebensolche Menschen sind wie sie selbst. Viele behaupten, dass es notwendig sei, sich von den eigenen Gefühlen zu dissoziieren, um auf den Stationen zu funktionieren – das aber ist ganz einfach nicht wahr. Zu einer guten Betreuung gehören mehr als ethische Prinzipien und gute Ausbildung. Ebenso ist eine Organisation erforderlich, die der Empathie und Humanität Priorität einräumt, ohne die beruflichen Standards einzubüßen. Ich habe viele Orte gesehen, an denen dies verwirklicht ist. Es geht in einem hohen Maß um die Frage, ob man willens und mutig genug ist, mit eingefahrenen Einstellungen zu brechen. Eine Organisation, in der eine wahrhaft humane Betreuung nicht möglich ist, ist eine schlechte Organisation. Es geht also um die Behandlung und Pflegepolitik im weitesten Sinne des Wortes.«
Dies ist der Kern, um den alle in diesem Buch enthaltenen Perspektiven, das Fachwissen und die Weisheit gruppiert werden können. Es ist eine wichtige Botschaft für all jene, die in der Betreuung psychisch Kranker tätig sind. Ich hoffe aufrichtig, dass die Arbeit dieses sehr klugen, leidenschaftlichen, einfühlsamen und doch auch wahrhaft bescheidenen Mannes, Johan Cullberg, viele Leser finden wird.

Patrick McGorry
Melbourne

Verzeichnis der Abbildungen und Tabellen

Abbildung 1 Das Stress-Vulnerabilitätsmodell 66
Abbildung 2 Eine schematische Darstellung der Verbindungen und Zentren im Gehirn bei der Schizophrenie 74
Abbildung 3 Der Monat der Geburt und das relative Risiko des Kindes, später an Schizophrenie zu erkranken 77
Abbildung 4 Rückfallraten bei Patienten mit Schizophrenie nach »expressed emotion« und dem Gebrauch von Antipsychotika 91
Abbildung 5 Hypothetische Dimensionen der Vulnerabilität 92
Abbildung 6 Auslösefaktoren, Vulnerabilitätsfaktoren und Schutzfaktoren 96
Abbildung 7 Anzahl der Suizidversuche nach Art der Unterkunft 108
Abbildung 8 Anzahl der Patienten mit einer Psychose nach Art der Unterkunft 109
Abbildung 9 10-Jahres-Follow-up-Besserungsraten von retrospektiv diagnostizierten Personen 135
Abbildung 10 Die Prävalenz chronisch psychotischer Menschen nach Alter 136
Abbildung 11 Typische Verläufe in den ersten fünf Jahren nach der Ersterkrankung 143
Abbildung 12 Fünf Langzeit-Verlaufsstudien mit Patienten mit der Diagnose Schizophrenie 144
Abbildung 13 Modellvorstellung interagierender Ursachen bei organisch basierten Delirien 155
Abbildung 14 Ein Modell der Psychose – die kritischen Phasen der Psychose 157
Abbildung 15 Drei Verlaufstypen 161
Abbildung 16 Wisconsin Kartensortierungstest (WCST) 169
Abbildung 17 Bild eines Patienten 178
Abbildung 18 Fraktal 179
Abbildung 19 Verschiedene Dimensionen des Erwerbs einer chronischen Identität 182
Abbildung 20 Chris' Diagramm 188
Abbildung 21 Das Handlungsfeld des Ichs 190
Abbildung 22 Die »Ich-Membran« 191
Abbildung 23 Langzeitbäder: Marieberg Hospitalmuseum, Schweden 205
Abbildung 24 Der Schnitt bei der Lobotomie 206
Abbildung 25 Die Beziehung zwischen Wissen, Aufgaben und Organisation 219
Abbildung 26 Beispiel für ein Genogramm 226
Abbildung 27 Schema eines neuralen Netzwerks 251
Abbildung 28 Schema einer Dopaminrezeptorsynapse 253
Abbildung 29 PET-Aufnahmen des Gehirns in horizontaler Projektion 254
Abbildung 30 Dosierungen antipsychotischer Behandlung und extrapyramidale Symptome 257
Abbildung 31 Dauer der unbehandelten Psychose (DUP) 280
Abbildung 32 Integriertes regionales Hilfesystem für Menschen mit schweren psychischen Erkrankungen 289

Tabelle 1	**Psychotische Erstepisode und identifizierbarer Stressauslöser**	94
Tabelle 2	**Prognostische Indikatoren der akuten Psychose**	113
Tabelle 3	**Die Rate der mit »funktionellen Psychosen« Eingewiesenen**	211
Tabelle 4	**Wirkungen und Dosisrelationen gebräuchlicher Neuroleptika**	255
Tabelle 5	**Systematische Studien psychodynamischer Behandlung wegen Schizophrenie**	267
Tabelle 6	**Kontrollierte Studien kognitiv-behavioraler Therapie**	271
Tabelle 7	**Wirkungen von Familienintervention**	276
Tabelle 8	**Psychiatrische Diagnosegruppen nach der ICD-10**	298
Tabelle 9	**Kriterien der Psychose nach dem DSM-IV und der ICD-10**	300

TEIL 1 Die psychotische Krise und die schizophrene Behinderung

Hinter und neben schizophrenem Leben geht gesundes psychisches Leben weiter. (...) Umgekehrt ist dem Gesunden hintergründig inneres Leben eigen, das sich nur schwer von schizophrenem unterscheiden lässt.
Manfred Bleuler*, 1972, S. 566*

1 Die Vernunft – ein dünner Schleier über dem Chaos

Ohne das Du gibt es kein Ich.
E. G. Geijer, 1856

Sehr ermutigend ist es nicht, sich unsere existenzielle Lage zu vergegenwärtigen. Als Stäubchen inmitten eines unendlichen Universums sind wir nicht interessanter als ein einzelnes Sandkorn am Meeresstrand. Wir werden auf einem schmalen Isthmus der Zeit in einem unermesslichen Ozean geboren – und sterben. Wir kämpfen, sehnen uns, streben und leiden, sammeln Wissen und Erfahrungen, bis alles vorüber ist. Schon in wenigen Generationen sind wir vergessen.

Gleichzeitig gibt es einen Teil in uns, der unsere Mitte bildet, einen Punkt, an dem wir unser spezifisches Gewicht empfinden und unsere Identität, Nationalität und Weltsicht wie selbstverständlich gegenüber den Identitäten, Nationalitäten und der Weltsicht anderer verteidigen. Wir machen zudem unsere Existenz und unsere Ansichten darüber geltend, wie die soziale Ordnung gewahrt und verbessert werden sollte. Unsere Sterblichkeit wird in unserer bewussten Perspektive auf die Dinge nicht oder kaum berücksichtigt. Die von uns wahrgenommenen Risiken haben mit Liebesverlust oder Verlust des Eigentums zu tun, der Möglichkeit, ins Unrecht gesetzt oder beschämt zu werden. Um solche Erfahrungen zu vermeiden, konstruieren wir bewusst oder unbewusst Strategien, die, so hoffen wir, nicht zu sehr von den Strategien anderer abweichen. Unser Ziel ist es, auf einer vernünftigen Grundlage – oder was wir dafür halten – zu agieren.

Der Gedanke, dass Vernunft, Normalität und Selbstachtung Werte sind, die wir für selbstverständlich halten können, spielt eine wichtige Rolle im Prozess unserer Anpassung an die Welt und für unser Sicherheitsgefühl. Aber wir wissen auch, wie labil unsere Rationalität ist. Nacht für Nacht sind in unseren Träumen die Gesetze von Zeit, Raum und Logik aufgehoben. In unterschiedlichem Maße träumen wir auch am Tag, wobei vielen Menschen die Erinnerung an ihre Tagträume peinlicher ist als die Erinnerung an den Inhalt ihrer nächtlichen Träume. In unseren Tagträumen sind wir vergnügungssüchtig, rachedurstig und hängen skurrilen Machtfantasien nach. Obgleich es sich um unsere ureigenen Fantasien und Träume handelt, fällt es uns schwer zu akzeptieren, dass sich in Tagträumen die Tiefenschichten unserer Persönlichkeit ausdrücken. Doch im Rückblick auf unsere Anfänge erkennen wir, dass unsere Persönlichkeit ihre Wurzeln im fruchtbaren Boden der Kindheit hat, zu der wir in den Tagträumen zurückkehren.

Unser Leben ist zwangsläufig von einer tiefen existenziellen Kluft geprägt – was sich in dem zwiespältigen Bewusstsein ausdrückt, nur ein Stäubchen im Universum und doch zugleich auch sein unermesslich wichtiger Mittelpunkt zu sein. Hinzu kommt, dass wir psychologisch mit einer Kluft zwischen respektabler Vernunft (unserem moralischen Code) einerseits und ungeselliger Selbstbezogenheit und Genusssucht andererseits leben. Unser Leben ist von einem steten dialektischen Wechsel zwischen diesen beiden Positionen und »Realitäten« gekennzeichnet. Abgesehen von dem gelegentlichen Impuls, Dinge zu tun, die anderen unbegreiflich erscheinen mögen, hinterlässt dieser Wechsel kaum äußere Spuren. Ruhephasen und die Fähigkeit, Brücken zu unserem Innenleben zu schlagen, mindern das Risiko. Fehlen diese Brücken oder stürzen sie ein, wird es schwieriger für uns, uns in der Welt zurechtzufinden; dann ist unsere psychische Gesundheit gefährdet. In manchen Fällen kann unsere Reaktion zum Verlust des Kontakts mit der Realität führen – wir erkranken an einer Psychose.

Regression im Dienste des Ichs

S. Freud (1856–1939) unterschied zwischen dem Primärprozess-Denken und dem Sekundärprozess-Denken. Letzteres ist das von uns erlernte rationale, logische Denken, ein unverzichtbares Instrument, um als biologische und soziale Wesen überleben zu können. Das Sekundärprozess-Denken wird vom Realitätsprinzip gesteuert.

Demgegenüber handelt es sich beim Primärprozess-Denken um die Welt der Träume, darunter auch die Tagträume. Dominiert wird es vom Lustprinzip; die Wunscherfüllung ist hier mehr oder weniger unbeeinflusst von Raum, Zeit und anderen Menschen. Angesichts der Allmacht dieses Prinzips haben Moralität und Ethik kaum etwas zu bestellen.

Die Möglichkeit, eine Zeit lang den strengen Kategorien rationalen Denkens zu entgehen und uns stattdessen an seinem dialektischen Gegenstück zu orientieren, bedeutet viel für unsere psychische Gesundheit. Der Begriff der Regression impliziert, dass Denken und Verhalten stärker von früheren Entwicklungsstadien bestimmt werden. Die Psychoanalyse hat für dieses Phänomen den klassischen Ausdruck der »Regression im Dienste des Ichs« geprägt, im Unterschied zu den destruktiveren und pathologischen Formen der Regression, zu denen die Psychose gehört. Hier einige regressive Möglichkeiten, welche die Kluft zwischen rationalem und irrationalem Denken überbrücken:

- Fantasie und Spiel,
- Kreativität,
- intime Beziehungen und Sexualität,
- Religion,
- magische Rituale und Weissagungen (etwa Horoskope und Astrologie) oder
- der Rausch.

Fantasie und Spiel

Die wichtigen Funktionen von Fantasie und Spiel ähneln einander insofern, als sie unsere Innenwelt und die reale äußere Welt miteinander verbinden oder es uns ermöglichen, eine mittlere Ebene zwischen ihnen zu konstruieren. Weder können wir gänzlich in einer Welt rationaler Ordnung überleben noch es längere Zeit in einer Fantasiewelt aushalten. Schon das kleine Kind beseelt in seinen Fantasiespielen seine »Decke«, verwandelt sie in etwas Lebendiges, das einen Übergang zwischen Spiel und Realität schafft. Dem britischen Psychoanalytiker und Kinderarzt D.W. Winnicott (2006) zufolge kreieren Kinder einen »Übergangsraum« zwischen der realen Mutter und der fantasierten inneren Repräsentation der Mutter durch ein »Übergangsobjekt« – die Decke, ein Tuch oder was sonst bevorzugt wird. Das Kind vollzieht einen schöpferischen Akt, der ihm hilft, mit den Enttäuschungen fertig zu werden, die ihm die Eltern und die Realität zugefügt haben. Nach Winnicott stellt die Decke (oder ein anderes vom Kind gewähltes Übergangsobjekt) für das Zwei- oder Dreijährige einen Aspekt der Mutter dar, der es dem Kind ermöglicht, die völlige Kontrolle über sie zu erlangen. Die Fähigkeit, die Fantasie im Spiel zu nutzen – in einem Spiel, das vollkommener Ernst ist – und die Realität zu transformieren, ist die Vorbedingung für die Möglichkeit, im späteren Leben mit dem

Übergangsraum in Kontakt zu treten. Das Kind wird so auch in die Lage versetzt, seine Illusionen mithilfe des Übergangsobjektes an der Realität zu überprüfen.
Was D. W. Winnicott uns begreiflich machen will, ist, dass die kreative Freiheit des Erwachsenen aus diesem ursprünglichen Übergangsraum zwischen Realität und Illusion entsteht. Diese Perspektive hat sich hinsichtlich der Psychologie der Kreativität als sehr nützlich erwiesen. In der Psychose ist die Grenze zwischen Fantasie oder Spiel und der Realität verloren gegangen.

Die intime Beziehung

Sowohl im vertrauten Gespräch als auch in der körperlichen Intimität überschreiten wir die Grenzen unseres Selbst und stellen wieder einen »symbiotischen« Kontakt mit einem anderen Menschen her. Es gibt viele Hinweise darauf, die Erfahrung des Verliebtseins, in der sich psychische und physische Intimitäten vereinen, sei eine psychoseähnliche Realität, eine Verdrängung mit minimaler Realitätsprüfung. Sie beruht auf dem Umstand, dass idealisierte innere Repräsentanz unseres Selbst und des Anderen auf einen Empfänger projiziert werden können, der das Begehren entweder erwidert oder auch nicht. Es ist eher unsere eigene idealisierte Innenwelt als die der anderen Person, die wir in der Repräsentanz dieser Person verwirklicht sehen. Manchmal wird klar, dass sich Fantasie und Realität unter der Ägide des Realitätsprinzips aneinander anpassen können. Das hat der existenzialistische Philosoph M. Buber (1962) als »die Erfahrung des ›Du‹« bezeichnet. Es handelt sich um eine intensive Erfahrung im symbiotischen Raum, die jedoch zugleich außerhalb der Rationalität stattfindet.
Eine aktive »Du«-Erfahrung spielt eine entscheidende Rolle in der Entwicklung der Fähigkeit, an unserer Wahrnehmung eines kontinuierlichen Selbst festzuhalten und entsprechend zu funktionieren. Ungewollte, exzessive Isolation kann daher ein Risiko für die psychische Gesundheit darstellen. Eines der wichtigsten Phänomene der akuten Psychose ist, dass die Fähigkeit, innerhalb der Kategorie des »Du« zu funktionieren, zeitweilig aufgehoben ist (siehe auch Kapitel 4).

Sexualität

In den heutigen westlichen Gesellschaften stellt die Sexualität die inzwischen vielleicht am weitesten verbreitete und akzeptierte Methode der Selbstbestätigung dar. In ihrer kommerzialisierten Form hat sie beinahe die Funktion von Drogen übernommen. Mittels der verschiedenen Spielarten der Sexualität, ob »normal« oder »pervers«, ob in der Realität oder der Fantasie, stellen Menschen den Kontakt zu einer früheren Form des Lusterwerbs wieder her. Durch ihr Gekoppeltsein an die Fortpflanzung wird die Sexualität zur wichtigsten Brücke zu unserem biologisch-tierischen Selbst. Bis in die sechziger Jahre des vorigen Jahrhunderts hinein galt die Sexualität als das gefährlichste unter den menschlichen Bedürfnissen und wurde sozial und psychologisch rigide kontrolliert. Der Mensch hat starke Abwehrmechanismen hinsichtlich der Sexualität entwickelt – Verdrängung, Projektion auf andere oder auch die Spaltung in einen sexualisierten, antisozialen und in einen sozial erwünschten Anteil des Selbst.
Am besten kann dieser Spaltungsmechanismus anhand bestimmter Persönlichkeitsstörungen beobachtet werden. Obgleich die Betroffenen äußerlich – und möglicherweise auch in der Selbsteinschätzung – als völlig »normal« wahrgenommen werden, können

sie insgeheim ein im kulturellen Kontext nicht akzeptables Sexualverhalten zeigen. Beispiele dafür sind Priester, die Kinder sexuell missbrauchen; Politiker, die regelmäßig mit Prostituierten verkehren und sadomasochistische Rituale zum Fetisch machen; Psychotherapeuten, die mit ihren Patientinnen schlafen, oder der Bauer, der Sex mit Tieren praktiziert. In diesen Fällen ist das Zusammenspiel der ethischen Aspekte unterschiedlicher Persönlichkeitsanteile schwach ausgeprägt. Für den Kampf gegen das Ausagieren wird nicht genügend Kraft mobilisiert, auch wenn ein Teil der Persönlichkeit als akzeptabel präsentiert wird. Viele dieser Personen errichten narrensichere Abwehrmechanismen gegen das Auftauchen von Gewissensbissen und Schuldgefühlen. Eine Regression »im Dienste des Ichs« findet hier nicht statt, stattdessen kommt es zu einer Obsession. Der Kontakt zum irrationalen Ich ist zwar vorhanden, wird aber mittels einer destruktiven, riskanten Persönlichkeitsspaltung hergestellt.

Wer sich des gespaltenen Verhaltens bewusst wird oder von dem abgespaltenen Persönlichkeitsanteil abhängig ist, kann sich ebenso irrational verhalten wie der psychotische Mensch. Während aber die Psychose die bedrohte innere Kontinuität durch den Wahn wiederherstellt, erlaubt der Spaltungsmechanismus die Aufrechterhaltung des Selbst trotz seiner widersprüchlichen Anteile.

Religion

Außer in zwischenmenschlichen Beziehungen kann eine »Du«-Beziehung auch in der Religion oder in einer mystischen Vereinigung mit der Natur erfahren werden. Für jene, die Gott als eine Person wahrnehmen, als ein »Du«, kann das Gefühl der Zusammengehörigkeit dem ähnlich sein, was im Zusammensein mit anderen Menschen erlebt wird – oder es sogar noch übertreffen. Heute kann die Religion entweder öffentlich oder im Verborgenen praktiziert werden. Von den meisten Menschen wird jedoch akzeptiert, dass die Religion ihren festen Platz in der rationalen Gemeinschaft hat.

In der Religion finden eine feste Weltsicht und eine unerschütterliche Ethik ihren Ausdruck. Teil dieser Sicht auf die Welt ist die Beziehung zu etwas Heiligem, das völlige Hingabe verlangt. Symbole des Guten und des Bösen werden in Geschichten und Traditionen präsentiert, die über viele Generationen überliefert werden. Bilder und Zeichen fordern zur Verehrung des Guten auf. So ist die christliche heilige Kommunion ein sublimiertes stärkendes Mahl, das, auch wenn es die innere Gemeinschaft mit der Menschheit ausdrückt, einen unverkennbar symbolisch-kannibalistischen Grundzug aufweist. Hier begegnen sich die Extreme von Geist und Natur. Die Einverleibung des Guten, entweder rein metaphorisch vollzogen wie im Protestantismus oder mittels der Transsubstantiation (Brot und Wein zu Leib und Blut) im Katholizismus, hat, psychologisch gesprochen, die gleichen Wurzeln wie Rituale früherer Kulturen, in denen der Verzehr eines bestimmten Körperteils eines Tieres oder einer Gottheit die Teilhabe an deren Macht bzw. Kräften ermöglicht.

Ohne in eine religiöse Diskussion einsteigen zu wollen, möchte ich mit dieser Argumentation zeigen, worum es bei dieser entscheidenden Brücke zu unserem unbewussten, zutiefst persönlichen Leben geht. Phänomene wie die Erfahrung konkreter spiritueller Kräfte, das Hören der Stimme Gottes, der Glaube an den wunderbarerweise von den Toten auferstandenen Christus würden im nichtreligiösen Kontext als Hinweise auf eine Psychose betrachtet: Eine medizinische Behandlung wäre angezeigt.

» Der schwedische Autor A. Strindberg (1849–1912) erlebte in der Lebensmitte eine tiefe persönliche Krise (die »Inferno-Krise«), die vorübergehend in einem Wahn mit psychotischen Verfolgungsideen kulminierte, in denen er vermeintlich mit dem Tode bedroht wurde. Durch das Studium religiöser Literatur, vor allem der späten Schriften E. Swedenborgs, gelangte er zu der Erkenntnis, dass es Gott sei, der ihn züchtigen und durch beängstigende Erfahrungen auf den rechten Weg lenken wolle. Auf diese Weise wurde er zur christlichen Sicht auf das Leben zurückgeführt. Die psychotischen Erfahrungen wurden in einen religiösen Kontext transformiert, der sie kulturell akzeptabel machte. (Siehe auch Kapitel 8.) «

Im Alten Testament (Genesis 22) wird erzählt, wie Abraham sich auf Gottes Befehl bereit macht, ihm seinen Sohn Isaak zum Opfer zu bringen.

» Nach dieser Erzählung stellte Gott Abraham auf die Probe. Er sprach zu ihm: *Abraham!* Er antwortete: *Hier bin ich.* Gott sprach: *Nimm deinen Sohn, deinen einzigen, den du liebst, Isaak, geh in das Land Morija und bring ihn dort auf einem der Berge, den ich dir nenne, als Brandopfer dar.*

Frühmorgens stand Abraham auf, sattelte seinen Esel, holte seine beiden Jungknechte und seinen Sohn Isaak, spaltete Holz und machte sich auf den Weg zu jenem Ort, den Gott ihm genannt hatte. Als Abraham am dritten Tag aufblickte, sah er den Ort von Weitem. Da sagte Abraham zu seinen Jungknechten: *Bleibt mit dem Esel hier! Ich will mit dem Knaben hingehen und beten, dann kommen wir zu euch zurück.*

Abraham nahm das Holz für das Brandopfer und lud es seinem Sohn Isaak auf. Er selbst nahm das Feuer und das Messer in die Hand. So gingen beide miteinander. Nach einer Weile sagte Isaak zu seinem Vater Abraham: *Vater!* Er antwortete: *Ja, mein Sohn!* Dann sagte Isaak: *Hier ist Feuer und Holz. Wo aber ist das Lamm für das Brandopfer?* Abraham entgegnete: *Gott wird sich das Opferlamm aussuchen, mein Sohn.* Und beide gingen miteinander weiter.

Als sie an den Ort kamen, den ihm Gott genannt hatte, baute Abraham den Altar, schichtete das Holz auf, fesselte seinen Sohn Isaak und legte ihn auf den Altar, oben auf das Holz. Schon streckte Abraham seine Hand aus und nahm das Messer, um seinen Sohn zu schlachten. Da rief ihm der Engel des Herrn vom Himmel her zu: *Abraham, Abraham!* Er antwortete: *Hier bin ich.* Jener sprach: *Streck deine Hand nicht gegen den Knaben aus und tu ihm nichts zuleide! Denn jetzt weiß ich, dass du Gott fürchtest; du hast mir deinen einzigen Sohn nicht vorenthalten.* Als Abraham aufschaute, sah er, dass sich ein Widder hinter ihm mit seinen Hörnern im Gestrüpp verfangen hatte. Abraham ging hin, nahm den Widder und brachte ihn statt seines Sohnes als Brandopfer dar. Abraham nannte jenen Ort »Jahwe-Jire« (Der Herr sieht), wie man noch heute sagt: Auf dem Berg lässt sich der Herr sehen. (Genesis 22, 1–14) «

Aus heutiger Perspektive würde sich in dieser Geschichte eine psychische Erkrankung ausdrücken, aber im religiösen Kontext erhält sie eine ganz andere Bedeutung. Der Mensch hat das Bedürfnis, durch eine Art doppelter Buchführung die existenziellen Nöte zu bewältigen, eine Aufgabe, in der er seit vielen Jahrhunderten von der Kirche und ihrer Religion unterstützt wird. Wie bei so vielen anderen Institutionen, die der Mensch errichtet hat, kann ihre Macht positiv gebraucht oder auch missbraucht werden. Das akut psychotische Individuum hat diese Dialektik aus den Augen verloren. Die Betroffenen erleben sich als den Mittelpunkt der Welt und vieles, was in der Welt geschieht, nehmen sie als auf sich bezogen wahr oder glauben gar, es zu kontrollieren.

Magisches Denken

Der Glaube, dass es möglich sei, mittels der Magie Schicksal und Zukunft zu kontrollieren, steht in engem Zusammenhang mit der Religion und vermischt sich häufig mit der religiösen Praxis. Die Magie hat sich den Menschen immer schon als eine Methode dargestellt, Ohnmacht in Macht und Verzweiflung in Hoffnung zu verwandeln. Es besteht jedoch ein, wenn auch diffuser, fundamentaler Unterschied zwischen Religion und Magie. In der Religion weist das Gefühl, mit dem Spirituellen und Transzendenten im Kontakt zu stehen, der alltäglichen Existenz eine Bedeutung und eine Funktion zu. Hingegen ist die Magie von dem Wunsch bestimmt, die Naturgesetze zu überwinden und den Menschen zum Herrn seines Geschicks zu machen. In Krisenzeiten kommen Horoskope und Astrologie ebenso wie Tarotkarten und Weissagungen verstärkt hervor, und ansonsten völlig vernünftige Menschen lassen es bewusst zu, dass magisches Denken in ihrer Entscheidungsfindung eine immer wichtigere Rolle spielt.

Wir alle neigen zu magischem Denken, besonders in Krisen. Daher kann es schwierig sein, zu entscheiden, ob die Erfahrung eines Patienten uns deshalb als irrational erscheint, weil sie auf vorübergehend regressives Denken verweist oder weil sie psychotisch ist.

Rausch

Alkohol und andere Drogen waren immer schon Teil der menschlichen Existenz. Der Rausch ist in unserer Kultur ein zulässiger Weg, eine Brücke zu schlagen und Kontakt zu jener Welt herzustellen, in der es möglich ist, sich der unerbittlichen Rationalität wenigstens zum Teil zu entziehen. Wie die Religion, so ist auch der Rausch von einem System sozialer Kontrolle umgeben, das aber hin und wieder durchbrochen werden kann. Alkohol enthemmt uns. Wir werden freundlicher und umgänglicher, unsere Sexualität wird geweckt: Wir nähern uns dem dionysischen Zustand. In dieser Hinsicht wird er von vielen als ein unverzichtbarer Bestandteil unserer Kultur betrachtet.

Demgegenüber jedoch verändert der Alkoholmissbrauch allmählich unser Verhältnis zur Wirklichkeit. Letztlich wird die Leugnung zum zentralen Abwehrmechanismus, oft gefolgt vom Ausschluss aus der Gesellschaft. Nicht selten kommt es dazu, dass der Genuss von Alkohol oder anderen Drogen mit ihrer Fähigkeit, die Realität weniger hart erscheinen zu lassen, eine ansonsten latente Psychose zum Ausbruch bringt.

Normales versus abnormes Denken? Grauzonen schützen!

Es gibt keine klaren definitorischen Regeln für das, was wir »normal« nennen – und es kann sie auch gar nicht geben. Was der eine als normal bezeichnet, unterscheidet sich von dem Konzept eines anderen völlig. Und der Unterschied zwischen verschiedenen Ländern und Kulturen ist noch größer als der zwischen Individuen. Wenn wir wissen wollen, was konzeptuell als normal angesehen wird, müssen wir vor allem fragen, ob der Begriff *statistisch* oder *normativ* gebraucht wird.

Bei einer statistischen Norm geht es um eine Lebensweise, eine Qualität oder Repräsentation, die von vielen Individuen geteilt wird. Mit anderen Worten: Man geht vom Durchschnitt aus. Hohe Intelligenz ist dann so abnormal wie niedrige Intelligenz.

Im normativen Verständnis dagegen drückt sich Normalität darin aus, was innerhalb einer gegebenen Gruppe als akzeptables Verhalten gilt. Die Nichtnormalen, die Abnormalen oder Kranken sind häufig diejenigen, die vermeintlich die Fähigkeit einer Gruppe stören, all jene Bedingungen aufrechtzuerhalten, denen hohe Wertschätzung entgegengebracht wird: Gesundheit, Berufstätigkeit oder sozialer Status beispielsweise. Visionen religiösen Charakters werden in bestimmten religiösen Kulten als wertvoll angesehen, finden aber in akademischen Kreisen wenig Anerkennung und können sogar Anlass zu einer psychiatrischen Diagnose sein. In der ersten Gruppe kann eine Person zur Leitfigur aufsteigen, in der zweiten jedoch läuft sie Gefahr, als Sonderling abgestempelt und nicht ernst genommen zu werden. Unser Blick auf das andere Geschlecht, auf andere soziale Klassen oder auf die besonderen Merkmale anderer Rassen wird stark davon beeinflusst, was als »normal« gilt.

Verhalten, das im psychiatrischen Verständnis als krank gilt, sollte nicht ausschließlich als ein von der statistischen Norm abweichendes Verhalten definiert werden. Das Leiden des Kranken oder die Gefahr für den leidenden Menschen oder die Gesellschaft sollten berücksichtigt werden. Zudem sollten Merkmale, die nur zeitweilig zu beobachten sind, wie etwa eine plausible und akzeptable Vernünftigkeit angesichts widriger äußerer Umstände, keine Rolle spielen.

Es gibt eine unbestimmte Grenze, eine wichtige Grauzone zwischen ungewöhnlichen Ideen und dem, was wir »Wahn« nennen. Eine Idee, die wahnhafte Züge trägt, muss nicht einmal von anderen als eine solche wahrgenommen werden. So vollziehen sich viele größere und kleinere Entwicklungsschritte in unserer Kultur mittels der Arbeit einsamer Denker und Forscher. Sowohl andere als auch sie selbst stellen sich dabei gelegentlich die Frage, ob sie sich mit etwas Verrücktem beschäftigen oder tatsächlich etwas Nützliches leisten. Stellt sich der Einzelne solche Fragen, gerät er schnell in eine »Krise«.

Der Begriff der Krise, der inhaltlich zwischen dem psychisch Normalen und dem psychiatrisch Auffälligen oszilliert, könnte hier nützlich sein. Im konkreten Fall impliziert der Begriff einen Prozess, in dem alle Beteiligten auf der Basis eines vielversprechenden Potenzials zusammenarbeiten, um das bestmögliche Ergebnis zu erzielen. Selbst in stark eskalierenden Situationen, in denen der Betroffene ausgeprägte Verhaltensänderungen zeigt, die von einer statistischen Warte alles andere als normal sind, sollte die Perspektive der Krise einer Interpretation der Situation als »pathologisch« vorgezogen werden.

Der pathologische Standpunkt stützt sich auf ein Geflecht von Faktoren, die nicht ohne Weiteres verstanden werden; psychiatrisches Fachwissen ist erforderlich. Hier kann manchmal eine präzise Definition fehlen, wie Menschen mit den beobachteten Beschwerden einzuschätzen wären. Sehr wohl aber ist der medizinische Standpunkt als ein Teil des dialektischen Umgangs mit der Krise stets wertvoll – mit »Dialektik« meine ich hier die dialogische Beziehung, aber auch die Beziehung zwischen zwei konzeptuell widerstreitenden Haltungen, die als Synthese ein gemeinsames Verstehen ergeben können.

Das Konzept der Krise schließt also die psychiatrische Diagnosestellung nicht aus. Die Diagnose ist eine Klassifizierung bestimmter Verhaltensweisen und ist nicht automatisch gleichzusetzen mit einer Pathologisierung, auch wenn sie häufig so verstanden wird. Gestörtes Verhalten kann oft als psychotisch, depressiv oder suizidal klassifiziert werden. Das Konzept der Krise schließt auch die medizinische Behandlung nicht aus.

In diesem Buch werden sich das Konzept der Krise und der pathologische Standpunkt oftmals überschneiden.

Zusammenfassung

Wir leben in einem Dasein, in der die Fähigkeit, uns zu orientieren und unser Überleben zu sichern, wesentlich ist. Deshalb müssen wir auf der Basis logisch-empirischen Denkens zusammenarbeiten. Daneben haben wir alle, in mehr oder weniger sublimierter Form (d. h. mehr oder weniger instinktgesteuert), im Wachzustand und noch stärker im Traum primärprozesshaftes Denken, das mit vergleichbaren Erfahrungen einer akuten Psychose eng verwandt ist. Es gibt jedoch einen Bereich in unserer Welt der Repräsentanz, der als eine imaginäre Brücke zwischen Außen- und Innenwelt fungiert. Diesen Übergangsbereich, der auch in sozialen Institutionen repräsentiert ist, suchen wir auf, um die erforderliche »Regression im Dienste des Ichs« zu betreiben. Manchmal jedoch, wenn die Belastung zu groß wird, hält die Brücke nicht stand und bricht zusammen. Die Trennlinie zwischen unserer Innen- und der Außenwelt verliert sich dann in einem mehr oder weniger ausgeprägten psychotischen Verhalten.

Sechs Erfahrungen, sechs Diagnosen

Betrachten wir im Folgenden einige klinische Fälle, in denen die Patienten den Kontakt zur Realität verloren haben, manchmal vollständig, manchmal nur partiell. Bei einigen trat dieser Verlust nur vorübergehend ein, während andere ihre Gesundheit nie mehr vollständig wiedererlangten. Zunächst beschreibe ich den äußeren Verlauf der Ereignisse, um dann eine psychiatrische Analyse vorzunehmen und die Diagnose zu stellen.

Angela – eine seelische Vergewaltigung

Seit sechs Monaten war Angela – eine alleinstehende Frau, 33 Jahre alt – Geschäftsführerin einer Boutique, die zu einer weltweiten Ladenkette gehörte. Mit ihren Mitarbeiterinnen hatte sie sich intensiv auf das Verkaufsprogramm der Saison vorbereitet. Nur einen Tag nach der Ankündigung eines Besuchs tauchte der für sie zuständige Bereichsleiter auf. Ohne einen konkreten Grund zu nennen, beschwerte er sich über ihre mangelnde soziale Kompetenz – ein Vorwurf, der Angela und ihren Kolleginnen zufolge eindeutig ungerecht war. Vor diesem Besuch hatte es keinerlei Kritik an ihr gegeben.

Zwei Tage später wurde Angela zur Hauptgeschäftsstelle zitiert. Dort wurde ihr ohne jede weitere Erklärung ihre Entlassung mitgeteilt. Der Chef, ein Mann und jünger als Angela, blieb unnachgiebig. Um Würde bemüht, versuchte Angela ihre Gefühle unter Kontrolle zu halten. Äußerlich unbewegt, unterschrieb sie eine Vereinbarung, nach der sie eine Entschädigung von sechs Monatsgehältern erhalten sollte. Freunde, denen sie sich anvertraute, hatten ihr davon abgeraten, die Firma zu verklagen, denn das würde nur ihrem Ruf in der Industrie schaden und es würde vielleicht schwierig für sie, einen neuen Arbeitsplatz zu finden.

Wie vereinbart, blieben Angela noch ein paar Tage, um ihre Nachfolgerin einzuarbeiten. Sie kam sich wie »anästhesiert« vor, tat jedoch mit großer Mühe, was man von ihr verlangte. Nachts weinte sie sehr viel und telefonierte mit ihren Freunden. Ein paar Tage später, nach einer Besprechung mit ihrem Anwalt, »empfing« sie vage Todesdrohungen von Menschen, an denen sie auf der Straße vorbeikam. Sie hatte das Gefühl, verfolgt zu werden, und sah, wie man sie vom Auto aus beobachtete. Plötzlich wurde ihr alles klar – ihr Leben wurde von einer internationalen Verschwörung bedroht.

Sie flüchtete sich zu ihren Eltern. Dort fühlte sie sich jedoch nicht sicherer, als sie hörte, wie beim Wetterbericht verschlüsselt über sie geredet wurde. Ihre Eltern versuchten ihr die Absurdität einer solchen Fantasie vor Augen zu führen – ohne Erfolg. Nach ein paar Tagen, als ihre Panik angesichts der Bedrohung wuchs, suchte sie in einer psychiatrischen Notfallambulanz Hilfe. Dort wurde eine akute Psychose diagnostiziert, Angela wurde in eine Akutstation eingewiesen und erhielt antipsychotische Medikamente.

Der Arzt, der sie sich am folgenden Tag ansah, war der Meinung, sie könne trotz der Psychose auch außerhalb des Krankenhauses zurechtkommen, unter der Voraussetzung, dass sie sich dort regelmäßig vorstelle. Die antipsychotischen Medikamente wurden durch ein Mittel ersetzt, das ihr das Schlafen erleichterte. Nach ein paar Wochen ließen Angelas Verfolgungsideen nach und sie konnte jetzt erkennen, dass ihre Verwandten und Freunde ihr mit Recht ans Herz legen wollten, ihre Krankheit von dem Verhalten ihres

Chefs zu trennen, der es tatsächlich auf sie abgesehen hatte. Während der therapeutischen Bearbeitung der Krise kamen ihre ausgeprägte Sensibilität, ihr Schmerz und ihre Zukunftsangst zum Vorschein. Angela setzte die Psychotherapie noch mehrere Jahre fort und fand schließlich einen neuen Job, mit dem sie gut zurechtkam. Ihre Erfahrungen mit dem Rausschmiss bezeichnete sie als seelische Vergewaltigung.

Britta – Verlust der schönsten Kindheitsjahre

Brittas akute Erkrankung begann mit akustischen Halluzinationen, mit Fantasien, die Welt retten zu müssen, und Zuständen großer Erregung. Sie war dreißig Jahre alt, lebte mit ihrem Partner zusammen und arbeitete in einer staatseigenen Fabrik. Eineinhalb Jahre zuvor war ihre Großmutter gestorben und ein Halbbruder war an Schizophrenie erkrankt. Aufgrund dieser Vorfälle war Britta depressiv geworden und begann eine Psychotherapie. Mehrmals dachte sie an Suizid, hielt sich aber zurück, in erster Linie weil sie das Gefühl hatte, ihr kranker Bruder brauche sie.

Mehrere Monate vor der Einweisung in ein Krankenhaus hatte sie wegen Panikattacken Hilfe in der Akutpsychiatrie gesucht, ein paar Wochen darauf hatte sie Fantasien, sie sei gesandt worden, um die Welt mithilfe der UNO zu retten. Sie hörte die Stimme Gottes und die Stimme eines berühmten Rockstars, der rief: »Halte durch, Britta!«, was sie in ihrer Mission bestärkte. Die Situation verschärfte sich während einer Auslandsreise. Die Häuser in der Stadt, die sie besuchte, erschienen ihr wie Häuser einer Filmkulisse, die Straßenschilder hatte man aufgestellt, um sie zu täuschen. Sie flüchtete vor ihren Mitreisenden und verließ die Stadt. Wegen ihrer auffälligen Verwirrtheit schaltete sich die Polizei ein und ließ sie mit der Flugambulanz nach Hause bringen.

Britta wurde zwangsweise in die geschlossene Station eingewiesen und erhielt Antipsychotika, die jedoch wirkungslos blieben. Einmal setzte sie auf der Station ihre Matratze in Brand. Ein paar Wochen später lud man sie ein, an einem Projekt für psychotische Erstpatienten teilzunehmen. Sie hatte allerdings immer noch das Gefühl, man habe sich gegen sie verschworen, und weigerte sich, ihre Medikamente einzunehmen. Da man ihr aber anmerkte, dass sie auch ohne die Medikamente ausreichend psychisch funktionsfähig war, wurde sie in ein spezielles Krisenzentrum überstellt. Aber auch dort sträubte Britta sich vehement gegen jeden Versuch, ihre Gefühle einer kritischen Untersuchung zu unterziehen.

Wie Britta schließlich doch erklärte, stand ihre Großmutter, die in der Heilsarmee aktiv war, in ihrer Kindheit für das Positive und Gute. Im Alter von fünf bis acht Jahren hatte sie auf Anraten der Sozialdienste bei der Großmutter gelebt, um vor häuslicher Vernachlässigung geschützt zu sein. Bis dahin hatte sie bei ihrer alleinstehenden Mutter gelebt, die aufgrund ihrer Arbeit und ihres zeitraubenden Liebeslebens unfähig war, sich um ihre Tochter zu kümmern. Britta schilderte, wie morgens oft ein neuer Mann in der Wohnung gewesen war, zu dem sie »Hallo« sagen sollte, der dann aber schnell wieder von der Bildfläche verschwand. Sie schilderte auch, wie »hoffnungslos« sie ihre Mutter geliebt habe und wie sie sich in diesen Jahren vergeblich darum bemüht habe, dass ihre Liebe erwidert wurde. Bei ihrer Großmutter hatte sie das Gefühl, zum ersten Mal wahrgenommen und angehört zu werden.

Brittas Mutter heiratete jedoch wieder, nahm ihre Tochter zu sich und brachte weitere Kinder zur Welt. Obwohl Britta in der Schule und später bei der Arbeit gut zurechtkam, schien sie nichts wirklich zu interessieren. Als ihre Großmutter starb, war es, als »habe die Welt ihren Inhalt verloren«, und sie wurde immer deprimierter. Das Gefühl, ihr Leben sei sinnlos, machte ihr zu schaffen. »Das Leben war einfach leer.«

Sechs Monate nach ihrer Einweisung hatte sich Brittas psychotisches Erleben weitgehend abgeschwächt. In den Gesprächen wurde sie dazu ermutigt, herauszufinden, welche realen Elemente sich in ihren Fantasien verbargen. Der Therapeut achtete darauf, jeden Anschein von Allwissenheit zu vermeiden. Schritt für Schritt überprüfte und verstand Britta ihre frühen Erfahrungen mit der Mutter und begriff jetzt den Kummer, den sie angesichts des Verlusts ihrer Großmutter empfunden hatte. Eine wichtige Veränderung ging dann mit ihr vor: Beim Besuch eines Klosters begegnete sie einer katholischen Nonne, die sie an ihre Großmutter erinnerte. Danach war Britta in der Lage, ihre Wahnvorstellungen endgültig aufzugeben.

Eine Nachbesprechung vier Jahre später ergab, dass Britta sich wohlfühlte und sich bei der Arbeit sehr engagierte. Sie hatte mit ihrem Partner ein Kind bekommen und war als Mutter sehr glücklich. Zu ihrer psychotischen Phase bemerkte Britta, es sei die schwierigste Zeit ihres Lebens gewesen, aber leid tue es ihr nicht, sie durchgemacht zu haben. In vielerlei Hinsicht sei sie dem Leben gegenüber aufnahmefähiger als früher. Ihre Gefühle seien jetzt tiefer und intensiver, erklärte sie: »Seltsam, dass ich erst eine psychotische Episode erleben musste, um mich von dem emotionalen Panzer zu befreien, den ich im Laufe der Jahre aufgebaut hatte.«

Carina – Stimmen im Wind

Carina war 22 Jahre alt und besuchte eine private Kunstakademie, als sie das erste Mal ins Krankenhaus eingewiesen wurde. Seit einiger Zeit glaubte sie, dass Menschen auf der Straße über sie sprachen, und war sogar überzeugt, dass man vom Fenster des Nachbarhauses aus heimlich einen Film über sie drehte. Wenn sie fernsah, stellte sie fest, dass der Sprecher, wenn sie an etwas Bestimmtes dachte, den Kanal wechselte, und so glaubte Carina, den Sprecher mit ihren Gedanken kontrollieren zu können. Die Leute, die den Film drehten, begannen ihr quälende telepathische Botschaften zu übermitteln. Sie sei eine liederliche Person mit perversen Gedanken, hieß es darin. Schließlich gab man ihr sogar zwanghafte Gedanken an Sex mit Hunden ein. Das verletzte sie innerlich zutiefst, zumal diese Fantasien überhaupt nicht zu ihrem Charakter passten. Sie fragte sich, wie viele Menschen in ihrer Umgebung noch von dieser Schmutzkampagne wussten.

Mehr und mehr hatte sich Carina von ihren Freunden zurückgezogen. An Aktivitäten der Kommilitonen beteiligte sie sich nicht mehr, sondern arbeitete werktags und am Wochenende in ihrem Studio. Auf die Versuche ihrer Freunde und ihrer Mutter, sie zum Ausgehen zu ermutigen, reagierte sie überwiegend mit Wut. Niemand hatte begriffen, wie schwerwiegend ihre Probleme waren, bis sie sich aus dem Krankenhaus bei ihren Eltern meldete.

In der Nacht der Einweisung, als Carina hörte, dass man oben auf dem Dachboden über sie sprach und ihre Bilder kritisierte, hatte sie sich an die Polizei gewandt. Sie wollte ihre Peiniger anzeigen und alle, die sie im Stich gelassen hatten. Anstatt sich mit ihrem Problem zu befassen, schickte man sie zur psychiatrischen Klinik, wo sie sich aus freien Stücken aufnehmen ließ.

Es stellte sich heraus, dass Carina ein Einzelkind war. Als sie fünf Jahre alt gewesen war, hatten sich ihre Eltern scheiden lassen. Ihre Kindheit hatte sie bei ihrer Mutter verbracht. Ihr Vater, ein Akademiker, hatte wieder geheiratet, und seit der Geburt eines weiteren Kindes hatte sich ihr Kontakt zu ihm verschlechtert, denn für Carina war jetzt kein Platz mehr bei ihm. Mehrere Familienangehörige des Vaters waren wegen psychischer Erkrankungen behandelt worden. Es hatte eine Zeit gegeben – sie war 16 Jahre alt –, in der sie sehr deprimiert gewesen war und lange über die Existenz Gottes nachgegrübelt hatte. Die Schule hatte sie nicht mehr besucht, war jedoch mit der Hilfe eines Kinderpsychiaters nach kurzer Zeit in der Lage gewesen, ihre Ausbildung fortzusetzen. Freunde zu finden, die sie wegen ihrer künstlerischen Begabung bewunderten, war Carina stets leicht gefallen. Auch die Lehrer hatten sie unterstützt; im Großen und Ganzen war sie in der Schule gut gewesen. Abgesehen von einer kurzen Liebesaffäre, die im Sande verlief, hatte sie, obwohl sie als attraktiv galt, nie einen festen Freund gehabt.

In der Klinik konnte Carina eine gewisse Sympathie für ihre Verfolger empfinden. Dieses Gefühl verschwand jedoch rasch, als sie Stimmen hörte, die sie verspotteten und sie zwangen, sinnlose Rituale und Körperbewegungen auszuführen. Sie wagte es nicht, Medikamente zu nehmen, und wurde auf eine Station verlegt, auf der ihr zwangsweise intramuskuläre Injektionen und antipsychotische Medikamente verabreicht wurden. Es folgten belastende Nebenwirkungen wie schmerzhafte Augenbewegungen und ein Gefühl des Unbehagens und der Rastlosigkeit. Obgleich diese Symptome hätten abgemildert werden können, weigerte sie sich, Medikamente einzunehmen. Ihr wurden Injektionen mit Langzeitwirkung gegeben.

Nach ein paar Monaten konnte Carina entlassen werden. Ihre Bewegungen und ihr Denken waren zwar verlangsamt, aber die Stimmen waren verschwunden. Allerdings fehlte ihr nun die Energie zu malen, stattdessen nahm sie am therapeutischen Angebot des psychiatrischen Krankenhauses teil. Die weitere Behandlung übernahm die Institutsambulanz eines Krankenhauses. Sie weigerte sich rundheraus, weiter Medikamente zu nehmen, und wurde nach und nach wieder fähig zu malen.

Ein paar Jahre darauf, während der Vorbereitungen zu einer studentischen Ausstellung, erkrankte sie abermals, sie litt an Wahnvorstellungen und Halluzinationen. Dieses Mal war sie länger im Krankenhaus. Nun hatte Carina die Möglichkeit, neuere antipsychotische Medikamente auszuprobieren, die in Tablettenform, in niedriger Dosis und über einen längeren Zeitraum verabreicht wurden. Die Medikamente schlugen gut an und sie war erneut in der Lage, sich ihrer Kunst zuzuwenden.

David – erstarrt auf dem Gehsteig

David hatte in der Schule immer als eine Art Exzentriker gegolten. Sport bereitete ihm Schwierigkeiten, man hielt ihn für unbeholfen. Seine Eltern arbeiteten in einer religiösen Gemeinde, sie waren offen und kontaktfreudig. Während seine jüngeren Geschwister das Leben leichter nahmen, wurde David zu Hause als das »Problemkind« betrachtet. In der Pubertät gehörte er eine Zeit lang einer Gang von Kleinkriminellen an, in der Haschisch geraucht wurde. Das wurde bald entdeckt, und gleichzeitig wurde er festgenommen, weil er nachts in Kaufhäuser einbrach. Seine Eltern reagierten sofort und nahmen sich mehr Zeit, um David zu anderen Interessen zu ermutigen.

David war ein Junge von angenehmem Äußeren, den man auf Anhieb mochte. Seine schulischen Leistungen waren durchschnittlich. Mit 17 beklagte er sich, er könne nicht schlafen, und seine Eltern überraschten ihn mehrmals, wie er nachts in Angstschweiß gebadet dasaß. Was ihm so Angst machte, wusste er nicht, fragte sich aber, ob er nicht vielleicht homosexuell sei. Er hatte andere Menschen auf der Straße, in Warteschlangen und in Bussen so etwas über ihn sagen hören, ohne dass er sich erinnerte, wer es gewesen war. Er wurde zu einer Untersuchung zu seinem Hausarzt geschickt, die aber keine positiven Befunde ergab, und ihm wurde nur ein Schlafmittel verschrieben. Sein Zustand wurde mit dem Druck in der Schule und einer verspäteten Pubertät erklärt. Man nahm an, dass er aus dieser Phase herauswachsen würde.

Als er die Chance bekam, als Bote für eine Druckerei zu arbeiten, verließ David die Schule. Anfangs besserte sich seine psychische Verfassung. David wirkte glücklich, obwohl sein Chef sich immer öfter über seine Langsamkeit beklagte. Er erledigte seine Arbeit zwar pünktlich, blieb jedoch manchmal, wenn er Besorgungen machte, einfach auf dem Gehsteig stehen, »ohne an etwas Besonderes zu denken«. Zu Hause geriet man in Sorge, als David anfing, seine äußere Erscheinung zu vernachlässigen, während er zuvor sehr peinlich auf Hygiene und seine Kleidung bedacht gewesen war. Er roch nach Schweiß, und Eltern und Geschwister mussten sich erst deutlich beschweren, bevor er sich die Haare wusch und die Kleider wechselte. Davids Verhalten veränderte sich weiter. Er zog die Mahlzeiten in die Länge und saß manchmal eine halbe Stunde da, das Essen unzerkaut im Mund. Seinem Vater fiel es besonders schwer, sein Verhalten zu tolerieren, und in der Familie drehte sich alles zunehmend um David. Man wusste nicht, ob es sich um Trotzhandlungen oder ein Krankheitssymptom handelte. Definitive Hinweise auf »gestörtes Denken« gab es nicht. Allerdings saß er häufig einfach da und lachte in sich hinein. Auf die Frage, woran er denke, lächelte er nur geheimnisvoll oder sagte, es sei nichts weiter.

Als er 19 Jahre alt war, suchten seine Eltern erneut Hilfe, und dieses Mal wurde er an eine psychiatrische Klinik verwiesen. Ihn stationär aufzunehmen war nicht nötig. Die Familie ließ sich regelmäßig psychologisch beraten und David, unterstützt von den Eltern, arbeitete gut mit. Eine gründliche medizinische und psychologische Untersuchung erbrachte keinen definitiven Befund. David willigte ein, antipsychotische Medikamente zu nehmen; er hoffte, dass sie ihm helfen könnten. Schließlich konnte man ihm einen Platz in einer kommunalen Einrichtung anbieten, in der auch andere junge Leute mit psychischen Schwierigkeiten lebten. Die Beziehung zu ein paar alten Freunden hielt er aufrecht und besuchte ein speziell angepasstes Training. Schritt für Schritt konnte seine Familie die Sicherheit gewinnen, dass Davids Leben wieder einen Sinn bekam und er Fortschritte machen würde.

Elisabeth – Arteriosklerose und nächtliche Verwirrtheit

Elisabeth war eine 69-jährige Witwe. Ihr Mann war vor vier Jahren gestorben und ihre beiden Kinder waren aus dem Heimatort weggezogen. Sie war immer in der Kirche aktiv gewesen, engagierte sich in der Gemeinde und im Nähklub. In den letzten Jahren hatte sie mehrere kleine Schlaganfälle erlitten, die jedoch, bis auf eine Schwäche im rechten Bein und einen leichten Gedächtnisverlust, wenig bleibende Schäden verursacht hatten.

Im Winter rutschte Elisabeth auf der Straße aus und brach sich das Bein. Obgleich es keine Komplikationen gab, wurde sie sicherheitshalber in die chirurgische Abteilung

eingewiesen. In der ersten Nacht war sie verängstigt und wollte nach Hause gehen. Die Nachtschwester konnte sie überreden zu bleiben. Gegen zwei Uhr nachts tastete sie sich zum Papierkorb, in den sie zu urinieren versuchte. Als eine Mitpatientin die Nachtschwester rief, fand diese Elisabeth in einem Zustand äußerster Verwirrtheit vor. Sie glaubte, sie sei zu Hause, und bildete sich ein, ihr Mann sei gerade ausgegangen. Als man ihr wieder ins Bett helfen wollte, wurde sie ärgerlich und schimpfte. Schließlich beruhigte sie sich aber wieder. Als die Schwester das Licht in ihrem Zimmer anknipste und ihr eine Tasse Kaffee mit Zucker brachte, wurde ihr allmählich bewusst, dass sie sich im Krankenhaus befand. Wenig später war sie bereit sich hinzulegen und konnte wieder einschlafen.
Am nächsten Tag vermochte sich Elisabeth nur undeutlich an die vergangene Nacht zu erinnern. Sie war geistig wach und wieder ganz die Alte. Bald wurde sie in ein Pflegeheim verlegt. Dort bekam sie ein Nachtlicht und an ihrem Bett standen Fotos ihres Mannes und ihrer Kinder. So war sie in der Lage, sich zu orientieren, wenn sie nachts wieder verwirrt wurde. Außerdem konnte sie oft dazu bewegt werden, mit anderen Heimbewohnern Kaffee zu trinken und mit ihnen zu plaudern. Einige Jahre später erlitt Elisabeth einen tödlichen Schlaganfall.

Hinter den *Pforten der Wahrnehmung*

In den fünfziger Jahren war ich ein junger Medizinstudent an der Universität. Während einer Veranstaltung zur Pharmazeutik stieß ich auf ein Buch von A. Huxley (zuerst 1954 erschienen), *Die Pforten der Wahrnehmung*. Es ging um die mexikanisch-indianische Droge Meskalin, die, nach der Beschreibung Huxleys, auf angenehme Weise das Bewusstsein erweiterte, ungefährlich war und nicht süchtig machte.
Nach einer erfolgreichen Prüfung in Pharmazeutik fragte ich meinen Professor, ob er bereit sei, sich an einer Art Forschungsprojekt zu beteiligen und mir Meskalin zu geben. Er willigte ein. Einige Wochen später trafen wir uns an einem Sonntag im Landhaus des Professors. Zusammen mit einem Kommilitonen, den ich mitgebracht hatte, konnte ich 0,4 g der rosafarbenen Meskalinkristalle mit ein wenig Wasser einnehmen. Die folgenden Ereignisse wurden protokolliert. In den ersten drei Stunden geschah nichts, und wir fragten uns schon, ob die Dosis nicht zu klein gewesen sei. Wir machten uns Kaffee. Als ich in den Kaffeesatz schaute, bemerkte ich plötzlich, wie sich seine Farbe änderte. Gleichzeitig verwandelte sich die Kaffeetasse in einen tiefen Brunnen. Als mein Gefährte die Tür schloss, setzte das Geräusch eine Handvoll kleiner roter Schlangen frei, die rasch zum Rand der Tasse glitten und hinunter in den Brunnen, um sich dort mit dem Kaffeesatz zu vermischen; ein Wirbel aus roten und blauen Farbkugeln entstand, die sich ausdehnten, bis sie platzten und durch weitere Feuerbälle ersetzt wurden. Jedes Geräusch führte zu neuen faszinierenden Farbexplosionen verschiedenster Art.
Es war offensichtlich, dass es eine Wirkung gegeben hatte. Allerdings war ich kaum fähig, meine Erfahrungen mitzuteilen. Ich war überzeugt, dass die beiden anderen ein Experiment mit mir machen und meine angreifbare Lage ausnutzen wollten. Ich bat sie, mich eine Weile allein zu lassen. Bei ihrer Rückkehr saß ich zusammengekauert und wie gelähmt da. Ich spürte – zum ersten Mal als Erwachsener – eine gewaltige Angst, die nur nachließ, wenn ich steif und reglos dasaß, und wieder da war, sobald ich mich zu entspannen versuchte. Während all dies geschah, verlor ich jedes Zeitgefühl. Ein über-

wältigendes Gefühl der Zeitlosigkeit hatte mich ergriffen. Doch sobald Zigarettenrauch in die Luft stieg, »lief« die Zeit wieder.

Ich empfand eine wachsende Angst, die sich immer mehr steigerte, bis sie schließlich unerträglich wurde. Ich hatte das Gefühl, ich müsse ihr nachgeben und mit dem Professor streiten. Ich fing an, ihn zu beleidigen. So behauptete ich, er habe mit den hübschesten Studentinnen geflirtet und seine Position ausgenutzt, um sie zu verführen. Ich versuchte ihn immer weiter zu demütigen, bezeichnete ihn als hergelaufenen Emigranten und einen perversen alten Mann. Die Angst, die mich dazu trieb, einer Person, die ich in Wahrheit sehr schätzte, aggressive, vulgäre Beschimpfungen an den Kopf zu werfen, schien zunächst nachzulassen, überwältigte mich später jedoch mit unverminderter Kraft von Neuem.

Der Kommentar meines Professors prägte sich mir ein: Ich würde mein Benehmen später bedauern, aber ich brauchte nicht besorgt zu sein, weil er eine Psychoanalyse gemacht habe und mit noch viel Schlimmerem fertig geworden wäre.

Schließlich schwächte sich die Wirkung ab und nach acht Stunden war wieder alles normal, wobei ich im Stillen gelobte, nie wieder Meskalin zu nehmen. Ich erinnere mich noch sehr gut an mein Erlebnis. Einige Monate später las ich ein anderes Buch von Aldous Huxley. Dieses Mal war es *Himmel und Hölle*, das im Jahr 1956 erschien. Huxley hatte seine Experimente fortgesetzt und konnte jetzt verkünden, dass Meskalin ganz und gar nicht der harmlose Spaß war, als den er es dargestellt hatte. Es konnte auch ein sehr wirksames Mittel sein, um Angst zu erzeugen.

Später kam ich selbst zur Psychoanalyse und gelangte zu einem tieferen Verständnis meiner plötzlichen Attacken gegen meinen bewunderten Professor. Das Meskalin hatte meine inneren Zensurinstanzen gelockert, Gefühle tauchten auf, die ich später, während einer langen Psychoanalyse, erneut erlebte und durcharbeitete.

Können wir die Entwicklung der Psychose verstehen?

Gescheiterte Anpassungsleistung – Angela

Mit zwanzig Jahren hatte Angela an einer Depression gelitten. Im Großen und Ganzen war sie seither gut zurechtgekommen. Sie war kompetent und hatte einen Job, der ihr Spaß machte. Die Kündigung hatte sie wie ein Blitz aus heiterem Himmel getroffen – erst später erfuhr sie, dass eine Umstrukturierung des Unternehmens dahintersteckte, der sie weichen musste. Der Umstand, dass ihr Chef ein jüngerer Mann war, hatte es ihr nicht leichter gemacht und verstärkte die Demütigung noch. Später vermutete sie, dass seine eigene Unsicherheit für sein brutales Verhalten verantwortlich war. Ihre Psychose, die sich in Verfolgungswahn und Panik äußerte, ist angesichts der völlig unerwarteten Entlassung verständlich. Außerdem wurde sie kränkend und gefühllos behandelt, daher war die Ohnmacht, die Angela empfand, extrem. Nachts schlief sie kaum und musste sich tagsüber streng kontrollieren.

Während der Psychose, die sie später als einen Alptraum im Wachzustand mit starken Elementen eines Thrillers beschrieb, wurde dieses Gefühl durch die Wahrnehmung abgemildert, dass ihr Leben in Gefahr war. Alles in allem ist es einfacher, gegen eine äußere Bedrohung zu kämpfen, gegen die man sich mithilfe anderer zur Wehr setzen kann, als sich einzugestehen, dass man nicht versteht, was in einem vorgeht. So kann

die Psychose als eine Anpassungsleistung verstanden werden. Ein wichtiger Faktor, der den Realitätsverlust bedingte, war zudem die Schlaflosigkeit.
Die Diagnose nach dem DSM-IV (siehe Anhang) lautet: kurze, reaktive Psychose (d.h. durch Stress ausgelöst). Angelas Prognose war sehr gut, sie benötigte aber psychotherapeutische Unterstützung zur Stabilisierung des Identitätsgefühls.

Verlassenheitsgefühle – Britta

Brittas frühe Kindheit war von enttäuschenden Erfahrungen in ihrem Verhältnis zur Mutter gekennzeichnet, an der sie sehr hing. Von ihrem Vater hatte sie kein klares Bild. Vermutlich hatte sie ihr Bedürfnis nach ihm noch stärker verleugnet und früh Strategien ausgebildet, um seine Abwesenheit zu kompensieren. Ihre Großmutter stellte das »gute innere Objekt« dar, die internalisierte Nähe der Großmutter war essenziell für Brittas inneres Gleichgewicht. Auf jeden Fall deckte sie ein tiefes Gefühl des Verlassenseins zu.
Da Britta sich von ihrer Großmutter trennen musste (diese lebte in einem anderen Teil des Landes), um zu ihrer Mutter und der neuen Familie zurückzukehren, entwickelte sie eine innere Schutzhaut, die ihr half, sich gut, wenn auch nur oberflächlich anzupassen. Die Anpassungsleistung basierte auf der psychologischen Anwesenheit der Großmutter, ein Gefühl, das sich mit ihrem Tod in Luft auflöste. Die normale Trauerphase verwandelte sich in eine eskalierende Depression mit Gefühlen der Sinnlosigkeit. Später kamen noch Panikattacken hinzu – Vorahnungen, dass sie an der Schwelle zu einer Psychose stand. Normalerweise hätte der Kummer sich gelegt, aber aus irgendeinem Grunde war das bei ihr nicht der Fall. Es begegnet uns oft, dass die Fähigkeit, eine Depression und ihre Ursachen zu verarbeiten und sich daraus zu befreien, bei Menschen, die psychotisch werden, schwach ausgebildet ist.
Stattdessen wurde Britta über Monate hinweg immer verstörter (sie war nicht in der Lage loszulassen). Bei der Arbeit erlebte sie merkwürdige Situationen, auf die sich keinen Reim machen konnte, ominöse Anspielungen wurden in ihrem Beisein gemacht. Sehr glücklich war Britta, als sie, obwohl sie sich nie für Religion interessiert hatte, Gottes Stimme hörte, der ihr enthüllte, sie sei auserwählt worden, um zusammen mit den Vereinten Nationen die Welt zu retten. Es ist vorstellbar, dass die Kindheitserfahrung, von ihrer Großmutter umsorgt zu werden, sich jetzt als Folge eines unerträglichen Verlassenheitsgefühls in das Gefühl verwandelte, von jenem Gott bei der Hand genommen zu werden, dem ihre Großmutter gedient hatte.
Es ist oft zu beobachten, wie diese Art der Entwicklung in der Psychose eine Alternative zum Suizid darstellt: als Selbsttötung im buchstäblichen Sinne des Wortes – nämlich als eine Tötung des Selbst. Aus dieser Perspektive eröffnet die Psychose eine Möglichkeit zur Weiterentwicklung. Aber natürlich können nicht alle Psychosen auf diese Weise betrachtet werden. Die Erkrankung von Brittas Halbbruder verweist möglicherweise auf eine genetische Anlage, die zu ihrer Verletzlichkeit, eine Psychose zu entwickeln, beigetragen hat.
Die Diagnose lautete: schizoaffektive Psychose, was bedeutet, dass die Symptome sowohl die Kriterien einer affektiven Störung wie auch einer Psychose abdecken. Erstere manifestierte sich in einer tiefen Depression, Letztere in Form von Halluzinationen und lang andauernden Wahnvorstellungen, teils eines Größenwahns. Trotz einer Rückfalltendenz

ist eine günstige Entwicklung, wie in diesem Falle, häufig möglich und kann durch eine Psychotherapie befördert werden. Oft ist es erforderlich, antipsychotische Medikamente und Lithium zu verordnen, um das Risiko eines Rückfalls zu reduzieren.

Das Fremde in uns – Carina

Carinas Psychose vermittelt einen etwas anderen Eindruck. Sie war immer schon sensibel gewesen und achtete Jungen gegenüber sehr auf ihre Integrität. Enge Freundschaften zu Mädchen hatte sie hingegen immer unterhalten. Ihre Krankheit begann mit einem sozialen Rückzug, der viele Monate anhielt, was nicht sofort auf einen depressiven Zustand, sondern eher auf eine Neigung zum Grübeln hindeutete. Die Psychose selbst hatte einen bizarren Aspekt, sie war wesentlich bizarrer als jene, denen wir zuvor begegnet sind. Ihre Fantasien waren unvereinbar mit ihrer früheren Fantasiewelt und ihrem speziellen kulturellen Hintergrund. Das zeigt, dass primitive Erfahrungen und Fantasien in ihr Denken eingebrochen waren, die Carina als von außen kommend wahrnahm – sie konnte es nicht anders sehen. Es war ihr unmöglich, anderen ihre beängstigenden Erfahrungen mitzuteilen. Der Grund für ihre Erkrankung ist nicht klar erkennbar; vermutlich fühlte sie sich stark unter Druck gesetzt, einmal aufgrund ihrer anspruchsvollen künstlerischen Ausbildung sowie aufgrund ihres Bedürfnisses, sich von der erwachsenen Sexualität ihrer Freunde zu distanzieren. Da sie so verzweifelt in einer Entwicklungsphase reagierte, die die meisten Menschen ihres Alters ohne große Schwierigkeiten durchlaufen, ist anzunehmen, dass Carina sehr verletzlich war (zum Konzept der Vulnerabilität siehe die Kapitel 6 und 7).

Ein Jahr später erkrankte Carina erneut. Dieses Mal dauerten ihre Symptome sechs Monate an. Die Diagnose lautete: Schizophrenie – eine Schlussfolgerung aus ihren lang andauernden Halluzinationen und Wahnvorstellungen und deren bizarrem Charakter. Dieses Mal wurden ihr geeignetere Antipsychotika verschrieben, auf die sie positiv ansprach.

In der Rückschau wäre es vielleicht besser gewesen, die Medikamente niedriger zu dosieren. Ihre Symptome hätten sich gebessert, ohne dass die Probleme mit den Nebenwirkungen aufgetreten wären, die sie dazu veranlassten, sie nicht weiter einzunehmen.

Angst – David

David war immer schon ein wenig exzentrisch gewesen, hatte aber keine klaren Symptome entwickelt, bevor er 17 Jahre alt war. Er war leicht beeinflussbar und hatte kein großes Interesse daran zu lernen. Er hätte von außen leicht zu antisozialem Verhalten verleitet werden können. Dies wurde jedoch durch den positiven Einfluss seiner Eltern vermieden. Als eines der ersten Symptome trat Angst in Zusammenhang mit seiner Identitätsfindung auf. David glaubte, er werde homosexuell, später folgten akustische Halluzinationen, in denen andere Menschen über ihn sprachen. Es gab keinerlei konkrete Anzeichen für Homosexualität, seine Erfahrungen waren vielmehr von Wahnvorstellungen geprägt. Wenig später achtete er kaum noch auf seine äußere Erscheinung; die Tendenz, scheinbar grundlos zu lachen, war ein weiteres Indiz.

Sein Zustand war schwer zu beeinflussen, die Medikamente schlugen kaum an. Die Diagnose lautete: symptomarme Schizophrenie (»Schizophrenia simplex«). Die Prognose in Hinsicht auf eine vollständige Remission ist nicht gut, aber es besteht durchaus die

Chance, dass er im Rahmen seiner Möglichkeiten eine recht gute Lebensqualität erreicht. Hier kommt es ganz wesentlich auf die Art und Qualität der Hilfen an.

Stoffwechselstörungen – Elisabeth

Elisabeths Realitätsverlust ist anders gelagert. Zur Zeit ihrer Einweisung ins Krankenhaus verlor sie nachts die Fähigkeit, sich zeitlich, räumlich und personell zu orientieren. Es handelt sich um einen Verwirrtheitszustand und dieser kann nur äußerlich mit der Psychose verglichen werden. In den anderen Fällen sind keine Orientierungsprobleme in Form einer falschen Wahrnehmung von Zeit, Raum oder Person erkennbar. Die zuvor beschriebenen Menschen erlebten Fehlwahrnehmungen äußerer Ereignisse: Sie hörten Stimmen, die scheinbar aus der Außenwelt kamen, aber nicht da waren. Zu einem Verwirrtheitszustand kommt es als Ergebnis einer organisch bedingten Minderung der Leistungsfähigkeit.

In Elisabeths Fall war es möglich, anhand der Symptome, die aufgrund von Mikroembolien im Gehirn entstanden, zu erkennen, dass sich altersbedingt ihre zerebralen Blutgefäße verändert hatten. Die Folge war eine Mangeldurchblutung. Dadurch ist nachts, aufgrund des verlangsamten Stoffwechsels und ungünstiger Lichtverhältnisse, die Schwelle für Unterstimulierung, Desorientiertheit und einen kognitiven Kollaps oder kognitiven Zerfall herabgesetzt. Die beste Behandlung besteht darin, mit einfachen Mitteln Elisabeths Hirnfunktion zu stimulieren: ihr zu helfen, ihre Identität wiederzuentdecken, das Licht anzuschalten und mit ihr zu reden. Antipsychotische Medikamente oder Tranquilizer verstärken die Verwirrtheit eher.

Es handelt sich um ein Delirium, das, im Gegensatz zur Psychose, eine direkte organische Ursache hat. Man könnte es auch als arteriosklerotisch bedingte Verwirrtheit bezeichnen.

Toxisches Delirium – der Verfasser

Die bei mir selbst in jungen Jahren durch Meskalin ausgelöste toxisch-organische Psychose weist ebenso viele wichtige Unterschiede wie Ähnlichkeiten zu den zuvor vorgestellten Arten des Realitätsverlusts auf. Vor allem die bunte visuelle Halluzination, die (wie in diesem Fall) nichts Besonderes darstellt, ist kennzeichnend. Solche visuellen Wahrnehmungen werden als Synästhesien bezeichnet: Das heißt, eine Form der Wahrnehmung (etwa Hören) stimuliert andere Wahrnehmungsmodalitäten mit (in diesem Fall das Sehen). In der Literatur über Meskalin und die eng verwandte Droge LSD-25 ähneln die beängstigenden Halluzinationen den Beschreibungen, die Patienten vom Delirium des Alkoholentzugs geben.

Visuelle Halluzinationen dieses Typs tauchen normalerweise nicht bei »funktionellen Psychosen« auf, das heißt Psychosen, die nicht als das Resultat einer klar definierten organischen Ursache begriffen werden können. In den Schilderungen zu funktionellen Psychosen hört man von unscharfen Bildern, visualisierten Fantasien oder nächtlichen traumähnlichen Wacherfahrungen. Klare visuelle Halluzinationen hingegen gehen gewöhnlich auf Vergiftungen, Drogen oder eine Hirnschädigung zurück, besonders im Bereich des Temporallappens. Es gibt auch epileptische Anfälle, die vom Temporallappen ausgehen und sich als eine Abfolge halluzinierter Bilder darstellen. Solche Visionen wiederholen sich tendenziell und sind stereotyp.

Der Verlust eines inneren Zeitgefühls ist charakteristisch für die von Meskalin erzeugte Psychose und ist sicherlich einer der Gründe, warum Meskalin bei den Inka zur Erzeugung religiös-mystischer Zustände benutzt wurde. Die Ähnlichkeit mit funktionellen Psychosen besteht in der Tendenz zu Wahnvorstellungen und, im katatonen Zustand, einer Versteifung des Körpers durch Muskelanspannung, um die Angst zu reduzieren. Auch die Tendenz zu impulsivem, gestörtem Verhalten und primitivem Denken wird sowohl in der drogeninduzierten als auch in der funktionellen Psychose beobachtet.

Diese Erfahrung bestärkte mich in meiner Ansicht, dass es unabdingbar ist, mehrere Theorien zugleich zur Verfügung zu haben, wenn man eine spezielle Psychose verstehen will: Das biologische Wissen über die Wirkungen des Meskalins kann nicht allein die peinlichen, sehr persönlichen Gedanken während meiner Psychose erklären. Zunächst kamen mir die geschmacklosen Gedanken überhaupt nicht mit meiner Persönlichkeit vereinbar vor und ich glaubte, sie seien einfach infolge des Meskalins aufgetaucht. Später erkannte ich, dass sie im Lichte dessen, was während meiner Psychoanalyse aus meinem Unbewussten an die Oberfläche kam, durchaus nachvollziehbar waren.

Zusammenfassung

Diese sechs Fälle illustrieren verschiedene Aspekte des Verlusts psychischer Realität. Manche sind leichter nachzuvollziehen als andere. Während die Erfahrungen Angelas und Brittas auch einem Kriminalroman entstammen könnten, beschrieb Carina ausgesprochen bizarre Wahnvorstellungen. Was David betrifft, hatte er Verhaltensstörungen, die lange anhielten und ebenfalls bizarr waren. Die Kombination aus bizarren und lang anhaltenden Symptomen ist charakteristisch für jene Psychosen, die unter dem Begriff der Schizophrenie bekannt sind.

Elisabeth befand sich in einem Zustand, den man als ein durch Arteriosklerose verursachtes Delirium bezeichnen kann, das zu einer gestörten Orientierung in Zeit, Raum und hinsichtlich der Identität führte. Die Symptome hängen viel direkter von hirnorganischen Ursachen ab. Mein durch Meskalin erzeugter Zustand steht für ein toxisches Delirium – das nichtsdestoweniger einen sinnvollen psychischen Inhalt hatte.

In all diesen Fällen kann eine komplexe Kombination aus psychologischen und sozialen Begleitumständen und dem physiologischen Zustand des Gehirns festgestellt werden. Es ist diese Kombination von Perspektiven, die das vorliegende Buch näher untersuchen will, um eine Karte zu erstellen, an der sich Forscher zum Verständnis individuellen psychotischen Erlebens orientieren können. Wir können nicht ernsthaft an diesen Problemen arbeiten, wenn wir nicht die ganze Bandbreite der Forschung zum menschlichen Verstand berücksichtigen.

Karten müssen von Zeit zu Zeit neu gezeichnet werden. Viele Leserinnen und Leser werden ihre eigenen Entdeckungen machen, die das, was ich in den folgenden Kapiteln zu berichten habe, entweder ergänzen oder davon abweichen. Das ist das Wesen von Karten.

Das Konzept der Psychosen

»Psychose« ist ein phänomenologisch-psychologisches Konzept. Es gibt weder eine biologische Definition des Begriffs noch einen spezifischen biologischen »Marker« der Psychose. Jeder Versuch, ein neurophysiologisches Korrelat zu finden, ist bisher gescheitert. In diesem Kapitel werden wir versuchen, durch die Phänomenologie der Psychose einer Psychologie der Psychose näher zu kommen. Phänomenologische Ansätze sind der Versuch, Erscheinungsformen und subjektive Schilderungen des Erlebens zu beschreiben, ohne theoretische Begriffsbildungen zu benutzen.

Ohne das Auftreten von Wahnvorstellungen kann oder sollte man nicht von einer Psychose sprechen. Die Wahrnehmungen sind in der Psychose oft korrekt, sie werden aber fehlerhaft interpretiert. Dies unterscheidet sie vom Delirium, in dem in erster Linie die Wahrnehmungen gestört sind. Eine Psychose kann mehr oder weniger von den folgenden Phänomenen beeinflusst sein, die jedoch nicht an und für sich als psychotisch eingestuft werden können:

- Halluzinationen,
- Verhaltensstörungen,
- Verwirrtheit oder Delirium.

Halluzinationen: Optische oder akustische Halluzinationen können auftreten, ohne dass sich die realistische Wahrnehmung der Welt ändert. Hier hat der Betroffene die vollständige Einsicht, dass sein Erleben auf eine Krankheit oder Irrationalität hinweist. Mit anderen Worten kann eine Halluzination nur dann als psychotisch bezeichnet werden, wenn sie sich als Wahnvorstellung manifestiert.

Verhaltensstörungen: Gestörtes Verhalten ist nicht nur bei der Psychose zu beobachten, sondern auch bei vielen anderen Krankheiten. Außerdem gibt es Psychotiker (etwa mit Wahnstörungen), an denen kein merklich gestörtes Verhalten festgestellt werden kann.

» Ein 48 Jahre alter, alleinstehender Mann, der für eine börsennotierte Firma arbeitete, hatte viele Jahre unter Geistern zu leiden, die ihn quälten, mit ihm rangen und ihn niederschlugen. Dies kam immer öfter während der Vorstandssitzungen vor. Er entschuldigte sich dann und eilte in sein Büro, das neben dem Sitzungssaal lag. Dort ging der Kampf weiter. War es vorüber, riss er sich zusammen und kehrte zur Sitzung zurück, ohne dass jemand wusste, was geschehen war. Seine Angst steigerte sich jedoch immer mehr, bis er Hilfe bei einem Psychiater suchte. Es stellte sich heraus, dass die Geister zu einem größeren System von Wahnvorstellungen gehörten. Drei Jahre später beging er Suizid. «

Verwirrtheit: Verwirrtheit oder Delirium führt zum Zusammenbruch der Fähigkeit des Betroffenen, sich in Zeit, Raum und hinsichtlich der Identität zu orientieren. Das ist ein Hinweis auf ihren Ursprung in den Hirnfunktionen und hat normalerweise etwas mit einer potenziell reversiblen organischen Störung zu tun (mangelnde Blutversorgung, hormonelle oder toxische Veränderungen, Fieber usw.). Das psychotische Individuum ist normalerweise nicht desorientiert, auch wenn Merkmale der Verwirrtheit als Folge einer Psychose auftreten *können*.

Der Begriff der Psychose, den ich in diesem Buch benutze, schließt folglich Wahnvorstellungen und eine Realitätssicht ein, die deutlich von der anderer Menschen abweicht und von diesen nicht geteilt wird. Der ungewöhnliche Zustand der folie à deux stellt hier eine Ausnahme dar (weiter unten mehr dazu). Halluzinationen, Verwirrtheit und gestörtes Verhalten können ebenfalls Merkmale von Psychosen sein, wenn sie auch *keine notwendige* Voraussetzung sind.
Wie wir gesehen haben, sind die Grenzen zwischen »Rationalität« und »Irrationalität« unscharf, sie sind fließend und in jeder Hinsicht kulturell determiniert. Die Grauzone ist groß. Viele Menschen leben zu einem großen Teil in solchen Grauzonen und sind dennoch fähig, in ihrem praktischen Leben gut zurechtzukommen.

Fehlinterpretationen

Die Kombination aus Wahrnehmungsstörungen und beängstigenden Erlebnissen führt regelmäßig zu Fehlinterpretationen. Während sie zu Beginn noch einer kritischen Überprüfung unterzogen werden, gewinnen früher oder später die Fehldeutungen doch die Oberhand. Dies wurde in den 1950er- und 1960er-Jahren durch ein Experiment zur sensorischen Deprivation an amerikanischen Universitäten wissenschaftlich belegt (Slade 1984, S. 256–260). Studenten lagen auf Polsterbetten oder schwebten in Warmwassertanks (Körpertemperatur), was so angenehm war, dass die Körperwahrnehmung verloren ging. Brillen mit milchweißen Gläsern und Ohrstöpsel wurden verteilt. Es war eine Dauer von acht Stunden angesetzt, aber die Teilnehmer konnten das Experiment abbrechen, wann immer sie wollten. Mindestens die Hälfte der Studenten erlebte Wahrnehmungsstörungen, besonders des Sehens und des Hörens. Die meisten berichteten von Fantasien während des Experiments, denen zufolge sie getäuscht werden sollten, und hatten das Gefühl, in großer Gefahr zu schweben. Aus diesem Grund brachen viele das Experiment ab, bevor die vereinbarte Zeit verstrichen war.
Nachts allein durch den Wald zu gehen ist nur dann eine positive Erfahrung, wenn man seine Fantasien voll unter Kontrolle hat. Ein weiteres Beispiel für die Transformation von Realität, die aufgrund der Kombination von Gefahr und reduzierter optischer Wahrnehmung leicht beängstigend werden kann, ist dies.

> » Ein bewaffneter Desperado wurde gesucht. Berichten zufolge war der Mann in einer bestimmten Küstenregion gesehen worden. Ein Trupp aus fünf Polizisten unter Führung eines erfahrenen Chefs war Teil der Suchmannschaft. Der Strand war steinig, die Sonne brannte. Vorsichtig arbeiteten sich die Männer vorwärts. Plötzlich war hinter einer hohen Felswand in dreißig Metern Entfernung ein Geräusch zu hören, im gleichen Moment sah der Chef die Spitze eines Gewehrlaufs. Sofort befahl er seinen Männern, in Deckung zu gehen, dann kreisten er und drei seiner Männer den Felsen ein und stürmten den Platz. Was man dort entdeckte, war eine leere Bierflasche; der Flaschenhals blitzte in der Sonne. «

Zu Fehlinterpretationen der Realität kann es auch bei Defiziten des Gehörs kommen. Ältere Menschen, die an Schwerhörigkeit leiden, glauben oft, andere schnitten Grimassen hinter ihrem Rücken oder zögen über sie her. Taubheit stellt ein belastenderes seelisches Trauma dar als Blindheit und gibt oft Anlass zu weiteren Fehlinterpretationen.
Selbst der Hautsinn mancher älterer Menschen kann gestört sein. Sie können dann das Gefühl haben, etwas krieche über ihre Haut. Kommen schlechtes Sehen, Einsamkeit und

Unterstimulierung hinzu, können solche Empfindungen als das Krabbeln von Insekten interpretiert werden. Die Person sieht Hautschuppen, kratzt sie ab und bittet den Arzt, sie unter dem Mikroskop zu untersuchen. Da die Wahrnehmungsstörungen meist bestehen bleiben – und sich die Unterstimulierung fortsetzt –, besteht auch das Problem weiter.
Fehlinterpretationen können bei älteren Menschen möglicherweise aufgrund vorzeitiger Alterung auftreten. Bei beginnendem kognitivem Verfall (gemeint sind Störungen des logischen Denkens und der Erinnerung) können sie das Gefühl verlieren, die Kontrolle über ihre Umgebung zu haben. Es kommt zu Fehlhandlungen und Unfällen, Gegenstände werden verlegt und Verabredungen vergessen. Die Betroffenen streiten zornig ab, dass sie kognitive Probleme haben, und erwarten volle Loyalität von den Menschen ihrer Umgebung. Bei Unfällen im Straßenverkehr können sie ihre Beteiligung leugnen. Gegen den Vorwurf der Vergesslichkeit verteidigen sie sich mit dem Gedanken, andere hätten ihnen etwas gestohlen oder einen Gegenstand weggeräumt, ohne ihnen Bescheid zu sagen. Die Menschen in ihrer Umgebung erkennen unter Umständen nicht, dass hinter der veränderten Persönlichkeit der Alterungsprozess steckt.
Bei einer überwertigen Idee ist nicht so sehr der Inhalt Ursache der Störung als vielmehr das Bedürfnis des Individuums, sich an der Idee festzuklammern. Das Problem kann sich auf Überzeugungen hinsichtlich bestimmter gesundheitsschädlicher Lebensmittel beziehen, das Bedürfnis, sich ständig gegen die Möglichkeit einer radioaktiven Strahlung zu schützen, oder den Glauben an die eigene unschätzbare kulturelle Bedeutung.
Es gibt große Bereiche, über die wir immer noch wenig wissen, und wichtig ist, voreilige Schlussfolgerungen zu vermeiden – Vorstellungen von Elektroallergien oder Telepathie können sowohl kulturell sanktionierte »paranormale« Ideen als auch irrationale Wahnvorstellungen sein. Wer kann schon entscheiden, was für andere richtig ist?

Wahnvorstellungen

Bei der Paranoia (griechisch: Wahnsinn) oder bei Wahnvorstellungen geht es um einen Denkinhalt oder eine Realitätssicht, die sich deutlich von der vorherrschenden rationalen Orientierung auf beobachtbare Fakten, geltende kulturelle Einstellungen, den Stand der psychologischen Entwicklung usw. unterscheiden. Die Wahnvorstellung muss von äußerer Einflussnahme unabhängig sein. In der Psychiatrie ist es notwendig, den jeweiligen Umfang, Inhalt und Grad des bizarren Charakters von Wahnvorstellungen zu unterscheiden.

Umfang

Ein psychotischer Mensch kann eine Wahnidee haben, die sich zwar nur auf einen Ausschnitt der Realität bezieht, aber dennoch einen Großteil seines Denkens in Anspruch nimmt. Es kann sich um die Vorstellung handeln, in der frühen Kindheit in mysteriöse Ereignisse verwickelt gewesen zu sein, zum Beispiel als Baby vertauscht worden zu sein, und das Erwachsenenleben wird dann als von diesen Ereignissen bestimmt betrachtet. Die Geschichten werden so fantastisch und es werden so viele andere Menschen hineingezogen, dass der Bezug zur Realität verloren geht, ohne dass der Betroffene dies anerkennen kann. Hierbei kann es sich um ein frühes Stadium oder eine milde Art einer paranoiden Psychose handeln. Allerdings scheint es einsichtig, dass schwierige frühe Lebensereignisse spätere psychologische Probleme erklären *können*. Im Interesse

der psychischen Stabilität und Sensibilität des Betroffenen ist es deshalb wichtig, seine Vorstellungen nicht anzugreifen, während er seine Erlebnisse schildert.
Wahnideen, die zur psychiatrischen Diagnose einer Psychose führen, sind dagegen ausgedehnter und können, wenn überhaupt, nur mit Schwierigkeiten ins soziale Leben integriert werden. Dauerhafte Wahnvorstellungen machen die meisten Formen gemeinschaftlichen Lebens unmöglich.
Es gibt jedoch Menschen, die jahrelang Wahnideen haben und eindeutig paranoid sind, aufgrund eines schützenden Netzwerks oder anderer Hilfen aber nicht gezwungen sind, ärztliche Hilfe zu suchen (siehe etwa die Beschreibungen in Bock 2007). Wahnvorstellungen, die in Krisenzeiten oder Phasen der Isolation zum Vorschein kommen, können schließlich wieder von selbst verschwinden, ohne dass der Betroffene seinen Zustand als pathologisch erkannt hat. Es kann beispielsweise passieren, dass das Gefühl, durch Lebensmittel vergiftet zu werden, Komplikationen im Essverhalten nach sich zieht und in der Folge zu ungesunden oder unangemessenen Ernährungsgewohnheiten führt. Oder es kann die zählebige, grundlose Vorstellung auftauchen, dass alle Telefongespräche abgehört werden oder die Kinder Opfer sexuellen Missbrauchs geworden seien. Gewöhnlich sind diese Ideen nicht gänzlich von der Hand zu weisen.

Inhalt

Wahnideen über andere Menschen

Eine verbreitete Wahnidee ist das Gefühl, von gegnerischen Gruppen verfolgt oder ausspioniert zu werden, manchmal sind auch politische Organisationen wie Geheimdienste involviert. In Schweden zum Beispiel glaubten viele Menschen – manche glauben es immer noch – nach der Ermordung des Premierministers Olof Palme im Jahr 1986, dass man sie der Tat verdächtigte und überwachte. Für solche Menschen beweisen fehlinterpretierte alltägliche Phänomene, dass sie beobachtet werden: zum Beispiel der Anblick von Flugzeugen am Himmel, die Tatsache, dass Autos nur langsam am Haus vorbeifahren, Menschen, die an der Straßenecke stehen. In Zeitungen, im Radio oder im Fernsehen wird auf sie angespielt. Der Blick der Moderatorin einer Sendung deutet an, dass der Mord, über den sie spricht, eine Tat ist, derer der Zuschauer oder Zuhörer verdächtigt wird. »Wanzen« werden an verschiedenen, strategisch wichtigen Orten platziert, vor allem im Sprechzimmer des Psychiaters. Jeder Versuch, diese Glaubensvorstellungen rational zu diskutieren, etwa indem man aufzeigt, was eine solche Überwachung kosten würde, Fragen nach Hilfsmitteln und der Dürftigkeit der Beweise, scheitern völlig. Doch manchmal gelingt es, Kontakt zu einem nichtpsychotischen, selbstkritischen Anteil des Patienten aufzunehmen, wenn sein Vertrauen gewonnen werden kann.
Die Trennlinie zwischen Illusion und Halluzination ist fließend. Wie ich bereits erwähnt habe, wissen manche Betroffene zu berichten, dass sie andere flüstern hören, wenn sie an ihnen vorbeigehen – Worte wie »Hure«, »Scheiße« oder »Idiot« fallen. Es handelt sich selten um echte Halluzinationen, sondern wohl eher um Illusionen – etwas wird tatsächlich gehört und dann auf spezifische Weise auf sich bezogen. Andere Menschen verziehen angeblich das Gesicht, um ihren Ekel auszudrücken oder um ihnen Angst zu machen. Die Nummernschilder von Autos oder Firmenaufkleber enthalten Geheimbotschaften, ebenso wie eine Zigarettenschachtel, die auf dem Boden liegt.

Derlei Erlebnisse können den Eindruck erwecken, als sei man Teil eines Experiments oder einer Reihe von Experimenten anderer Menschen. Nichts wird ausgelassen, um den Betroffenen zu ängstigen und zum Aufgeben zu zwingen. Man soll gestehen, nur um zu beweisen, dass man den Tod verdient hat. Andere greifen zu alternativen Tricks, um den Betroffenen »hereinzulegen«. Wer hinter dieser Verfolgung steht, kann mehr oder weniger klar sein. Panikzustände können die Folge sein, und manchmal kommt es sogar zu Suizidversuchen.

Wer einer Person mit paranoiden Ideen nahesteht oder stark von ihr abhängig ist, wird leicht in die paranoide Welt hineingezogen und gibt die Fähigkeit zu kritischem Denken auf. Die Alternative wäre, heftige Zornesausbrüche über sich ergehen zu lassen, weil man nicht, wie gefordert, an die absurden Ideen glaubt und sich dementsprechend verhält. Bedrohliche und hässliche Erfahrungen stürmen von allen Seiten auf den Betroffenen ein. Nachbarn spionieren, es gibt Versuche, die Kinder in der Schulmensa zu vergiften, die Polizei hört das Telefon ab. Das Aufgeben der eigenen Persönlichkeit und das Aufgehen in einer folie à deux sind manchmal bei einem Partner oder Kind zu beobachten; ist aber die Abhängigkeit von der Person, die ihr Ursprung ist, beendet, werden die Wahnvorstellungen sehr bald fallen gelassen.

Zu einer ähnlich gelagerten Übernahme von Ideen und Wahnvorstellungen, die mit einem rationalen Selbst wenig zu tun haben, kann es auch in einer religiösen oder politischen Sekte kommen, deren Anführer eine charismatische und narzisstische Persönlichkeit ist, die jeden nach seiner eigenen Vorstellung formen will und unfähig ist, abweichendes Denken zu akzeptieren. In der demokratischen Atmosphäre der Gegenwart unterschätzen wir das Bedürfnis vieler Menschen, sich radikal autoritären Persönlichkeiten oder Ideologien unterzuordnen. Solche Menschen ziehen es vor, einem strengen und anspruchsvollen Anführer zu gehorchen, statt mit einem einsamen, ungewissen Selbst zu leben, das nur wenig Anerkennung von anderen erfährt.

Eine Wahnvorstellung ist oft auf eine besondere Person konzentriert, die dann einen großen Stellenwert im Denken des Erkrankten einnimmt. Ein typisches Beispiel dafür ist die pflichtbewusste Frau mittleren Alters, die viele Jahre lang glaubte, eine gewisse heimliche Beziehung zu ihrem Chef zu haben, obgleich zwischen ihnen nie ein Wort darüber gefallen war. Über Monate und Jahre hinweg sammelte sie »Beweise« dafür, dass er ihre Gefühle teilte, und auch seinem Schriftverkehr oder seinem Benehmen am Arbeitsplatz konnte sie geheime Zeichen entnehmen. So beschloss sie eines Tages, sich mit ihm auszusprechen. Sie ging zu ihrem Chef und erklärte, es müsse jetzt reiner Tisch gemacht werden, aber er, der seine Mitarbeiterin vielleicht nicht einmal bemerkt hatte, war wie vom Donner gerührt. Die Frau konnte sein Leugnen und seine Feigheit – dafür hielt sie es – nicht verstehen, als sie in eine psychiatrische Klinik eingewiesen wurde. Derlei Vorkommnisse werden als »sensitiver Beziehungswahn« bezeichnet (KRETSCHMER 1966).

Wahnideen über das eigene Selbst

Wahnideen über den eigenen Körper sind oft an der unscharfen Grenze zwischen einer überwertigen Idee und einer Wahnidee angesiedelt. Die Überzeugung, hässlich zu sein oder abartige Gesichtszüge zu haben, auch wenn sonst niemand es so empfindet, kann manchmal die Grenze zur Wahnvorstellung überschreiten. Diese Form der (gewöhnlich nicht psychotischen) Ich-Bezogenheit wird »Dysmorphophobie« genannt (siehe dazu auch Kapitel 22).

Als Größenwahn wird die Überschätzung des eigenen Ichs bezeichnet. Obgleich jemand zuvor ohne Religion gelebt hat, kommt plötzlich direkt von Gott der Auftrag, die Welt vor der Zerstörung zu retten. Die Angst nimmt zu, wenn der Auftrag nur auf ganz spezifische Weise erfüllt werden kann, etwa indem man auf keinen Fall auf die Risse des Gehsteigs treten darf oder ununterbrochen eine bestimmte Zahl im Kopf behalten muss. Macht man etwas falsch oder vergisst es, dann wird die Welt verschlungen. Oder man ist überzeugt, Christus zu sein und zum Märtyrer werden zu müssen, indem man sich von einem Berg stürzt oder sich anderweitig selbst opfert. Andere verbreitete Wahnvorstellungen sind, die Welt zu kontrollieren oder telepathischen Kontakt zu den Führern der Welt oder zu bekannten Persönlichkeiten, ob sie nun noch leben oder bereits tot sind, zu unterhalten.

Grad des bizarren Denkens

Im Frühstadium einer akuten Psychose können Fantasien besonders klar sein, die Wahrnehmungen sind scharf umrissen und farbig. In der Anordnung von Gegenständen liegt eine versteckte Bedeutung; man erkennt, welche Vorarbeit andere Menschen geleistet haben, um einen zu verwirren. In späteren Stadien werden bekannte Orte plötzlich seltsam fremd, als schaffe jemand insgeheim Hindernisse, vielleicht um den Betroffenen zu prüfen.

Auch wenn die Ideen jene Grenze überschreiten, an der sie nicht einmal in einer sehr fantastischen Sicht auf die Realität akzeptabel sind, kann man dennoch sehen, wie sehr sie immer noch von der herrschenden Kultur geprägt sind.

Eine ältere Dame, die sich seit vielen Jahren für Spiritismus und Ähnliches interessiert, könnte auf die Idee kommen, von Fremden hypnotisiert zu werden, ohne dass dies notwendigerweise als pathologisch angesehen würde. Ergreift die gleiche Vorstellung Besitz von einem jungen Techniker, würde dies sicherlich auf eine Psychose hindeuten.

Schizophrene Wahnvorstellungen

Vorstellungen, die beinhalten, dass die physische Integrität (und nicht nur die psychische) verletzt wird, beispielsweise dass Gedanken aus dem Gehirn entfernt wurden, Gedanken oder Ideen implantiert werden oder das Denken direkt von außen gesteuert wird, werden oft als schizophrene Wahnvorstellungen* bezeichnet (siehe Kapitel 11). Was das Erleben der physischen Manipulation des Verstandes betrifft, versucht der Betroffene diese »rational« zu begründen – Begründungen, die ebenso bizarr sind wie das Erleben selbst: etwa die Überzeugung, dass ihm im Schlaf ein kleiner Metallchip ins Gehirn implantiert wurde. Dieser funktioniert wie eine Radioantenne, über die andere Kontrolle ausüben oder Botschaften senden können. Oder dass ihm während eines Zahnarztbesuchs ein Minilautsprecher implantiert wurde, was die akustischen Halluzinationen oder das Stimmenhören erklärt. Der betreffende Zahnarzt wird später manchmal telefonisch belästigt oder jahrelang in anderer Form verfolgt.

---

* Wir haben hier und an einigen anderen Stellen auf Anpassungen an deutsche Fachbegriffe verzichtet und den Sprachgebrauch des Originals unverändert übernommen (Anm. d. Übers.).

» **Elektrische Strahlungen** Ein Patient litt unter dem quälenden Glauben, sein Bett stehe inmitten eines elektrischen Feldes, das von Außerirdischen gesteuert würde. Er hatte am ganzen Körper Beschwerden und zog es vor, an einer anderen Stelle seines Zimmers auf dem Boden zu schlafen. In den folgenden Wochen trat dann das Gefühl auf, mittels einer unter der Tapete angebrachten Vorrichtung abgehört zu werden. In seiner Angst riss er überall die Tapete herunter und stellte den Strom ab, sodass in seiner Wohnung kein Licht mehr gemacht werden konnte. Der Inhalt seines Kühlschranks verdarb und er lebte mit dem Gestank der faulenden Lebensmittel, der für die Betreuer, die sich schließlich mithilfe der Polizei und eines Schlossers Zugang zu seinem Haus verschafften, wahrlich unerträglich war. «

Das Bedürfnis, eine gewisse Kohärenz herzustellen, das heißt eine sinnvolle Erklärung für die seltsame Veränderung zu finden, die innerlich erfahren wird, hat mehr Gewicht als die normalen Gesetze von Logik und Rationalität. In der Psychose hat das Bedürfnis nach Kohärenz triumphiert und eine innere Kontinuität wird wiederhergestellt. Der Preis für diese Kohärenz ist der Verlust der mit den anderen Menschen geteilten realistischen Weltsicht. Das bedeutet keineswegs, dass das Vermögen, logisch-rational zu denken, auch in anderen Lebensbereichen, die nicht direkt mit der Psychose zusammenhängen, verloren gegangen ist. Gewöhnlich, aber nicht immer, werden sehr bizarre Wahnideen von akustischen Halluzinationen begleitet oder durch sie verstärkt.

» **Ein leichtes Unwohlsein** Ein 19-jähriger Student wurde in die psychiatrische Klinik eingewiesen, weil er an Halluzinationen und beängstigenden Wahnvorstellungen litt. Nach einer Weile wurde er auf eine niedrige Dosis eines Antipsychotikums eingestellt und die Symptome verschwanden allmählich. Drei Monate später fragte ich ihn, ob er seine Probleme beschreiben könne. Er erklärte, am meisten habe ihn gequält, dass ihm jemand in einer heimlichen Hirnoperation einen Mikrochip implantiert habe. Seine Gedanken konnten so elektronisch gesteuert werden. Ich kratzte mich am Kopf und überlegte, wie so etwas möglich sein könne. Der Patient dachte darüber nach und bekam selbst Zweifel. »Nein«, erwiderte er, »es klingt schon sonderbar. Wahrscheinlich hat mich nur jemand aus der Ferne hypnotisiert.«

Selbst nach dieser Antwort signalisierte ich meine Zweifel. Nach meiner Erfahrung war es nicht möglich, jemanden zu hypnotisieren, ohne dass dieser es merkte. Der Patient dachte noch einmal darüber nach, und nach einer Weile erwiderte er erleichtert und verlegen lächelnd, dass er sich in den letzten Monaten vielleicht einfach nicht ganz wohlgefühlt habe. «

Das Beispiel zeigt, wie ein Mensch, der eine bizarre schizophrene Erklärung liefert (dass er wegen einer Hirnoperation seine Gedanken nicht mehr unter Kontrolle habe), auch eine Interpretation im Sinne einer nichtbizarren, allerdings psychotischen Fantasie (durch Hypnose) liefern kann. Gleichzeitig ist er fähig zu erkennen, dass diese Gedanken aufgrund einer Krankheit entstanden sind. Das kann er aber nur, weil er bereits auf dem Wege zur Genesung ist und weil das Gespräch an einem Ort stattfindet, der ernsthaftes Nachdenken über seine Psychose begünstigt.

Wahnideen als Alptraum im Wachzustand

Bestimmte kurze und auch länger andauernde Psychosen scheinen einem Alptraum sehr ähnlich zu sein. Die entscheidende Differenz liegt in der Tatsache, dass sie im Wachzustand geträumt werden. Die Empfänglichkeit für Bizarres und die Minderung des eigenen Kritikvermögens, das panikähnliche Gefühl, verfolgt zu werden oder unter dem Einfluss böser Mächte zu stehen, die totale Einsamkeit wie auch die Vorahnung einer bevorstehenden Katastrophe wird jeder aus seinen Träumen kennen. Der Inhalt vieler Romane über Geheimagenten oder Sciencefiction-Geschichten gemahnt an eine paranoide, auf die eigene Person zentrierte Welt.

Weniger bizarre Wahnideen können interpretiert werden wie viele Träume – in Deutschland hat die Autorin Dorothea Buck (siehe etwa in Bock u. a. 2007) immer wieder darauf hingewiesen. Die Richtigkeit der Interpretation misst sich an der Reaktion des Patienten auf sie, nämlich ob das Verstehen seines psychischen Zustands wächst oder nicht. Die Interpretation darf dabei keine Routineübung sein – der Traumdeuter muss darin erfahren sein und der Patient eine Bereitschaft zur Mitarbeit mitbringen. So wie manche Nachtträume sich eher in ihrer Dynamik leerer anfühlen als andere, sind bestimmte Wahnvorstellungen weniger interessant oder schwerer zu verstehen und zu deuten. Die Träume mit reicherer Symbolik scheinen mit mehr Gefühl getränkt zu sein und der Patient hat einen intensiveren Bezug zu ihnen.

Vielen Patienten, vor allem jenen mit guten intellektuellen Fähigkeiten, kann der Hinweis, ihre Welt sei wie ein Alptraum im Wachzustand, das Gefühl geben, verstanden zu werden. So wie der Inhalt eines Alptraums nie bedeutungslos sein kann, so steht die akute Psychose mit Wahnvorstellungen für eine *tatsächliche* innere Situation. Der Mensch mit einer akuten Psychose ist, wie der Träumer, sein eigener Dramaturg, der die inneren Nöte mithilfe aller ihm verfügbaren Requisiten beschreibt. Alle Mitspieler in der Psychose stehen für verschiedene Aspekte der repräsentativen Welt und der persönlichen Geschichte des »träumenden« Subjekts.

» **Warten auf die Folter** Eric war ein kräftiger Mann, vierzig Jahre alt, der von nicht weniger als sechs Polizisten ins Krankenhaus eingeliefert wurde. Er hatte einen Rückfall einer schizoaffektiven Psychose mit aggressivem Verhalten und wurde als gefährlich eingestuft. Ich saß neben ihm, während er qualvolle Unruhe zum Ausdruck brachte, und wartete angespannt. Auf die Frage, was ihn so quäle, erwiderte er, er wisse, dass er sehr bald zur Folter in die Zelle gebracht werden würde, das Krankenhaus sei nur Fassade für eine von der Geheimpolizei kontrollierte Organisation. Nachdem ich ihm zugesichert hatte, dass nichts dergleichen geschehen werde, fragte ich ihn, ob er sich an eine Situation in seinem Leben erinnern könne, in der er Folter erfahren habe. Sofort antwortete er, ja, das könne er. Sein Vater habe ihn gefoltert.

Einmal, als Eric elf Jahre alt war, kam eine Person zu Besuch, die sein Vater nicht leiden konnte. Eric, der seinen Vater zugleich bewunderte und fürchtete, beschloss aufgeregt, ihm zu helfen, indem er sich hinter der Tür des Arbeitszimmers seines Vaters versteckte, bereit, den Besucher mit dem afrikanischen Assegai-Speer, der dort an der Wand hing, niederzuschlagen. Zuerst war sein Vater erfreut, als er von dem Plan hörte, doch als ihm klar wurde, dass Eric wirklich die Absicht hatte, ihn in die Tat umzusetzen, würde er wütend und nahm ihm den Speer weg.

Als der Patient diese Geschichte erzählte, merkte ich, dass Eric die erlittene Demütigung tatsächlich als eine Art Folter empfunden hatte.

Eric fand es aufgrund der verwirrenden Umstände seiner Einlieferung ins Krankenhaus schwierig, zwischen seiner tatsächlichen Hilflosigkeit und der Hilflosigkeit, die er in seiner Kindheit empfunden hatte, zu unterscheiden. Seine Unruhe ließ jedoch während des Gesprächs nach und er war wieder zu normaler Kommunikation in der Lage. Der Fixierungsgurt wurde ihm abgenommen, bevor das Gespräch fortgesetzt wurde. «

Die akute psychotische Wahnvorstellung löste sich auf, als die konkrete Erinnerung als Folter begriffen wurde. Der Patient war in der Lage, mir zu vertrauen. Die von Eric erzählte Geschichte stellte sich als nur eine von vielen Erfahrungen heraus, in denen er zum Opfer der »Späße« seines Vaters geworden war. Eric erlebte sie konkret als Folter. Später, neben der medizinischen Behandlung, begann er eine Therapie bei mir, in deren Verlauf weitere psychoseauslösende Episoden identifiziert werden konnten.

Um simplifizierenden Deutungen vorzubeugen, muss angemerkt werden, dass die Entstehung von Psychosen nicht notwendigerweise mit solchen Erfahrungen zusammenhängt, sondern dass sie sowohl in der Biologie als auch in der Persönlichkeit eines Menschen begründet sind.

Halluzinationen

Akustische Halluzinationen

Halluzinationen sind Sinneserfahrungen (Wahrnehmungen), denen keine entsprechenden äußeren Reize zugeordnet werden können. In allen Sinnen, also dem Hören, dem Sehen, dem Riechen, dem Schmecken und dem Tasten, ist auch halluzinatorisches Erleben möglich. In der Psychiatrie gilt die Faustregel, dass akustische Halluzinationen bei funktionellen Psychosen bei weitem am häufigsten auftreten: das heißt bei Psychosen, denen keine organische Ursache zugrunde liegt. Nach den olfaktorischen Halluzinationen (Geruch) kommen die Geschmacks- und die taktilen Halluzinationen. Optische Halluzinationen sind häufig ein Hinweis auf eine organische Hirnschädigung oder auf den Einfluss von Drogen.

Illusionen sind der normalen Erfahrung insofern näher, als sie durch die Fehlinterpretation tatsächlicher äußerer Sinneseindrücke gekennzeichnet sind. So kann eine Frau auf einer lärmenden Cocktailparty denken, dass sie immer wieder das Wort »Hure« höre, in dem Glauben, dass es sich auf sie beziehe. In Autos, die auf der Straße Signale geben, könnten Personen sitzen, die den Betroffenen beobachten und auf diese Weise Drohbotschaften schicken.

Halluzinationen bei Gesunden

Viele Menschen hören Stimmen oder Geräusche, die nicht aus einem tatsächlichen Reiz in der Umgebung herrühren. Nach dem Verlust einer nahestehenden Person oder sogar eines langjährigen Haustiers reagiert mehr als die Hälfte der Betroffenen mit Illusionen oder Halluzinationen. Ist eine Witwe nach dem Tod ihres Mannes allein, hört sie ihn unter Umständen plötzlich rufen. Das Kratzen und Winseln des toten und längst begrabenen Hundes kann ebenso gehört werden wie das Weinen des verstorbenen Kindes. Solche Erlebnisse resultieren aus der Sehnsucht der Menschen;

manche leiden unter der beängstigenden Vorahnung, dass sie langsam den Verstand verlieren. Die Halluzinationen und Vorahnungen sind Teil des Trauerns. In Ersteren wird wiederbelebt, was man verloren hat, in Letzteren wird ein künftiger Verlust antizipiert. Die Grenze zwischen Illusion und Halluzination ist in diesen Fällen fließend. Die Tendenz zu solchen Reaktionen verstärkt sich noch, wenn die überlebende Person isoliert ist oder nicht auf ihre körperliche Gesundheit geachtet hat – was in einer Phase der Trauer häufig passiert.

Auch religiöse Mystiker und Menschen mit »prophetischer Gabe« können in einer Lebensphase der Suche, wenn eine starke innere Anspannung hinzukommt, eine gottähnliche, jedoch sehr konkrete Stimme hören. Dies geschieht gewöhnlich nach einer längeren Phase des sozialen Rückzugs und entlädt sich in intensiver, nach außen gerichteter Aktivität.

Die Neigung zum Stimmenhören und das Psychoserisiko

Ende der achtziger Jahre trafen sich in Holland rund 400 Menschen, die »Stimmen hörten« (Romme/Escher 1997). Die meisten von ihnen befanden sich nicht in psychiatrischer Behandlung, sondern waren »normale« Menschen mit halluzinatorischen Erfahrungen. Dies war der Beginn einer Bewegung, die Menschen mit ähnlichen Erfahrungen zusammenführte, um sie zu unterstützen und das Wissen über Stimmenhören zu erweitern.

Wiederholt Stimmen zu hören, ohne dass ein Außenreiz dies verursacht – das erleben viele Menschen, die nicht psychotisch sind bzw. es nie waren: Die Realitätswahrnehmung ist dabei nicht in Mitleidenschaft gezogen und die Betroffenen wissen, dass die Stimmen nicht von anderen Menschen herrühren. In einer neueren Studie gaben etwa 5 Prozent einer Gruppe von Patienten nichtpsychiatrischer Hausärzte zu, halluzinierte Stimmen reden zu hören. Natürlich besteht ein gradueller Übergang zwischen dem, was als Gedanke oder als eine Stimme bezeichnet werden kann. Gewöhnlich suchen die Betroffenen keine medizinische Hilfe und halten ihre Erfahrungen nicht für ein Handicap, sondern vielmehr für einen Teil ihrer Persönlichkeit. Es liegen viele Studien zum Charakter dieser Stimmen – seien sie nun hilfreich oder bedrohlich – oder über die Art ihres Einflusses auf das Leben der Betroffenen vor (Romme/Escher 2008).

Die Trennlinie zwischen dem Hören der eigenen Gedanken und einer eindeutigen akustischen Halluzination ist unscharf. Manche Personen haben nie das Gefühl, eine »innere Stimme« zu hören, während andere immer wieder von Gedanken berichten, die als Stimmen gehört werden, jedoch nur als ein Teil des eigenen Denkens oder Fantasierens betrachtet werden. Betroffene berichten, dass jemand mit ihnen rede oder ihnen etwas zuflüstere und sie sich nicht immer sicher seien, ob es eine innere Stimme sei oder ob sie von außen komme. Nur wenige teilen anderen Menschen diese Erfahrungen mit, entweder weil sie sie nie für ungewöhnlich gehalten haben oder weil andere sie für sonderbar halten könnten.

Viele früher psychotische Menschen, die jetzt im klinischen Sinne frei von Psychose sind, berichten, fast ständig Stimmen zu hören. Gewöhnlich sind die Stimmen schwach bzw. leise, aber manchmal, besonders bei Stress, können sie auch stärker, lauter und störender werden. Die Stimmen können adäquat als von innen kommend eingeordnet werden. Störend sind sie insgesamt eher selten. Manche Betroffene können auf Nachfrage von Ereignissen in ihrer Kindheit oder Pubertät berichten, als sie Stimmen hörten, die den in psychotischen Halluzinationen gehörten Stimmen sehr ähnlich sind. Der Unterschied liegt darin, dass diese früheren Stimmen nicht Teil einer Wahnvorstellung waren, die den Betroffenen dazu veranlasste, sich zu fragen, ob es eigene Gedanken waren, was er da hörte, oder ob sie ihm durch Telepathie oder andere äußere Einflüsse auf sein Denken eingegeben wurden.

» Eine Frau erzählte, wie sie sich als Siebenjährige, als ihre jüngere Schwester hinter ihrem Rücken Lügengeschichten über sie erzählte, aufs Bett legte und ihr »sprechende Gedanken« durch den Kopf gingen. Später konnte sie sich gelegentlich auf diese Weise gut zureden. Die ersten Anzeichen für eine Schizophrenie tauchten auf, als sie 25 Jahre alt war, nach einer langen Phase antisozialen Verhaltens. (Levander/Cullberg 1993) «

Hin und wieder suchen Menschen, die nicht psychotisch sind, auch Hilfe, weil sie denken, dass Stimmenhören immer das Symptom einer psychischen Krankheit sei. Natürlich ist es wichtig, ihre Ängste zu beruhigen, aber gleichzeitig nicht übereilt mit einer Behandlung zu beginnen – besonders da die antipsychotischen Medikamente oftmals nichts gegen die Stimmen ausrichten, sondern die Person nur sedieren.

Die Tendenz, unter nichtpsychotischen Bedingungen Stimmen zu hören, kann jedoch ein Vulnerabilitätsfaktor sein und daher das Risiko, eine Psychose zu entwickeln, erhöhen (siehe Kapitel 6 und 7). In einer belastenden Situation können die Stimmen an Intensität zunehmen und zusammen mit Isolation oder starker Introvertiertheit dazu führen, von außen kommende Botschaften fälschlich als einen Beweis für mystische Einflüsse oder Verfolgung zu interpretieren. So können sie zur Basis einer psychotischen Entwicklung werden. Wenn die Stimmen nicht völlig verschwinden, sobald die Akutphase vorüber ist, können sie als Zeichen einer chronischen Krankheit missverstanden werden, und eine höhere Dosis eines antipsychotischen Medikaments scheint geboten. Ich bin einer Reihe von Patienten begegnet, die eine bereits früher bestehende Tendenz zu dieser Form akustischen Halluzinierens hatten und die, trotz ihres Protests und des Protests ihrer Angehörigen, nach einer akuten Krankheitsphase nicht aus ihrem »neuroleptischen Gefängnis« entlassen wurden.

Psychotische akustische Halluzinationen

Es besteht Grund zu der Annahme, dass eine kurze, akute Phase akustischen Halluzinierens eine andere Quelle hat als der lang andauernde Zustand, bei dem sich eine oder mehrere Stimmen unterhalten oder einmischen und als störend empfunden werden. Der Charakter der Halluzinationen ist sehr unterschiedlich. Das akute Halluzinieren ist oftmals am deutlichsten mit der Lebenssituation des Patienten verbunden, sein Inhalt leichter zu entschlüsseln. Bei lang andauerndem Halluzinieren erscheinen die Halluzinationen individueller, ohne einen klaren Bezug zur aktuellen Lebenssituation zu haben.

Halluzinationen, die aus einer akuten Psychose herrühren, haben häufig einen »affektiven« Charakter. Die Stimmen geben Direktiven, manchmal äußern sie sich aber auch anerkennend und unterstützend. Allerdings kommen häufig auch herabsetzende, vulgäre Ausdrücke wie »Halt die Fresse!«, »Idiot« usw. vor. Andere akustische Halluzinationen sind weniger affektgesteuert. Sie können unabhängig vom aktuellen Geisteszustand des Betroffenen und auch während einer Remission nach schizophrenen Episoden auftreten.

Manchmal kommunizieren auch viele Stimmen miteinander: eine Situation, die gewöhnlich unter den Begriff der schizophrenen Halluzination gefasst wird. Ein zwanzigjähriger Mann hörte, wie eine dreißig Jahre alte Frau mit einem zwanzig Jahre alten Mann sprach, der sich beschwerte – vielleicht er selbst. Auch ein neunjähriger Junge war am Gespräch beteiligt. Der Patient war überzeugt, dass der Neunjährige ihn selbst als Medium repräsentierte, um den Kontakt zu seiner Kindheit herzustellen.

Die Stimmen können laut oder leise sein, klar oder unscharf, und sie können sich in gegenwärtige Ereignisse einmischen. Manchmal werden sie so beschrieben, als kämen sie aus einem unablässig spielenden Radio, das nur ungenau auf einen Sender eingestellt ist. Entweder werden die Stimmen in Form eines mehr oder weniger konstanten Gesprächs gehört oder als »sinnloses Gefasel«, in dem individuelle Stimmen nur zu erkennen sind, wenn man genau hinhört. Manchmal ist auch nur Gemurmel, ein schriller Schrei oder Rufen zu vernehmen.

Viele Patienten mit lang andauernden Halluzinationen entwickeln eigene Strategien, um die Stimmen zu dämpfen, damit diese nicht stören, wenn sie sich auf andere Dinge zu konzentrieren versuchen. Die am häufigsten verwendete Strategie der Betroffenen, die Stimmen zum Schweigen zu bringen, ist, ihnen damit zu drohen, sie ebenfalls anzuschreien, wenn sie nicht Ruhe geben. Häufig singen die Betroffenen auch, spielen laute Musik oder machen Lärm, was für Irritationen bei den Nachbarn sorgt. Ein Profischlagzeuger setzte sich jedes Mal an sein Instrument, wenn die Stimmen sich meldeten. Andere versuchen ein Buch zu lesen oder sprechen ein Gebet. Nicht ungewöhnlich ist es, Ohrstöpsel zu benutzen oder sich die Ohren zuzuhalten.

Viele Menschen hören jahrzehntelang Stimmen. Es ist nicht bekannt, wie oft Stimmen spontan verstummen oder ganz verschwinden, aber sehr wahrscheinlich verlieren für die Mehrheit die negativen und störenden Aspekte der Stimmen an Intensität. Es ist ähnlich wie mit den Ohrgeräuschen beim Tinnitus; das Pfeifen oder Summen im Ohr kann in den ersten Jahren sehr störend sein, bevor der Betroffene mit den Geräuschen zu leben lernt. Hört man genau hin, nimmt man sie wahr, aber sie beeinträchtigen im Großen und Ganzen nicht das Leben. Bei besonderer Sensibilität oder physischen Problemen (langjährigem Alkohol- oder Drogenmissbrauch zum Beispiel) können sie jedoch stärker werden.

Eine eigene Studie (Cullberg/Nybäck 1992) zeigt, dass diese beständigen Halluzinationen, die außerhalb eigentlicher psychotischer Episoden zu finden sind, mit einer Veränderung im Gehirn einhergehen können. Es fällt auch auf, dass sehr lang andauernde Halluzinationen den zeitweiligen akustischen und musikalischen Halluzinationen ähneln können, die manchmal nach langjährigem Alkoholmissbrauch berichtet werden.

Die Tendenz zum Stimmenhören ist zuweilen mit der Aktivierung des motorischen Sprachzentrums in der Hirnrinde verbunden (der Broca-Region). Dieser Zusammenhang wurde für Fälle chronisch schizophrenen Halluzinierens aufgezeigt (McGuire u.a. 1994). Eine Studie mit gesunden Personen zeigt, dass die gleiche Region aktiviert wird, wenn die Menschen dazu angehalten werden, innere Selbstgespräche zu führen (Paulescu u.a. 1993).

Immer häufiger wird über gute Ergebnisse der Behandlung störender akustischer Halluzinationen in Form einer systematischen (kognitiven) Psychotherapie berichtet. Ziel ist es, dass die Patienten die Kontrolle über die Stimmen übernehmen und unabhängiger von ihnen werden (siehe die Fallgeschichte von Chris in Kapitel 16).

Optische Halluzinationen

Bestimmte psychotische Patienten beschreiben halluzinationsähnliche visuelle Sinneseindrücke. Es handelt sich überwiegend um recht vage optische Eindrücke, die extreme Fehlinterpretationen alltäglicher Erlebnisse darstellen, also um Illusionen. Diese können einen mystischen oder auch einen beängstigenden Aspekt haben. Ein roter Schalter an der Wand, der zu glänzen beginnt, scheint ein Furcht einflößendes rotes Auge zu sein. Die Sonne kann zu gewaltigen Dimensionen anschwellen, was sich in eine mystische, religiöse Erfahrung verwandelt. Versucht man zum Beispiel der Entdeckung eines Kreuzes am Himmel auf die Spur zu kommen, fällt es oft schwer zu unterscheiden, ob es sich um eine optische Halluzination oder eine starke innere, existenziell gefärbte Erfahrung handelt. Manche Menschen mit Schizophrenie können des Nachts intensive Träume haben und beschreiben, wie sie beim Erwachen Furcht einflößende Personen oder groteske Gesichter vor sich gesehen haben.

Es kann passieren, dass akut verwirrte Personen, gewöhnlich junge Frauen, von konkreten, intensiven optischen Halluzinationen erzählen, deren symbolischer Charakter offensichtlich ist. So kann es um eine dramatische Geschichte mit vielen Figuren gehen, ähnlich einem Traum, doch ist sich der Zuhörer nie ganz sicher, ob er von einer Halluzination oder einem Traum hört. Vielleicht handelt es sich auch um eine sehr fantasievolle Person, die in einer tiefen Regression eine Visualisierung ihrer inneren Probleme kreiert – eventuell ein Hinweis auf eine hysterische oder dissoziative Psychose (siehe Kapitel 10).

Organische Hirnschädigung oder irritierende Reize

Klare optische Halluzinationen, die im Wachzustand auftreten, sind oft von direkten störenden Einflüssen auf das Gehirn verursacht (Vergiftung, Hirntumor usw.). Sie können auch nach lang andauerndem Alkoholmissbrauch auftreten. Dies wird unter den Begriff der Alkoholhalluzinose gefasst. Bilder an der Wand scheinen sich zu bewegen oder eine Gruppe von Tänzerinnen kommt zur Tür herein und verschwindet nach kurzer Vorstellung wieder. Manchmal sind diese Halluzinationen, wie wir gesehen haben, auch mit akustischen Halluzinationen kombiniert.

Akute Vergiftungen mit Benzodiazepinen (oder Barbituraten) können ebensolche Halluzinationen erzeugen. Häufig sind sie unangenehm oder beängstigend: Spinnen krabbeln aufs Bett oder widerliche Insekten kommen durch einen Türspalt herein (siehe Kapitel 13).

Beim gefürchteten Delirium tremens, das nach langem, intensivem Alkoholmissbrauch (oder Missbrauch von Tranquilizern) auftreten kann, können ebenso beängstigende optische Halluzinationen hinzukommen. Der Unterschied ist hier, dass diese Halluzinationen während eines Verwirrtheitszustandes auftreten und deshalb zu Panikreaktionen führen können. In einem solchen Zustand kann es passieren, dass ein Patient sich aus dem Fenster stürzt oder vor ein Auto läuft, um seinen Verfolgern zu entkommen.

Sind klare, fortdauernde optische Halluzinationen bei einem verwirrten Menschen gegeben, sollte man die alternative Möglichkeit einer Epilepsie des Schläfenlappens in Betracht ziehen, aus der wiederkehrende optische Halluzinationen resultieren können. Das ist differenzialdiagnostisch abzuklären.

Taktile Halluzinationen

Manche Menschen mit langjähriger Schizophrenie oder mit einer akuten paranoiden Schizophrenie beschreiben zuweilen ihr Erleben, wie ihr Körper manipuliert wurde, ihre Organe wurden bewegt oder gefährliche Substanzen wurden ihnen injiziert (nicht die Medikation). Es müssen nicht immer echte taktile Halluzinationen sein, sie können auch an Wahnvorstellungen erinnern. Die Beschreibung solcher Erlebnisse kann stark variieren.

Ältere Menschen können oft das Gefühl haben, dass ein Insekt oder etwas Ähnliches über ihre Haut krabbelt (siehe oben). Manchmal verstärkt sich dieser Glaube und wird zu einer Halluzination, wenn die Person nicht bereit ist, sich rationalen Erklärungen zu öffnen.

Olfaktorische und gustatorische Halluzinationen

Die Interpretation des Geruchssinns hängt stark von der psychologischen Situation ab. Deutlich wird dies, wenn man zum Beispiel an die Ähnlichkeit zwischen dem kulturell hoch geschätzten Geruch verschiedener Käsesorten und dem gleichermaßen negativ erlebten Geruch ungewaschener Füße oder von Exkrementen denkt. Viele akut psychotische Menschen glauben Gas oder Verwesung zu riechen: Halluzinationen, die sie selten aus freien Stücken beschreiben. In ähnlicher Weise kann Essen schmecken, als sei es vergiftet, »sauer geworden« oder verfault.

Ob wir es mit Wahnvorstellungen oder echten Halluzinationen zu tun haben, unterscheidet sich graduell und variiert von Person zu Person. Das Auftreten von Geruchs- oder Geschmackshalluzinationen muss nicht unbedingt auf eine schlechte Prognose hindeuten. Unangenehme oder ekelhafte olfaktorische Halluzinationen können auch ein Hinweis darauf sein, dass die Psychose einen depressiven Aspekt hat (siehe Kapitel 10).

Zusammenfassung

Die Trennlinie zwischen Fehlinterpretationen und Wahnvorstellungen ist ebenso unscharf wie die zwischen Illusionen und Halluzinationen. Eine Halluzination ohne Wahn (wenn etwa Stimmen gehört werden, der Betroffene jedoch weiß, dass seine eigenen Gedanken dahinterstecken) kann nicht als psychotisch bezeichnet werden, sondern verweist vielmehr auf eine Wahrnehmungsstörung. Solche Störungen können alle Sinne betreffen. Sie weisen auf Faktoren hin, die die Entwicklung einer Psychose begünstigen können, wenn sich die Person in einer Krise befindet. Klare optische Halluzinationen treten selten ohne eine Hirnschädigung oder einen Vergiftungszustand auf. Sie können aber mit psychotisch gefärbten visuellen Fantasien kreativer Patienten verwechselt werden oder treten bei dissoziativen Zuständen auf.

4

Das Ich, das Selbst und die Psychose

In diesem Kapitel werden theoretische Modelle diskutiert, in denen die Entwicklung des Selbst in ihrem dynamischen Kontext beschrieben wird. Ein Modell ist dabei immer ein Arbeitsinstrument und nur insofern nützlich, als es die Funktion erfüllt, unser Verständnis eines Phänomens zu vertiefen. Tut es dies nicht mehr, muss es überarbeitet oder ausgetauscht werden. Um zu begreifen, was vor, während und nach einer Psychose mit der Persönlichkeit geschieht, brauchen wir hinreichend gute Theorien und Modelle der Psyche. In diesem Buch werden psychodynamische und kognitive Theorien des Ichs und der Entwicklung des Selbst benutzt. Ich kenne keine andere Theorie der Persönlichkeit mit ähnlicher Komplexität und klinischer Bedeutung.

Das Ich und das Selbst

Das Ich ist das Organisationsprinzip des »psychischen Apparats«, das die Erfahrungen und Erinnerungen einer Person mit den Anforderungen der Umwelt und den somatischen Impulsen vermittelt und integriert. Eine der wichtigsten Funktionen des Ichs ist, dafür zu sorgen, dass die Erfahrung des Selbst über Kontinuität und Konsistenz verfügt. Da es sich bei der Idee des Ichs um ein theoretisches Konstrukt handelt, ein Modell, kann das Ich nicht durch *Erfahrung* beglaubigt werden (siehe Kapitel 17).

Das Selbst repräsentiert die bewussten und unbewussten Erfahrungen einer Person. Das Bewusstsein kann als ein Kontinuum betrachtet werden, in dem ein klarer Denkprozess neben diffusen, oft widersprüchlichen Ideen und Gefühlen existieren kann. Ein wesentliches Element der psychoanalytischen Theorie ist, dass die Konzeptionen des Selbst und des Ichs nicht austauschbar sind.

Zu einem großen Teil konstituiert sich das Selbst aus Repräsentanzen von Objekten und aus Objektbeziehungen, wobei sich das Wort »Objekt« auf die inneren Repräsentationen wichtiger Menschen der Umgebung bezieht. Der Begriff wird benutzt, um zwischen dem Objekt und dem Subjekt zu unterscheiden, wobei Letzteres für das Individuum selbst steht. Das Selbst enthält ein inneres Referenzsystem aus Lebenserfahrungen und Repräsentanzen der wichtigsten Nahbeziehungen, die durch die Erfahrungen des Selbst der Person aktiviert werden. Dieses innere Referenzsystem – oberflächlich betrachtet der Programmierung eines Computers vergleichbar – bindet die genetisch-biologische Konstitution ein und ist die Grundlage dafür, wie das Individuum mit dem Leben umgeht, und zwar kombiniert mit den bewussten und unbewussten Prozessen, die in ihm ablaufen. Es gibt mehrere wichtige theoretische Systeme, die den psychodynamischen Aspekt des Selbst beschreiben. Ich werde mich hier auf O. Kernbergs (1997) Synthese der Psychologie des Ichs und der Objektbeziehungen beschränken sowie auf die Theorien zur Entwicklung des Selbst von D. Stern (2007).

Die frühe Installierung von Repräsentanzen wichtiger Objekte in der unmittelbaren Umgebung wird als Prozess der Internalisierung bezeichnet. Bewusste und unbewusste Repräsentanzen eines Objekts erhalten sich im Selbst. Die Repräsentationen der Eigenschaften der Person bleiben ebenfalls im Selbst als Repräsentanzen des Selbst erhalten. Diese Selbstkonzepte machen einen großen Teil der Innenwelt aus.

Bei einer akuten Psychose ist die Fähigkeit des Ichs zusammengebrochen, die Erfahrung von Kontinuität und Konsistenz des Selbst aufrechtzuerhalten. Die Person reagiert auf diesen Zusammenbruch (Diskontinuität) in der Erfahrung des Selbst mit akuter Panik und versucht die neue, unbegreifliche Situation mittels einer Reinterpretation der Außenwelt zu bewältigen, um von neuem Kohärenz herzustellen. Der Versuch der Überbrückung und Reparatur findet mithilfe unbewusster regressiver Ideen statt, die den Charakter eines Wahns und damit oftmals bedrohliche Züge annehmen. Im Selbst wird dadurch jedoch eine »Übergangskontinuität« hergestellt. Zu den Kosten der neuen Konsistenz gehört allerdings der Zusammenbruch der Fähigkeit, ein realistisches Verhältnis zur Umwelt herzustellen.

In der lang andauernden Psychose sind die fantasierten Konzeptionen bereits »organisierter« geworden. Die betreffende Person hat sich den bedrohlichen Inhalten des Wahns angepasst und lebt auf Dauer in einer Notsituation. Die integrative Funktion des Ichs wurde zugunsten der Innenwelt aufgegeben, die Umwelt wird durch den Filter der Innenwelt betrachtet. Der Widerspruch zwischen dem Primärprozess-Denken und dem Realitätsprinzip wird kleiner, was sich in einer lang andauernden psychischen Erkrankung manifestiert (siehe Kapitel 16).

Die Differenzierung Selbst versus Objekt und die Objektkonstanz

Kurz nach der Geburt entwickelt der Säugling ein Gefühl des Selbst, das während der folgenden Jahre immer differenzierter wird und sich stabilisiert. Diese erhöhte Stabilität, ein Ergebnis der Fähigkeit, das Selbst von der Außenwelt zu unterscheiden, stellt die Basis für eine »vernünftige« Orientierung in der realen Welt dar. Verschiedene innere, biologische, soziale und psychologische Ereignisse (Interaktion mit der Umwelt) beeinflussen die tatsächliche Fähigkeit, das Selbst von der umgebenden Welt zu unterscheiden. Dynamisch ausgedrückt, entspricht die Definition der Psychose einer Störung der Differenzierung von Selbst und Objekt. Das heißt aber nicht, dass die Psychose durch frühe Entwicklungsstörungen »verursacht« wird.

Objektkonstanz

Schon das kleine Kind verfügt über verschiedene Erfahrungen oder »innere Repräsentanzen« ein und desselben Objekts zugleich (etwa der Eltern), je nachdem ob der Elternteil es befriedigt oder frustriert, es tröstet oder bedroht. Dies wird als »gespaltene« oder dualistische Konzeption der (elterlichen) Objektrepräsentanzen des Kindes bezeichnet. Ein ähnlicher Dualismus ist in den Selbstrepräsentanzen zu beobachten: Das Kind verfügt über eine Gruppe positiver, liebevoller Selbstrepräsentanzen. Diese sind getrennt von den negativen Selbstrepräsentanzen (darunter Hunger, Zorn, Neid oder ein Gefühl der Wertlosigkeit).

Langsam lernt das Kind, dass sich diese beiden inkonsistenten Gruppen guter und schlechter Objektrepräsentanzen auf ein und dasselbe Objekt beziehen, so wie die guten und schlechten Repräsentanzen des Selbst verschiedene Aspekte der eigenen Person beschreiben. Die Arbeit an der »Versöhnung« der guten und schlechten Repräsentanzen ist im Großen und Ganzen im Alter von drei Jahren abgeschlossen. Das Kind hat jetzt eine Objektkonstanz erreicht. Es beginnt eine »realistische« ambivalente Sicht seiner selbst als Träger sowohl guter als auch schlechter Absichten zu entwickeln und kann bezogen auf andere Menschen erkennen, dass auch sie sowohl gute als auch schlechte bzw. widersprüchliche Einstellungen haben können.

Diese ambivalenten Sichtweisen sind sehr dominant und können, in Extremfällen, unsere Fantasiewelt beherrschen, andere können wir kritisieren (wie auch uns selbst), ohne den Details oder dem, was unserem Urteil nach realistisch wäre, allzu viel Beachtung zu schenken. Im Prinzip ist diese Neigung, unsere Ideen und Bedürfnisse auf die Welt zu projizieren, universell, jedoch sehr wohl variabel bei jenen, die eine wohlbegründete Objektkonstanz erreicht haben.

Sind die inneren Repräsentanzen der umgebenden Welt extrem beunruhigend – eine unsichere und frustrierende Entwicklung wird nicht durch ein stabiles, gut funktionierendes Selbst gestützt –, wird die Möglichkeit, aus der Realität zu lernen, ungewiss. Das Ich hat Probleme, klar zwischen der äußeren Realität und den Warnsignalen der von den Objektrepräsentanzen regierten Welt zu unterscheiden. Die Repräsentanzen der Umgebung können so ein frühes umfassendes Misstrauen entstehen lassen. Es bleibt eine Tendenz, Fantasie mit Realität zu vermischen, die durch Frustration und Bedrohungen noch verstärkt wird. So stellt sich die psychische Situation bei bestimmten Persönlichkeitsstörungen dar.

Zur »schizoiden und depressiven Position«

Nach den Theorien von M. Klein findet die Entwicklung früher Objektbeziehungen mittels einer »paranoid-schizoiden Position« im Alter von fünf bis sechs Monaten statt. Noch sind die wichtigen Objekte nicht durch Objektkonstanz zusammengehalten, sondern in gute und schlechte Aspekte aufgeteilt. Im Alter von sieben bis neun Monaten hat der Säugling eine vorläufige Objektkonstanz erreicht, die es ihm erlaubt, eine wechselseitige Beziehung zu einem »Du« zu knüpfen. Das Kind ist in eine »depressive Position« eingetreten, die impliziert, dass es seine negativen Gedanken nicht so leicht abspalten kann (Klein 1992; 2000).

Diese spezifische kleinianische Terminologie kann auf einen Leser, der zum ersten Mal damit in Berührung kommt, kurios wirken und bedarf vielleicht einer eingehenderen Erklärung, als ich es hier leisten kann. Ihre Theorie ist jedoch fest im psychoanalytischen Denken verankert und erhellt viele der klinischen und strukturellen Verbindungen zwischen Depression und Psychose (Jackson/Williams 2007).

Objektkonstanz impliziert, dass die widerstreitenden kognitiven Repräsentanzen eines Elternteils und die verschiedenen Affekte, die sie begleiten, leichter in einem einzigen Konzept dieses Elternteils zusammengehalten werden können. In der Phase, in der die Repräsentanz beispielsweise der Mutter nicht völlig konsistent, sondern in verschiedene Repräsentanzen aufgeteilt ist, können ungehemmt Hassgefühle und Todeswünsche gegen die inneren Repräsentanzen der frustrierenden »schlechten Mutter« gerichtet werden. Wie das Schicksal es will, so unterliegt die innere »gute Mutter« aber nicht, sondern sie überlebt und behauptet sich. In der depressiven Position können die mörderischen Impulse sich ebenso gegen die gute Mutter wie gegen die schlechte Mutter richten, da sie jetzt als gegen ein und dieselbe Person gerichtet erlebt werden. Daher ist das Kind gezwungen, in seiner Sorge um das Bild der guten Mutter seine aggressiven Impulse zu bändigen.

Die depressive Position, die nicht mit der Depression im klinischen Sinne verwechselt werden darf, beschreibt eine frühe »Besorgnis« (in der Terminologie Winnicotts) des Kindes, wenn es zu begreifen beginnt, dass es mit seinen negativen, destruktiven Gefühlen auch das Gute zerstören könnte. Die Fähigkeit, die depressive Position wieder zu erreichen, ist ein Muss für alle künftigen Beziehungen. Zugleich wird sie zur Grundlage des Gewissens und setzt eine gewisse Reife des Ichs voraus. Scheitert das Kind in dieser Phase, fällt es in eine frühere und primitivere Entwicklungsphase zurück, die paranoid-schizoide Position. In dieser Position wird nicht zwischen den inneren und den äußeren Repräsentanzen der Realität unterschieden, da eine »Spaltung« zwischen den positiven und negativen Repräsentanzen desselben Objekts vollzogen wird.

Analog dazu kann man bei einer Depression, zu der es durch den entweder symbolischen oder konkreten Verlust eines sehr wichtigen Objekts gekommen ist, sehen, wie der Erwachsene regressiv zu funktionieren beginnt und eine psychotische Spaltung vornimmt, gewöhnlich in Form einer paranoiden Wahrnehmung der Welt (siehe Kapitel 10 zu den affektiven Psychosen). In Kleins Theorie wird die Depression als eine entwicklungsgeschichtlich »höhere« Form des Denkens betrachtet als die Psychose, da eine Objektkonstanz angenommen wird, die bei der Psychose fehlt.

Die Tendenz zur Spaltung in den Persönlichkeitsstörungen Erwachsener

Wie oben erwähnt, war die Entwicklung einer stabilen, stützenden Objektkonstanz bei manchen Persönlichkeitsstörungen behindert. Diese Tendenz ist charakteristisch für die Borderline-Persönlichkeit, die eine reduzierte Angsttoleranz sowie eine Tendenz zu selbstzerstörerischem Verhalten zeigt und zwischen Idealisierung und Entwertung der eigenen Person und anderer Personen schwankt. Allerdings ist das Risiko, an einer Psychose zu erkranken, nicht besonders hoch, da die Unterscheidung von Selbst und Objekt gewöhnlich funktioniert.

Die Tendenz zur Spaltung hat drei Hauptursachen. Im ersten Falle kann die betreffende Person in der frühen Kindheit durch Langzeit- und/oder wiederholte Traumata wie Misshandlung, sexuellen Missbrauch, den Wechsel der Bezugspersonen und einen allgemeinen Mangel an Sicherheit in ihrem häuslichen Umfeld konditioniert sein. Das heißt, dass die psychologische und entwicklungsgeschichtliche Arbeit an der »Versöhnung« guter und schlechter Repräsentanzen zu kompliziert geworden ist.

Eine zweite Möglichkeit ist eine frühe destruktive Beziehung zwischen den Eltern oder Bezugspersonen und dem Kind, in der die Bedürfnisse des Kindes systematisch missverstanden oder vernachlässigt wurden. Das Ergebnis ist eine von Widersprüchen gekennzeichnete Wahrnehmung des eigenen Selbst, das mit dem Problem kämpft, eine Objektkonstanz zu entwickeln. Die Fähigkeit, die Einstellungen anderer vernünftig zu beurteilen, ist reduziert.

Der dritte Grund ist genetisch. Wie wir wissen, ist eine tendenzielle Empfindlichkeit für Verletzungen in bestimmten Familien besonders ausgeprägt. Aber eine genetische Empfindlichkeit kann sowohl auf gute Behandlung wie auch auf schlechte reagieren. Wer in einer mitfühlenden Familie aufwächst, die ihm Zeit lässt, seine Empfindlichkeit positiv zu entwickeln, läuft viel seltener Gefahr, eine Persönlichkeitsstörung zu entwickeln. Wird ein Kind, dem es schwerfällt, sich von seinen Eltern zu trennen, nicht gezwungen, zu schnell unabhängig zu werden, kann eine solche Empfindlichkeit zur Entwicklung von Kreativität führen. Umgekehrt erhöht sich das Risiko einer Spaltung bei jenen Menschen, die während der Entwicklung nicht unterstützt werden. Über diese Problematik wissen wir leider insgesamt noch sehr wenig.

Menschen, die eine Psychose entwickeln, zeigen Anzeichen einer auffallenden Spaltung ihrer Objekt- und Selbstrepräsentanzen. Nach dem Ende des psychotischen Zustandes bleibt eine solche Spaltung gewöhnlich nicht bestehen. Insofern ist hier ein Unterschied zur fortgesetzten Spaltung bei der Borderline-Störung festzustellen. Bei der akuten Psychose sehen wir eine Kombination aus fehlender Objektdifferenzierung und fehlender Objektkonstanz. Das kann bei einem jungen Mann der Fall sein, der sich beschwert, seine Mutter wolle ihn entwerten, indem sie ihn ins Krankenhaus einliefert, oder bei einer Tochter, die den sexuellen Missbrauch durch ihren Vater anklagt (dieser muss nicht konkret stattgefunden haben – stattdessen kann sich die unbewusste Fantasiewelt der Tochter ausdrücken, die jetzt nicht mehr verdrängt wird).
Diese Funktion der Spaltung der guten und schlechten Aspekte der Eltern, die jeder Psychotherapeut von seiner Arbeit mit »Borderline-Psychotikern« kennt, hat dazu beigetragen, das Bild der »schizophrenogenen« Mutter als Ursache der Schizophrenie entstehen zu lassen. Klinische Erfahrungen weisen jedoch auf die Unangemessenheit dieser Theorie für die Mehrzahl der Patientinnen und Patienten hin.

Projektion und projektive Identifizierung

Projektion ist ein psychologischer Abwehrmechanismus, auf den in einer belastenden Situation jeder zurückgreift, der jedoch besonders für Menschen, die am Rande einer Psychose stehen, charakteristisch ist. »Projektion« bedeutet, dass ein negativ besetzter unbewusster Gedanke in die Außenwelt verlagert wird, statt als ein Teil des Selbst erlebt zu werden. Durch diesen Mechanismus wird es unnötig, die Verantwortung für die Gefühle zu übernehmen, die von dem ungewollten Gedanken geweckt werden. Der unannehmbare Charakter der projizierten Gedanken besteht darin, dass diese oft als bedrohlich wahrgenommen werden, etwa dass die Person homosexuell oder pädophil sei.
Die projektive Identifizierung besteht aus zwei miteinander verflochtenen Prozessen. Zunächst verdrängt die Person inakzeptable Wünsche und Fantasien und projiziert sie auf eine andere Person oder einen Gegenstand. Dann, nach der Projektion, identifiziert sich der Betreffende unbewusst mit seinen projizierten Anteilen, die jetzt in eine andere Person verlagert sind, die wiederum so wahrgenommen wird (durch die Identifizierung), als wolle sie ihn kontrollieren, da sie, wie er annimmt, das Inakzeptable auf ihn rückprojiziert. Die beschriebene Situation kann noch komplizierter werden, wenn das Negative der psychischen Inhalte unbewusst von dem anderen akzeptiert wird und Schuldgefühle in ihm weckt. So kann die fantasierte Kontrolle aktualisiert werden. Bei psychotischen Personen wird die projektive Identifizierung noch durch die Tendenz verstärkt, Spaltungsmechanismen zu benutzen, die dazu führen, eine andere Person als gänzlich schlecht und böse zu sehen.
Situationen, in denen die projektive Identifizierung wirksam wird, sind selbst für professionelle Helfer schwer als solche zu erkennen, und es besteht das Risiko, dass belastende und unwillkommene Zuschreibungen verleugnet und auf den Patienten rückprojiziert werden, statt ausgehalten zu werden.

Die akute Psychose als Aufhebung der »Du«-Beziehung

Die akute Psychose impliziert eine linguistische Beziehung zur Welt, die dadurch charakterisiert ist, dass der Kranke nicht fähig ist, in der zweiten Person zu agieren: das heißt in einer »Du«-Beziehung (Buber 1962). Diese »Du«-Beziehung, die auf der Fähigkeit basiert, sich in einer vertrauensvollen Beziehung mit dem anderen zu erleben, fehlt oder wird verleugnet. Stattdessen lebt die psychotische Person in einer Beziehung der dritten Person. Sie ist allein in ihrem Universum, fühlt sich von Nähe bedroht und hat Angst vor der Verlockung, eine vertrauensvolle Beziehung einzugehen, die in ihren Augen eine Falle ist. Um sich sicher zu fühlen und Sinn zu finden, muss die Person der Welt im Rahmen der eigenen Kriterien begegnen, wie sie sie in ihrem eingeschränkten Zustand entwickelt hat. In dieser Welt existiert eine Logik, die schnell missachtet werden kann, wenn man nicht berücksichtigt, wie diese Person ihren Zustand wahrnimmt.

Das Misstrauen gegenüber den Intentionen anderer Menschen und die Angst davor, Hilfe anzunehmen, ähneln den Gefühlen eines Menschen, der sich in einem fremden Territorium bewegt. Es ist nützlich, sich das bewusst zu machen, wenn man den »Mangel an Einsicht« der psychotischen Person und ihre mangelnde Bereitschaft, sich auf die Welt einzulassen, betrachtet. Man muss der Person Zeit lassen, neue Erfahrungen und Ereignisse zu verarbeiten, bevor sich Zutrauen entwickeln kann. Wächst das Vertrauen, schwächt sich die Psychose ab. Aus diesem Grund sind die Betreuungseinrichtung, das psychologische Wissen und die Fähigkeiten der Betreuer von großer Bedeutung in der Behandlung von Psychosen.

Zusammenfassung

Eine akute Psychose impliziert eine Verschiebung der Erfahrung der Kontinuität des eigenen Selbst. Das Selbst versucht, die beängstigende Situation durch die Schaffung einer neuen Konsistenz und Kontinuität unter Kontrolle zu halten und zu reparieren. Dies geschieht durch regressive Fantasien, in denen die Dinge durch primitive und irrationale Mechanismen zusammengehalten werden – im Wahn.

Eine akute Psychose verweist auf die verlorene Fähigkeit des Ichs, zwischen bestimmten Aspekten der inneren und der äußeren Welt zu unterscheiden. Die Mitte des Selbst liegt näher an der Innenwelt mit ihren magischen Mitteln und ihrem Primärprozess-Denken, in der Kausalität, Zeit und Ort zu verhandelbaren Größen geworden sind. Gleichzeitig werden Du-Beziehungen unmöglich.

Phasen der akuten Psychose – ein Krisenmodell

Welche Gründe gibt es dafür, die akute Psychose anhand ihrer verschiedenen Phasen zu beschreiben? Die einfachste Antwort darauf lautet, dass das Denken in Phasen die Orientierung erleichtert, wenn man es als Kliniker mit einer schwierigen und beunruhigenden Situation zu tun hat und verstehen muss, was der Kranke erlebt. Es besteht eine Ähnlichkeit zwischen dem psychotischen Prozess und den Phasen einer traumatischen Krise: Schock, Reaktion, Anpassung und Neuorientierung. Das Nachdenken über Phasen ist zudem wichtig, um den Patienten zu helfen, frühe Warnzeichen eines drohenden Rückfalls zu erkennen. So wird auch verständlicher, dass ein Symptom im Kontext der jeweiligen Phase verschiedene Bedeutungen haben kann. Schließlich können jene, die den Patienten und seine Verwandten betreuen, leichter erkennen, dass die akute Psychose eine im Prinzip begreifliche Reaktion im Leben einer verletzlichen Person darstellt. So kann eine realistischere Hoffnung bezüglich der bevorstehenden therapeutischen Arbeit entstehen.

Die Phasen in diesem Krisenmodell zu reflektieren ist sehr hilfreich, wenn man einen Zusammenhang der einzelnen Ereignisse aufzeigen will. In seltenen Fällen kann es schwierig sein, die verschiedenen Phasen voneinander zu unterscheiden. Das Fortschreiten mancher Psychosen geht so verborgen vonstatten, dass es dann nicht relevant erscheint, nach dem Krisenmodell vorzugehen.

Das klassische Modell geht von drei Phasen einer Krise aus: Eskalation, Wendepunkt und Genesung. Dieses Modell erlaubt es, Situationen zu erkennen und zu verstehen, die man sonst als primär pathologisch und daher obskur betrachtet hätte. Stattdessen erscheint die Psychose als gescheiterte Anpassungsstrategie der Persönlichkeit an einen ansonsten durch Verwirrung und Chaos gekennzeichneten Zustand.

Gewöhnlich ist die akute Psychose eine Reaktion darauf, eine zu schwere seelische Last tragen zu müssen, wenn das Selbst und die Umwelt nicht mehr klar voneinander abgegrenzt werden können. Probleme, die aus einem Missbrauch entstehen, interagieren mit verschiedenen Graden genetisch-biologischer Vulnerabilität; daraus resultiert die Psychose als Ergebnis. Eine bedrohliche Verschiebung der Kontinuität der Selbstwahrnehmung wird manifest in dem Versuch, durch regressives, magisches Denken Konsistenz herzustellen. Die Fähigkeit des Ichs zur Realitätsprüfung und seine integrative Funktion brechen zusammen. In Kategorien des »gesunden Menschenverstands« betrachtet muss die äußere Belastung dabei nicht einmal überwältigend sein. Normalerweise ist der Anlass, der zum ersten Ausbruch der Psychose geführt hat, deshalb aus der individuellen Perspektive leichter zu verstehen. Die psychotische Veränderung des Selbst kann, mittels verschiedener Anpassungsverfahren, schließlich in einen Heilungsprozess übergehen, in dessen Verlauf das Ich seine integrative Funktion zurückgewinnt.

Wie bei der nichtpsychotischen, traumatischen Krise können mit ziemlicher Regelmäßigkeit verschiedene Phasen identifiziert werden. Im Folgenden beschreibe ich ein Modell für die akute psychotische Krise. Wie bereits erwähnt, können die Phasen in der Realität mal schneller aufeinander folgen, mal können auch Phasen scheinbar übersprungen werden oder der Prozess kann in einer bestimmten Phase stecken bleiben usw. Meines Wissens hat K. Conrad (2003, erstmals 1958) als Erster in einer Studie mit 117 an Schizophrenie erkrankten Personen in der deutschen Bundeswehr auf die verschiedenen

Phasen der Psychose hingewiesen. Die erste Phase, die mehrere Jahre dauern kann, nennt er die Trema-Phase (Trema bezieht sich auf das Lampenfieber eines Schauspielers, das einsetzt, bevor er die Bühne betritt). Diese beängstigende depressive Erfahrung kann, nach Conrad, mit dem inneren Druck verglichen werden, der in Menschen entsteht, die – nicht von anderen – »wissen«, dass sie jemanden umgebracht haben. Die Realität und Weltsicht dieser Person haben sich komplett verändert. Zwischen ihr und anderen ist eine Distanz entstanden, die zu einer zunehmenden Reduzierung der Offenheit und der Fähigkeit, Nähe herzustellen, führt. Besser umschrieben wird diese »Trema-Phase« mit dem modernen Begriff der Prodromalphase.

Die Prodromalphase

Diese Phase, die besonders charakteristisch ist für jene Psychosen, die wir als »schizophren« bezeichnen, kann nur mit Gewissheit identifiziert werden, wenn eben eine psychotische Episode folgt. Sie kann Wochen, Monate oder manchmal sogar Jahre andauern. Oft wird dieser Zustand durch Schlafmangel, Isolation oder physische Erschöpfung akut. Die Probleme im Leben werden als immer befremdlicher und obskurer empfunden. Alltagsereignisse können nicht mehr adäquat gedeutet werden: Warum kommt die Post nicht pünktlich? Warum existiere ich? Warum gehe ich auf dieser besonderen Straße?

Das natürliche Sicherheitsgefühl, das aus dem Leben in einer Gemeinschaft erwächst, bröckelt. Die zum Grübeln neigende Person kann wachsende Schwierigkeiten haben zu unterscheiden, was zu ihrer Innenwelt gehört und was die Außenwelt konstituiert; was eine Fantasie und Wahnidee sein kann oder was Tatsache und Realität ist. Das Denken nähert sich dem Primärprozess-Denken, das seinem Wesen nach traumähnlicher ist, wird aber noch nicht von unbewussten Wünschen oder bedrohlichen Vorstellungen dominiert. Zugleich wächst die Abwehrhaltung, insofern als der Kranke den Rückzug antritt und sich von anderen isoliert. Diese Kombination aus innerer Intensität und äußerem Rückzug kann, wenn sie von der Umgebung wie Verwandten oder Freunden infrage gestellt wird, heftige, für das Umfeld oft verblüffende Wutausbrüche hervorrufen.

In der Prodromalphase vermindert sich typischerweise die Leistungsfähigkeit bei der Arbeit oder in der Ausbildung. Viele Menschen berichten von dem Gefühl, ihr Denken sei vage und schwerfällig geworden, sie hätten jede Konzentrationsfähigkeit verloren. Manchmal werden diese Gefühle durch eine völlige Blockade der Denkprozesse verstärkt.

Viele Menschen haben die Erfahrung gemacht, dass sie trotz dieser Zustände kürzere oder auch längere Zeit funktionieren, ohne psychotisch zu werden. Die Situation kann sich durch positive äußere Ereignisse und Beziehungen, durch eine Psychotherapie oder auch spontan ändern. Allerdings kann sie auch bestehen bleiben, offenbar durch einen untergründigen psychotischen Prozess vorangetrieben, von dem wir nur wenig wissen und den wir folglich kaum kontrollieren können. Wir wissen auch nicht, wie wir die Prodromalsymptome von anderen psychischen Krisen oder Störungen differenzieren sollen. Bisher war noch niemand in der Lage, eine gültige diagnostische Beschreibung der Unterschiede zu liefern. Intensivere Wahrnehmungen, zum Beispiel leuchtendere Farben oder lautere Geräusche, können die Vorboten einer psychotischen Erkrankung sein. Schilderungen tranceähnlicher Zustände oder kurzer Perioden, in denen man nichts denkt, sind ebenfalls wichtig für die Diagnose (Chapman 1966). Treten solche Wahrnehmungsstörungen bei einer Person auf, deren Funktionsfähigkeit sich psychisch bedingt verschlechtert hat und die einen an einer Psychose erkrankten Verwandten hat, ist das Risiko einer psychotischen Erkrankung hoch (YUNG/MCGORRY 1996).

Die Präpsychose

Bei der Hälfte aller Psychosen tritt anstelle einer Prodromalphase eine präpsychotischen Phase auf. Diese weist eine Nähe zu einer pathologischen Erfahrungswelt auf und signalisiert, dass die Schwelle zur Psychose in Kürze überschritten wird. Oft kommt es zu einer raschen Verschlechterung und zum Ausbruch einer manifesten Psychose, doch dieser Zustand kann sich auch über mehrere Wochen hinziehen. Die Umwelt wird als verändert und als umso bedrohlicher erlebt: Es kommt zu Begegnungen mit anderen, aggressiv erscheinenden Menschen im Treppenhaus; die Reaktionen auf das, was andere Menschen sagen, werden immer inkohärenter, wenn die Kranken sich etwa in Gruppen befinden; sie fahnden nach bedrohlichen und dominierenden Merkmalen bei anderen Menschen und auch in Ereignissen. Werde ich verstrickt in eine Inszenierung von etwas, was ich nicht kenne und von dem mir niemand etwas gesagt hat? Man stellt sich vor, dass andere flüstern und spöttische Bemerkungen machen. Plötzlich hat man das Gefühl, dass die eigenen Gedanken eine Stimme haben und laut zu hören sind – vielleicht auch die Gedanken anderer –, was noch größeren Schrecken erzeugt, und man fragt sich, ob man den Verstand verliert. Eine Warnung vor einer nahenden Katastrophe erzeugt wachsende Furcht. Ob die Katastrophe nun in der Welt stattfinden wird oder im eigenen Selbst, wird dabei nie klar.

Bei manchen reduziert sich das Schlafbedürfnis (Schlafstörungen hat es bereits eine ganze Weile gegeben), der Kranke wandert nachts durchs Haus und spielt laut Musik, um die Angst zu lindern. An Essenszeiten hält er sich nicht mehr und Nahrungsmittel, die ihm andere bringen, bleiben unberührt. Eine völlig von Fantasien beherrschte Welt wechselt ab mit Augenblicken größter Frustration, Verzweiflung und, vielleicht, mit Suizidgedanken. Anzeichen von Gedankenrasen sind zu erkennen, ohne dass eine Manie vorliegt. Die Person kann den Tagesablauf auf den Kopf stellen, sie schläft zu wenig, schmiedet unrealistische Pläne oder trifft verantwortungslose Entscheidungen: Zum Beispiel nimmt sie Kontakt mit Vorgesetzten auf, um sie zu beschimpfen. Die große innere Anspannung kann sich leicht in Wutausbrüchen in Gegenwart anderer Menschen entladen. Verwandte, die helfen wollen, sind beißender Kritik und sogar körperlichen Attacken ausgesetzt. Andere Personen können schließlich zum Gegenstand böswilliger Fantasien werden, sie werden zum Feind erklärt, ohne zu wissen, warum. Ab jetzt ist alle Energie nur noch darauf gerichtet, in diesem veränderten Universum zu überleben.

Das Frühstadium

K. Conrads Bild der »kopernikanischen Revolution« veranschaulicht, dass der Kranke plötzlich eine Veränderung durchmacht, in der seine Wahrnehmung der Welt völlig auf den Kopf gestellt wird. Von einer randständigen Person, um die sich niemand kümmert, ohne jede Macht, auf die Welt Einfluss zu nehmen, ist diese Person plötzlich zu ihrem Zentrum geworden. Waren die Wahnideen und Halluzinationen in der präpsychotischen Phase schon beängstigend, so stehen sie jetzt im Zentrum der Welt dieses Menschen. Was immer nun in der Welt geschieht, es zielt darauf ab, seine Wahrnehmungen zu verändern, seine Psyche zu zerstören und seine Ohnmacht zu besiegeln.

Jetzt kann man sehen, wie die Psychose die völlige Kontrolle übernommen hat. Der Kranke hat den Eindruck, die Welt sei übersichtlicher geworden, aber in völlig subjektiver Perspektive. Plötzlich zeigen sich Phänomene unverhüllt, die zuvor verborgen waren. Es wird offensichtlich, dass er es mit einer Gang zu tun hat, die mithilfe von Laserstrahlen operiert. Sie dringt in den Computer ein, um Daten zu stehlen, oder überträgt elektrische Ladungen in das Bett der Person, um ihre Gedanken zu kontrollieren. Die Stimmen, die sie hört, sind besser zu entschlüsseln, als sie entdeckt, dass die Menschen im Nachbarhaus sie mittels Hypnose senden.

Das extreme Gefühl, das vorher nicht verstanden wurde, die eigenen Gedanken nicht steuern zu können, gewinnt so nach und nach an Bedeutung. Jetzt erhalten wir Einblicke in einen internen, subjektiven Begründungszusammenhang. Der Patient glaubt, Botschaften im Fernsehen als bedrohlich oder als eine Gefahr erkennen zu müssen, so als wären sie direkt an ihn gerichtet. Auch Zeitungen sind voll von Zeichen, die der Patient jetzt zum ersten Mal erkennen und entschlüsseln zu können glaubt. Paradoxerweise kann es einem Beobachter so erscheinen, als seien die Angstgefühle in dieser Phase sogar weniger akut, da die obskuren, beängstigenden Ereignisse Ordnung und Klarheit aufweisen. Gleichzeitig ist die Bedrohung, deren Existenz nur angenommen wird, nicht weniger beängstigend als die in einer realen Situation erfahrene, zum Beispiel Todesdrohungen der Mafia. Der Feind ist identifiziert und kann bekämpft oder in Schach gehalten werden. Jetzt kann man die Haustür verbarrikadieren, die elektrischen Leitungen können aus der Wand gerissen und der Fernseher kann verklebt oder aus dem Fenster geworfen werden. Morgens werden die Jalousien nicht hochgezogen, das vergiftete Essen bleibt unberührt und die Klopfzeichen in der Heizung können abgewehrt werden, indem man sie erwidert.

Andere Kranke erleben voller Entsetzen, wie ihnen die Gedanken aus dem Kopf gesogen oder Gedanken anderer Menschen durch Telepathie, Hirnoperationen im Schlaf oder ganz einfach durch Radiowellen eingegeben werden, in Form obszöner Bilder, unverschämter Anspielungen, verächtlicher Unterstellungen oder ganz einfach sinnlosen Gebrabbels. Den Betroffenen ist zumute, als würden sie von den Nachbarn oder mächtigen internationalen Syndikaten mittels Hypnose oder durch Telepathie kontrolliert. Nachbarn oder Kinder, denen man im Treppenhaus begegnet, sind dort postiert worden, um jeden Schritt, den man tut, zu belauern. Folglich werden sie zum Ziel zornfunkelnder Blicke oder wütender Kritik.

Eine archaische, primitive Welt ist jetzt zum Vorschein gekommen und muss interpretiert werden. Eine böse Macht existiert, die mit allen erdenklichen Mitteln bekämpft werden muss. Direktiven oder eindeutige Anweisungen werden erteilt, spezifische Gedanken zu denken oder bestimmte Handlungen auszuführen, beispielsweise die Kleider abzulegen und nackt über die Straße zu spazieren, selbst im Winter. Werden diese Direktiven nicht befolgt, wird die ganze Welt zerstört werden, und das ist dann die Schuld der betreffenden Person. Versuchen andere, die Person aufzuhalten, ist es von höchster Wichtigkeit, sie unter Aufbietung aller Kräfte zu bekämpfen und sich zu befreien, um die notwendigen Handlungen auszuführen. Die Einsamkeit ist tief und das Misstrauen anderen Menschen gegenüber total, sie werden jedoch kompensiert durch den Glauben des Betroffenen, über ein einzigartiges Wissen zu verfügen und im Zentrum der Existenz zu stehen. Die Frustration anderer ändert nichts an seiner Meinung. Für den Kranken ist die Situation lebensbedrohlich, sowohl auf ihn als auch auf andere, ja die ganze Welt bezogen.

Diese neue Ordnung der Dinge wird wiederholt durch besondere Zeichen bestätigt, etwa Autokennzeichen mit bedeutsamen Buchstaben- und Zahlenkombinationen, die eine klare, dank seines besonderen Wissens entschlüsselbare Botschaft enthalten. AC JT steht für den »Jüngsten Tag des Antichristen«, eine unmissverständliche Botschaft, dass es bald zu einer globalen Katastrophe kommen wird. H MP bedeutet »Heimliche Motorisierte Polizei«, die alle Aktivitäten der Person kontrolliert. Die Interpretationen tauchen mit blitzartiger Geschwindigkeit auf, klar und völlig logisch vom Standpunkt des Kranken. Es wird gedeutet, wie die Autos fahren, anhalten oder genau in dem Moment, in dem der Betroffene auftaucht, wieder anfahren – so erhält man Hinweise auf die Strategie der Opposition. Akustische Halluzinationen können sogar noch beherrschender werden. Es kann immer dieselbe Stimme sein, die sich meldet, es kann sich um einen gereizten, verächtlichen Kommentar zu den Aktivitäten der Person handeln, oder es können verschiedene, ununterscheidbare Stimmen sein. Manche hören auch nur gelegentlich Stimmen während der Psychose.

Verstärkt sich ein verwirrendes Element, kann der Kranke in seinem Entsetzen in dieser Phase plötzlich gewalttätig werden. Ein solches gewalttätiges Verhalten ist aus der Sicht der psychotischen Person reiner Selbstschutz. So kann sie sich zum Beispiel auf einen Fahrer stürzen, dessen Fahrstil Anlass zu der Fehlinterpretation gibt, er sei Teil der Verschwörung, die den Kranken bedroht.

Zu diesem Zeitpunkt hat die Umwelt gewöhnlich schon reagiert und versucht die Person dazu zu bewegen, sich Hilfe zu holen. Wäre das Hilfeangebot eher erfolgt oder früher angenommen worden, hätte es den Beteiligten viel Kummer erspart, in dieser Phase nützt es jedoch oft nichts mehr. Stattdessen kommt es zu einer medizinischen Untersuchung und häufig wird auch die Polizei hinzugezogen, die den Kranken zwangsweise in eine psychiatrische Klinik bringt.

Die Angst, sich anderen zu öffnen oder etwas aus der äußeren Welt »aufzunehmen«, ist meistens massiv, auch wenn die Ansprechpartner ernstlich besorgt sind, die besten Absichten hegen und helfen wollen. Dieses Misstrauen wird durch die Umwelt noch verstärkt, wenn andere Menschen in ihrer Sorge und Furcht versuchen zu helfen, indem sie widersprüchliche oder Doublebind-Botschaften vermitteln oder aber Mühe haben, sich der Situation zu stellen. Häufig protestiert der Kranke gegen die Medikation, die richtigerweise (!) als ein Versuch interpretiert wird, seinen Verstand zu kontrollieren. Die Haltung der Helfer wird als bedrohlich und als Beweis für Quälerei und Verfolgung empfunden. Die Einlieferung ins Krankenhaus zu akzeptieren könnte bedeuten, nie mehr entlassen und dort in einem hoffnungslosen Zustand festgehalten zu werden. Das Gefühl, ein Außenseiter zu sein, verstärkt sich extrem.

Die gefürchtete Alternative dazu, ein geheimes Wissen über die globale Verschwörung zu besitzen, wäre: verrückt zu sein. Hinter der seelischen Welt des Psychotikers ist eine gesunde Seite verborgen, die spürt, dass er sich in einer entsetzlichen Seifenblase befindet, die, wie alle anderen meinen, zum Platzen gebracht werden muss. Was soll man dann angesichts des heftigen inneren Chaos tun? Dieses drohende Ergebnis (nämlich das Chaos hinter der Schutzfassade der Wahnideen freizulassen, wie es alle anderen wollen) wird energisch bekämpft – man weigert sich, den Erwartungen der Verwandten und der Ärzte zu entsprechen. In der Sprache der Psychiatrie wird diese Weigerung gewöhnlich als »mangelnde Krankheitseinsicht« und »Non-Compliance« bezeichnet.

Das Spätstadium

Ein verbreitetes Problem im Spätstadium der Psychose ist, dass zu hoch dosierte antipsychotische Medikamente verschrieben werden und der Patient unter starken Nebenwirkungen zu leiden hat. Zugegeben, die Halluzinationen scheinen verschwunden zu sein, aber das Verhalten des Patienten hat sich verlangsamt, er zieht sich in sich selbst zurück, was leicht als ein Fortdauern der Krankheit interpretiert werden kann. Statt die Medikamente zu reduzieren, wird die Dosis sogar noch erhöht. Die Konsequenz ist eine größere Passivität oder »Compliance«, die jetzt anzuzeigen scheint, dass die Erhöhung der Dosis gerechtfertigt war. Zu dieser ausweglosen Situation kommt es in der Psychiatrie immer noch viel zu oft, und zwar mit der Folge der Verlangsamung des Heilungsprozesses. Außerdem führt sie zu unerwünschtem und unnötigem Leid. Der Patient und seine Verwandten stehen unter dem Druck, den ärztlichen Rat zu befolgen, auch wenn sie intuitiv spüren, dass die Medikamente reduziert oder abgesetzt werden sollten.

Der Rückgang der Psychose und die Übernahme normalerer Denkmuster nehmen oft einen schwankenden Verlauf. Wochen oder Monate können vergehen, bevor die akute Psychose nachlässt. Man merkt, dass die »Inseln der Gesundheit« häufiger auftauchen. Das Pendel der »kopernikanischen Wende« kann nach hinten und nach vorn ausschlagen. Wie Halluzinationen spielen auch die Wahnideen eine immer kleinere Rolle und ihre Bedeutung und ihr Hintergrund werden zunehmend infrage gestellt. Aber selbst dann verschwindet die zeitweilige Besserung oft wieder und die Psychose kehrt mit voller Kraft zurück. Allerdings ist es ein gutes Zeichen, dass es überhaupt möglich war, sie zu kontrollieren, und es besteht die Hoffnung, dass die Psychose auf Dauer weichen wird.

Im Falle einer psychotischen Episode, die durch eine Verlusterfahrung ausgelöst wurde oder aus einem schweren Konflikt im Leben des Patienten resultierte, der zu einer psychotischen Verdrängung der Realität führte, kann der depressive Inhalt der Krise später wiederkehren. Die Erfahrung, psychotisch geworden zu sein, erschwert den Kampf gegen die Depression. Manche Patienten erklären nach der Genesung, es sei leichter gewesen, mit der Psychose zu leben, als die Realität durchzustehen. Man muss sich dem eigenen unklugen Verhalten stellen und bemerkt, dass die nahestehenden Personen sich vor der Kontaktaufnahme fürchten. Während der Psychose war es möglich, gegen die Gefahren zu kämpfen, die, wie man glaubte, von außen kamen. Hinterher muss man die Verantwortung für das Geschehene als aus der eigenen Person kommend übernehmen. Das kann manche dazu veranlassen, in einem apathischen Zustand zwischen Psychose und Depression zu verharren.

Gelegentlich protestiert ein Betroffener gegen den Verlust der Wahnideen, weil sie die wichtigste Erfahrung seines Lebens darstellten. Von Psychosen mit affektiv besetzten Erlebnissen, besonders mit religiös-mystischen Erfahrungen, bleiben unvergessliche Spuren der Glückseligkeit und Inspiration zurück, mit denen sich nichts, was folgt, vergleichen lässt. Die religiöse Literatur zeigt die unsichere Grenze auf, die trennt, was als Psychose gesehen werden könnte und was oft als religiöse Offenbarung gilt. Hohe Anforderungen werden an Takt und Bescheidenheit des Betreuers gestellt bei dem Versuch, den Kranken mit der Wahrheit zu konfrontieren. Kann die Erfahrung der Person in die postpsychotische Realität integriert werden, ohne ihre spirituelle Bedeutung zu leugnen?

Die postpsychotische Phase der Neuorientierung

In manchen Fällen ist die Rückkehr zur Gesundheit nicht vollständig möglich. Es ist eine der größten Herausforderungen an die Psychiatrie, die Defizite, die charakteristisch für die Schizophrenie sind, zu verhindern oder zu minimieren. Gewöhnlich hat das Realitätsprinzip wieder seine Kontrollfunktion im Ich übernommen, aber es bleibt doch oft ein »Schatten« der Psychose. Die Selbstwahrnehmung wurde grundlegend erschüttert. Manchmal, vielleicht am frühen Morgen oder in bestimmten Momenten, bricht der Gedanke hervor, dass die Wahnideen die Wahrheit waren und die Gegenwart falsch ist. Aber solche Gedanken verschwinden fast ebenso schnell wieder. Vielleicht sind sie noch irgendwo gespeichert, um Jahre später wieder aufzutauchen ...

Die Erfahrung, »verrückt« gewesen zu sein, die Kontrolle über das logische Denken verloren zu haben, ist quälend und beunruhigend. Viele Patientinnen und Patienten, vielleicht sogar die Mehrheit, möchten diese Phase verbergen oder die Psychose verleugnen, und sie reagieren gereizt, wenn darüber gesprochen wird. Dies ist ein Anzeichen für eine schlechte Prognose und bedeutet, dass der Heilungsprozess nur oberflächlich geblieben ist. Es könnte auch bedeuten, dass es eine Reihe von Rückfällen geben muss, bevor der Patient zugeben kann, dass es sich um eine Psychose handelte. Erst dann kann die therapeutische Arbeit zur Selbsterkenntnis führen und das Risiko eines weiteren Rückfalls verringern.

Schmerzliche Erinnerungen an die Zeit des Rückfalls und die Einweisung ins Krankenhaus tauchen über lange Zeit immer wieder auf. Gefühle der Scham vermischen sich mit einer Erleichterung, weil die Psychose vorüber ist, aber die ihr zugrunde liegenden Probleme bleiben. Die entscheidende Frage ist, ob die Brücken zur umgebenden Welt abgerissen worden sind.

Zusammenfassung

Zu Beginn ist bei bestimmten Psychosen eine Prodromalphase zu beobachten, die ein paar Wochen andauert, sich manchmal aber auch über Jahre erstrecken kann. Gekennzeichnet ist sie häufig durch eine mit Angst verbundene Depression. Eine merkliche Desintegration der Funktionsfähigkeit zeigt sich in dieser Phase hinsichtlich der Lernfähigkeit, der Arbeitsfähigkeit und/oder in sozialen Beziehungen. Manche Betroffene erleben auch starke optische und akustische Illusionen. Die Prodromalphase intensiviert sich in der präpsychotischen Phase, in der Spuren von Wahnideen und Halluzinationen zu beobachten sind.

Das präpsychotische Stadium und die Frühphase der Psychose verlaufen häufig sehr heftig, sind aber an der Oberfläche manchmal durchaus kontrolliert, auch wenn die zugrunde liegende Anspannung intensiv ist. Eine »kopernikanische Revolution« hat sich ereignet, in der alles Wichtige, was in der Außenwelt geschieht, mit der Person selbst verbunden ist, die nun eine neue und extrem zentrale Stellung einnimmt. Oftmals verschwinden die letzten Reste der Selbstkontrolle in der Zeit einer Zwangseinweisung ins Krankenhaus – mit einer nachfolgenden Verstärkung der Symptomatik.

In der Spätphase der Psychose sind Inseln der Vernunft festzustellen. Gleichzeitig verstärkt sich oft die depressive Komponente, wenn die Ereignisse, die zu Beginn der Erkrankung und während des Krankenhausaufenthaltes zu beobachten waren, wieder allzu stark ins Bewusstsein dringen.

Die postpsychotische Neuorientierung tritt ein, wenn man wieder eine voll funktionsfähige Person geworden ist, am sozialen Leben teilnimmt und die Krankheit akzeptiert. Gewinnt der Patient Einsicht in die Psychose und verarbeitet seine Erfahrungen, statt sie zu verleugnen, wächst die Chance, weitere psychotische Rückfälle zu vermeiden. Voraussetzung dafür sind jedoch Einsicht und kluge Unterstützung, mit deren Hilfe eine realistische Zukunftshoffnung entwickelt werden kann.

6

Neurobiologische Vulnerabilitätsfaktoren

Das einzige Fenster des Zimmers geht auf etwas anderes: Den Wilden Marktplatz, ein gärender Boden, eine große bebende Fläche, bald voller Menschen, bald verlassen. Was ich in mir habe, wird dort materialisiert, alle Ängste, alle Hoffnungen. All das Undenkbare, das dennoch geschehen wird. Ich habe flache Ufer; wenn der Tod um zwei Zentimeter steigt, werde ich überschwemmt.
T. Tranströmer, Carillon, 1997

Vom Krankheits- zum Stress-Vulnerabilitätsmodell

Wenn die Psychiatrie die Schizophrenie und andere psychotische Zustände zu erklären versuchte, wurden diese vorwiegend als eine medizinische Krankheit aufgefasst. Eine einfache, eindeutige Ursache wurde gesucht: eine Hirnschädigung, ein krankes Gen, eine schädigende Mutter.

Die Entdeckung des Bakteriums Treponema pallidum im Jahr 1905 enthüllte, dass das gefürchtete syphilitische Spätstadium »progressive Paralyse« auf eine Hirnerkrankung zurückzuführen war. Später kam die erfolgreiche frühe Behandlung mit Salvarsan hinzu, gefolgt von Penicillin. Da die »progressive Paralyse« ursprünglich für eine psychische Störung gehalten wurde, fragten sich Ärzte, ob Schizophrenie sich nicht vielleicht ebenfalls als eine bakterielle, organisch bedingte Störung herausstellen würde.

Ein Krankheitsmodell kann aufgrund medizinischer, soziologischer, psychoanalytischer, magischer oder anderer Theorien konstruiert werden. Die ursächliche Erklärung der Krankheit und die spezifische Behandlungsmethode sind kongruent mit dem Kern des eigenen theoretischen Standpunkts bzw. der Weltanschauung. Die Kämpfe darum, welche Schule die »richtige« sei, wurden erbittert geführt und letztlich waren die Patienten die Verlierer.

In der Mitte der siebziger Jahre formulierte der amerikanische Psychiater J. Zubin das »Stress-Vulnerabilitätsmodell«, das verschiedene wissenschaftliche Schulen vereint und es möglich und notwendig macht, die Entwicklung einer kombinierten Behandlung zu fördern (Zubin/Spring 1977). Hinter diesem Modell steht der Gedanke, dass die Psychoseanfälligkeit individuell unterschiedlich ausgeprägt ist. Die Krankheit wird durch eine Reihe von zumeist psychosozialen Faktoren ausgelöst. Eine Person mit einem geringen Maß an Verletzlichkeit muss mit einem hohen Maß an Stress belastet sein, um manifest krank zu werden, während eine Person mit hoher Verletzlichkeit schon früh von der Krankheit beeinträchtigt wird, sobald ein geringes Maß an Belastung von außen hinzukommt. Die Abbildung 1 ist eine schematische Darstellung des Modells.

Das Stress-Vulnerabilitätsmodell ist hinsichtlich zahlreicher sowohl psychischer als auch somatischer Krankheiten von Nutzen. Diabetes mellitus wird oft durch physische oder psychische Belastung einer besonders verletzlichen Person ausgelöst. Im Falle psychotischer Erkrankungen ist unsere Vorstellung komplexer, doch das Konzept von Stress und Vulnerabilität ist ähnlich. Der Beginn der Psychose sowie die Rehabilitation und Zukunftsprognose sind hochgradig abhängig von der Interaktion mit der Umwelt und von sozialen Bedingungen.

ABBILDUNG 1 **Das Stress-Vulnerabilitätsmodell**

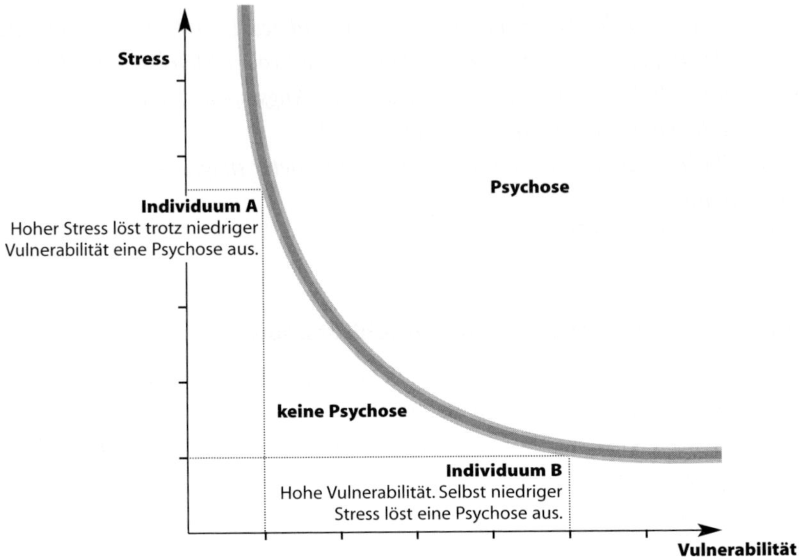

In diesem Kapitel und in Kapitel 7 stelle ich verschiedene biologische wie auch psychologische Vulnerabilitätsfaktoren dar und wie diese mit schützenden Faktoren interagieren. Faktoren, die Stress auslösen, werden in Kapitel 8 diskutiert. Aspekte der Interaktion werden in Kapitel 16 beleuchtet.

Unser forschungsbasiertes Wissen bezieht sich hauptsächlich auf die als schizophrene Psychosen definierte Krankheitsgruppe. Die zitierten neurobiologischen Forschungsarbeiten basierten vorwiegend auf einer eng gefassten Definition der Schizophrenie, die mit dem DSM-III zu Beginn der achtziger Jahre in Gebrauch kam, ein Versuch, die Gruppe mit der schlechtesten Prognose zu charakterisieren. Die Vulnerabilitätstheorie hingegen schließt die nichtschizophrenen Psychosen ein, auch wenn Relevanz und Wesen der zugrundeliegenden Faktoren sich vermutlich unterscheiden.

Heute liegt eine Beschreibung beider Hauptgruppen der biologischen Faktoren vor: nämlich genetische und prä- bzw. perinatale Störungen der Hirnentwicklung. Beides kann zur Verletzlichkeit beitragen; das heißt, es kann sowohl genetisch als auch durch die neuronale Entwicklung bedingte Schizophrenien geben – oder beide Faktoren haben einen Anteil an der Erkrankung. Diese Aspekte werden in der internationalen Forschung intensiv diskutiert. Ich möchte genauer betrachten, wie sich, was heute als anerkannte Wahrheit gilt, schon morgen als wertlos erweisen könnte. Die Ergebnisse der Hirn- und Schizophrenieforschung sind widersprüchlich und leiden unter dem Fehlen stimmiger diagnostischer und theoretischer Modelle. Im Falle des psychodynamischen Wissens über psychotische Zustände gilt im Prinzip das Gleiche.

Genetische Vulnerabilitätsfaktoren

Das schizophrene Spektrum

Das Risiko, eine schizophrene Psychose zu entwickeln, wird gewöhnlich mit 1 Prozent angegeben, unabhängig von Rasse oder Geburtsort. Diese Feststellung stellt eine Simplifizierung dar. Es wurde gezeigt, dass das Risiko für Menschen, die in einer Großstadt zur Welt kommen, in diesem Falle Kopenhagen (MORTENSEN u.a. 1999), 2,4-mal so groß ist.

Verschiedenen Studien zufolge haben Geschwister eines an Schizophrenie erkrankten Menschen ein Risiko von 7 bis 10 Prozent, die Krankheit zu entwickeln, und die Wahrscheinlichkeit, dass ein Elternteil mit Schizophrenie ein Kind mit dieser Krankheit hat, liegt bei 9–12 Prozent.

Monozygote (eineiige) Zwillinge haben definitionsgemäß das gleiche genetische Potenzial. Studien verweisen auf eine Konkordanz von 15 bis 60 Prozent: das heißt, leidet einer von ihnen an der Krankheit, dann besteht auch für den anderen Zwilling das Risiko einer schizophrenen Erkrankung mit diesem Prozentsatz. Zweieiige (dizygote) Zwillinge haben die gleichen genetischen Anlagen wie normale Geschwister. In ihrem Fall wird die Variabilität des Risikos, unter anderem abhängig von den benutzten diagnostischen Kriterien, mit 4–27 Prozent angegeben.

Werden Störungen des schizophrenen Spektrums vererbt?

Auch Adoptionsstudien wurden durchgeführt, um den Beitrag nichtgenetischer Faktoren zu untersuchen. Die Erkrankungsrate adoptierter Kinder eines Elternteils mit Schizophrenie und jener, bei denen beide Eltern psychisch gesund waren, wurden verglichen. Eine groß angelegte dänisch-amerikanische Adoptionsstudie mit einer Studiendauer von mehreren Jahrzehnten wurde zu der Frage durchgeführt, wie oft bestimmte psychische Krankheiten bei erwachsenen Adoptierten vorkommen (CANNON/MEDNICK 1993). Wurden eng gefasste Diagnosekriterien, wie die für chronische Schizophrenie benutzten, angelegt, reduzierte sich der Beitrag genetischer Komponenten. Bei umfassenderen Diagnosekriterien – die sogenannte schizotypische Persönlichkeiten in ein »schizophrenes Spektrum« einschlossen – erwiesen sich die genetischen Faktoren hingegen als signifikant.

Es war schon lange bekannt, dass Menschen mit einer schizotypischen Persönlichkeit ein erhöhtes Schizophrenierisiko haben. Die Bezeichnung »schizotypisch« umfasst dabei die Tendenz zu einem nach innen gerichteten persönlichen Denk- und Ideensystem. Es besteht eine Neigung zu magischem Denken und »Aberglauben« in dieser Gruppe. Wo diese Merkmale vorherrschend sind, die psychosoziale Funktionsfähigkeit durchdringen und begrenzen, spricht man von einer schizotypischen Persönlichkeitsstörung (zur eingehenderen Diskussion siehe Kapitel 11).

Möglicherweise besteht eine Kontinuität des schizotypischen Denkens – der schizotypischen Persönlichkeitsstörung – zur Schizophrenie. Geerbt wird nicht die Schizophrenie als solche, sondern die Tendenz zu einer bestimmten Denkweise (»latente Schizophrenie«). Diese Form des Denkens kann ein Risikofaktor für die schizophrene Erkrankung sein (KETY u.a. 1994). Gefunden wurde auch, dass die »schizotypische Denkstörung« – wie etwa gelockerte Assoziationen, inkohärentes (verzerrtes) Denken, Neologismen (das Erfinden neuer Wörter) und ein ganz persönlicher Sprachgebrauch – häufiger in Familien Schizophrener vorkommt als in anderen. Selbst bei biologischen Verwandten schizophrener Adoptivkinder wurde diese Art des Denkens öfter festgestellt als bei den biologischen Verwandten nichtschizophrener Adoptivkinder. Das zeigt, dass genetische Elemente eine Rolle spielen und dass nicht nur Erziehung und frühkindliche Erfahrungen hinter den gedanklichen Strukturen stehen (Kinney u. a. 1997).

Dennoch muss vor einer Hypothese bezüglich des präschizophrenen Denkens gewarnt werden. Der schizotypische Faktor ist nicht präzise definiert. Wir wissen nicht genau, welche Faktoren bei den Menschen mit einer schizotypischen Persönlichkeitsstörung das Psychoserisiko erhöhen. Diese Hypothese kann leicht dazu benutzt werden, eine Tendenz zur Symbolisierung, die ebenso gut eine Quelle von Kreativität sein kann, als pathologisch anzusehen. Uns steht eine psychiatrische Terminologie zur Verfügung, die wir auf Verhalten anwenden, das wir im Grunde nicht verstehen und das sich von psychiatrischen Symptomen unterscheidet. Unsere Instrumente zur Analyse beispielsweise der Sprache psychotischer Menschen sind sehr grob; letztlich versuchen wir, logisch-semantische Fehler oder den abweichenden Gebrauch von Wörtern und der Grammatik aufzuspüren. Würden die gleichen Instrumente zur Analyse bekannter Gedichte verwendet, wäre vermutlich der Hinweis auf Symptome einer pathologischen Störung des Dichters das Ergebnis.

Dieser Begründungszusammenhang kann jedoch klinisch von Nutzen sein, wenn man weiß, dass der Sprachhabitus bei manchen Menschen entspannter ist, während andere einen formaleren Habitus vorziehen (was ein Vorteil oder auch ein Nachteil sein kann). Stellt ein entspannterer Gebrauch von Sprache einen Faktor für eine erhöhte Psychosevulnerabilität dar, so kann er gleichzeitig Teil der Kreativität sein, die einen fantasievollen Denkprozess voraussetzt. Der dänische Psychiater B. Rosenbaum (2000) hat vorgeschlagen, die Semiotik (Wissenschaft der Zeichen allgemein und der sprachlichen Zeichen im Besonderen) zu untersuchen, die für die schizophrenen Denkstörungen kennzeichnend ist (Näheres dazu in Kapitel 15).

Familiärer Schutz gegen negative genetische Faktoren

Die große Adoptionsstudie des finnischen Psychiaters P. Tienari (1991) hat das erhöhte Risiko, an Schizophrenie bzw. schizophrenen Borderline-Störungen (sein Konzept der schizophrenen Borderline-Zustände beinhaltet sowohl die nichtschizophrenen wie auch die Borderline-Persönlichkeitsstörungen) zu erkranken, von adoptierten Kindern mit einer schizophrenen biologischen Mutter im Vergleich zu adoptierten Kindern mit einer gesunden biologischen Mutter bestätigt – die Gene der Väter konnten aus praktischen Erwägungen nicht untersucht werden. Es wurde jedoch ebenfalls herausgefunden, dass die Kinder, die erkrankten, häufiger in Adoptionsfamilien aufwuchsen, die Störungen der innerfamiliären Kommunikation aufwiesen. Das zeigt, dass eine gute, schützende familiäre Umwelt eine Erkrankung begünstigende genetische Einflüsse ausgleichen kann.

Damit diese theoretisch und praktisch wichtige Interpretation genutzt werden kann, muss man zeigen, dass die Familiendynamik gestört war, *bevor* die psychische Erkrankung des Kindes manifest wurde. Andernfalls ist die naheliegendere Interpretation nicht von der Hand zu weisen, nämlich die, dass das Kind, das Anzeichen einer psychischen Erkrankung zeigt, die innerfamiliäre Kommunikation so stark beeinflusst, dass die Funktionsfähigkeit der gesamten Familie negativ beeinflusst wird. So besteht die Gefahr, Ursache und Wirkung zu verwechseln. Andere Forscher haben gezeigt, dass vielleicht ein Drittel bis die Hälfte aller Kinder, die eine Schizophrenie entwickeln, schon eine Zeit lang auf niedrigem Niveau »funktioniert« haben, bevor die Krankheit auftrat, was dann den Eltern Probleme bereitet haben muss. Die Follow-up-Studie ist noch nicht abgeschlossen, doch stützt die Tienari-Studie die Hypothese, dass es schützende psychosoziale Faktoren in gut funktionierenden Familien gibt, die ein Gegengewicht zu einer genetischen Vulnerabilität darstellen können. Das heißt nicht, dass die beeinträchtigenden Einflüsse, die eine psychische Störung des Kindes auf die Familie haben kann, außer Acht gelassen werden können (Wahlberg u.a. 1997).

Die genannte Studie wurde mit einer Gruppe von Personen mit einer identifizierten hohen genetischen Vorbelastung durchgeführt; die Kinder biologischer schizophrener Mütter standen im Zentrum. Solche Studien sagen deshalb nichts über die Entwicklung von Schizophrenie bei Kindern aus, bei denen eine frühe Hirnverletzung oder Störungen der neuronale Entwicklung gegenüber den genetischen Schizophrenierisiken dominieren. Es ist möglich, dass frühe Entwicklungsstörungen in Form von Störungen des autistischen Spektrums, die bei vier von 1000 Kindern auftreten, einen erhöhten Vulnerabilitätsfaktor für Psychose darstellen. In der Literatur gibt es dafür aber noch keinen klaren Beweis (siehe auch Kapitel 12).

Ein Gen oder mehrere Gene?

Worin besteht der genetische Defekt bei der Schizophrenie? Es gibt verschiedene, einander nicht ausschließende Theorien:

- Die klassische Sicht ist die eines abnormalen Gens, das für einen Schritt im Stoffwechsel eines chemischen Botenstoffs (Transmitters) oder Rezeptors im Gehirn verantwortlich ist. Ein Stoffwechselprodukt, das bei Stress vermehrt auftritt, könnte dann die Psychose hervorrufen. Ein (letztlich nicht realistisches) theoretisches Modell besagt, dass Adrenochrom, ein halluzinogenes Abbauprodukt des Adrenalin, bei Stress kumulieren und so eine Psychose erzeugen könnte.
- Gene hinter Persönlichkeitsfaktoren, die das Psychoserisiko erhöhen, zum Beispiel der schizotypischen Persönlichkeit.
- Polymorphismen (kleine Mutationen) in Genen, die für die Entwicklung des Gehirns zuständig sind.
- Veränderungen in Genen (der Mutter und/oder des Fötus), die sich negativ auf Schwangerschaft bzw. die Plazenta auswirken, können die Vulnerabilität des Kindes für Schizophrenie erhöhen. Der Grund dafür könnte sein, dass die neuronale Entwicklung des Gehirns in Mitleidenschaft gezogen wird.

Viele Mittel werden und wurden für die Erstellung der Karte des menschlichen Genoms (alle Gensequenzen) aufgewendet. Die Forscher haben sich allmählich von der Idee verabschiedet, dass es möglich sein könnte, ein spezifisches Gen zu finden, das das Auftreten der Schizophrenie und anderer Psychosen erklärt. Zahlreiche Korrelationsstudien haben Regionen (loci) auf verschiedenen Chromosomen (fünf und sieben, um nur zwei zu nennen) identifiziert, die in einem Zusammenhang mit der Schizophrenie stehen könnten. Doch in anderen Populationen konnten die Ergebnisse nicht reproduziert werden.

Die Überzeugung, dass es eine alleinige Ursache der Schizophrenie gibt, erscheint naiv im Lichte der klinischen Erfahrung bezüglich der auffälligen Unterschiede zwischen Patienten mit Schizophrenie und der Bandbreite der äußeren (sowohl physischen als auch psychischen) Faktoren, die diese beeinflussen. Man kann etwas polemisch die Idee der Psychose mit der der Ohnmacht vergleichen. Diagnostische Übereinstimmung zwischen verschiedenen Klinikern kann man leicht bezüglich Ohnmachtszuständen (mit hoher Zuverlässigkeit) finden, aber jeder gibt auch zu, dass der Erklärungswert (die Validität) des Konzepts Ohnmacht gering ist. Hinter dem Symptom kann sich ein Hirntumor, Blutzuckermangel, niedriger Blutdruck, emotionale Instabilität und vieles andere mehr verbergen. Es geht um einen klaren, doch unspezifischen Hang, in einer bestimmten Weise zu reagieren. Sollte man eine Empfehlung aussprechen, wie eine »Ohnmacht« zu behandeln sei, wäre das Ergebnis inakzeptabel, weil grob und von geringem Nutzen. Hat die Forschung zur Psychose größere Fortschritte gemacht? Die Psychose ist, wie die Ohnmacht, das letzte gemeinsame Stück des Weges einer Reihe unterschiedlicher pathologischer genetischer, Entwicklungs- und psychosozialer Faktoren, die alle über das Potenzial zur Interaktion zu verfügen scheinen. Heute gehen die meisten Forscherinnen und Forscher davon aus, dass viele Gene, etwa 15 bis 20 oder auch mehr, in verschiedenen Kombinationen interagieren und so in komplexer Weise die Anfälligkeit für psychotische Erkrankungen mitbedingen.

Die Frage bleibt offen, ob diese mutmaßlich zusammenwirkenden Gene auch einzeln für ein Psychoserisiko stehen oder ob wir umdenken und uns stattdessen auf die Interaktion verschiedener Faktoren konzentrieren müssen. Wir können uns fragen, ob das Risiko mit dem Fehlen (genetischer oder nichtgenetischer) ich-stärkender Persönlichkeitsfaktoren zusammenhängt, wodurch die Persönlichkeit angesichts bestimmter Stressoren nicht mehr gegen psychotische Reaktionen gefeit ist. Merkwürdig ist nicht, dass manche Menschen unter Stress psychotisch werden; vielmehr stellt sich uns die Frage, warum Menschen nicht öfter mit einer Psychose reagieren, wenn wir an die komplexe Arbeit denken, die das Ich zu verrichten hat, um die Balance zwischen der inneren und der äußeren Welt aufrechtzuerhalten. Die integrierende Funktion des Ichs muss jedenfalls eine starke genetische Grundlage haben, um zu überleben (Kapitel 17 untersucht dieses Problem näher).

Die Dopaminhypothese

Die Dopaminhypothese hat lange Zeit die Forschung zur Biologie der Schizophrenie dominiert. Sie basiert auf dem Wissen, dass Dopamin, einer von vielen Stoffen, die die neuronale Übertragung zwischen den Synapsen der Nervenzellen bewirken, durch die Behandlung mit klassischen antipsychotischen Medikamenten, den Neuroleptika, blockiert wird. Die Hauptwirkung dieser Botenstoffe wird in den Basalganglien des Gehirns entfaltet, das heißt in den im Zentrum des Gehirns angesiedelten Nervenzentren. Diese Zentren kontrollieren die automatische Regulierung von Denken, Fühlen und Motorik.

In den letzten Jahrzehnten hat man angenommen, dass die Vulnerabilität eine genetische Tendenz zu einer höheren Konzentration von Dopamin oder zu abweichenden Eigenschaften der Dopaminrezeptoren darstellt. Dies würde die durch die Behandlung mit dopaminblockierenden Neuroleptika erzielten Fortschritte erklären. Wir wissen auch,

dass eine schizophrenieähnliche Psychose durch den Langzeitkonsum von Amphetaminen ausgelöst werden kann. Das Amphetaminmolekül, das strukturell dem Dopamin ähnlich ist, regt die Dopaminrezeptoren dazu an, Dopamin auszuschütten. Ein Mensch mit einer hohen Konzentration von Dopaminrezeptoren in bestimmten Gehirnregionen hätte dann eine größere Psychosevulnerabilität. Es war jedoch möglich, zu zeigen, dass eine Zunahme der Dopaminrezeptoren bei unbehandelten schizophrenen Zuständen nicht vorkommt. Es kommt jedoch zu einer Zunahme als Ergebnis der Behandlung mit Neuroleptika – was beim Gebrauch dieser Substanzen unbedingt berücksichtigt werden sollte (Farde u.a. 1990). Selbsthilfegruppen haben diese Wirkung als »die neuroleptische Falle« bezeichnet.
Auch wissen wir heute, dass viele andere Neurotransmitter einbezogen werden müssen, wenn man eine bestimmte Hirnaktivität, einschließlich der Störungen des schizophrenen Spektrums, verstehen will. Daher sollte die ursprüngliche Dopaminhypothese wegen der zu starken Vereinfachungen infrage gestellt werden (Healy 1990; Farde u.a. 1997).

Persönlichkeitstypen und Psychosevulnerabilität

Eine neuere Studie hat gezeigt, dass die Konzentration der Dopamin-D2-Rezeptoren im Gehirn gesunder Personen niedriger ist, wenn sie eine »kühl-distanzierte« Persönlichkeit haben (Farde u.a. 1997). Das könnte bedeuten, je weniger Dopaminrezeptoren existieren, desto wahrscheinlicher ist es, dass die betreffende Person vertraute oder nahe Kontakte zu anderen Menschen meidet. Ist die Tendenz zu Introvertiertheit und zum Rückzug bei Schizophrenen ein Zeichen für solch ein Defizit, dann erklärt dies, warum die Behandlung mit Neuroleptika die negativen Symptome der Schizophrenie verstärkt: Neuroleptika begrenzen die Dopaminausschüttung und reduzieren so die Dopaminkonzentrationen weiter.
Die genetische Forschung hat sich mehr auf das Verständnis der schizotypischen Persönlichkeit mit ihrer Tendenz zu Denkstörungen und absonderlichem oder magischem Denken konzentriert. Es sollte jedoch nicht überraschen, wenn die schizoide Persönlichkeitsstörung, d.h. die Tendenz zu Innerlichkeit und einem niedrigen Grad der sozialen Teilhabe, erneut auf Interesse stößt. Hat die schizoide Persönlichkeitsstruktur andere Ursachen als nur eine genetische? Inwieweit entsteht sie aufgrund der Umgebung der frühen Jahre? Tierexperimente belegen immerhin, wie abhängig die Jungen in einer spezifischen Entwicklungsphase von der liebevollen Zuwendung des Muttertiers (Fellpflege) sind, um ein funktionsfähiges Dopaminsystem im Frontallappen zu entwickeln (Schwartz/Goldman-Rakic 1990). Das Dopaminsystem scheint sich stark auf Unterschiede im Motivationsverhalten auszuwirken. Kapitel 7, das die psychodynamischen Vulnerabilitätsfaktoren untersucht, zeigt, wie konstitutionelle Faktoren die Entwicklung des Selbst dynamisch beeinflussen können.
M. Bleuler (1984) beschreibt Widersprüche in einer Persönlichkeit, die bei jungen wie älteren Menschen in bestimmten Situationen entstehen und als Auslöser für Psychosen fungieren können. Manchmal kann eine geschärfte Sensibilität für Erfahrungseindrücke oder existenzielle/metaphysische Fragen, kombiniert mit schizoider Introvertiertheit, Schwierigkeiten im Verarbeiten der Probleme schaffen, die eine Psychose auslösen. Bei anderen verursacht eine Kombination starker instinkthafter Triebe mit einer gehemmten Persönlichkeit solche tiefgehenden Konflikte, dass die Möglichkeit, eine nichtpsychotische Lösung zu finden, stark reduziert ist. Menschen, die sich von den Grenzbereichen

der Fantasie angezogen fühlen, ohne einen kreativen Ausdruck dafür zu finden, können ebenfalls als Risikogruppe betrachtet werden.

Affektive Vulnerabilität

Neben der Psychosevulnerabilität gibt es die affektive Vulnerabilität, die noch stärker genetisch verwurzelt ist. Sie äußert sich in dem Hang, periodisch aus der inneren Mitte heraus zwischen den Extremen von Lust und Schmerz hin- und herzupendeln. Manche schlagen dabei ausschließlich zur depressiven Seite, andere schwingen zwischen einem manischen und einem depressiven Zustand (bipolare Störung), während wieder andere – in seltenen Fällen – nur manische oder hypomanische Zustände erleben (d. h. keine voll entwickelte Manie). Bei vielen Menschen mit diesen Extremzuständen können paranoide oder schizophrenieähnliche psychotische Symptome beobachtet werden. Affektive, schizoaffektive oder zykloide Psychosen sind in ihrer Entstehung abhängig von der Art der Symptombildung. Nach meiner Erfahrung ist ein dominierender Aspekt der ersten psychotischen Episode, dass hier affektive Seiten beteiligt sind (siehe Kapitel 10). Dies ist keine bloß akademische Frage, da diese Betroffenen eine bessere Prognose haben als andere an einer Psychose erkrankte Menschen. In bestimmten Fällen kann eine affektive Erkrankung als ein Stressfaktor wirken, der selbst als Auslöser für Psychose fungiert. Darüber hinaus kann eine Psychose, wie schon gesagt, auch zu einer depressiven Episode führen (siehe auch Kapitel 8).

Die Prävalenz affektiver Störungen (einschließlich nicht aufgeklärter Suizide) bei Verwandten ersten Grades von Menschen mit einer bipolaren affektiven oder schizoaffektiven Störung beträgt schätzungsweise 20 Prozent. Rund 10 Prozent von ihnen hatten oder haben Symptome des gleichen Typs wie die erkrankten Verwandten. Auch hier unterstreichen Adoptionsstudien, dass (neben psychologischen Einflüssen) essenzielle genetische Faktoren eine Rolle spielen. Es ist zudem gezeigt worden, dass sich Verwandte von Menschen mit dem bipolaren (manisch-depressiven) Syndrom durch größere Kreativität, beruflichen Erfolg und eine höhere Ausbildung auszeichnen als Verwandte von Patienten mit rein depressiven Störungen (Coryell u. a. 1989).

Hier ist es wichtig, nicht nur genetische Faktoren als die entscheidende Gesundheitsgefahr zu betrachten. Es geht vielmehr um die Frage, wie die verletzliche Person damit umgeht und ob die Vulnerabilität durch eine Behinderung der körperlichen Entwicklung oder durch psychologische Probleme erhöht wird. Wie bereits gesehen, können Gene nur in einem sie begünstigenden Umfeld wirksam werden.

Störungen der neuronalen Entwicklung

Die Hypofrontalitätstheorie

In einer klassischen Studie haben die Neurophysiologen D. H. Ingvar und G. Franzén gezeigt (1974), dass eine Gruppe chronisch Schizophrener eine im Vergleich zu gesunden Personen verminderte metabolische Aktivität in der präfrontalen Region des Gehirns aufweisen. Die Studie ist vielfach wiederholt worden, mit unterschiedlichen Ergebnissen.

Eine Theorie, die die »Hypofrontalität« als ein Merkmal der Schizophrenie definiert, erfreut sich gleichwohl ziemlicher Beliebtheit, auch wenn zunehmend mehr Fragen dazu auftauchen. Hypofrontalität steht für den Verlust komplexer Funktionen des Frontallappens wie Urteilsfähigkeit, Motivation und ethische Bewertungen. Dazu kann auch gehören, dass Signale, die normalerweise aus dem Frontallappen stammen und zu den Basalganglien übertragen werden, reduziert sind. In den Basalganglien werden verschiedene exekutive Funktionen (planvolles Handeln) ebenso wie Affekte und komplexe Muster der Bewältigung vorbereitet. Aufgrund der Hypofrontalität sind die Basalganglien der Kontrolle nicht mehr zugänglich, da der präfrontale Cortex weniger beherrschend ist. Daher funktionieren sie »primitiver«, sind weniger reguliert.

Dieses theoretische Modell versucht, sowohl die sogenannten negativen (»defizitären«) Symptome der Schizophrenie (Passivität, Introvertiertheit) als auch die »positiven« (produktiven) Symptome (Halluzinationen, Wahnideen und Denk-, Sprach- und Verhaltensstörungen) in den gesteigerten subkortikalen Aktivitäten (siehe auch Kapitel 15) zu verorten. Es ist jedoch unwahrscheinlich, dass die Hypofrontalitätstheorie eine Erklärung der Schizophrenie liefern kann. Hypofrontalität kann auch von der dämpfenden Wirkung antipsychotischer Medikamente ausgelöst werden. PET-Studien zeigen, dass es nicht möglich ist, die Unterschiede zwischen der reduzierten Funktion des Frontallappens bei der Depression bzw. der Schizophrenie zu erklären. Mit anderen Worten: Die Hypofrontalität des Gehirns kann als ein unspezifischer Ausdruck verminderter Hirnaktivität erklärt werden – als ein Ergebnis von Depression, verringerter Stimulation oder Neuroleptika.

Heute gilt das Interesse auch anderen Gehirnzentren wie der Amygdala oder dem Hippocampus, dem Parahippocampus und dem Thalamus. Diese Regionen sind wichtig für strategisches Denken, Lernen, das Kurzzeitgedächtnis und das Verbinden von Emotionen mit angemessenem emotionalen Verhalten. In einer Theorie zu Hirnläsionen, die in den USA eine wichtige Rolle spielt, wird angenommen, die Schizophrenie sei abhängig von pränatalen neuronalen Entwicklungsstörungen im Gehirn (Weinberger 1995). Wie viel genetisch ist und wie vieles von Faktoren abhängt, die von intrauterinem Nahrungsmangel herrühren oder aber vom möglichen Einfluss eines Virus, ist unbekannt (Abbildung 2).

Eine Metaanalyse von vierzig Studien, in denen das Gehirn sowohl schizophrener als auch normaler Kontrollfälle mit dem Magnetresonanztomographen (MRT) untersucht wurde, fand eine signifikante Verkleinerung des rechten Temporallappens (Komplex Amygdala/Hippocampus) und eine Vergrößerung der Seitenventrikel (Lawrie/Abukmeil 1998). Es war vor allem die graue Substanz, die verringert schien – übrigens ein Befund, der überwiegend bei Männern beobachtet wurde.

Es ist jedoch wichtig, sich zu vergegenwärtigen, dass sich die Resultate auf statistische Mittelwerte beziehen. Selbst unter Menschen mit Schizophrenie sind viele mit normalen Werten vertreten, ebenso wie unter den Kontrollpersonen viele sind, deren Anatomie genauso stark abweicht, ohne dass sich eine Krankheit entwickelt.

Eine Studie unterstützt die Behauptung, es gäbe eine (nichtgenetisch determinierte?) Abweichung oder Hemmung der Hirnentwicklung bei einer Gruppe schizophrener Patienten (Suddath u.a. 1990). Mittels MRT wurden Bilder von einer Gruppe diskordanter monozygoter Zwillinge gemacht (von denen jeweils nur einer an Schizophrenie litt). In 14 von 15 Fällen konnten die Forscher die Zwillinge, die an Schizophrenie litten, anhand der Bilder identifizieren, auf denen sichtbar war, dass sie im Vergleich zum gesunden

ABBILDUNG 2 Eine schematische Darstellung der Verbindungen und Zentren im Gehirn bei der Schizophrenie (nach Masterman/Cummings 1997)

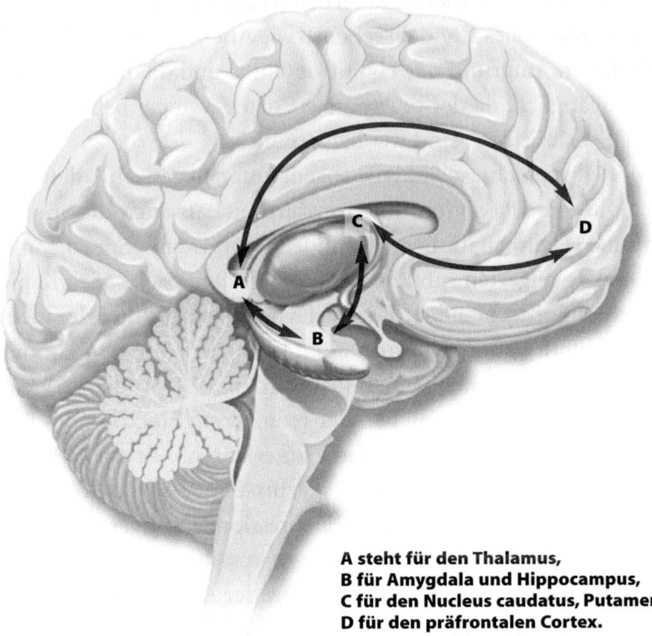

A steht für den Thalamus,
B für Amygdala und Hippocampus,
C für den Nucleus caudatus, Putamen und Globus pallidus,
D für den präfrontalen Cortex.

Zwilling vergrößerte Seitenventrikel und einen kleineren Hippocampus aufwiesen. Man kann nun natürlich spekulieren, ob die Erklärung dafür möglicherweise in der Störung der Hirnentwicklung des einen Zwillings zu sehen war, weil etwa der reduzierte Zugang zur Nahrung aus der Plazenta in einer erhöhten Vulnerabilität resultierte.

Die Funde abnormaler Hirnstrukturen sind bei männlichen Versuchspersonen stärker ausgeprägt. Dass Schizophrenie häufiger bei Männern als bei Frauen auftritt, während Frauen öfter an nichtschizophrenen Psychosen leiden, verweist darauf, dass es verschiedene Ursachen geben könnte, die sich jedoch überschneiden (Castle/Murray 1991). Es gibt auch Hinweise darauf, dass Östrogen Frauen vor Schizophrenie schützt (Häfner u. a. 1998).

Frühe Abnormalitäten in der Kindheitsentwicklung

In einer englischen Follow-up-Studie durch P. Jones u. a. (1994) wurden unter allen 5362 an bestimmten Tagen des Jahres 1946 geborenen Kindern dreißig Personen gefunden, die als Erwachsene die Diagnose »Schizophrenie« erhalten hatten. Bei Recherchen in Kinderbetreuungseinrichtungen, der Überprüfung von Schulzeugnissen usw. wurde herausgefunden, dass diese Kinder im Vergleich zu denen, die später nicht an Schizophrenie erkrankten, eine verzögerte psychomotorische Entwicklung hatten: Sie brauchten länger, um gehen zu lernen, hatten mehr Probleme mit dem Erlernen der Sprache und wiesen schlechtere Schulleistungen auf. Auch tendierten sie dazu, für sich allein zu spielen. Bei einer Routineuntersuchung der inzwischen Vierjährigen wurde festgestellt, dass die Mütter ihre Kinder nicht so gut verstanden oder mit ihnen umzugehen wussten wie andere Mütter.

In einer neuen Studie mit finnischen Kindern, die in den fünfziger Jahren geboren wurden und später an einer Schizophrenie erkrankten, zeigt sich im Vergleich zu den Kindern, die keine Schizophrenie bekamen, ein Unterschied lediglich hinsichtlich praktischer Schulfächer wie Sport, Zeichnen und Werken, in denen die später als schizophren diagnostizierten Personen keine so guten Leistungen erbrachten (Cannon u. a. 1999). In anderen Fächern zeigten sich keine Leistungsunterschiede. Allerdings ließ ihre Aufmerksamkeit häufiger vor der Sekundarstufe nach. Der Anteil der Jungen an den Kindern mit schlechteren Schulleistungen war größer. Einen Unterschied zwischen den Geschlechtern hinsichtlich der Leistungen in praktischen Fächern gab es hingegen nicht.

Wie sollte man diese Daten interpretieren? Fachleute, die über Erfahrung im Umgang mit schizophrenen Patienten verfügen, wissen, dass viele von ihnen keine schlechten Schulleistungen aufwiesen oder körperlich weniger leistungsfähig waren und dass eine beträchtliche Anzahl der Betroffenen über große persönliche Ressourcen verfügten. Eine vorwiegend männliche Gruppe jedoch weist Langzeit-, vielleicht lebenslange Probleme auf, bevor sie erkranken, was mit neuronalen Entwicklungsstörungen vor oder während der Geburt zusammenhängen könnte. Dies wird durch Studien mit monozygoten Zwillingen bestätigt, die bezüglich der Schizophrenie diskordant sind (Torrey u. a. 1994). Bei einem Drittel der diskordanten Kinder, die später an Schizophrenie erkrankten, begann die abweichende Entwicklung im Alter von fünf Jahren. Lag in diesen Fällen eine Fehlfunktion der mütterlichen Plazenta vor?

Pathologie der Zellstruktur

Das Wissen zum Wesen der neuronalen Schädigungen ist immer noch dürftig. Viele Studien zeigen, dass solche Schädigungen, die aus einer traumatischen Zerstörung von Nervengewebe oder Sauerstoffmangel bei der Geburt herrühren könnten, *nicht* als eine wichtige Ursache der Psychose zu betrachten sind. In solchen Fällen würde man wucherndes Bindegewebe im Hirn finden müssen, was nicht berichtet wurde. Die Befunde verweisen eher auf eine Hemmung oder Störung der Hirnentwicklung im fötalen Stadium.

Die Ventrikelvergrößerung spiegelt den Gewebemangel im mittleren Teil des Schläfenlappens wider, wo subkortikale Zentren wie Hippocampus, Amygdala und Pallidum zu finden sind. Eine progressive Schädigung, wie die von E. Kraepelin erwähnte, wurde in den meisten Studien nicht bestätigt (Jaskiw u. a. 1994). Es ist jedoch möglich, dass eine Untergruppe sehr wohl solche Abweichungen aufweist (Knoll u. a. 1998). Man könnte eine Untergruppe mit einer frühen Schädigung der Hirnentwicklung und eine weitere Gruppe mit progressiver neuronaler Degeneration vermuten, die sich klinisch möglicherweise erst nach der ersten psychotischen Episode manifestiert. Das wäre eine Erklärung für die wenigen Patienten mit so tief gehenden psychotischen Störungen, dass sie jedem Versuch einer Behandlung trotzen.

Mehrere Berichte enthalten Hinweise darauf, dass schizophrene Patienten einen Mangel an kortikalem Gewebe im Hippocampus zeigen, der Teil des Schläfenlappens ist und wichtige Verbindungen zu Frontallappen und Amygdala aufweist (Jakob/Beckmann 1986; Arnold u. a. 1991). Derartiges wird häufig an Menschen erforscht, die einer Lobotomie unterzogen wurden, sowie an chronisch geschwächten älteren Patienten – folglich ist die Anwendung dieser Forschungsergebnisse auf andere höchst fragwürdig.

Komplikationen während der Schwangerschaft und bei der Geburt als Risikofaktoren

Hinsichtlich der Risikofaktoren bei der Entbindung (Komplikationen bei den Wehen, instrumentelle Geburt, Atemstillstand bei der Geburt) finden einige Studien einen, zwei oder manchmal auch drei signifikante Risikofaktoren, doch werden sie in anderen Studien nur selten bestätigt. Dies kann zum einen an der benutzten Methode liegen, kann aber auch als Ausdruck der Heterogenität der Gruppe von Menschen mit Schizophrenie verstanden werden.

Mehrere Studien behaupten, das Risiko, an Schizophrenie zu erkranken, erhöhe sich, wenn die Mutter im zweiten Trimenon (der mittleren Periode der Schwangerschaft) an Grippe erkrankt (Mednick u. a. 1988). Vermutlich sei dies auf eine frühe Schädigung des Gehirns durch eine Virusinfektion zurückzuführen. Das erhöhte Risiko ist zwar zweifellos signifikant, aber in der Praxis recht klein und geht außerdem vermutlich mit anderen Problemen der Mutter einher.

Seit einiger Zeit ist bekannt, dass Kinder, die in den Wintermonaten geboren werden, ein höheres Risiko haben, an einer schizophrenen Störung zu erkranken (Dalén 1978). Dies könnte als eine erhöhte Infektionsanfälligkeit in dieser Zeit interpretiert werden, in der die Ernährung durch die Mutter weniger effizient ist. Weitere Belege für den Zusammenhang zwischen Wintergeburten und Schizophrenie wurden in einer groß angelegten dänischen Studie gefunden (Mortensen u. a. 1999; siehe Abbildung 3).

Kinder, die während der Hungersnot 1945 am Ende des Zweiten Weltkrieges in den Niederlanden gezeugt wurden, hatten ein dreifach erhöhtes Risiko, an Schizophrenie und anderen Störungen des schizophrenen Symptomspektrums zu erkranken (Hoek u. a. 1998). Eine andere Studie untersuchte die Wirkung des Stresses, unter dem die Holländer während der deutschen Besatzung standen (van Os/Selten 1998). Sie zeigt, dass hochgradiger psychischer Stress in der Schwangerschaft das Kind im Mutterleib schädigen kann, eventuell durch neuroendokrine Mechanismen.

Im finnischen Winterkrieg fanden viele Männer auf dem Schlachtfeld den Tod. Eine Untersuchung verglich die spätere Häufigkeit von Schizophrenie bei Kindern, die noch nicht geboren waren, als der Tod des Vaters bekannt wurde, mit Kindern, die gerade zur Welt gekommen waren. Das Risiko für das Kind war im ersteren Falle größer, besonders im zweiten Trimenon der Schwangerschaft, und weist auf signifikante psychosomatische Reaktionen der Mutter hin (Huttunen/Niskanen 1978).

Wie die sogenannte Jerusalemstudie (Fish u. a. 1992) zeigt, war das Geburtsgewicht schizophrener Patienten geringer als das von Patienten mit affektiven Störungen. Dieser Befund eines niedrigen Geburtsgewichts, besonders in Verbindung mit Frühgeburt, taucht ebenfalls in Studien zur Schizophrenie auf. Ob das bedeutet, dass die intrauterine Entwicklung ungünstig verlaufen ist mit gestörter physischer Entwicklung (einschließlich des Gehirns) oder ob sie von anderen Faktoren wie beispielsweise erhöhtem Stress abhing, der die endokrine Aktivität während der Geburt verändern kann, ist nicht immer eindeutig.

Mithilfe epidemiologischer Methoden und Zeitreihenanalysen wurde auch belegt, dass das Risiko, an einer Schizophrenie zu erkranken, im Falle soziokulturell unterprivilegier-

ABBILDUNG 3 **Der Monat der Geburt und das relative Risiko des Kindes, später an Schizophrenie zu erkranken** (nach Mortensen u.a. 1999)

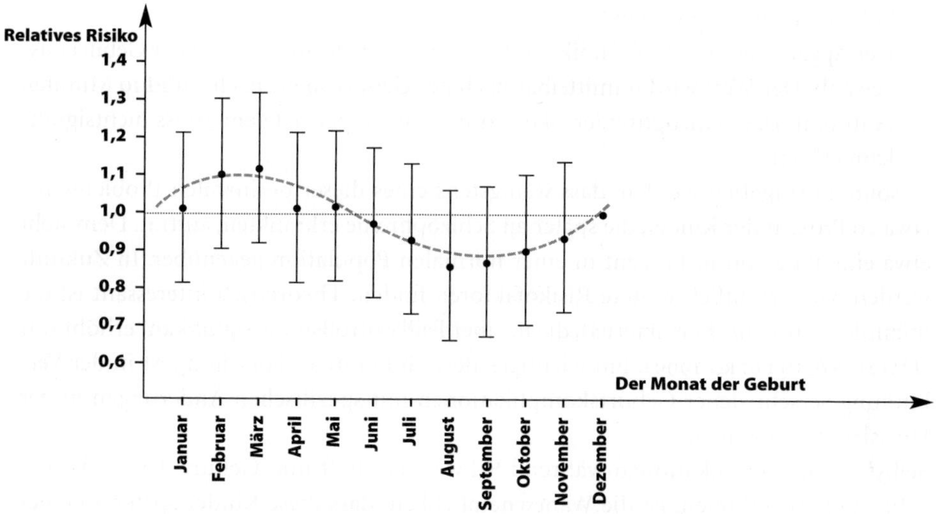

Die vertikalen Linien geben die 95-Prozent-Konfidenzintervalle wieder (Basis: Dezember = 1,0)

ter Personengruppen wie Immigranten der zweiten Generation aus Dritte-Welt-Ländern höher ist (Warner 1994). Dieses erhöhte Risiko kann auf eine Kombination aus schlechter perinataler Versorgung in diesen Gruppen und ungünstigen Beckenverhältnissen der Mütter aufgrund unzureichender Ernährung und Mangel an Vitamin D zurückzuführen sein. Die höhere Stressbelastung dieser sozial benachteiligten Gruppen muss ebenfalls berücksichtigt werden. Kann also die niedrigere Rate schizophrener Erkrankungen, die für viele Regionen des Westens berichtet wird, ein Ergebnis besserer pränataler, perinataler und neonataler Versorgung und öffentlicher Fürsorge sein? Gleichzeitig müsste ein Anstieg der Überlebensrate vieler frühgeborener Kinder in reichen Gesellschaften das gegenteilige Resultat erzeugen. Frühgeburt ist einer der besser gesicherten Risikofaktoren der Schizophrenie.

In einer großen epidemiologischen Studie von C. Dalman u.a. (1999) mit Kindern, die zwischen 1973 und 1978 in Schweden zur Welt kamen, wurden die Angaben eines nationalen Krankheitsregisters mit denen eines Registers von Geburtskomplikationen kombiniert. 238 Kinder wurden später nach dem ICD-9, das heißt mit etwas weiter gefassten Kriterien als denen des DSM-IV, als schizophren diagnostiziert. Da die untersuchten Personen nicht älter als 22 Jahre sein konnten, kann man nur Schlussfolgerungen bezüglich früh auftretender Psychosen ziehen. Je nach dem zugrunde liegenden theoretischen und praktischen Modell wurden drei relativ unabhängige Schädigungsarten identifiziert:

- Belege einer intrauterinen Mangelernährung aufgrund einer Funktionsstörung der Plazenta, zum Beispiel der Präeklampsie (erhöhter Blutdruck, Eiweiß im Blut etc.). Hier ist das Risiko mehr als doppelt so hoch. Kinder, die dieser Komplikation ausgesetzt waren, erkrankten doppelt so häufig an einer Schizophrenie. Mangelernährung wurde häufiger bei Jungen festgestellt.

- Unreife durch Frühgeburt. Die Geburt vor der 33. Woche war mit einem 2,5-mal höheren Risiko verbunden.
- Der Apgar-Wert wurde als Indikator für einen Sauerstoffmangel bei der Geburt ausgewählt. Der Wert wird unmittelbar nach der Geburt sowie nach 5 und 10 Minuten bestimmt. Das Schizophrenierisiko war bei hohem perinatalem Stress nichtsignifikant erhöht.

Es sollte hinzugefügt werden, dass wenigstens eines dieser perinatalen Probleme bei etwa 20 Prozent der Kinder, die später an Schizophrenie erkrankten, auftrat. Dem steht etwa eine Rate von 10 Prozent in einer normalen Population gegenüber. In Zukunft werden wir vermutlich weitere Risikofaktoren finden. Theoretisch interessant ist die infantile Gelbsucht (Kernikterus), die in einer Fallkontrollstudie signifikant erhöht war (Dalman/Cullberg 1999). Ein wichtiger Bereich künftiger Forschung ist in der Verbindung verschiedener Geburtskomplikationen mit spezifischen Änderungen in der Hirnstruktur zu sehen.

Selbst wenn Komplikationen während Schwangerschaft und Geburt das Risiko der Schizophrenie erhöhen, ist die Wahrscheinlichkeit, dass diese Kinder später an einer Schizophrenie erkranken, generell niedrig. Komplikationen in der Schwangerschaft und bei der Geburt sind verbreitet, doch nur ein Kind von 250, die diesen Komplikationen ausgesetzt waren, erkrankt im Laufe seines Lebens an Schizophrenie.

Die Phospholipidhypothese

Als die Dopaminhypothese zunehmend angezweifelt wurde, begann die Phospholipidhypothese auf vermehrtes Interesse zu stoßen (Horrobin 1999). Diese ist eng mit dem Thema der neuronalen Entwicklungsstörungen verbunden. Phospholipide bilden die Grundstruktur aller Nervenzellmembranen, durch die Signale geleitet werden müssen. Ein Phospholipid enthält essenzielle Fettsäuren, die über die Nahrung aufgenommen werden müssen. Es wurde festgestellt, dass schizophrene Patienten (wie auch die mit Lese- und Rechtschreibschwächen) einen erhöhten Verlust dieser wichtigen Fette aufweisen, vielleicht aufgrund eines veränderten Phospholipidstoffwechsels. Wird dieser Verlust nicht durch eine Nahrungsergänzung ausgeglichen, können Störungen in der Entwicklung des Nervensystems die Folge sein.

Die Vertreter dieser Theorie verbinden die Entdeckung einer gestörten neuronalen Entwicklung des ZNS mit einem genetisch determinierten erhöhten Verlust von Fettsäuren in den Neuronen. Des Weiteren kann die zugrunde liegende genetische Prädisposition zu einem klinischen Problem werden, wenn die Phospholipidsynthese in der fetalen Entwicklung oder aufgrund reduzierten Stillens gestört ist. Bekannte Risikofaktoren wie Stress und Virusinfektionen vermindern die Fähigkeit zur Phospholipidsynthese. Mehrere Studien belegen, dass Menschen, die später an Schizophrenie erkrankten, eine kürzere Stillzeit hatten als andere (was auch die Frage aufwirft, ob hier nicht auch wichtige psychologische Unterschiede in der frühen Entwicklung eine Rolle spielen). Muttermilch enthält mehr essenzielle Fettsäuren als die Flaschenmilch. Es ist noch zu früh, ein abschließendes Urteil über diese Theorie zu fällen. Ihre Stärke bezieht sie aus dem Wissen über biochemische Bedingungen, die klinische Bedeutung ist jedoch noch gering.

Sind die Befunde zu Hirnschädigungen spezifisch für die Schizophrenie?

Eine vergleichende metaanalytische Studie (Elkis u. a. 1995) zwischen Patienten mit affektiven Störungen und mit Schizophrenie wurde bezüglich der Prävalenz vergrößerter Ventrikel und Zeichen der Atrophie (Reduktion des Nervengewebes) der Gehirnrinde durchgeführt. Sie ergab, dass beide Krankheitsgruppen statistisch mit bestimmten Veränderungen des Gehirns im Vergleich zu »Normalen« korrelieren. Das lässt vermuten, dass die Veränderungen des Gehirns, die bei Schizophrenie gefunden wurden, *nicht* spezifisch für diese Krankheit sind. Sie verweisen vielmehr auf einen generell erhöhten Risikofaktor für psychische Krankheiten.

Zusammenfassung

Berücksichtigt man die überwältigende Zahl der Forschungsarbeiten zu Schizophrenie, Hirnschädigungen und genetischen Faktoren, die im Laufe der letzten hundert Jahre durchgeführt wurden, dann fällt auf, wie widersprüchlich die Ergebnisse sind und wie wenige, wenn überhaupt, *spezifische* Resultate gefunden wurden. Dafür gibt es viele Gründe. Die klinische Beschreibung (d. h. Diagnose) der Schizophrenie ist unbefriedigend. Schizophrenie ist nicht einfach eine Krankheit: Vielmehr kann sie als eine Reihe von Reaktionen auf eine vorher schon bestehende Vulnerabilität unterschiedlicher Ursache betrachtet werden. Außerdem liegen nur sehr wenige Forschungsarbeiten zu nichtschizophrenen Psychosen vor; der Schwerpunkt der Forschung lag zudem auf den chronisch Kranken.

Die genetische Komponente ist vermutlich die wichtigste biologische Dimension, die der schizophrenen Vulnerabilität zugrunde liegt. Es scheint sich um ein manifest polygenes Erbgut zu handeln. Offensichtlicher werden die genetischen Ursachen, wenn die Diagnosekriterien erweitert und die Störungen des schizophrenen Spektrums einbezogen werden. Die vorliegenden Daten zeigen, dass die genetischen Faktoren der Schizophrenie oft zu schizotypischem Denken führen.

Eine andere Dimension, die genetisch determiniert sein könnte, vermutlich aber auch unabhängig funktioniert und die Wirkung der genetischen Verletzlichkeit erhöht, sind frühe Störungen der Hirnentwicklung. Das Interesse galt hier dem Umstand, dass bei rund einem Drittel der chronisch schizophrenen Patienten eine Reduzierung des Hirngewebes festgestellt werden konnte, vorwiegend bei Männern. Zu den möglichen Ursachen dieser Art der Schädigung gehören ein Mangel an adäquater Ernährung, Entwicklungsstörungen während der Schwangerschaft und ein Sauerstoffmangel bei der Geburt, obgleich diese Faktoren nur einen kleinen Teil der Gesamtlast dieser Krankheit erklären können.

Die Forschungen des nächsten Jahrzehnts werden sicherlich ganz neue Erkenntnisse über relevante biologische Faktoren zutage fördern, es ist jedoch unwahrscheinlich, dass die neurobiologische Forschung uns eine umfassende Erklärung »des Rätsels Schizophrenie« (auf die manche hoffen) wird liefern können. Vielmehr muss unser Augenmerk auf einen interdisziplinären Ansatz gerichtet sein.

Psychodynamische Vulnerabilitätsfaktoren

Psychodynamische Vulnerabilitätsfaktoren sind in der Innenwelt eines Individuums verortet. Oft handelt es sich um widersprüchliche psychologische Themen, die das Individuum bedrohen, weil sie für Schwierigkeiten stehen, die nötigen Strategien zum Umgang mit einer problematischen Situation, einer Krise, Überstimulierung und anderen Belastungen zu finden. Die Inhalte solcher Erfahrungen werden so bedrohlich oder unbegreiflich, dass es zum Verlust der Funktions- und Integrationsfähigkeit des Ichs kommt.

Frühes Trauma und Probleme des Heranwachsenden

Es herrscht nach wie vor ein Mangel an wissenschaftlichen Erkenntnissen zu den Einflüssen der Kindheit und früher Erfahrungen auf die Entwicklung einer Psychose oder der Schizophrenie. Besser bestellt ist es damit, wie negative Erfahrungen in der Kindheit die Tendenz schaffen oder verstärken können, an verschiedenen Persönlichkeitsstörungen zu erkranken. Negative Kindheitserfahrungen und Persönlichkeitsstörungen können als psychologische Vulnerabilitätsfaktoren für die Entstehung von Psychosen fungieren.

Nach der psychoanalytischen Theorie der Objektbeziehungen erwirbt das Ich seine Struktur durch die inneren Repräsentanzen unserer frühesten Bezugspersonen mittels verschiedener Identifikationsprozesse. Kinder, die früh mit unzulänglicher Sicherheit und ernsthaften Störungen der frühen Beziehungen konfrontiert sind, entwickeln eine schwächere Ich-Struktur – eine mögliche Ursache von Persönlichkeitsstörungen. In einer Studie von J. C. Beck und B. van der Kolk (1987) mit 26 chronisch psychotischen Frauen in einem Krankenhaus in den USA erinnerte sich die Hälfte der Teilnehmerinnen an inzestuöse Kindheitserfahrungen. Wenn auch der Wahrheitsgehalt der Berichte nicht immer bewiesen werden kann, verweisen sie doch darauf, dass Inzesterfahrungen, so wie andere Misshandlungen in der Kindheit auch, einen ernsthaften Verletzlichkeitsfaktor für verschiedene psychische Erkrankungen darstellen können.

Experimentelle Studien mit Säugetieren können zum Verständnis der Relevanz der Bindungsphase beitragen. Wird die Mutterbeziehung zu einem frühen Zeitpunkt gestört, dann wird dieser Bruch in gravierenden Verhaltensstörungen des Tieres im späteren Leben deutlich. Es ist aber nicht gelungen, die in den vierziger und fünfziger Jahren die psychoanalytische Literatur dominierende, allzu reduktionistische Theorie zu bestätigen, der zufolge eine Schizophrenie durch eine Störung der frühen Mutter-Kind-Beziehung verursacht wird.

Wiederholt wurden ein Mangel an sensiblem Verständnis, an Nähe sowie eine fehlerhafte Interpretation der Kommunikation und der Bedürfnisse des Kindes als Faktoren für die Erkrankung angeführt. Gewiss tragen solche Situationen zur Entwicklung von Persönlichkeitsstörungen bei. Um eine Schizophrenie zu entwickeln, muss allerdings eine Kombination von Vulnerabilitätsfaktoren gegeben sein – zum Beispiel eine besondere biologische Konstitution (d. h. genetische und neuronale Entwicklungsfaktoren) zusammen mit frühen Defiziten in der Versorgung oder aber Misshandlungen –, die so traumatisch sind, dass sie die Entwicklung des Selbst schädigen (Kraemer u. a. 1984; Siegel 1999; Meuser u. a. 2002).

Die systematische Forschung auf diesen Gebieten ist dürftig und unser Wissen beruht nach wie vor überwiegend auf »anekdotischen« Daten. Eine Übersicht zeigt, dass der Anteil schizophrener Patienten, die unter traumatischen Bedingungen aufgewachsen sind, überzufällig groß ist (Read 1997). In diese Gruppe sind Personen eingeschlossen, die als Kinder sexuelle oder andere Misshandlungen erlitten haben oder in frühem Alter starker Vernachlässigung ausgesetzt waren. Der Autor sieht den Grund dafür, dass dies in der früheren Literatur nicht bemerkt wurde, darin, dass nicht nach solchen Problemen gefragt wurde, wenn die Vorgeschichte der Patientinnen und Patienten erfasst wurde.
Die Schilderungen ihrer Eltern durch schizophrene Patienten sind von ihren gespaltenen inneren Repräsentanzen beeinflusst. Das einseitige Bild einer schlechten Mutter oder eines schlechten Vaters kann bei den Personen, die von diesen Eltern hören oder lesen, leicht zur Identifikation führen. Viele Jahre lang machten Eltern die Erfahrung, dass sie als Sündenböcke für die Krankheit ihres Kindes herhalten mussten.
Kleinkinder unterscheiden sich konstitutionell sehr stark in ihrem Entwicklungsstand hinsichtlich der Reife und der Empfänglichkeit für Reize. Daher ist Vorsicht geboten, wenn man Urteile darüber fällen will, inwieweit Probleme der Eltern zu einer späteren Psychose beigetragen haben. Sensible Kinder stellen größere Ansprüche an die Eltern, die im Umgang mit dem Kind oft zutiefst frustriert sind. Sicher wissen wir nur, dass die meisten Eltern eines Kindes mit einer schweren physischen oder psychischen Krankheit tendenziell mit irrationalen Selbstvorwürfen und Schuldgefühlen reagieren.
Viele (die meisten?) schizophrene Patienten waren nach meiner Erfahrung nicht besonders schwerer Vernachlässigung ausgesetzt. Allerdings sind gewisse biologisch sensible Kinder besonders auf eine enge Bindung und eine längere Bindungsphase mit den Eltern angewiesen. Ein Großteil des Ichs ist genetisch determiniert, wichtige Aspekte werden jedoch auch mithilfe frühester internalisierter Objektbeziehungen gebildet. Hinsichtlich der Personen mit affektiven Psychosen (siehe Kapitel 10) ist öfter ein frühes Trauma festzustellen. Viele haben bemerkt, dass Menschen mit einer Psychose in den späteren Phasen ihrer Entwicklung (Pubertät und frühes Erwachsenenalter) vergleichsweise mehr psychosoziale Probleme hatten. Solche Schwierigkeiten sollten neben den anderen bereits beschriebenen Vulnerabilitätsfaktoren berücksichtigt werden.
S. Levander und ich führten eine Erhebung zum Thema durch. Im Mittelpunkt der Studie standen Interviews mit acht Personen mit eindeutiger Schizophrenie nach dem DSM-III, die nach intensiver psychodynamischer Langzeittherapie genesen waren. Auch ihre Krankenhausberichte wurden geprüft und ihre Therapeuten interviewt. Es gab keinerlei Anzeichen darauf, dass sie im Kleinkindalter traumatischem Stress ausgesetzt gewesen waren (Cullberg/Levander 1991).
Demgegenüber hatten sie alle sehr belastende Erfahrungen im Vorschulalter oder vor der Pubertät gemacht. Eine deutliche Anzahl der Patienten hatte auch Verwandte, die psychiatrisch behandelt wurden. Diese Befunde interpretierten wir als einen Hinweis auf eine genetische Vulnerabilität von Menschen, die während ihrer Entwicklung in der Außenwelt Stress ausgesetzt waren. Später, in der Adoleszenz oder als junge Erwachsene, hatten sie mit einer Psychose reagiert, wenn sie unter besonderem Stress standen. In den Interviews konnten sie umfassend beschreiben, wie sie beinahe in einem Zustand der Inflexibilität verharrt hätten, der einer Persönlichkeitsstörung ähnelte, eine Situation, die durch den Ausbruch der Psychose verändert wurde. Die Verarbeitung in der

Psychotherapie, die manchmal noch lange nach Beginn der Psychose andauerte, schien ein entscheidender Faktor bei der Verkürzung der Krankheitsentwicklung zu sein. Bei manchen Patienten waren affektive Komponenten der Krankheit zu erkennen; oftmals ein Hinweis auf eine mögliche konstruktive Rolle psychodynamischer Therapie.

Neuropsychodynamische Theorien zu Vulnerabilität und Persönlichkeitsentwicklung

Der amerikanische Psychoanalytiker J. Grotstein, der sich bestens mit neurobiologischen Themen auskennt, hat eine Theorie zu Kindern mit hoher biologischer Vulnerabilität entwickelt, die mit einem erhöhten Psychoserisiko einhergeht (Grotstein 1995). Im Folgenden werden die Hauptaspekte seiner Theorie mit einigen kleinen Ergänzungen wiedergegeben.

Nach Grotsteins Ansicht kommen bestimmte Kinder mit reduzierten schützenden Fähigkeiten (»Filtern«) hinsichtlich der Reaktion auf äußere Reize zur Welt. Hypothetisch kann dies an einer genetisch höheren Sensibilität oder an frühen, aus einer Schädigung bestimmter Hirnzentren resultierenden Entwicklungsstörungen liegen. Dies sind die Ursachen kognitiver Mikrodefizite, darunter die mangelnde Fähigkeit, bestimmte Probleme zu lösen oder auf bestimmte Weise zu denken. Die Kinder können zudem in einer Umgebung aufwachsen, die ihre besonders ausgeprägten Bedürfnisse, »gehalten« und »beschützt« zu werden, nicht erfüllt.

Es mehren sich die Hinweise darauf, dass schwere Mangelzustände bei kleinen Affen zu einer Unterentwicklung bestimmter Hirnzentren führen. Diese Unterentwicklung hängt zusammen mit der Abwesenheit einer Mutter, die in einer kritischen Phase der Kindheit als Stimulus fungiert. Später können negative Auswirkungen bei dem erwachsenen Affen beobachtet werden, in Form von Verhaltensstörungen, Aggressivität oder Nach-innen-gerichtet-Sein. Ein psychotischer Zustand kann mit niedrigen Dosen von Amphetamin ausgelöst werden, ein Hinweis darauf, dass das Dopaminsystem während der frühen Deprivation sensibilisiert wurde (Kraemer u. a. 1984). Fehlen in der frühesten Kindheit wichtige fördernde Stimuli, die nötig sind, um das Dopamin-»Belohnungssystem« im Hirn aufzubauen, dann geraten essenzielle Hirnfunktionen aus dem Gleichgewicht oder entwickeln sich nur unzureichend. Dies wird auch später in diesem Kapitel im Zusammenhang mit den schizoiden Persönlichkeitsmerkmalen diskutiert.

Die neuropsychologische Forschung stützt die Theorie, dass das Gehirn kein so selbstbestimmtes Organ ist, wie man früher annahm. In seiner biologischen Entwicklung ist es in kritischen Phasen abhängig von adäquaten äußeren Reizen. Das Kleinkind macht frühzeitig die subjektive Erfahrung sehr starken psychologischen Unbehagens oder schmerzhafter Empfindungen in Zusammenhang mit Reizen verschiedenster Art (Hunger, Hitze, Kälte, Koliken, Einsamkeit). Noch ist es nicht fähig, klar zwischen Reizen aus der Außenwelt und der Innenwelt zu unterscheiden. Wird das Kind von schmerzhaften Erfahrungen überwältigt, ist der Aufbau stabiler innerer Repräsentanzen der umgebenden Welt stark erschwert. Das Unbewusste ist angefüllt mit »Dämonen« (siehe Kapitel 4). Es kommt früh zu einer exzessiven Häufung negativer Selbst- und Objektrepräsentanzen. Die Schwierigkeiten im Umgang mit Reizen und ihrer richtigen Interpretation werden größer und die Fähigkeit zur Symbolbildung und der Unterscheidung zwischen dem Abstrakten und Konkreten wird irrtumsanfällig.

Mit dieser Häufung geht eine verminderte Fähigkeit einher, einen gut funktionierenden »Übergangsbereich« zwischen Fantasie und Realität zu bilden, der bei Kleinkindern gewöhnlich als Brücke zwischen ihrem Bild der Mutter und der umgebenden Welt funktioniert (siehe Kapitel 1). Diese Brücken, in Gestalt von Schmusedecken, Einschlafritualen, Versteckspielen und dergleichen, werden als »Übergangsobjekte« bezeichnet.

Kinder mit niedrigen Reizschwellen physiologischer Natur können zwar die Übergangsbereiche entwickeln, haben aber ein Risiko, in diesen Zuständen stecken zu bleiben. Der Schutzpuffer gegenüber der umgebenden Welt fungiert auch als eine Barriere gegen sie. Ihre Spiele verwandeln sich in zwanghafte Kontrollversuche, die sich störend auf das Familienleben auswirken können. Die Rituale werden immer länger und Gefühlsausbrüche immer schmerzhafter, wenn der betroffene Elternteil sich nicht mehr an den Ritualen beteiligen will. Der Altersstufe angemessene Aktivitäten werden verzögert.

Die dynamischen Ausgleichsstrategien, zu denen das Kind unbewusst greift, um seine Fähigkeit zur Bewältigung (und vielleicht zum »Überleben«) zu erhöhen, äußern sich nach Grotstein in der Entwicklung eines riskanten »falschen« Selbst. Er spricht von einem »faustischen Pakt« (Faust gibt seine Seele dem Teufel), in dem das Kind Sicherheit statt Authentizität »wählt«. Gekennzeichnet ist dieses falsche Selbst durch konkretes Denken und oberflächliche Beziehungen, um die tieferen Schichten nicht zu stören, in denen die »Dämonen« lauern. Das heißt, dass Situationen, die sonst mit dem Risiko von Gefühlen des Trauerns und des Verlusts verbunden sind, kaum gespürt und verdrängt werden. Das verschüttete authentische Selbst würde diese Verlusterfahrungen als katastrophal und latent tödlich empfinden (Auslöschung).

Das falsche Selbst übernimmt und formt eine Persönlichkeit zur Abschirmung gegen die externe Welt. Beziehungen, die in einer erwachsenen Welt zu Bindung und Abhängigkeit führen würden, werden durch Rückzug vermieden. Ist der Impuls zur Abhängigkeit aber zu mächtig, beispielsweise der Impuls zu einer Bindung des regressiven Typus wie der des Kleinkinds zur Muttergestalt, kann es zu aggressiven Attacken kommen, wenn dieser Impuls enttäuscht wird. Da das authentische Selbst vom bewussten Selbst abgespalten wird, können diese tieferen, bedrohlicheren Gefühle als von der äußeren Welt kommend erlebt werden. Negative, »zornige« Aspekte des Selbst werden auf die Umgebung projiziert und erzeugen Gefühle der Verfolgung oder andere Wahnvorstellungen.

Die Theorie Grotsteins liefert uns ein Modell, das uns hilft zu verstehen, wie biologische Faktoren die Entwicklung des Selbst beeinflussen und wie psychodynamische Zustände mit neurophysiologischen Gegebenheiten interagieren können. Sie zeigt auch, warum bestimmte Erfahrungen und Ereignisse ein psychotisches Ergebnis haben können, so wie die Entwicklung des Selbst und von Wahnvorstellungen mit der frühen biologischen Entwicklung zusammenhängen können. Der sogenannte Nähe-Distanz-Konflikt zwischen dem tiefen Bedürfnis nach Wärme und der gleichermaßen mächtigen Angst vor Nähe ist charakteristisch für die psychische Situation des schizophrenen Menschen. Es handelt sich um ein dynamisches (interaktives) Modell. Ob es sich als nützlich erweisen wird, kann nur die Zukunft zeigen.

Persönlichkeitsstörungen

Im vorangegangenen Kapitel haben wir gesehen, dass Merkmale der schizotypischen Persönlichkeit ein Hinweis auf ein Potenzial schizophrener Entwicklung sein können. In diesem Kontext ist es angebracht, sich an den Psychoanalytiker O. Kernberg und seine dynamische Theorie zur dreistufigen Persönlichkeitsorganisation mit verschiedenen Arten und Graden von Störungen zu erinnern, die sich in den Beschreibungen und Erfahrungen des Selbst manifestieren (Kernberg 1992). In den diagnostischen Manualen DSM und ICD wurde eine ähnliche Gruppierung mittels eher phänomenologischer Kriterien vorgenommen (siehe Anhang). Hier zuerst eine Zusammenfassung der Kernberg'schen Klassifikation:

- Die neurotische Persönlichkeitsorganisation zieht klare Grenzen zwischen dem Selbst und der Welt, das heißt, die Identität ist relativ gut definiert. Das Ich ist stark und flexibel, der vorherrschende Abwehrmechanismus ist Verdrängung. Die Realitätsprüfung ist effizient, hinzu kommt eine relativ gute Beziehungsfähigkeit. Antiaggressive, abhängige, zwanghafte und vermeidende Persönlichkeitsstörungen sind hier eingeschlossen. Es muss nicht notwendigerweise zu psychotischer Regression kommen. Dennoch kann man eine akute Psychose bei einer besonders verletzlichen Person finden (siehe die Fallgeschichte von Eve weiter unten). Die Prognose ist gewöhnlich gut.
- Die Borderline-Persönlichkeitsorganisation ist von Identitätsdiffusion gekennzeichnet. Die Abwehrmechanismen bestehen aus der Spaltung zwischen Idealisierung und Verachtung, Liebe und Hass. Die Fähigkeit, Beziehungen einzugehen, ist gestört. Das Ich ist geschwächt; die Sublimierung instinkthafter Wünsche und die Angstkontrolle sind erschwert. Impulsives Verhalten ist verbreitet. Narzisstische, histrionische und emotional instabile (Borderline-)Persönlichkeitsstörungen sind in dieser Kategorie enthalten. Die Realitätsprüfung ist gut. Es gibt bestimmte Persönlichkeiten des Borderline-Typus, die dazu tendieren, mit schizophrenieähnlichen Psychosen zu reagieren, wenn sie von außen mit Frustration konfrontiert werden (siehe die Fallgeschichte von John weiter unten).
- Bei der psychotischen Persönlichkeitsorganisation haben sich die Grenzen zwischen Ich und Umwelt zum Teil aufgelöst. Beschreiben kann man dies so, dass es eine Durchlässigkeit zwischen der inneren und der äußeren Welt gibt. Die Abwehrmechanismen sind eher primitiv, darunter Spaltung, Verleugnung und projektive Identifizierung bis hin zu klar erkennbaren Projektionen. Die Realitätsprüfung bricht schnell zusammen und die Fähigkeit, Beziehungen einzugehen, ist begrenzt. Hier sind auch die schizotypischen, paranoiden und schizoiden Persönlichkeitsstörungen inbegriffen. Die beiden ersteren Störungen werden häufiger als die schizoide Störung als Risikofaktoren der Psychose angesehen.

Persönlichkeitsstörungen und Psychose

Die Fallbeispiele, die ich unten anführe, sind nicht systematisch ausgewählt. Sie stehen für Persönlichkeitstypen, die nach meiner Erfahrung ein Risiko für den psychotischen Zusammenbruch darstellen. Ihre Abwehrmechanismen reichen gewöhnlich aus, wenn sie in einem Konflikt gegen Ängstlichkeit ankämpfen. Doch in manchen Situationen schützen ihre Abwehrkräfte die Persönlichkeit nicht ausreichend und es kommt zu einem psychotischen Kollaps der Ich-Funktionen. Oftmals wird dies als eine akute, kurzzeitige Psychose, eine affektive oder schizophreniforme Psychose diagnostiziert.

Ein Persönlichkeitsmerkmal, das sich als Risikofaktor für eine Psychose auswirken kann, ist mangelnde Reife. Heute wird dies nicht mehr als eine Persönlichkeitsstörung angesehen und ist daher nicht in den aktuellen Klassifikationen enthalten. Nach meiner Erfahrung ist sie zwischen der Borderline- und der neurotischen Persönlichkeitsorganisation angesiedelt. Die Unreife des Erwachsenen äußert sich in »kindischem« Verhalten (das »innere Kind«). Man beobachtet eine wiederholte Leichtgläubigkeit und die Tendenz, gute Elternfiguren in Personen zu sehen, die klare Anzeichen des Gegenteils erkennen lassen. Der Erfahrungshintergrund der unreifen Person zeigt nicht selten eine Kombination aus frühen Langzeitphasen von Misshandlung oder auch davon, Zeuge von Misshandlungen und sexuellem Missbrauch geworden zu sein, und einer emotionalen Bindung an vernachlässigende Eltern.

Später sind die inneren Repräsentanzen (Bilder) der Welt des Erwachsenen von wütenden und beängstigenden Drohungen angefüllt, die das Bedürfnis hervorrufen, sich vor dem Verlassen der Welt des Kindes zu schützen. Gewalt und Sexualität sind für diese Menschen eng miteinander verbunden und mit Angst besetzt, sie fühlen sich jedoch unbewusst zu beiden Polen hingezogen wie Motten zum Licht. Manchmal kann dies in sublimierter Form ausgelebt werden, indem man andere betreut, einen missbrauchten Partner zu retten versucht oder einer extremen religiösen Bewegung beitritt. Andere werden von einem Zuhälter angeworben, prostituieren sich oder finden sich wiederholt in Missbrauchssituationen wieder.

Wird der Widerspruch zwischen den verleugneten Schwierigkeiten in der Realität und dem inneren Sicherheitsbedürfnis zu groß, folgen katastrophische Reaktionen und Chaos, was manchmal in einer Psychose endet. Ist die Unreife mit niedrigen intellektuellen Fähigkeiten oder einer kognitiven Beeinträchtigung verbunden, so ist die Prognose ungünstiger und das Potenzial geringer, die Probleme in einer Behandlung und Rehabilitation zu verarbeiten.

Ähnliche Probleme ergeben sich bei Persönlichkeitsstörungen hysterischer oder histrionischer Natur. Die Betroffenen haben ein intensives Fantasieleben und ein starkes Bedürfnis, ihre Gefühle auszudrücken. Sie können auch ein anziehendes und »aufregendes« äußeres Image präsentieren, das im Widerspruch zu einer Innenwelt steht, die von frühen, verdrängten oder abgespaltenen Konflikten beherrscht wird. Aufgrund ihrer Attraktivität und ihrer Neugierde finden sie sich oft in Krisensituationen wieder. Ist die Realität schwer zu ertragen, kann ihr Fantasieleben in konkreter psychotischer Form die Kontrolle übernehmen.

Viele dieser Persönlichkeiten weisen auch Borderline-Merkmale auf. Regressive psychotische Zustände sind verbreitet. Schuldgefühle und Gefühle, ein Außenseiter zu sein, schaffen eine Situation, in der es schwieriger wird, sich vor Regression zu schützen, vor allem wenn die Betroffenen nicht durch eine Psychotherapie unterstützt werden. Manchmal haben die betroffenen Personen dramatische psychoseähnliche Symptome, die aber nicht wirklich psychotisch sind (siehe die Fallgeschichte von Nina weiter unten).

Zwanghafte Persönlichkeiten führen gewöhnlich ein so stark ritualverhaftetes Leben, dass äußere wie innere Frustration nur das ritualisierte Zwangsverhalten verstärken. In gewissen Fällen ist der genetische Aspekt ein wichtiger Faktor, der sich nicht von der Hand weisen lässt. Hier kann man klar sehen, wie das Risiko in Kombination mit Unreife erhöht ist. Konflikte um Sexualität oder Aggression können die starre Persönlichkeit dazu bringen, zusammenzubrechen, statt mit zwanghafter Abwehr zu reagieren.

» **Die Angst, Kinder zu bekommen** Eve, 35 Jahre alt, Beamtin, verlor bei der Geburt ihr Kind. Sie war aus unklaren Gründen gegen die Schwangerschaft gewesen, hatte sich auf Drängen ihres Mannes jedoch bereit erklärt, schwanger zu werden, als er erklärte, andernfalls werde er sie verlassen. Eve, die keine anderen Kinder hatte, führte als Erwachsene ein behütetes Leben, mit einer starken Betonung des Ästhetischen. Sie hatte viel Zeit und Mühe darauf verwendet, ihr Leben sorgfältig zu planen. Einige Wochen nach der Geburt erkrankte sie an einer chaotischen Psychose, gefolgt von starken Depressionen, in deren Verlauf sie sich die Schuld am Tod des Kindes gab; sie warf sich vor, es nicht geliebt zu haben.

Während unserer psychotherapeutischen Arbeit stellte sich heraus, dass Eves Eltern, als sie gerade einmal zwei Jahre alt war, ein einjähriges Kind mit einer Hirnschädigung und daraus resultierenden Verhaltensstörungen adoptiert hatten. Der kleine Junge brachte mit seinem aggressiven und zerstörerischen Verhalten Eves heile Welt zum Einsturz und sie entwickelte allmählich intensive Hassgefühle, die sie erst in der Therapie offen zeigen konnte. Sie hatte beschlossen, erst dann selbst ein Kind zu bekommen, wenn sie innerlich dazu bereit sein würde.

Nach ihrer Psychose durchlief sie eine tiefe Krise mit Depressionen und Suizidwünschen. Als dies aufgrund einer Kombination aus Psychotherapie und antidepressiver Medikation nachließ, beschloss sie zusammen mit ihrem Mann, erneut schwanger zu werden. Diese Schwangerschaft erlebte sie mit einem tiefen Gefühl der Freude. Geburt und postpartale Phase verliefen ohne Schwierigkeiten. «

Die Grundzüge von Eves Persönlichkeit mit ihrem Sinn für Ordnung, Kontrolle und Ästhetik waren als Reaktion auf ihr frühes Kindheitstrauma verstärkt worden. Das Bedürfnis, ein Baby lieben zu können, kollidierte direkt mit ihren frühen Hassgefühlen. Aufgrund der »Erpressung« ihres Mannes und um seine Liebe zu behalten, war sie schwanger geworden. Die Überzeugung, sie selbst habe den Tod des Kindes durch mörderische Fantasien verursacht, überwältigte sie, und ihr Schuldgefühl schien unauflösbar zu sein.

Narzisstische Persönlichkeit

Menschen mit tiefen narzisstischen Problemen tragen eine Spaltung zwischen einem bewussten und einem bedrohlichen unbewussten Selbstbild in sich. Dieses bewusste Bild des Selbst hat Züge des Größenwahns und wird von der Idee aufrechterhalten und genährt, erfolgreich zu sein, von wichtigen Personen oder sexuell »eroberten« Menschen bewundert zu werden. Dieses Selbstbild verbirgt und gleicht ein verdrängtes und abgespaltenes frühes Selbstbild aus, das mit Frustration und heftiger Wut angefüllt ist. Nicht selten erleben die Betroffenen zutiefst depressive Zustände in ihren mittleren Jahren oder im Alter. Entweder kommt es zu einer Reihe von Fehlschlägen oder Verletzungen oder das Alter mit seinen unvermeidlichen Zurücksetzungen und Verlusten macht sich bemerkbar. Dies führt zu Rissen in dem schützenden und grandiosen Selbstbild, ohne dass genug Zeit bleibt, dies zu kompensieren und ein neues Gleichgewicht zu finden. Menschen mit einer starken narzisstischen Persönlichkeit sind im Alter oft ziemlich einsam, wenn Freundschaften nicht gepflegt wurden und wenn Verwandte nicht mehr mit der nachlässigen und egozentrischen Lebensweise des Narzissten umgehen können oder wollen. Das Alter ist dann von Bitterkeit und Verachtung erfüllt, die sich sowohl nach außen richtet als auch nach innen gegen das Selbst.

Der verdichtete, abgespaltene frühe Hass kann schließlich nicht mehr kontrolliert werden. Stattdessen findet er seinen Weg nach innen und überflutet die Persönlichkeit mit Selbstverachtung, die in ihrer Gnadenlosigkeit und raschen Entwicklung entsetzlich sein kann. Plötzliche, heftige Suizidwünsche entstehen. Alternativ kann sich eine Psychose entwickeln, in der sich die Aggression gegen die Außenwelt richtet, die dann wiederum als Verfolger wahrgenommen und als lebensbedrohlich erfahren wird sowie mit Gewalt bekämpft oder gemieden werden muss. Schließlich nimmt sich der Betroffene entweder das Leben oder es tritt eine paranoide Psychose oder ein Zustand der Verwirrtheit ein, in deren Verlauf er möglicherweise einen Gewaltakt begeht. Nicht selten führt dieser Zustand auch zum Suizid.

In der forensischen Psychiatrie sind solche Entwicklungen gut bekannt. Zu beobachten sind sie im Anschluss an einen Skandal, zum Beispiel in Managerkreisen, nach geschäftlichen Fehlschlägen oder in der kriminellen Unterwelt. Aber selbst als Folge alltäglicherer Enttäuschungen beispielsweise in der Liebe kann sich eine paranoide Psychose mit Eifersucht entwickeln, die durch die psychotische Fehldeutung verschiedener Zeichen und Symbole aufrechterhalten wird.

» **Ein Spezialist für französische Literatur** John, 40 Jahre alt, war ein Autodidakt, dessen Spezialgebiet die französische Literatur des 18. Jahrhunderts war. Er war homosexuell und dank eines mütterlichen Erbes in der Lage, jahrelang ausgedehnte Reisen in Europa zu unternehmen, wo er sich mit Freunden traf und in literarischen Kreisen verkehrte. Als das Erbe verbraucht war, kehrte John nach Schweden zurück.

Mit seinen Essays zu sehr speziellen literarischen Themen konnte er kaum seinen Lebensunterhalt bestreiten. John selbst hielt seine Talente für einmalig. Er wollte nur mit Menschen zu tun haben, die nicht zu weit unter seinem Niveau waren, und hatte darum nur einen kleinen Freundeskreis. Man hielt ihn für einen begnadeten Exzentriker und ermöglichte ihm wegen seiner narzisstischen Persönlichkeitsstörung eine Frühberentung. Nach dem Tod seiner Mutter, an der er sehr gehangen hatte, war John in eine Depression verfallen.

Zu dieser Zeit wurde er von einer Jugendgang mit seiner Homosexualität erpresst. Die Polizei reagierte nicht. Seine Angst eskalierte und schließlich konnte er kaum noch schlafen. An jeder Straßenecke begann John Verfolger zu sehen, und er war überzeugt, er solle ermordet werden. Er versuchte, in eine psychiatrische Klinik aufgenommen zu werden, wurde jedoch weggeschickt, weil es dort kein Zimmer für ihn gab. Einen Tag später wurde er sehr verwirrt, abends wagte er es nicht auszugehen, ohne sich mit einem Taschenmesser zu bewaffnen. Als er einen Wagen sah, der ihm folgte und an einer roten Ampel hielt, riss er die Fahrertür auf und erstach den Fahrer. Der Mann starb sofort. John wehrte sich nicht, als die Polizei kam und ihn festnahm, er wirkte fast erleichtert.

Er wurde in die forensische Station der Psychiatrie eingeliefert und aufgrund einer falschen Schizophrenie-Diagnose viele Jahre mit hohen Dosen von Neuroleptika behandelt. Als ich John acht Jahre später begegnete, litt er an Nebenwirkungen in

Form von Muskelkrämpfen im Bereich des Mundes (»tardive Dyskinesie«, eine spät auftretende Nebenwirkung von Neuroleptika). Wegen der Gefahr impulsiver Handlungen blieb er vorerst interniert, konnte aber schließlich entlassen werden. Er führte fortan wieder ein unabhängiges Leben. «

Dieser Fall illustriert den Missbrauch von Neuroleptika. Zwischen Johns kurzzeitiger, durch Stress ausgelöster Psychose und seiner lang andauernden Persönlichkeitsstörung, die man irrtümlich für eine Schizophrenie hielt, wurde nicht unterschieden. Er illustriert auch das Risiko, die frühen Anzeichen einer Psychose nicht zu beachten. Neuroleptika sind oftmals ein effektiver Bestandteil der Behandlung von Schizophrenie, können aber bei anderen psychischen Störungen auch kontraproduktiv wirken. Das grandiose Selbstbild dieses Mannes, der in der Tat hoch begabt war, wurde falsch gedeutet als schizophrener Größenwahn, der aber eher bizarre Züge aufgewiesen hätte.

Ist Alexithymie ein Vulnerabilitätsfaktor für die Psychose?

Der amerikanische Psychiater P. Sifneos (1973) beschrieb einen Zustand, in dem Patienten Schwierigkeiten hatten, Affekte und Gefühle in Worte zu fassen und verbal zwischen Empfindungen wie Zorn, Kummer, Angst, Freude usw. zu unterscheiden. Die Betroffenen mieden Situationen, die zu Konflikten oder Panik hätten führen können. Dieses Problem stellte Sifneos bei vielen Menschen mit psychosomatischen Störungen fest und nannte es Alexithymie (griechisch = Fehlen von Gefühlswörtern). Die gleiche Beobachtung wurde zuvor von einem französischen Psychoanalytiker gemacht, der sie als »pensée opératoire« bezeichnete. Hat ein Betroffener ein negatives oder bedrohliches Gefühl, kann er es nicht in Form von Wörtern oder Gedanken symbolisieren, um es mit ihrer Hilfe zu verarbeiten, stattdessen findet es physiologisch seinen Ausdruck in psychosomatischer Aktivität. Den Betroffenen scheint das Problem nicht bewusst zu sein. Hat man eine Zeit lang mit ihnen gearbeitet, wird offensichtlicher, was ihnen fehlt. Ihre Fähigkeit, eine kooperative therapeutische Beziehung aufzubauen und die traditionelle Psychotherapie zu nutzen, ist begrenzt.

Ich führe dieses Konzept hier an, weil ich bei einer Reihe von Fällen der Schizophrenie beobachten konnte, wie Alexithymie als ein Faktor in der Auslösung psychotischer Episoden wirksam wurde. Selbst in psychosefreien Phasen erklärte eine große Zahl von Patienten mit der Tendenz zu psychotischen Reaktionen, sie hätten Probleme mit der Definition oder allein schon der Verbalisierung ihrer Gefühle.

» **Über Gefühle reden** Ein begabter dreißig Jahre alter Mann, der nach einer schizophrenen Erkrankung etwa ein Jahr lang symptomfrei gewesen war, schilderte, wie es kürzlich eines Abends zu einem Rückfall in die Wahnvorstellungen gekommen sei. Auf Nachfrage stellte sich heraus, dass seine Frau ihm einige Fragen gestellt hatte, während er sich auf sein Examen vorbereitete. Familiäre Probleme belasteten sie und sie wollte seinen Rat. Der Patient war beschäftigt, kam sich aber ein wenig albern vor, weil er nicht in der Lage war, ihr zu antworten, daher schlug er vor, sie solle sich an jemand anderen wenden. Seine Frau ging nicht darauf ein und fuhr fort, ihm Fragen zu stellen. In diesem Augenblick kam ihm der Gedanke, die Nachbarn redeten über ihn, und er glaubte, man belausche ihn und spioniere ihn aus. Dieses Erleben hielt eine halbe Stunde lang an, und zwar mit der zwanghaften Intensität seiner früheren Psychose. Diesmal jedoch war er in der Lage, sich zu kontrollieren,

da ihm bewusst war, dass es sich um ein psychotisches Symptom handeln könnte. Bei einem darauffolgenden therapeutischen Termin war kein Anzeichen einer Psychose zu erkennen.
Als ich ihn noch einmal bat, seine Gefühle zu beschreiben, als seine Frau ihn gestört und in Verlegenheit gebracht hatte, konnte er sie nicht in Worte fassen. »Sie muss fragen ... sie weiß, dass ich sie liebe ... sie hatte keinen anderen, den sie danach fragen konnte ...« Auf die Frage, ob er trotz seiner Liebe zu seiner Frau irritiert gewesen sei, konnte er nicht begreifen, warum das so gewesen sein solle. Zugleich begann er sich zu fragen, ob irgendwo in meinem Sprechzimmer ein Abhörgerät installiert war. Seine Angst steigerte sich bis zur Qual, ließ jedoch nach, als das Thema fallengelassen wurde. «

Dieser Fall und auch ähnlich gelagerte Fälle weisen darauf hin, dass Alexithymie einer der Faktoren sein kann, die sich hinter dem gesteigerten Rückfallrisiko angesichts affektiver Reaktionen anderer Personen verbergen (siehe weiter unten zum Thema »expressed emotion«). Das Auftreten alexithymischer Merkmale wurde von dem Psychoanalytiker A. Karush (1969) untersucht, der schlussfolgerte, es handle sich um eine Kontraindikation der Behandlung mit dynamischer Psychotherapie. Bei einer Gruppe von dreißig Menschen mit ulzerativer Kolitis wollte er herausfinden, ob eine klärungsorientierte Psychotherapie angemessen wäre. Sechs Patienten hielt man für mögliche Kandidaten dieser Form der Therapie, aber in den meisten Fällen erwies sich dieses Vorgehen als nicht erfolgreich. Allen Fällen wurde eine ausgeprägte Alexithymie bescheinigt. Man glaubte, ihnen sei besser mit einer stützenden Behandlung oder Verhaltenstherapie gedient.

Familienstruktur und Schizophrenie

Die Forschung zur Familienstruktur von Schizophrenen (gemeint sind Menschen mit einer lang andauernden Psychose) zeigt, dass Kommunikationsprobleme und Beziehungsstörungen öfter in einer Familie mit einem schizophrenen Kind als in anderen Familien auftauchen (Alanen 1968; Goldstein 1992). Als ein Ergebnis des genetischen Zusammenhangs zwischen Persönlichkeitsstörungen und Schizophrenie ist dies zu erwarten. Oft wird der Elternteil mit einer Persönlichkeitsstörung als der Verursacher der Erkrankung des Kindes verstanden, während der Zusammenhang vielleicht in Wahrheit in der gemeinsamen genetisch bedingten Verletzlichkeit zu suchen sein könnte.
Es ist auch nicht genügend anerkannt worden, wie sehr ein krankes Kind die Familie in Mitleidenschaft ziehen und so zum Stress beitragen kann. Auch hier wird die Beziehung zwischen Ursache und Wirkung oft falsch gedeutet. In der Vergangenheit waren die Eltern schizophrener Personen mehr oder weniger Außenseiter, das psychiatrische Team gab ihnen die Schuld an der Krankheit. Inzwischen ist jedoch einiges in Bewegung geraten; in den letzten zehn Jahren hat man die Eltern nicht mehr zu Sündenböcken gemacht. Nur wenige würden ihnen heute noch die Schuld an der Erkrankung des Kindes zuweisen. Die Perspektive hat sich so stark geändert, dass es manchmal schwierig ist, die potenzielle Wirkung von Familiendynamiken auf die Entwicklung einer Krankheit sinnvoll zu erörtern. Legt man jedoch eine Theorie der Vulnerabilität zugrunde, ist es weiterhin sinnvoll und nötig, die Kommunikationsmuster in der Familie zu beachten, da sie in Bezug auf kontinuierlichen positiven und negativen Stress von zentraler Bedeutung sind.
Man kann verschiedene Typen der häuslichen Atmosphäre im Leben schizophrener Patientinnen und Patienten unterscheiden. Die eine Gruppe von Familien führt ein eher

gewöhnliches (nicht dysfunktionales) häusliches Leben, in dem man sich umeinander sorgt und Wert auf Integrität legt. Dieser Hintergrund ist häufig bei den schizophrenen Personen mit kaum wahrnehmbarem Krankheitsbeginn gegeben, die folglich therapeutisch nur schwer zu erreichen sind.

Ein anderer familiärer Typus erscheint nach außen gut integriert und ist durch sozialen Aufstieg charakterisiert. Bei näherem Hinsehen werden jedoch gravierende Probleme in der Kommunikation ersichtlich. Die Eltern können unfähig sein, Wärme zu zeigen, daher herrscht eine starke Frustration in der Familie, die aber verborgen bleibt. Die an die Kinder gerichteten Ansprüche und Erwartungen sind häufig übertrieben und es besteht eine niedrige Toleranzschwelle gegenüber den Kindern, die vielleicht davon abweichen oder den Erwartungen nicht entsprechen. Merkmale einer Persönlichkeitsstörung sind bei einem oder beiden Elternteilen in diesen Familien festzustellen, was nahelegt, dass sie Vulnerabilitätsfaktoren weitergeben.

Eine dritte, kleinere Gruppe besteht aus Familien mit Kindern, die mit konkreten Problemen im Umgang mit den Bezugspersonen konfrontiert waren. Sie können bei nur einem persönlichkeitsgestörten Elternteil aufgewachsen, missbraucht worden sein oder sie wurden in kritischen Phasen ihrer Entwicklung fortgeschickt. Die dänische Adoptionsstudie (Cannon/Mednick 1993) fand mehr frühe Trennungen (von einem schizophrenen Elternteil) bei Kindern mit hohem Risiko, die später auch erkrankten, im Vergleich zu den Kindern, die nicht erkrankten.

Für ein sensibles Kind sind die Möglichkeiten, im Rahmen der beiden letzteren Gruppen eine stabile Persönlichkeit und ein stabiles Selbstbild aufzubauen, reduziert. Auch kommt es häufig vor, dass sich in Anpassung an die Umgebung oder als eine Form der Abwehr eine Borderline-Störung oder eine antisoziale Störung entwickelt. Diese »Anpassung« wird gleichzeitig zu einem weiteren Vulnerabilitätsfaktor, da für die Betroffenen ein erhöhtes Risiko entsteht, in sozial belastende Situationen zu geraten.

Expressed Emotion (EE)

In den siebziger Jahren konnten britische Psychiater zeigen, dass der psychologischen Seite der häuslichen Atmosphäre ebenso große Bedeutung zukam wie der Medikation, um das Rückfallrisiko der Menschen mit Schizophrenie zu vermindern (Vaughn/Leff 1976). In Familien mit einem hohen Maß kritischer Bemerkungen und Feindseligkeit untereinander kam es öfter zu Rückfällen. Das Gleiche galt für Familien mit übermäßiger Beschäftigung mit dem Patienten, das heißt, der Patient wurde mit seinen Empfindungen nie »in Ruhe« gelassen. Diese Gegebenheiten wurden als Umgebungen mit »high expressed emotion« (HEE) bezeichnet, im Gegensatz zu Umgebungen mit »low expressed emotion« (LEE). Letztere zeichneten sich durch höhere Integrität in der Familie aus.

Lebte ein Patient zu Hause und war wöchentlich mehr als etwa 35 Stunden einer HEE-Umgebung ausgesetzt, war das Risiko eines Rückfalls in die Psychose hoch. In LEE-Umgebungen waren Rückfälle weniger häufig und die Prognose war stark verbessert, selbst ohne Medikation. Diese Befunde sind kompatibel mit dem Stress-Vulnerabilitätsmodell. Der Gedanke, dass high expressed emotion sich als Auslösefaktor bei Menschen auswirken könnte, die zum ersten Mal krank werden, liegt nahe, auch wenn es sich aus praktischen und ethischen Gründen verbietet, eine experimentelle Studie durchzuführen (Abbildung 4).

Diese Befunde sind jetzt fest etabliert und es wurden in verschiedenen Orten spezielle Trainingsprogramme entwickelt mit dem Ziel, Familien dabei zu helfen, ihre Kommunikation von HEE zu LEE zu verändern. Es konnte zudem gezeigt werden, dass in psychiatrischen Einrichtungen (Krankenhausstationen, Wohneinrichtungen) mit einer hohen EE die Genesungsraten der Patienten mit Psychosen reduziert waren. In solchen Einrichtungen kann ein HEE-Umfeld als Ergebnis der Mischung von Patienten mit Manie, Hirnschädigungen oder gravierenden Persönlichkeitsstörungen entstehen (siehe Kapitel 21).

Zusammenfassung: Ein neurodynamisches Modell psychotischer Vulnerabilität

Das Risiko, eine Psychose und speziell eine schizophrene Psychose zu entwickeln, sollte multidimensional gesehen werden; hier wirken neurobiologische, psychodynamische und soziale Faktoren zusammen und verstärken sich gegenseitig oder agieren auch gegeneinander. Die Unterschiede zwischen den Formen der Psychose sind in dem jeweiligen relativen Beitrag dieser Faktoren zu suchen. Es lassen sich im Prinzip drei verschiedene Dimensionen der Vulnerabilität unterscheiden (siehe auch Abbildung 5):

- Ein genetischer Persönlichkeitsfaktor: in psychodynamischen Begriffen eine »dünnhäutige« Persönlichkeit oder ein durchlässiges Selbst mit unklaren Grenzen zwischen der inneren und äußeren Welt.
- Neuronale Entwicklungsstörungen: Diese führen zu kognitiven Störungen, die sich in frühen Lebensphasen noch nicht bemerkbar machen. Beide genannten Faktoren erhöhen das Psychoserisiko und machen das Potenzial für Besserungen anfälliger. Zu diesen Störungen gehören Probleme des sprachlichen Ausdrucks, der Fähigkeit, Gefühle auszudrücken und zu symbolisieren. Zudem können Probleme mit der Aufmerksamkeit auftreten, das Erinnerungsvermögen kann gering und die Reizschwelle niedrig sein.

ABBILDUNG 4 **Rückfallraten nach neun Monaten bei Patienten mit Schizophrenie, gruppiert nach »expressed emotion« und dem Gebrauch von Antipsychotika** (Vaughn/Leff 1976).

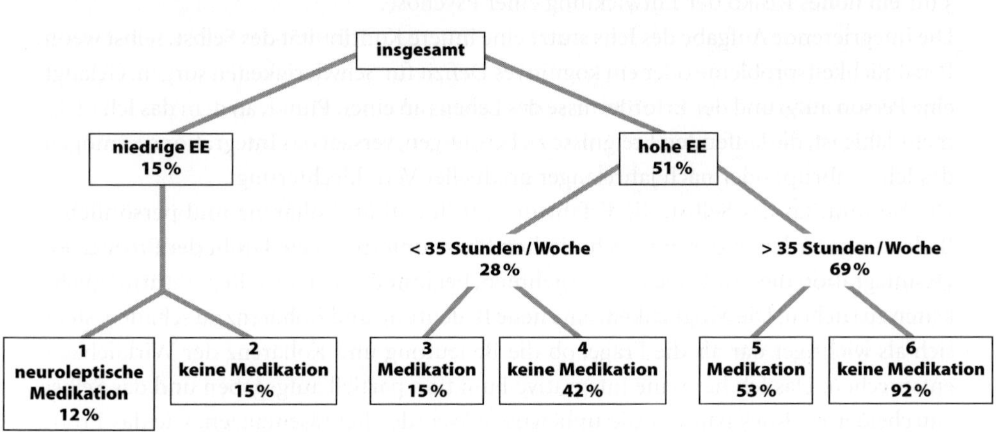

- Störungen, die die gesunde Entwicklung des Ichs und die Persönlichkeitsentwicklung beeinträchtigen: Frühe traumatische Erfahrungen und negative Objektrepräsentanzen wirken der Fähigkeit der Persönlichkeit zu erfolgreichen Anpassungsleistungen entgegen.

ABBILDUNG 5 **Hypothetische Dimensionen der Vulnerabilität** (Vaughn/Leff 1976).

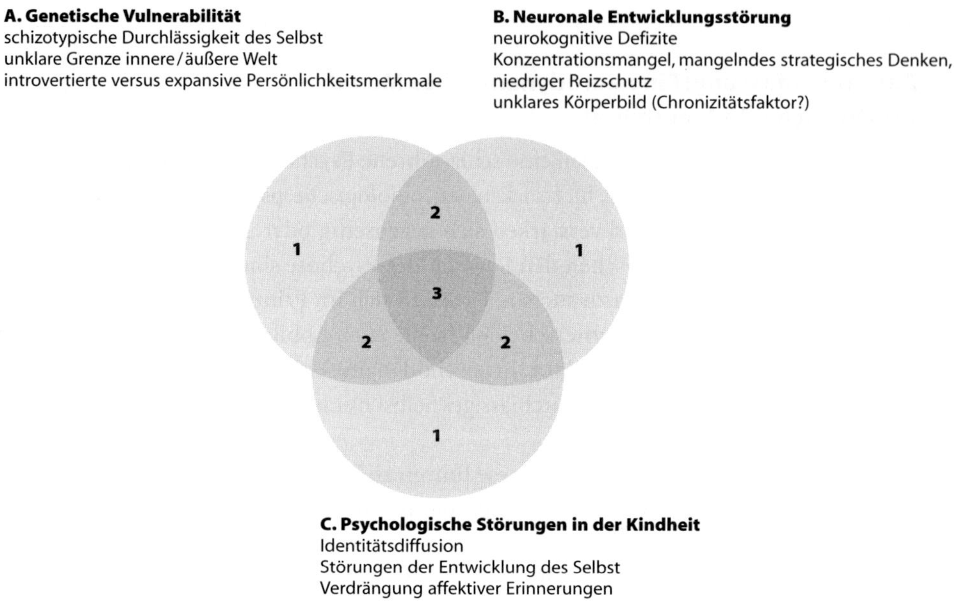

Die Vulnerabilität ist umso höher, je mehr Faktoren zusammen auftreten:
1 = kein oder niedriges Psychoserisiko, **2** = mittleres Risiko, **3** = hohes Risiko

Die Kreise in Abbildung 5 überschneiden sich zum Teil. Der Grad der Überschneidungen weist auf den hypothetischen Grad des Risikos hin; 1 steht für ein niedriges Risiko und 3 für ein hohes Risiko der Entwicklung einer Psychose.

Die integrierende Aufgabe des Ichs stützt eine innere Kontinuität des Selbst, selbst wenn Persönlichkeitsprobleme oder ein kognitives Defizit für Schwierigkeiten sorgen. Gelangt eine Person aufgrund der Erfordernisse des Lebens an einen Punkt, an dem das Ich nicht mehr fähig ist, die laufenden Ereignisse zu bewältigen, versagt das Integrationsvermögen des Ichs – abrupt oder nach jahrelanger gradueller Verschlechterung.

Die Kontinuität des Selbst, die Erfahrung von Identität, Kohärenz und persönlicher Bedeutung werden in der präpsychotischen Phase unterbrochen. Droht der Prozess der Desintegration die Kontrolle zu übernehmen, beginnt das Ich nach Reparaturmöglichkeiten zu suchen. Die Möglichkeit, eine neue Bedeutung und Kohärenz zu schaffen, stellt sich als wichtiger dar als die Frage, ob die Bedeutung und Kohärenz der Wirklichkeit entsprechen. Das Ich hat seine integrative Funktion partiell aufgegeben und das Selbst entscheidet im Rückgriff auf die unbewusste Welt der Repräsentanzen, wie das Problem repariert oder ersetzt werden sollte. Tritt das neue, regressiv gefärbte Verständnis in Form einer psychotischen Wahnvorstellung auf, fungiert diese als ein Element der Reparatur.

Von dieser Warte aus betrachtet, stellt die Psychose den Versuch dar, ein (unlösbares) Dilemma zu lösen.

8 Psychoseauslösende Faktoren

In dem Buch *A Garden* (1970) von W.S. Merwin findet sich die folgende Passage: »Du bist ein Garten, in den einst eine Bombe gefallen und nicht explodiert ist, in einem Krieg, der sich vor deiner Erinnerung ereignet hat. Sie kam nachts herunter. Sie schrie, aber es gab so viele Schreie. Sie wurde gehört, aber dann vergessen. Sie begrub sich selbst. Man suchte nach ihr, gab dann aber auf. So vieles andere war lebendig begraben worden.
Andere Bomben fielen in der Nähe und explodierten. Du wurdest älter. Sie schlief in den Wurzeln deiner Bäume, die sie einhüllten wie Netze einen Fisch, der angeblich seit langer Zeit ausgestorben war. In dir fiel Regen. In deiner Erde fand das Wasser das dunkle Ei mit seinen kleinen Flügeln und stellte Fragen, aber da keine Antwort kam, ließ es sich neben ihm nieder, wie neben den lichtlosen Steinen. Die Ameisen kamen, um sie mit ihren Tunneln zu dekorieren. Als ihre Zeit kam, schliefen die Larven, auf sie gestützt, schlüpften, fest geworden und schimmernd, und kletterten davon. Du wurdest älter, lerntest von den Tagen und Nächten.
Die Zinken der Gabeln trafen sie von oben und, in ihrer Unwissenheit, bohrten nach ihr. Du littest es. Du leidest. Du erneuerst dich. Freunde versammeln sich und dürfen sich wie zu Hause fühlen. Babys werden, in deinem stillen Schatten, in ihren Wagen zurückgelassen. Kinder spielen in deinem Gras und Liebende liegen dort an Sommerabenden. Du wirst älter mit deinen Jahreszeiten. Du bist zu einem Zufluchtsort geworden. Und eines Tages, als ein Kind den ganzen Nachmittag in dir gespielt hat, wird der Druck einer Wurzel oder die Nase einer Maus oder der rastlose Hunger des Rosts ausreichen, um, ganz plötzlich, all die Jahre des Friedens auszuradieren, und es wird nichts übrig bleiben als ein Krater, der sich rasch mit Zeit füllt. Dann wird man, umsonst, nach deinem Grund suchen.«

Psychologischer Stress und Vulnerabilität

Erkrankt ein Individuum an einer akuten Psychose, findet man häufig einen der Psychose vorausgehenden, identifizierbaren Stressor, der sich als ein signifikanter Auslösefaktor entpuppt (Rabkin 1980; Bebbington u.a. 1993). Eine finnische Studie mit akut psychotischen Patientinnen und Patienten fand heraus, dass es einen deutlichen Zusammenhang mit einem kurz zuvor eingetretenen Verlust gab (Räkköläinen 1977). Zwei Drittel von dreißig schwedischen Patienten, die zum ersten Mal an einer Psychose erkrankt waren, hatten vor der Erkrankung ein einschneidendes Lebensereignis (Cullberg 2002). Aber es gab auch Patienten, die erst allmählich erkrankt waren, man könnte sagen, dass jedes hinzukommende Stresserlebnis zur Verschlechterung ihres Zustandes beigetragen hatte. In vier von fünf Fällen von Schizophrenie ohne klare Auslösefaktoren hatte der Patient eine extrem traumatische Kindheit hinter sich (siehe Tabelle 1).

TABELLE 1 Psychotische Erstepisode und identifizierbarer Stressauslöser

	klar durch Stress ausgelöst	unbestimmter Stress	kein klarer Stress
Schizophrenie	8	4	5
andere Psychosen	9	2	2
Insgesamt	17	6	7

Erfahrungen, die von der einen Person nicht traumatisch erlebt werden, können für eine andere hoch traumatisch sein. Das Konzept der Vulnerabilität impliziert, dass die Person, die an einer Psychose erkrankt, konstitutionell eine dünnere »seelische Haut« hat. Dafür kann es viele Gründe geben: So hatten manche beispielsweise eine »besondere« Kindheit, die nicht unbedingt traumatisch oder »schlecht« gewesen sein muss, sondern eine kulturelle oder anderweitige besondere Verschiedenheit aufweist, die sich im Elternhaus ausdrückte. Manchmal weist ein Elternteil oder weisen beide ganz besondere intellektuelle Begabungen oder ungewöhnliche künstlerische bzw. religiöse Interessen auf. Isolation in der Kindheit kann ein frühreifes Kind hervorgebracht haben, dem es schwerfällt, Freundschaften zu schließen. Manchmal kommt es zur Scheidung der Eltern – heute ein statistisch normales Phänomen, aber aus der Perspektive eines Kindes alles andere als »normal« –, ein unbegreifliches Ereignis mit vielen ungelösten Loyalitätskonflikten. Der Kontakt mit der Mutter oder dem Vater kann selten geworden sein, was vielleicht zur kompensatorischen Überabhängigkeit von dem anderen Elternteil führt.

All dies kann eine psychologische Verletzlichkeit erzeugen. Manifestieren kann sie sich in erfolglosen Versuchen, das Elternhaus zu verlassen, oder dem Knüpfen unglücklicher Beziehungen mit dem anderen Geschlecht. Sie kann durch die Anforderung, sich in der Arbeit zu behaupten, oder durch den Schock der Ankunft des erstgeborenen Kindes verstärkt werden. Hohe Vulnerabilität deutet auf eine erhöhte Sensibilität aufgrund früher und möglicherweise verdrängter Traumata hin. In solchen Fällen fällt es der Umgebung noch schwerer zu verstehen, warum es zu der Psychose gekommen ist. Dies ist darauf zurückzuführen, dass der Betroffene aufgrund früher Erinnerungen an Missbrauch, sonstige Gewalt oder an einen Verlust unbewusst auf einen Stresslevel reagiert hat, den andere »normal« verarbeiten.

Der psychotische Einbruch scheint eine Narbe zu hinterlassen und verstärkt die Tendenz, auf neue Frustrationen mit einer abermaligen Psychose zu reagieren. Bei jedem Rückfall wird die »äußere« Ursache weniger erkennbar für den Beobachter, besonders für Menschen, die nicht viel von der Innenwelt des Patienten und ihrem besonderen Inhalt wissen. Eine solche wachsende Vulnerabilität unterscheidet sich in dieser Hinsicht nicht von der anderer psychologischer Störungen, so wie Angststörungen, Depressionen oder Selbstbeschädigung und Suizid.

Stress oder Krise?

Heute ist das Wort »Stress« gebräuchlich für Frustrationen, die eine psychotische Reaktion auslösen können (siehe Abbildung 6). Da ein Stressor, wie ihn der Begründer des Konzepts H. Selye ursprünglich verstand, die physiologische, normale Stressanpassungsreaktion des Körpers auslöst, empfiehlt es sich meiner Ansicht nach, den Begriff »Stress« für Frustrationen zu gebrauchen, die vorwiegend vom Standpunkt der Physiologie als solche verstanden werden: Schlaflosigkeit, Überarbeitung, Störungen des normalen Tagesablaufs, somatische Krankheiten usw. Unten werden sie als »unspezifische Stressoren« bezeichnet. Natürlich kann selbst physiologischer Stress als Erfahrung gemessen (bewertet) werden. In diesem Fall ist es die subjektive Stresserfahrung, die bewertet wird. Mehr oder weniger kann dies mit biologischen Markern korreliert sein, die die physiologischen Reaktionen des Organismus messen.

ABBILDUNG 6 **Auslösefaktoren, Vulnerabilitätsfaktoren und Schutzfaktoren**

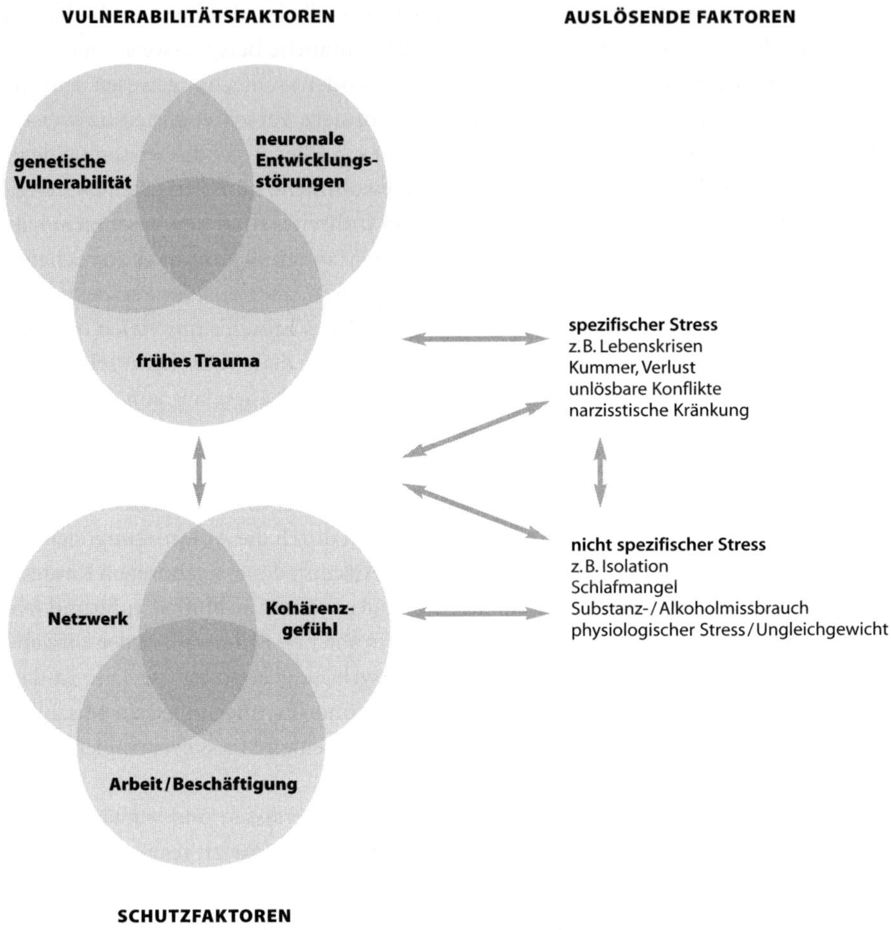

Wichtig ist andererseits, dass Erfahrungen, die mit einem inneren Interpretationsprozess verbunden und spezifisch für das Individuum sind, zu den möglichen psychoseauslösenden Faktoren gehören. Hier betreten wir das Gebiet der individuellen Besonderheiten des Betroffenen, der vorbewussten oder unbewussten Prozesse, bei denen wir auf die Hilfe dynamischer Interpretationen angewiesen sind. Solche subjektiven Interpretationen führen zu einem gewissen Maß an wissenschaftlicher »Unzuverlässigkeit«. Diese unumgängliche Unzuverlässigkeit legitimiert aber nicht die allgemein in der psychiatrischen Forschung beobachtete Einstellung, dass solche Prozesse nicht existierten. Allerdings müssen wir in Einzelfällen bei der Überprüfung unserer Annahmen und Deutungen besonders selbstkritisch sein.

Diese Gruppe spezifischer subjektiver Stressoren firmiert unter der Bezeichnung »Krisen- und Konfliktsituationen«. Häufig senken unspezifische Stressoren wie Schlafmangel oder somatische Krankheiten die Schwelle für spezifische Krisen- und Konfliktsituationen, die subjektiv derart beherrschend werden, dass sie als Psychoseauslöser fungieren. Die auslösenden Faktoren interagieren mit Vulnerabilitätsfaktoren sowie mit Schutzfaktoren des Individuums und seiner Umgebung auf komplexe Weise (eine Skizze bietet Abbildung 6).

Unspezifische Stressoren als Auslöser einer Psychose

Schlafmangel

Jeder Mensch, der nicht schlafen kann, verliert nach einer bestimmten Zeit sein Gefühl für die Realität. Nach vielleicht zwei oder drei Tagen wird die Wahrnehmung unsicher oder halluzinatorisch, ebenso wie die Erfahrung des Selbst. Die Interpretation der umgebenden Welt verändert sich radikal, was zu wahnhaften Fehlinterpretationen führen kann.
Vor einer psychotischen Episode haben die meisten Betroffenen mit Schlafschwierigkeiten zu kämpfen. Schlafmangel ist wahrscheinlich der einzige Faktor, der eindeutig als ein Beitrag zum Ausbruch einer Psychose betrachtet werden kann. Daher ist es dringend geboten, einer Person mit einer akuten Psychose dazu zu verhelfen, ein gesundes Schlafmuster wiederzufinden.

Isolation

In den fünfziger Jahren des letzten Jahrhunderts wurde an mehreren amerikanischen Universitäten in Experimenten zur »sensorischen Deprivation« systematisch versucht, den sensorischen Input der teilnehmenden Personen zu minimieren. So schwebten zum Beispiel Versuchspersonen in einem Wasser mit Körpertemperatur, gleichzeitig herrschten ein graues Licht und völlige Stille (nähere Angaben siehe Kapitel 3). Nach fünf bis acht Stunden litten sie an Wahnvorstellungen und/oder Halluzinationen.
Die Einkerkerung in Gefängnissen kann ähnliche Reaktionen hervorrufen; in der deutschen Literatur ist diese Reaktion als »Zuchthausknall« bekannt. Selbst Einsamkeit in einer Stadt oder in einer fremden Kultur kann in bestimmten Fällen aufgrund der mangelnden Realitätsprüfung und fehlender, die Fantasie korrigierender Gespräche eine Psychose verursachen. Man fand heraus, dass paranoide Zustände häufiger bei Immigranten anzutreffen sind als bei anderen Menschen. Die zunehmende Isolation des Alters in Verbindung mit verminderten kognitiven Fähigkeiten reduziert ebenfalls die Schwelle für die Erkrankung an einer Psychose. Das Gleiche kommt nicht selten bei tauben Menschen vor. Taubheit ist die körperliche Behinderung, die am häufigsten zu paranoiden Reaktionen führt.
Der Rückzug aus der Gesellschaft in einen Zustand der Isolation stellt bei vielen Menschen ein frühes Symptom der Psychose dar. Die Psychoseschwelle wird durch die fehlende Realitätsprüfung, die mit reduzierten gesellschaftlichen Kontakten einhergeht, gesenkt. Wahrscheinlich könnte die Häufigkeitsrate von Psychosen reduziert werden, wenn man sich um diese Art der Isolation kümmern würde. Es ist anzunehmen, dass sich solch eine Unterbrechung psychotischer Prozesse öfter ereignet, als es uns bewusst ist.

Somatische Störungen

Ein weiterer häufiger Faktor zur Absenkung der Psychoseschwelle ist ein hormonelles Ungleichgewicht. Verletzliche Frauen überschreiten die Grenze zur Psychose häufig während einer prämenstruellen Phase. Die postpartalen Psychosen haben endokrine und psychologische Ursachen, von denen eine vorherrschend sein kann.
Bestimmte hormonelle Erkrankungen können ebenfalls zur Entwicklung einer Psychose beitragen: zum Beispiel die Cushing-Krankheit mit der Überproduktion adrenokortikaler Hormone oder die Thyreotoxikose mit der Überproduktion des Schilddrüsenhormons. Eine Behandlung mit Kortikosteroiden oder den Hypophysenhormonen ACTH und LH kann eine Psychose beschleunigen.
Es lassen sich noch weitere somatische Krankheiten aufzählen, die als Psychoseauslöser agieren können: Intrakranielle Pathologien wie Erkrankungen der Blutgefäße des Gehirns oder Tumore können als Auslöser wirksam werden, besonders wenn der Temporallappen betroffen ist. Systemische Krankheiten wie Lupus erythematodes sind manchmal von vorübergehenden psychotischen Phasen begleitet, ebenso wie plötzliche Störungen des Elektrolythaushaltes. Auch die Kombination, oft bei Reisenden zu beobachten, aus Gastroenteritis, psychologischem Stress und unter Umständen Alkoholmissbrauch kann eine akute Psychose hervorrufen. Die als »Delirium« klassifizierte Gruppe der akuten Verwirrtheitszustände, eine Untergruppe der organischen Psychosen, wird in Kapitel 13 näher beschrieben.

Der Einfluss von Alkohol, Drogen und Giften

Bei manchen Personen kann eine Phase schweren Alkoholmissbrauchs zu einem schizophrenieähnlichen psychotischen Zustand führen, der einige Zeit andauern kann. In seltenen Fällen geht eine chronische akustische Halluzinose auf eine durch massives Trinken verursachte Hirnschädigung zurück. Halluzinogene Drogen beeinflussen direkt die Rezeptorsysteme. In bestimmten Fällen induzieren sie eine sich langsamer entwickelnde Psychose, wie im Falle der Amphetamine. Bei manchen Konsumenten von Cannabis wird eine Psychose schon nach einem eintägigen Rückfall in den Drogenmissbrauch ausgelöst. Es gibt darüber hinaus Medikamente wie Atropin, die die Schwelle für eine Psychose senken, ebenso wie sie eine Halluzinose erzeugen können. Selbst SSRI-Antidepressiva können bei Personen mit Psychosevulnerabilität – speziell bei depressiven, derzeit nicht psychotischen schizophrenen Patienten – psychotische Symptome hervorrufen. In seltenen Fällen hat sich die Malaria-Therapie mit Chloroquin gleichfalls als psychoseauslösend herausgestellt.
Bei der postoperativen Psychose (akute Verwirrtheitszustände) kommt es recht häufig zu einer Kombination toxischer Reaktionen in Verbindung mit Stress, zum Teil durch Narkotika bedingt, wobei der Grad der Verwirrtheit proportional zur Dosis der verwendeten Narkotika wächst. In der Frühzeit der Herz-Lungen-Operationen wurde bei 30–40 Prozent der Patienten eine postoperative Verwirrtheit festgestellt. Gewöhnlich äußerte sich dies in paranoiden Reaktionen oder veränderlichen, aber oft bedrohlichen optischen Halluzinationen, die einige Stunden oder mehrere Tage anhalten können.

Andere Ursachen

Nicht selten ist eine Überarbeitung ein auslösender Faktor bei affektiven Psychosen. Es gibt viele mögliche Mechanismen: zum Beispiel die Umkehrung des Schlaf-wach-Rhythmus bei Nachtarbeitern oder die Vernachlässigung von Familienangehörigen, was zu Schuldgefühlen oder niedriger Selbstachtung führen kann.

Extreme Affekte

Starke depressive oder manische Episoden können in sich selbst ein unspezifischer Stressfaktor sein, der zu einer affektiven Psychose beiträgt. Liegt auch eine Vulnerabilität für Schizophrenie vor, dann kann sich eine schizoaffektive Psychose entwickeln. Die klinische Erfahrung zeigt, dass Depressionen nicht nur als ein unspezifischer Faktor wirksam werden, sondern auch zu einem spezifischen Typus der Psychose führen können, der psychologisch und dynamisch verstanden werden kann.

Spezifische Krisen- und Konfliktsituationen als Auslöser

Entwicklungs- und Übergangskrisen

Ist die psychosoziale Umgebung kompliziert oder verändert sich zum Schlechteren, dann kann die Anpassung an die neue Situation zeitweilige oder permanente Schwierigkeiten erzeugen. Die meisten Betroffenen reagieren darauf mit Angst, Depressionen oder psychosomatischen Symptomen. Bei manchen können sich diese Reaktionen zu einer Psychose vertiefen, die normalerweise gar nicht »bösartig« ist, sich aber in eine lang andauernde Psychose verwandeln kann. Die Pubertät und möglicherweise die Menopause sind besonders riskante Phasen. In beiden Fällen spielen die psychologische Erfahrung einer körperlichen Veränderung, die neue Rolle im Leben und die hormonellen Alterationen eine wichtige Rolle.

Auch Übergangskrisen, die nicht durch körperliche Probleme kompliziert werden, können eine Psychose auslösen. Die Zahl der Erstpatienten mit schizophrenen Psychosen erhöht sich nach dem Alter von 18 bis 20 Jahren und erreicht bei 24 Jahren für Männer und 25 Jahren für Frauen ihren Höhepunkt.

In dieser Phase verstärken sich die Erwartungen an den Erwachsenen. Entscheidungen, ob man das Elternhaus verlassen oder bleiben soll, mit einem Partner zusammenleben soll, den eigenen und gesellschaftlichen sexuellen Erwartungen und Ansprüchen gerecht werden soll, ob man zum Militär geht oder sich dem Arbeitsmarkt zur Verfügung stellt usw., stellen die Personen vor Probleme. Sie müssen sich mit diesen Fragestellungen befassen, die bei einigen Menschen zutiefst bedrohliche Gefühle entstehen lassen können.

Verspätete Reife oder psychische Erkrankung?

Gegenwärtig können wir nicht zwischen einer gutartigen Verzögerung der Reifung und der Prodromalphase einer psychotischen Erkrankung unterscheiden. Dennoch gibt es einige Merkmale, die als Hinweis dienen können:

- sich verschlechternde Schul- oder Arbeitsleistung Anfang zwanzig oder ein unerklärliches Versagen dabei, das Niveau zu erreichen, das zuvor erwartet und angestrebt worden war, zwischen dem 15. und 25. Lebensjahr;

- eine Störung der sozialen Interaktionen oder das subjektive Gefühl, von anderen entfremdet zu sein;
- eine Psychose-Vorgeschichte bei nahen Verwandten (besonders ersten Grades).

Die Situation kann von einer außenstehenden Person abgewendet werden, die, oft sogar unwissentlich, wie ein Pilot agiert und den Betroffenen aus der Gefahrenzone lotst. Natürlich kann es auch andere Möglichkeiten geben, die ein »Moratorium« erzeugen (Erikson 1998; 1999). Wir wissen nicht, wie oft das im Alltagsleben geschieht, ohne dass Psychiater davon erfahren. Ziemlich sicher ist jedoch, dass dies häufiger geschieht, als wir wissen. Wir haben es normalerweise ja nur mit jenen Betroffenen zu tun, die nicht ohne professionelle Hilfe zurechtkommen.

Jedenfalls kann sich plötzlich eine Gelegenheit bei der Arbeit oder bei einer anderen lohnenden Aktivität ergeben. Womöglich wird eine Begabung sichtbar, die einen Weg weist, Beziehungen zu anderen Menschen zu knüpfen. Meiner Erfahrung nach bieten sich religiöse, politische/anarchistische oder jugendkulturelle Gruppen, die gerade in intellektuellen Kreisen auf Vorbehalte stoßen, zur »Rettung« junger Menschen an, die sich ihrer Identität nicht sicher sind und eine Prädisposition für Psychosen haben. Man sollte allerdings nicht vergessen, dass es auch Kulte gibt, die bedürftige junge Menschen ausbeuten.

Paranoide und affektive Psychosen erreichen die höchste Auftretenshäufigkeit im Alter zwischen dreißig und vierzig Jahren. Einsamkeit und Isolation können aus den diversen Enttäuschungen und Schwierigkeiten resultieren, die in dieser Lebensphase zu beobachten sind, besonders in Bezug auf Beziehungen und das Großziehen von Kindern. Das wiederum kann das Risiko einer psychotischen Episode erhöhen. Viele Menschen haben ihr Kapital an Optimismus in ihren Zwanzigern verbraucht. Bei denen, die sich zurückgezogen oder beispielsweise eine schizotypische Persönlichkeit entwickelt haben, führen Ansprüche an Offenheit und Engagement zu Angst und Ärger, die nicht durch die Geburt von Kindern verringert werden. Welche Faktoren genau beteiligt sind, kann in Einzelfällen natürlich schwierig festzustellen sein. Manchmal ist es schwer, überhaupt eine sinnvolle Erklärung für den Ausbruch einer Psychose zu finden.

Häufig kann die ganze Familie eine Krise durchmachen und der Angehörige mit der höchsten Vulnerabilität entwickelt dann eine Psychose. Die familiäre Krise kann der Psychose vorausgehen oder ihr auch folgen. Belastende Faktoren wirken sich auf alle aus: So kann zum Beispiel die Ehe der Eltern in die Brüche gehen, auch wenn sie nach außen stabil erscheint. Drohende Arbeitslosigkeit kann als Schatten über der ganzen Familie liegen. Wichtige Veränderungen im gewohnten Familienleben gehen der Krankheit jedenfalls häufig voraus – ein Hinweis darauf, dass sich die Schutzfunktion der Familie verringert hat, vor allem wenn eines ihrer Mitglieder besonders ungünstig beeinflusst wurde.

Verlust und Trennung

Unsere Persönlichkeit besteht aus unserer inneren Beschreibung (aus unseren inneren Repräsentanzen) unserer selbst, unserer Körperlichkeit und der uns nahe stehenden Personen. Die ausgesprochenen und unausgesprochenen Vorstellungen, mit denen wir aufgewachsen sind und die wir internalisiert haben – unsere inneren Repräsentanzen von Beziehungen und Bedeutung – sind die Bausteine oder, besser noch, der Mörtel der Bedeutung. All diese Aspekte, die als unser »Selbst« begriffen werden können, vermitteln uns unsere innere Erfahrung von Kontinuität und Konsistenz (siehe Kapitel 4).

Sind vitale Teile unseres Selbst beschädigt, was etwa geschieht, wenn wir einen Repräsentanten der psychischen Welt verlieren, mit dem uns eine tiefe Abhängigkeit verbindet, mit dem wir gleichsam psychisch verflochten sind, tritt ein, was man eine »seelische Amputation« nennen könnte. Es kann sich um den Tod eines Säuglings bei der Geburt handeln oder den Tod des Partners nach langer Ehe, aber es könnte sich auch um eine junge Frau handeln, der während einer Operation die Gebärmutter entfernt wird. Der Verlust oder Schaden kann zu einer traumatischen Krise führen. Eine intensive Trauerphase beginnt. Konnte der Betroffene sich gut innerlich darauf vorbereiten, findet gewöhnlich ein Prozess der Selbstheilung statt. An die Stelle der Funktionsunfähigkeit tritt erneuerte Kraft, wie bei einer verheilten Narbe. Manchmal ist der Heilungsprozess aber auch komplizierter und von großem subjektivem Leid begleitet.

In manchen Fällen geht der Schaden sehr tief – die symbolische Repräsentanz in unserer Erfahrungswelt ist lebenswichtig (hier geht es nicht unbedingt um die Reflexion von etwas, das man »objektiv« als ein größeres äußeres Ereignis beschreiben kann). Dann kann das Selbst die Fähigkeit verlieren, dem Geschehenen eine Bedeutung zu verleihen oder es in eine sinnvolle Konsistenz einzuordnen. Der Reparaturprozess wird nun mehr oder weniger durch Funktionen des Primärprozesses vermittelt, also durch eine neue, regressive, magische Reparatur der Sicht auf die Dinge. Bei früher Vulnerabilität kann sich diese Regression in einer Psychose ausdrücken. Die Fähigkeit des Ichs, die Konstruktion von Bedeutung zu kontrollieren, ist bis zum Zerreißen gespannt.

» **Schuldgefühl wegen des Triumphs über den Vater** Eric war in einem Elternhaus der oberen Mittelschicht aufgewachsen, geprägt von den eigenwilligen Ideen seines Vaters zur Kindererziehung. Er hatte ein enges Verhältnis zu seiner Mutter, die insgeheim versuchte, ihn zu beschützen. Jetzt war er vierzig Jahre alt und hatte einen verantwortungsvollen technischen und intellektuellen Job, litt jedoch seit zwanzig Jahren sowohl unter depressiven als auch manischen Episoden einer schizoaffektiven Psychose. Auch ein naher Verwandter litt an einer bipolaren Psychose. Ich behandelte Eric mit Lithium, zugleich fand eine klärungsorientierte Psychotherapie statt.

Zu dieser Zeit entwickelte der Vater eine rasch fortschreitende Alzheimer-Demenz. Da seine Frau nicht mehr in der Lage war, ihn zu Hause zu versorgen, wurde ein Platz in einer Betreuungseinrichtung für ihn besorgt. Nach kurzer Zeit verstarb er an einer Hirnblutung. Eric fuhr zu seiner Mutter, um ihr bei den Vorbereitungen zur Beerdigung zu helfen. Seit einer Woche schon litt er unter Einschlafproblemen und war sehr agitiert.

Seine Mutter bot ihm an, im Bett seines Vaters zu schlafen (in dem Zimmer, in dem auch sie schlief). Die Mutter gab ihm außerdem das Schlüsselbund seines Vaters. All dies konnte als Hinweis verstanden werden, er solle den Platz seines Vaters einnehmen. Eric entwickelte akute Angst und konnte nicht schlafen. Am Morgen hatte er das Gefühl, dass ihn ein Spionagenetzwerk verfolgte. Eric rief mich schließlich an, denn er konnte selbst erkennen, dass er vor einem Rückfall stand. Er schaffte es, nach Hause zurückzukehren, ließ sich aber aus freien Stücken umgehend ins Krankenhaus bringen, da er eine voll entwickelte manische Psychose durchlebte.

Eric hatte ein zutiefst ambivalentes Verhältnis zu seinem Vater gehabt. Sein Tod weckte Schuldgefühle in ihm, weil er ihm früher oft den Tod gewünscht hatte. Dieses Schuldgefühl wurde durch seinen »ödipalen Triumph« verstärkt, der darin bestand, dass seine Mutter ihn unbewusst symbolisch aufgefordert hatte, seinen Vater zu ersetzen, indem sie ihm sein Bett und sein Schlüsselbund angeboten hatte. Diesen Konflikt konnte er nicht verarbeiten, stattdessen reagierte er aufgrund seiner Vulnerabilität mit einer Psychose. In zweierlei Hinsicht empfand Eric die Psychotherapie als nützlich: Sein Verständnis dieser und ähnlicher Ereignisse im Kontext seiner Krankheit wurde vertieft. Und dies half ihm auch, die zugrunde liegenden Konflikte zu verarbeiten. (Erics psychotisches Denken wurde bereits in Kapitel 3 beschrieben.) «

Der Fall Brittas (Kapitel 2) ist ein weiteres Beispiel. Er illustriert die Entwicklung einer affektiven Psychose nach einem Todesfall, dem eine erhöhte symbolische Bedeutung zukam. Allerdings kann ein Todesfall auch eine schizophrene Psychose auslösen, wie das folgende Beispiel zeigt.

» **Der Tod eines Großvaters** Stephen, 27 Jahre alt, war Student der Rechtswissenschaften. Er bereitete sich gerade auf seine Abschlussprüfung vor, als sein Großvater väterlicherseits, der ein hohes Alter erreicht hatte, starb. Sein Großvater hatte ihm viel bedeutet, da seine Eltern sich scheiden ließen, als er zehn Jahre alt war, und sein Großvater die Vaterrolle übernommen hatte.

Stephens Kindheit war geprägt von Depressionen, Suiziddrohungen und einem zeitweiligen Alkoholmissbrauch seiner Mutter. Als guter Sohn hatte er ihr stets treu zur Seite gestanden, wenn andere kritisierten, sie vernachlässige ihn. Einmal, als er etwa zehn Jahre alt war, fand er beim Heimkommen das Haus verlassen vor. Schlafzimmer und Bad waren blutbefleckt. Seine Mutter war ins Krankenhaus eingeliefert worden, nachdem sie sich bei dem Versuch, sich das Leben zu nehmen, schwere Verletzungen zugefügt hatte.

Stephen erinnerte sich, dass er viele Jahre in der Lage war, seine Gefühle unter Kontrolle zu halten, in dem Glauben, Gefühle seien nicht wichtig für ihn, doch nach dem Tod seines Großvaters fiel er in tiefe Trauer. Er schaffte die Abschlussprüfung nicht und entwickelte wenige Wochen darauf die Wahnidee, er sei an der Universität Gegenstand eines Experiments gewesen. Außerdem hatte er intensive akustische (und manchmal auch optische) Halluzinationen, ein Zustand, der länger als sechs Monate anhielt.

Bereits einige Zeit vor dem Tod seines Großvaters hatte Stephen sich Gedanken darüber gemacht, ob es sich noch lohne, sein Studium fortzusetzen. Das war ein Hinweis auf prodromale Symptome; seine kontrollierte Persönlichkeit brach allmählich zusammen. Der Tod seines Großvaters führte dazu, dass in Stephen die schmerzlichen Erinnerungen an seine Mutter aufbrachen. Nie zuvor hatte er darüber gesprochen oder seine Gefühle der Einsamkeit als Kind verbalisiert. Mithilfe der Psychotherapie und niedrig dosierter antipsychotischer Medikamente war er schließlich in der Lage, sein Studium wieder aufzunehmen, auch wenn er ein paar Jahre später noch einmal einen Rückfall erlebte. «

»Unlösbare« Konflikte

Es gibt Konfliktsituationen, die auf der bewussten Ebene für unlösbar gehalten werden. Vitale Bedürfnisse schließen einander aus, jede Wahl wird empfunden, als führe sie zu inakzeptablen, destruktiven Ergebnissen. Die Folge kann eine Psychose sein. Eine Psychotherapie kann dann helfen, mit der Enttäuschung fertig zu werden, dass man nicht immer die ideale Antwort auf einen Konflikt finden und dass das Vorziehen einer bestimmten Lösung bedeuten kann, eine andere Priorität zu vernachlässigen.

» **Deinen Vater oder dein Kind töten** Karen, 30 Jahre alt, lebte bei ihren kranken Eltern. Da sie die beiden versorgen musste, hatte sie ihre Ausbildung nicht fortgesetzt. Ihr Vater litt an einer schwer behandelbaren Epilepsie als Folge einer Hirnblutung, zudem hatte er hohen Blutdruck. Ihre Mutter litt an einer arthritischen Autoimmunerkrankung.

Die Familienmitglieder waren in einer religiösen Gemeinschaft aktiv. Der nächste Nachbar der Familie war ein ebenfalls religiös aktiver, verheirateter Mann. Dieser begann eine heimliche Affäre mit Karen, die schließlich dazu führte, dass sie schwanger wurde. Karen empfand das positive Ergebnis des Schwangerschaftstests als Katastrophe und erzählte niemandem davon. Sie wollte sehr gern heiraten und Kinder haben, eine Abtreibung kam für sie einer Kindstötung gleich. Allerdings bedeutete die Fortsetzung der Schwangerschaft, dass sie es ihren Eltern bald würde sagen müssen.

Gleichzeitig wusste sie, dass ihr Vater einen Epilepsieanfall bekommen könnte, wenn er sich aufregte, und dass dies lebensbedrohlich für ihn werden könnte. Daher sah sie sich vor der Wahl, entweder das Kind in ihrem Bauch zu töten oder ihren Vater umzubringen. Sie bekam Schlafstörungen, wurde nach einigen Tagen akut verwirrt und deshalb schließlich in eine psychiatrische Klinik eingeliefert. Nach ein paar Wochen stellte man fest, dass eine spontane Fehlgeburt im Gange war. Gleichzeitig ließ die Psychose nach. Im Gespräch mit der Sozialarbeiterin beschloss Karen, dass ihre Eltern künftig bei den Sozialdiensten um Hilfe bitten sollten, da sie daran dachte, sich um ein Stipendium zu bewerben und ihr Elternhaus zu verlassen. «

Depressionen

Die psychologische Fähigkeit, eine Depression zu ertragen und zu bewältigen, kann subjektiv durchaus entwickelt werden. Aus psychodynamischer Perspektive, entsprechend dem kleinianischen Verständnis der schizoiden und der depressiven Position (siehe Kapitel 4), scheint es so, dass bei manchen Personen die depressive Position unzureichend entwickelt ist und stattdessen eine Spaltung der Realitätserfahrung stattfindet. Der depressive Hass gegenüber inneren Repräsentanzen des Selbst wird nach außen auf die umgebende Welt projiziert und führt zu dem Glauben, dass es andere Menschen sind, die einen verfolgen und hassen. Daher wird die Realität stark durch Wahnideen und andere, oftmals paranoide psychotische Erfahrungen verzerrt.

Wie der manische Zustand scheint eine tiefe Depression bei manchen ein starker unspezifischer Stressor zu sein und eine akute psychotische Reaktion auszulösen.

Kränkung des Selbstwertgefühls

Manchen Menschen mit einem hohen persönlichen Prestige kann es passieren, dass sie ihren Ruf mit einem Schlag verspielen. Ihr Status und ihre Ehre werden infrage gestellt. Solche rapiden Abstürze können die Folge gescheiterter Abschlussprüfungen, eines Skandals, einer missglückten Investition oder einer enttäuschenden Erfahrung am Arbeitsplatz sein. Manchmal kann dies einer Person mit einer (im vorigen Kapitel beschriebenen) narzisstischen Persönlichkeit passieren. Oft sind es begabte, erfolgreiche Menschen, die ein prestigeträchtiges Image aufgebaut haben, das nun ruiniert ist.

Die natürliche und gesunde Lösung wäre, »seine Wunden zu lecken« und nach kurzer Trauer neu anzufangen, diesmal mit weniger großartigen Illusionen, indem man aus der Erfahrung seinen Nutzen zieht. Zuweilen aber erscheint eher der Suizid die Lösung. Nicht selten tritt dies in Fällen ein, in denen ein machtvolles Über-Ich die Kontrolle hat. Ein Suizid kann dann ganz plötzlich kommen, ohne jede erkennbare Warnung, »wie ein Blitz aus heiterem Himmel«. Der Suizid des Investors Ivar Kreuger nach der Wirtschaftskrise 1932 ist ein Beispiel dafür. Die dritte Möglichkeit ist eine »Tötung des Selbst« im symbolischen Sinne. Diese besteht aus einer sich rasch entwickelnden Psychose, in der die Demütigung und der Selbsthass des Betroffenen aus der schmerzvollen Erfahrung durch die Projektion auf die äußere Welt verringert werden kann. Die bösen äußeren Verfolger treten jetzt an die Stelle des inneren »Verfolgers« mit seinem Selbsthass. Im paranoiden Zustand stehen momentan oder für eine längere Periode eine Erklärung und eine neue Überlebensstrategie zur Verfügung. Der Preis dafür ist der soziale Ausschluss, den ein Mensch mit paranoider Psychose zu gewärtigen hat. Ein Prozess der Isolation hat dem psychotischen Zusammenbruch oftmals bereits den Weg geebnet.

Menschen mit einer narzisstischen Persönlichkeit tendieren oft zu paranoiden Reaktionen, die jedoch gewöhnlich sehr schnell vergehen, wird das Gleichgewicht mit angemessenen Strategien wieder hergestellt. Scheitern sie zu gravierend und sind die Auswirkungen zu überwältigend, kann sich die misstrauische Einstellung jedoch zu einer Psychose vertiefen. Gleichzeitige Belastungen wie familiäre Probleme, erotische Verstrickungen, Suchttendenzen usw. können den Prozess noch beschleunigen.

» **Das grandiose Projekt bricht zusammen** In seinen Vierzigern erlebte der schwedische Autor A. Strindberg (1849–1912) eine tiefe Lebenskrise, bekannt als seine »Infernokrise«. Ausgelöst wurde sie durch das Scheitern seiner Ehe und den Verlust des Sorgerechts für seine Kinder. Außerdem hatte er mit einer Schreibblockade zu kämpfen. Er konnte sich nicht erholen, ohne »wie eine Languste meinen Panzer abzuwerfen«. In seinem Heimatland hatte Strindberg die führende Rolle in der Welt der Literatur eingebüßt, darüber hinaus wurde ihm wegen Blasphemie der Prozess gemacht. Er zog nach Berlin um, wo er eine neue, jedoch unglückliche Ehe einging.

Eine grandiose Idee wuchs in ihm heran, durch die er die wissenschaftliche Welt mithilfe der Alchemie revolutionieren würde; später würde er Gold herstellen. Mit dieser Idee im Kopf verließ er seine neue Frau und die Kinder und ließ sich mit hochfliegenden Erwartungen bezüglich des großen Triumphs, der kommen würde, 1894 in Paris nieder. Als dieses Projekt langsam, aber sicher scheiterte, nahmen seine Depressionen und seine psychosomatischen Probleme zu. Im Juli 1896 litt er an einer paranoiden Psychose mit Wahnideen, die nicht bizarr waren und nicht allein durch seinen Alkohol- und Absinthkonsum erklärt werden konnten.

Strindbergs Halluzinationen sind nicht überliefert, aber er glaubte sich von einer internationalen Goldmafia und Kunsthändlercliquen verfolgt. In Panik verließ er Paris und seine Experimente der Goldherstellung. Er konnte sich nie mit seinem wissenschaftlichen Misserfolg abfinden, wandte sich aufgrund seiner religiösen Studien jedoch den Theorien E. Swedenborgs (1688–1772) über die Existenz Gottes zu, der, so Swedenborg, Geister schickt, um zu strafen und zu belehren. Strindberg konnte so seine Verfolgungsideen in religiöse Vorstellungen uminterpretieren. Er war überzeugt, dass Gott, in seiner Liebe zu ihm, ihn auf die Probe stellen wollte. Mit

diesem kreativen Weg zurück zum Christentum seiner Kindheit entwarf Strindberg eine neue praktische Erklärung für seine Verfolgungsideen.
Nach sechs Monaten war Strindbergs Gesundheit wiederhergestellt und er war die nächsten 15 Jahre ohne Unterbrechung literarisch produktiv; seine Bekehrung zur Religion war von Dauer. «

Zusammenfassung

Das Konzept der Vulnerabilität weckt das Interesse, kausale Faktoren für jeden psychotischen Zusammenbruch finden zu wollen. Eine Erstepisode wird gewöhnlich von einer wie auch immer gearteten frustrierenden Belastung ausgelöst. Entwickelt sich die Krankheit nur langsam, kann es jedoch beinahe unmöglich sein, den auslösenden Faktor klar zu identifizieren. Kehrt die Psychose wieder, ist das auslösende, belastende Ereignis häufig weniger evident als beim ersten Mal – man stellt eine niedrigere Schwelle der Psychoseverletzlichkeit fest.
Auslösefaktoren können unspezifische Stressoren physiologischer Art sein, die die Toleranzschwelle für tiefer liegende spezifischere Frustrationen senken. Um ihr Wesen genau zu verstehen ist es notwendig, den Betroffenen gut zu kennen: Man achte auf Reifungskrisen, Trennungen bzw. Verluste, akute Konflikte oder tiefe Demütigungen. Es scheint so, als verstärkten sich Rückfälle als eine Defensivstrategie. Belegt wird dies durch das erhöhte Risiko einer Psychose nach jedem Rückfall.

Schutzfaktoren

Wie kommt es, dass nicht viel mehr Menschen psychotisch werden? Unser Gehirn ist ein sensibles Gebilde, und der Prozess des Errichtens einer inneren Welt der Repräsentanzen beinhaltet viele Fehldeutungen und Verzerrungen, die, wenn man sie der Realität gegenüberstellt, mit dieser kollidieren. Wir lassen uns durch Drogen, Alkohol oder Rituale beeinflussen, die unser Bewusstsein und unsere Identität stören. Nach wenigen Stunden sind wir jedoch wieder unser altes Selbst mit einer intakten Ich-Struktur. Unsere Wahrnehmungen und Interpretationen der Realität erlauben uns wieder, unseren Platz zu finden, an dem wir funktionieren und mit der umgebenden Welt kommunizieren können.

Es gibt gewiss starke, genetisch determinierte Mechanismen, die unsere Realitätsprüfung stützen: Ihr Wert für das Überleben ist unbestreitbar. Man kann vermuten, dass, wie in Flugzeugcomputern, Hierarchien von Sicherheitssystemen existieren, die die Steuerung übernehmen, sobald ein Mechanismus versagt. Eine konstante Neuverbindung und Kontrollbestätigung finden automatisch statt, nicht zuletzt mittels der Schutzmechanismen des Ichs. Unsere Träume und Wünsche wissen wir raffiniert zu berichtigen oder auch zu manipulieren und zu verleugnen. Wichtig ist, dass wir eine Kontinuität der Bedeutung im Strom jener Reize schaffen, auf die wir treffen.

Unser Wissen über die »Datenverarbeitung« des Gehirns auf der zellulären Ebene und die Natur der biologischen Faktoren, die uns vor einer Psychose schützen, ist immer noch rudimentär. In nicht allzu ferner Zukunft werden wir vielleicht besser wissen, was einen Schutzfaktor – und nicht nur einen Verletzlichkeitsfaktor – in unserem genetischen Erbe ausmacht: Wie können wir uns zum Beispiel besser gegen pränatale und perinatale Schädigungen in der Entwicklung des Hirns schützen? Wie können wir die Hirnentwicklung durch eine frühe, vertrauensvolle Beziehung zu den Eltern stimulieren?

Die psychosozialen Schutzfaktoren gegen Psychosen sind unspezifisch. Sie beinhalten nicht nur den Schutz vor Psychosen, sondern auch vor dem generellen Verlust der Orientierung und Kontrolle. Dieselben Faktoren, die unsere Psyche schützen, scheinen auch die körperliche Gesundheit zu stärken. Die Brücken zwischen Psyche (Geist) und Soma (Körper) sind in den immunologischen und subkortikalen Nervensystemen zu finden. Wir wissen, dass Kummer, Verlust, Stress, Hoffnungslosigkeit usw. somatische Korrelate haben und somatische Krankheiten potenzieren können. Dementsprechend haben die Schutzfaktoren, die ich im Folgenden behandle, einen generellen Wert: Sie umfassen die somatische ebenso wie die psychische Gesundheit.

Psychosoziale Schutzfaktoren

Es folgen drei in der internationalen Forschung gut etablierte Gruppen psychosozialer Schutzfaktoren. Dies sind:

- ein funktionierendes soziales Netzwerk,
- eine sinnvolle Beschäftigung oder kreative Aktivitäten,
- die Erfahrung von persönlicher Kohärenz und Bedeutung.

Das funktionierende soziale Netzwerk

Das soziale Netzwerk ist definiert als die sowohl informellen (privaten) als auch formellen (öffentlichen) Nahbereiche, in denen sich eine Person bewegt. Sie bieten:

- emotionale Unterstützung, Wertschätzung und Liebe,
- Informationen und Hilfe zur persönlichen Orientierung in der Umgebung und zur Bewältigung von Problemen,
- Anerkennung, Freundschaft, gemeinsame Interessen und Werte sowie
- materielle Unterstützung.

Ein gutes soziales Netzwerk dient als ein psychologischer Schutzfaktor insofern, als Menschen, die in solch einer Atmosphäre aufgewachsen sind, stärkere Ich-Funktionen entwickelt haben sollten und auf ein größeres Abwehrpotenzial zurückgreifen können als andere Personen (zu Adoptionsstudien siehe Kapitel 6). Soziale Beziehungen in Netzwerken Erwachsener können auch als ein Puffer in Krisensituationen und bei Frustrationen wirksam werden. Ein funktionierendes Netzwerk kann einen Menschen in einer Notlage auch dazu ermutigen, sich im Frühstadium professionelle Hilfe zu suchen.

Personen mit begrenzten Ressourcen

Die Qualität der sozialen Umwelt ist besonders wichtig für Menschen mit reduzierten Fähigkeiten, für sich selbst zu sorgen. Zu diesen Menschen gehören Personen, die unter Krankheiten und Beeinträchtigungen leiden; Arbeitslose und Obdachlose; Personen, die an Verbrechen und Substanzmissbrauch beteiligt oder davon betroffen waren. Minderjährige oder allein erziehende Eltern können, besonders in bestimmten Gegenden, ebenfalls einem besonderen, fundamentalen Stress ausgesetzt sein, wie auch Immigranten und Flüchtlinge.

Da immer mehr Stressfaktoren über die Menschen hereinzubrechen scheinen, besteht eine erhöhte Wahrscheinlichkeit psychischer Störungen.

Gesundheitliche Schäden durch soziale Desintegration

Es kommt zu sozialer Desintegration, wenn sowohl formelle Strukturen in der Gemeinde (öffentliche Dienste) als auch informelle Strukturen (Familie, Freunde, Nachbarn) unzureichend sind. Dies interagiert mit der psychischen Gesundheit in der Gemeinde und als Ergebnis können sich beide (Strukturen und seelische Gesundheit) in einer Abwärtsspirale befinden (Leighton 1963). Wohnviertel, die schnell von sozialer Desintegration betroffen sind, können unter Entvölkerung leiden und zu den neuen Wohnvierteln niedriger Einkommensklassen werden. Solche Viertel können sich an der Peripherie von Großstädten ausbreiten. Die soziale Entmischung aus negativen Gründen ist groß: Überrepräsentiert sind hier Arbeitslose, Immigranten, Menschen mit psychischen Problemen, Konsumenten von Alkohol und Drogen neben anderen Menschen mit wenig Ressourcen.

Studien zu Gießen (Richter 1974), dem Ort Nacka außerhalb von Stockholm (Cullberg u. a. 1981) und über Oslo (Dalgaard 1980) beschreiben deutlich, was als die »neuen Viertel niedriger Einkommensklassen« bekannt ist. Dort findet man jene Hochhaussiedlungen mit einer Unterversorgung durch soziale Dienste, die viele Anzeichen sozialer

Desintegration zeigen. Eine subjektiv empfundene schlechte psychische Gesundheit ist bei mehr als 30 Prozent der erwachsenen Bewohner zu finden. Es gibt ein hohes Niveau der Abhängigkeit von Sozialdiensten zur Versorgung. Die Kinder von Eltern, die unter diesen sozialen Bedingungen leben, können stark davon beeinflusst sein. Die Eltern selbst, oft alleinstehend und ungebildet, müssen kämpfen, um ihrer Elternrolle gerecht zu werden. Die Kindergärten sind überfüllt, und viele Kinder haben besondere Bedürfnisse, was Erziehung oder Versorgung betrifft. Die Schulen klagen über Probleme mit der Disziplin, die Lehrer wechseln häufig, was zu unregelmäßigem Unterricht und damit zu schlechten Schulleistungen führt. Jugendkriminalität, Gewalt und Drogenmissbrauch sind verbreitet. Suizide und psychotische Rückfälle sind häufiger als anderswo (siehe Abbildung 7).

ABBILDUNG 7 **Anzahl der Suizidversuche in einem Vorort pro 10.000 Einwohner nach Art der Unterkunft** (Cullberg u.a. 1981)

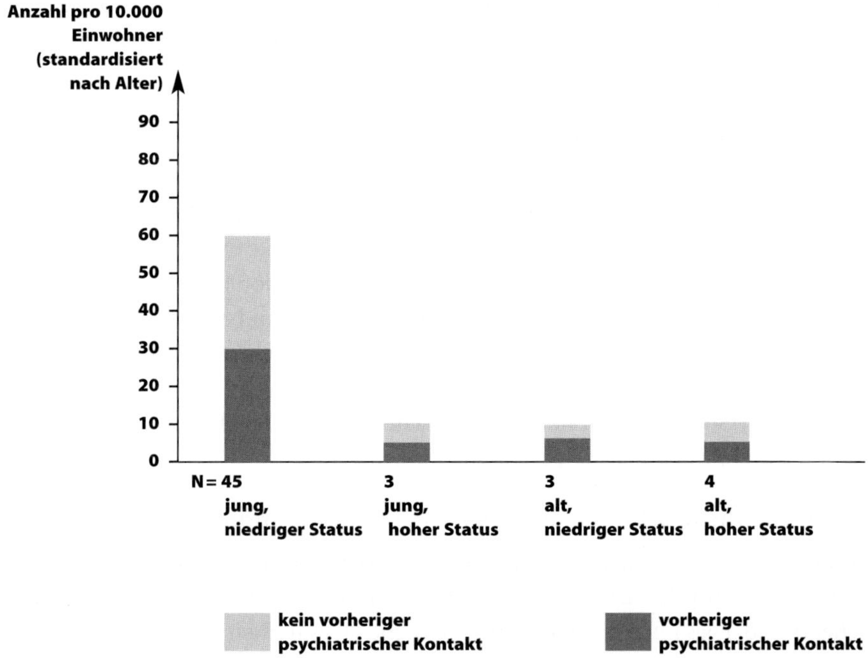

Die Menschen, die in diesen Vierteln leben, sind in einer ausweglosen Situation gefangen, in der ihre reduzierte Fähigkeit, ein funktionierendes unterstützendes Netzwerk aufzubauen, durch die hohe Mobilität der Bevölkerung noch verschlimmert wird. Wer die Energie und die finanziellen Mittel hat, um umziehen zu können, beschleunigt die »Abschöpfung« des fähigeren Bevölkerungsanteils, und solche Viertel desintegrieren weiter (siehe Abbildung 8). Dennoch werden nach 10 oder 15 Jahren gelegentlich positive Initiativen wirksam, das Viertel stabilisiert sich dann und erreicht einen höheren Status.

Viele Menschen mit lang andauernden psychischen Störungen werden in solchen Siedlungen untergebracht. Da unterstützende Netzwerke fehlen und die Sozialdienste unterbesetzt sind, erhalten die aus dem Krankenhaus Entlassenen zu wenig oder nur schlecht

ABBILDUNG 8 Anzahl der Patienten mit einer Psychose in einem Vorort pro 10.000 Bewohner nach Art der Unterkunft (Cullberg u.a. 1981)

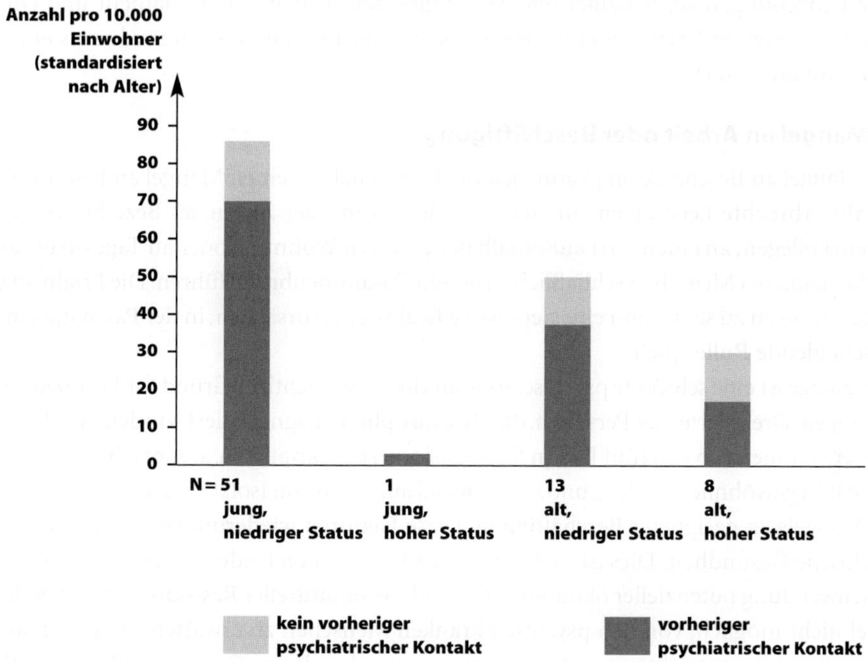

organisierte Hilfe. Weit mehr Ressourcen würden gebraucht, und zwar in Form einer angemessenen Unterkunft, sozialer Kontakte und einer sinnvollen Beschäftigung, sollen die Personen genesen (siehe weitere Angaben in Kapitel 26).

Die Lebensumstände in den älteren Vierteln mit Haushalten mit niedrigem Einkommen unterscheiden sich oft erheblich von denen der neuen Viertel niedriger Einkommensgruppen. Hier stoßen wir auf etablierte informelle Netzwerke in einer Gemeinde mit drei Generationen sowie mit Sozialdiensten. Gleiches gilt für die älteren Viertel höherer Einkommensklassen. Die Menschen, die in solchen Vierteln leben, sind fähig, Unterstützung zu mobilisieren und einander in Krisenzeiten zu helfen. Die Toleranz für psychisch Kranke ist zugegebenermaßen begrenzt und kann dazu führen, dass die Betroffenen ein Leben im Verborgenen fristen. Was die neuen Viertel höherer Einkommensklassen betrifft, lässt sich feststellen, dass es eine eher niedrige Toleranz psychischen Störungen gegenüber gibt. Finanziell gutsituierte junge Familien mit der Möglichkeit, die Dienste zu finden, die sie brauchen, leben in diesen Vierteln. Da es jedoch weniger Mietshäuser gibt, werden Menschen mit psychischen Störungen hier seltener angesiedelt. Hinzu kommt, dass Versuche, Wohneinrichtungen für psychisch Kranke zu errichten, oftmals auf den Widerstand der lokalen Gemeinde treffen.

Sinnvolle Beschäftigungen

Für die meisten Menschen hat Erwerbstätigkeit eine positive Bedeutung, abgesehen davon, dass sie für Einkommen sorgt: Erfolgreiche Problembewältigung stimuliert das seelische Erleben und kann so das Selbstwertgefühl stärken. Erfüllt Arbeit eine Funktion, vermittelt sie das Gefühl, gebraucht zu werden. Arbeit hat auch wichtige soziale Funktionen, insofern sie Gelegenheiten eröffnet, neue Beziehungen zu entwickeln und neue Umgebungen kennenzulernen. Arbeit gibt dem Leben ein Fundament und eine Struktur. Unter anderem verleiht Arbeiten sogar der Freizeit eines Individuums einen noch größeren Wert.

Mangel an Arbeit oder Beschäftigung

Der Mangel an Beschäftigung kann vielerlei Folgen haben: einen Mangel an Belohnungen für erbrachte Leistungen, an Herausforderungen oder Zielen, an Beziehungen zu Arbeitskollegen, an einem Ort außerhalb der privaten Wohnung oder an Tagesstruktur. All dies kann bei Menschen schließlich zu einem Zusammenbruch führen. Die Erfahrung, ausgeschlossen zu sein, kann eine depressive Reaktion verursachen, in der Passivität eine entscheidende Rolle spielt.

Heutzutage ist eine schlechte psychische Gesundheit ein wichtiger Grund für Frühpensionierungen. Drei Viertel der Personen, die als schizophren diagnostiziert wurden, werden in Schweden innerhalb von fünf Jahren frühpensioniert (SVEDBERG u. a. 2001). Ihre Lebensqualität ist gewöhnlich niedrig, und zwar sowohl aufgrund von Isolation als auch aufgrund des Mangels an geeigneter Beschäftigung. Diese Faktoren wiederum verschlechtern die psychische Gesundheit. Dies ist nicht nur eine Quelle neuen Leidens, sondern auch eine Verschwendung potenzieller ökonomischer und soziokultureller Ressourcen. Es ist in der Regel nicht möglich, von den psychisch kranken Menschen zu erwarten, sie sollten auf dem ersten Arbeitsmarkt mit anderen konkurrieren. Aus diesen Gründen sollte sinnvolle Arbeit geschaffen werden, die ihren Bedürfnissen und Fähigkeiten angemessen ist. Obgleich die Kommunen in vielen Ländern gesetzlich verpflichtet sind, eine Beschäftigung für die Betroffenen zu finden, wird diese Aufgabe immer noch stark vernachlässigt.

Kohärenz und Sinn stiften

Das Konzept eines Kohärenzgefühls wurde von dem israelischen Soziologen A. ANTONOVSKY (1997) als das Ergebnis von Studien mit Überlebenden deutscher Konzentrationslager formuliert. Er fand heraus, dass Menschen, die die psychisch extrem verstörende KZ-Erfahrung mit einem geringeren Ausmaß psychiatrischer Störungen überlebt hatten, über ein inneres »Kohärenzgefühl« verfügten, das sie sogar unter beengenden und bedrohlichen Umständen mit Motivation und Hoffnung versorgen konnte. Mithilfe einer Skala versuchte Antonovsky den Grad des Kohärenzgefühls zu messen und korrelierte das Ergebnis dann mit verschiedenen gesundheitlichen Faktoren.

Die Gültigkeit seiner Idee wurde angezweifelt, doch klinisch ist sie wertvoll, nicht zuletzt für die Menschen, die mit Psychosen arbeiten. Eine beginnende Psychose wird häufig von einem tiefen Gefühl der Entfremdung und des Nicht-Begreifens äußerer und innerer Ereignisse begleitet. Eine präpsychotische Person wählt regressive, magische Lösungen (in Form von Wahnideen) angesichts des Verlusts der Kohärenz und wird als Ergebnis umso mehr von der Gemeinschaft ausgeschlossen. Dinge, die helfen, ein realistisches Gefühl für Kohärenz und Bedeutung zu schaffen, sind deshab ganz wesentlich für eine Genesung von der Psychose.

Über den Zusammenhang zwischen einer existenzialistischen, philosophischen Weltsicht und der Psychose wissen wir wenig, aber doch so viel, dass einige nach einer langen Phase

fruchtlosen Grübelns erkranken. Die Folgen sowohl nationaler als auch internationaler rasanter sozialer Mobilität müssen hier berücksichtigt werden. Störungen der kulturellen Muster und Werte und historischer, religiöser und sprachlicher Traditionen können zu gesteigerter Entfremdung führen, selbst noch bei den Kindern von Migranten. Als Ergebnis dieser sich wandelnden und manchmal konkurrierenden Traditionen scheinen diese jungen Leute anfälliger für Psychosen zu sein als andere.
Deswegen ist der rasante Prozess der Säkularisierung in westlichen Gesellschaften eine kulturelle Entwicklung, die sorgfältig geprüft werden muss. Traditionelle Gesellschaften verfügen über ein hohes Maß an aus historischen Wurzeln abgeleiteten Anschauungen, die einen großen Beitrag zum Selbstgefühl seiner Bewohner leisten. Diese Gesellschaften haben durch Säkularisierung viel zu verlieren. Die in Kapitel 1 beschriebenen Brücken zwischen der inneren und der äußeren Welt können durch diesen Verlust der kulturellen Wurzeln gefährdet werden.

Zusammenfassung

Drei verschiedene psychosoziale Schutzfaktoren wurden beschrieben: das soziale Netzwerk, sinnvolle Beschäftigung und ein inneres Gefühl der Kohärenz und Bedeutung. Jeder Faktor ist für sich ein Mittel zum Schutz vor einer Psychose und einer psychischen Erkrankung, und die drei Faktoren können auch synergetisch zusammenwirken.
Diese Faktoren erhöhen unter ungünstigen Bedingungen das Risiko, psychisch zu erkranken. Wesentlich ist zudem, diese Faktoren zu berücksichtigen, wenn psychosoziale Bedingungen geschaffen werden sollen, die das Potenzial zur Genesung und zur sozialen Wiedereingliederung steigern könnten.

Die psychotische Erstepisode – drei klinische Typen

Weder die ICD-10 noch das DSM-IV stellen Leitlinien für die Behandlung oder die Prognose psychotischer Erstepisoden bereit. Ich halte es für sehr hilfreich, sich bewusst zu machen, dass man es jeweils mit einem von drei möglichen Krankheitsverläufen zu tun hat. Grob ausgedrückt stehen sie jeweils für ein Drittel der Menschen mit einer psychotischen Erstepisode – natürlich kann man den künftigen Verlauf nie mit Sicherheit voraussagen. Das klinische Bild der drei Typen werde ich kurz skizzieren. Diese Gruppierung nach drei Typen soll kein neues diagnostisches Werkzeug, sondern lediglich eine Hilfe in klinischen Diskussionen zu Behandlung und Prognose sein.
Danach werde ich die verschiedenen psychotischen Störungen vorstellen, wie sie im DSM-IV-System kategorisiert sind. Der Begriff »Schizophrenie« ist kontrovers, und in Kapitel 11 folgt eine historische Beschreibung seiner Entwicklung, sodass die daran Interessierten die theoretische Diskussion nachvollziehen können.

Typ A: eine Psychose mit nur einer Episode

Die Psychose vom Typ A entwickelt sich gewöhnlich recht schnell über eine oder zwei Wochen aus einem »normalen« psychischen Zustand. Sie kann relativ unauffällig sein, mit paranoiden Symptomen und vielleicht einigen akustischen Halluzinationen einhergehend. Sie kann aber auch extremer sein, nämlich mit starken Verhaltensstörungen und schizophrenieähnlichen Symptomen, die sich bizarrer manifestieren, beispielsweise ausgeprägten Halluzinationen und Beziehungsideen. Häufig kann man klare Auslösefaktoren psychosozialer Natur finden.
Bei einer guten psychosozialen Behandlung geht diese Psychose binnen weniger Wochen oder Monate vorüber. Antipsychotische Medikamente in moderaten Dosierungen können hilfreich sein, sind aber nicht immer notwendig, wenn die psychosoziale Behandlung und die Umgebung zufriedenstellend und »tragend« sind. Ein Rückfall, sofern es überhaupt dazu kommt, ist ein seltenes Ereignis.

Typ B: die wiederkehrende Psychose

Hier ist häufig festzustellen, dass der Betroffene bereits zuvor unabhängig vom Auftreten der Psychose an einer Borderline- oder schizotypischen Persönlichkeitsstörung gelitten hat. Die auslösenden Ereignisse können beinahe unbedeutend sein verglichen mit der Schwere der Psychose und sind zuweilen, besonders in den späteren Ausbrüchen, schwer zu identifizieren. Substanzmissbrauch trägt häufig zu der Erkrankung bei; selbst eine kurze Phase des Substanzmissbrauchs kann ausreichen, um einen Rückfall auszulösen. Schizophreniforme Symptome sind nicht selten, dazu können intensive Halluzinationen und/oder bizarre Wahnideen gehören. Eine genetische Verletzlichkeit und eine gestörte Kindheit sind häufig – oftmals hatten mehrere Verwandte an psychischen Störungen zu leiden. Die Betroffenen mit zyklischer affektiver Psychose oder einer schizoaffektiven Störung werden dementsprechend behandelt. In diesen Fällen sind jähe Rückfälle wahrscheinlich.
Wie beim Typ A geht die Psychose gewöhnlich ohne wahrnehmbare Veränderungen der Persönlichkeit vorüber. Es besteht jedoch ein größeres Rückfallrisiko und die neue

psychotische Episode sollte als Hinweis auf eine Verletzlichkeit verstanden werden. Meist ist die zeitweilige Gabe antipsychotischer Medikamente oder eine Langzeitmedikation zur Prävention erforderlich. Menschen mit wiederkehrenden Psychosen mit affektiven Merkmalen ziehen oft Nutzen aus Stimmungsstabilisatoren wie Lithium. Eine stützende, edukative, in manchen Fällen auch klärungsorientierte oder kognitive Psychotherapie, in die die Familie einbezogen werden kann, sollte angeboten werden.

Typ C: Psychosen mit lang andauernder funktioneller Beeinträchtigung

Manchmal wird der chronische Charakter der Krankheit erst nach mehreren Jahren wiederkehrender Störungen augenfällig. Die Betroffenen erleben häufig grundlegende Änderungen ihrer Persönlichkeit. Es kann sich um kleinere oder auch größere Änderungen handeln; so erscheint der Betroffene anderen Menschen beispielsweise verschleiert wie durch einen sehr dünnen »Film« der Distanz. Manchmal, aber nicht immer, kann die Veränderung eine Eigenschaft oder Eigenschaften verstärken, die schon Jahre vor der Entwicklung der Psychose vorhanden waren.

Die Genesung ist bei diesem Typ leider zu oft unvollständig, kann jedoch durch die Abstützung des oftmals unzureichenden Beziehungsnetzwerkes verbessert werden. Antipsychotische Medikamente wirken sich gewöhnlich nützlich aus, haben jedoch keine heilende Wirkung. Das Abwägen der therapeutischen Wirkung der Medikation und der Nebenwirkungen setzt eine gute Arbeitsbeziehung mit dem Patienten voraus. Werden exzessive Dosierungen verabreicht, kann sich der psychische Zustand als Ergebnis zunehmender Passivität, Ruhelosigkeit oder Bindungslosigkeit verschlechtern. Es ist wesentlich, den Patienten und seine Bezugspersonen über das Wesen der Krankheit und mögliche Behandlungsansätze zu informieren, um die Behinderung zu minimieren. Eine kognitiv orientierte Psychotherapie ist bei Typ-C-Psychosen ratsam, um dem Patienten zu helfen, gegen seine Wahnideen und/oder Halluzinationen anzukämpfen (siehe Tabelle 2).

TABELLE 2 Prognostische Indikatoren der akuten Psychose

Bessere Prognose	Schlechtere Prognose
klare Auslösefaktoren	keine klaren Auslösefaktoren
keine prodromalen Symptome oder kurze Dauer der unbehandelten Psychose	lange prodromale Phase
DUP (Dauer der unbehandelten Psychose) < 1 Monat	DUP (Dauer der unbehandelten Psychose) > 12 Monate
depressive oder hypomanische Merkmale	keine affektiven Merkmale
wenige negative Symptome	negative Symptome deutlich sichtbar
früher gute soziale Entwicklung	frühere Anpassungsprobleme
kein Substanz- oder Alkoholmissbrauch	Substanzmissbrauch
nachträgliche gute Einsicht in die Psychose	Leugnung der Psychose

Die psychotischen Syndrome diagnostizieren

Betont werden muss, dass es keine klaren Grenzziehungen zwischen den beschriebenen Typen der Psychose gibt. Überschneidungen sind häufiger als typische Syndrome. Die folgenden Aspekte werden wahrscheinlich von entscheidender Bedeutung sein; sie stellen nützlichere Leitlinien zur Behandlung und Prognose bereit:

- das Vorhandensein präexistenter, schlecht angepasster Persönlichkeitsmerkmale oder einer Persönlichkeitsstörung,
- das Niveau der Persönlichkeitsorganisation (Ich-Stärke),
- Grad und Typus kognitiver Defizite,
- Hirnverletzung oder Hirnanomalien,
- abnormale Funktion der Neurotransmitter-Rezeptoren,
- das Ansprechen auf verschiedene Behandlungstypen.

Uns fehlt immer noch ein umfassendes oder übergreifendes theoretisches System, das absolute diagnostische Präzision ermöglicht. Beschrieben werden muss jedoch so klar und verlässlich wie eben möglich. Die Unterschiede zwischen DSM-IV und ICD-10 sind in dieser Hinsicht relativ gering (die hier nicht aufgeführten Kriterien der ICD-10 sind im Anhang enthalten).

Die kurze psychotische Störung

Charakteristische Merkmale

Auf 100.000 Einwohner kommen jährlich etwa drei oder vier Fälle einer akuten kurzen psychotischen Störung, die in den psychiatrischen Einrichtungen behandelt werden. Die Gesamthäufigkeit ist vermutlich signifikant höher, da sich viele Personen nie an die psychiatrischen Einrichtungen wenden. Dies liegt vermutlich an der Kürze der Störung. Außerdem haben viele Menschen eine hohe Schwelle, wenn es darum geht, sich psychiatrische Hilfe zu suchen. Manche stehen die Krankheit zu Hause durch oder helfen sich anderweitig, ohne psychiatrische Intervention. Andere, so ist zu vermuten, begehen vielleicht Suizid, ohne dass die Psychose festgestellt wurde.

Die Symptome dieser psychotischen Störung können aber durchaus stark sein und machen oft eine psychiatrische Behandlung nötig. Gewöhnlich kehrt die Psychose nicht wieder, aber im Laufe einiger Jahre kann es zu einem oder zwei Rückfällen mit der gleichen günstigen Prognose kommen.

Auch wenn solch eine Psychose normalerweise bei Menschen unter 35 Jahren vorkommt, kann es auch im Alter zu kurzen psychotischen Episoden kommen. Nachlassende kognitive Funktionen, schlechteres Hören, andere physische Beschwerden oder Nebenwirkungen medizinischer Behandlung sind zu den Faktoren zu rechnen, die die Psychoseschwelle senken.

Symptome

Zwei Typen von Symptomen sind häufig miteinander verbunden: Desorganisation und Wahn. Symptome der Desorganisation sind wohl am häufigsten; sie manifestieren sich in einem Zustand ratloser Ängstlichkeit. Man ist verwirrt, will aber auch unbedingt herausfinden, was vor sich geht und warum. Fragen, auf die man keine zufriedenstellende Antwort erhält, werden wieder und wieder gestellt. Der Patient kann sich oft schlecht bezüglich der Zeit, des Orts oder der eigenen Person orientieren. Diese Desorientierung unterscheidet sich von dem akuten Verwirrtheitszustand, der auf eine organische Ursache wie endokrine Probleme, andere somatische Krankheiten, Vergiftung oder eine beginnende Demenz hinweist (siehe Kapitel 13). Bei solchen Zuständen stößt man öfter auf beliebig falsche oder erfundene Antworten auf Fragen, die die Orientierung betreffen.

Manchmal können Patienten so sehr gestört sein, dass sie beispielsweise die Umgebung mit Exkrementen oder Menstruationsblut beschmieren. Wird der Betroffene aufgehalten, kann er sehr aggressiv werden. Zudem kann das Ablegen der Kleider und das nackt Umhergehen sowohl dem Personal als auch den Mitpatienten zu schaffen machen. Auch die Psychose, die nach einer Geburt auftritt – die Puerperalpsychose – kann sich so darstellen. Die vielleicht eindrucksvollsten literarischen Beispiele finden sich in Goethes »Faust«, als Gretchen von Faust verlassen wird, und in Shakespeares »Hamlet«, als Ophelia verstört zurückbleibt, nachdem Hamlet sie verlassen hat.

Eine kurze psychotische Störung kann von der akuten Verwirrtheit durch den Grad der Bewusstheit unterschieden werden. Bei der akuten Verwirrtheit ändert sich der Grad der Bewusstheit von Stunde zu Stunde, mal ist der Patient schläfrig, dann wieder hellwach. Das Kurzzeitgedächtnis ist gewöhnlich ebenfalls gestört. Bei kurzen psychotischen Störungen können akustische Halluzinationen auftreten, sie bestimmen jedoch das klinische Bild nicht zwangsläufig. Oft gehört die innere Stimme zu jemandem, den der Patient gut kennt, oder zu einer Berühmtheit. Es fällt auf, wie der Patient manchmal innehält und der Stimme oder den Stimmen zu lauschen scheint.

Kurze Phasen der Katatonie, manchmal begleitet von Fieber, können die Situation komplizieren, besonders wenn der Patient sehr ängstlich ist. Katatonie umfasst eine Reihe ungewöhnlicher Störungen des motorischen Systems, die bei der Psychose zu beobachten sind, darunter Stupor, leichte Erregbarkeit und das Einnehmen starrer Posen. Es gibt Anhaltspunkte dafür, dass Katatonie das subjektive Angstgefühl verringert. Die motorischen Störungen können einen Patienten daran hindern, zu essen und zu trinken und die hygienische Grundversorgung über sich ergehen zu lassen. Dauert dieser Zustand mehr als ein paar Tage an, schwebt der Patient wegen Dehydrierung in Lebensgefahr.

» **Das fremde Kind** Ulla, eine 25-jährige Hilfsschwester, hatte nach einer komplizierten Schwangerschaft ihr erstes Kind geboren. In den letzten Schwangerschaftsmonaten hatte sie Eiweiß im Urin und hohen Blutdruck. Die Geburt zog sich in die Länge und war mühevoll. Als man Ulla das Kind nach der Geburt reichte, war sie überraschend indifferent ihm gegenüber. Ihre Apathie steigerte sich später noch. Obgleich keine klaren psychotischen Symptome vorhanden waren, sagte sie dem zu Rate gezogenen Psychiater, sie sei nicht sicher, ob das Kind ihres wäre.

Als sie nach Hause zurückkehren durfte, verstärkte sich ihre Angst. Sie bestand darauf, dass man ihr das Kind einer anderen aufgedrängt habe. Trotzdem stillte sie das Baby. Ihr Mann dachte, das Problem werde sich mit der Hilfe von Ullas Mutter zu Hause von selbst lösen. Doch zu Hause verschlimmerte sich die Situation noch. Ulla ging grob mit dem Kind um, was zu der Befürchtung Anlass gab, dass sie ihm etwas zuleide tun könne. Sie wurde in die Psychiatrie eingewiesen; das Baby wurde auf einer Neugeborenenstation versorgt.

Ullas Zustand verschlechterte sich zu einer akuten psychotischen Episode. Sie versuchte aus der Station auszubrechen und musste gegen ihren Willen festgehalten werden. Ihr Mann brachte das Baby zu ihr, und anfangs schaffte sie es, es zu stillen. Das Stillen musste jedoch aus Sorge um die Sicherheit des Kindes abermals abgebrochen werden. Versuche, durch Psychotherapie an sie heranzukommen, scheiterten. Die Pflege war dadurch erschwert, dass die Abteilung (aufgrund der Urlaubszeit im

Sommer) mit Aushilfskräften besetzt war. Ulla weigerte sich, sich zu waschen, und mehrmals, als sie nicht beobachtet wurde, ging sie nackt in der Station umher.

Sie litt bei alldem auch unter Geburtskomplikationen. In der Vagina waren bei der Geburt Risse entstanden, die sich infiziert hatten und schwierig zu behandeln waren.

Mehrmals griff Ulla das Personal an. Ohne großen Erfolg wurde sie zwangsweise mit neuroleptischen Injektionen behandelt, um ihr Erregungsniveau zu senken und ihre Psychose zu bessern. Man griff zur Elektrokrampftherapie (EKT). Nach zwei Behandlungen reagierte sie positiv und war einige Wochen später imstande, das Krankenhaus völlig genesen zu verlassen.

Während eines Nachgesprächs sagte Ulla, es tue ihr leid, dass sie das Stillen abbrechen musste, und beklagte sich bitter über die unprofessionelle Behandlung, die ihr in der psychiatrischen Abteilung zuteil geworden war. Die Beziehung zu ihrem Kind wies keine Langzeitschäden auf. Ihr Mann allerdings reagierte stark depressiv und brauchte psychotherapeutische Hilfe, um das Vertrauen zu seiner (ihm zwischenzeitlich völlig entfremdeten) Frau wiederherzustellen. «

Ausgelöst wurde Ullas Psychose durch eine Kombination aus psychologischem Trauma aufgrund der schwierigen Geburt und den somatischen Störungen, die nach einer Geburt auftreten. Es kann sein, dass sich ihre Situation schneller verbessert hätte, wenn durchgängig erfahrenes Personal zur Stelle gewesen wäre. Bei in die Länge gezogenen psychotischen Störungen, besonders wenn der Patient sich oder andere gefährdet, kann die EKT Vorteile gegenüber konservativeren Behandlungsmethoden haben, wenn sie mit Vorsicht eingesetzt wird. Bei Ullas nächster Schwangerschaft ging alles gut und die Geburt fand auf ihren Wunsch mittels eines Kaiserschnitts statt.

Bei kurzen psychotischen Störungen kann eine Reihe paranoider Symptome zu beobachten sein. Dazu kann die Überzeugung gehören, man werde von Außerirdischen verfolgt, das Essen sei vergiftet oder es wurde ins eigene Haus eingebrochen, Gegenstände wurden anders angeordnet oder manipuliert. Zeitweilige Illusionen oder akustische Halluzinationen bestätigen dieses Erleben.

» **Psychose nach einer Gruppentherapie** Maria, eine Immigrantin, war dreißig Jahre alt, verheiratet und hatte eine achtjährige Tochter. Ihr Mann war in Zusammenhang mit Drogendelikten verhaftet worden und wurde jetzt wegen Drogenmissbrauchs behandelt. In einer Woche, in der die Teilnehmer einer Gruppentherapie angeregt wurden, sich intensiv »mit ihren eigenen Persönlichkeitsstrukturen« und den Beziehungen zu ihren Angehörigen zu beschäftigen, entwickelte Maria Schlafschwierigkeiten. Bei der Rückkehr nach Hause glaubte sie, eine Freundin wolle sie vergiften und habe ihren Kaffee mit Drogen versetzt. Maria hatte zudem Angst, ihr Mann wolle sie töten. Sie dachte, ihr Anrufbeantworter sei verwanzt; einmal hörte sie eine bedrohliche Stimme. Sie glaubte außerdem, jemand habe ihre Wohnungsschlüssel nachmachen lassen.

Bei der psychiatrischen Notversorgung wurde beobachtet, dass sie sehr misstrauisch wirkte, eine inkohärente Sprache, paranoide Ideen und verflachte Affekte zeigte. Zur Beobachtung wurde sie ins Krankenhaus eingewiesen.

Nach ein paar Wochen lösten sich die paranoiden Symptome ohne antipsychotische Medikamente auf. Es stellte sich heraus, dass sie sich vier Wochen zuvor beim Einfahren eines Zuges den Schienen genähert hatte. Im letzten Moment hatte sie gemerkt, in welcher Gefahr sie schwebte, und gedacht: »Was mache ich hier eigentlich?«, bevor sie sich wieder unter Kontrolle hatte.

Marias Kindheit war traumatisch gewesen. Sie war in einem südeuropäischen Land aufgewachsen und nach dem Tod ihrer Mutter mit sechs Jahren nach Schweden geschickt worden. Während sie auf die Einreiseerlaubnis wartete, wurde sie von dem Onkel, bei dem sie lebte, sexuell missbraucht. Sie war bei vielen verschiedenen Pflegeeltern aufgewachsen, was sie »hart« gemacht habe, sagte sie. Das Gruppengespräch hatte ihre Gefühle unkontrolliert an die Oberfläche gebracht. Ihre grundlegende Angst war, dass man ihr ihre Tochter wegnehmen würde. Dieses Kind war jetzt in dem Alter Marias bei der Übersiedlung nach Schweden.

Nach der Psychose empfand Maria das starke Bedürfnis, darüber zu sprechen, was ihr widerfahren war. Sie machte eine mehrjährige Psychotherapie und wurde wegen der Schwere ihrer Depression auch mit Antidepressiva behandelt. Sie war dann in der Lage, ihre Sozialkontakte organisierter zu gestalten, und trennte sich von ihrem Mann, der, so stellte sich heraus, den größten Teil ihrer Ehe mit anderen Frauen zusammengelebt hatte. «

Maria hatte eine klar erkennbare psychologische Vulnerabilität nach ihrer traumatischen Kindheit. Ihr Zusammenbruch kam nicht unerwartet, er ging zum Teil auf die erlebten starken suizidalen Impulse zurück. Ihre Fähigkeit, konstruktiv mit ihren Gefühlen des Verlassenseins und der Zurückweisung umzugehen, war von Beginn an niedrig. Hinzu kam ihre Zukunftsangst. Die Identifikation mit ihrer Tochter und die Angst, dass man sie ihr wegnehmen könne, wurden dadurch verstärkt, dass ihre Tochter jetzt in dem Alter war, in dem man Maria aus ihrem Heimatland fortgeschickt hatte.

Diese Art des Umgangs mit ihren Kindheitstraumata – durch emotionale Isolation und eine »arrogante« Fassade – ist häufig bei Menschen zu beobachten, die eine Psychose entwickeln, nachdem ihre emotionalen Grenzen plötzlich niedergerissen worden sind. Einerseits wäre es leicht, dem verantwortlichen Familientherapeuten eine mangelnde Versorgung vorzuwerfen. Es ist jedoch nicht immer möglich zu wissen, wie verletzlich eine Person, die nach außen völlig kontrolliert erscheint, für eine Psychose ist. Die typischen Symptome sind nichtbizarre paranoide Wahnideen und möglicherweise halluzinatorische Erlebnisse. Der auslösende Stress kann durch das Wiederaufleben alter traumatischer Erfahrungen verschlimmert worden sein.

Eine kurze psychotische Störung kann auch schizophrenieähnliche Merkmale aufweisen, bizarre Wahnideen, vielleicht auch Wahnideen über Kräfte, die von außen das Gehirn beeinflussen. Die Halluzinationen können sehr intensiv sein, viele Stimmen können interagieren.

Auslösefaktoren

Es kommt häufig vor, dass starker psychischer Stress wie bei Verlust- und Gewalterfahrungen oder anderen extremen Ereignissen (vergleiche die Fallgeschichte Angelas in Kapitel 2) der kurzen psychotischen Störung vorangeht. Man muss den Hintergrund und die Lebensumstände eines Betroffenen erkunden, um zu verstehen, warum ein spezielles Ereignis eine so große Bedeutung bekommen hat, dass es als Auslöser einer Psychose wirksam werden konnte. Gelegentlich können auch Isolation oder somatische Erkrankungen zum Ausbruch einer Psychose beitragen. Auch hochdosierte kortikosteroide Medikamente können manchmal eine Psychose, besonders affektiver Natur, auslösen.

Bei Frauen kann auch der Menstruationszyklus eine Rolle spielen, insbesondere die prämenstruelle Anspannung kann die Psychoseschwelle senken. Frauen sind zudem in der postnatalen Phase aus hormonellen wie auch psychologischen Gründen besonders vulnerabel. In beiden Fällen sind Ratlosigkeit und Desorganisation typisch und verweisen auf eine organische hormonelle oder Rezeptorkomponente. Bei der akuten kurzen psychotischen Störung ist es wichtig, nach solchen organischen Faktoren zu suchen, zum Beispiel nach einer Erkrankung des Gehirns, nach systemischen Krankheiten oder nach einer Vergiftung. Der Umstand, dass ein organischer Faktor die Psychoseschwelle gesenkt hat, sollte nicht davon ablenken, nach den psychologischen Aspekten, die zu dem Auslöser beigetragen haben, zu forschen. Das Wissen darüber kann in künftigen Krisensituationen nämlich präventiv genutzt werden, da es zu einem besseren Verständnis der Gesamtsituation beiträgt. Allerdings gibt es immer auch kurze psychotische Störungen, deren Ursache schwer zu erkennen ist.

Verlauf und Prognose

Gemäß den Kriterien des DSM-IV sollte eine kurze psychotische Störung nicht länger andauern als einen Monat. Ein gut angepasste prämorbide Persönlichkeit sowie klare beschleunigende Stressoren erhöhen die Chance einer schnellen und vollständigen Genesung. Wichtig ist es, eine Umgebung herzustellen, die eine Genesung und die innere Verarbeitung des psychotischen Erlebens fördert.

Dennoch kann, wie zuvor dargestellt, eine kurze psychotische Störung eine affektive oder schizophrene Langzeitpsychose bzw. die Gefahr einer solchen »ankündigen«. Im ersten Falle stößt man oft auf ausgeprägte schwierige und subjektiv unkontrollierbar erscheinende Lebensbedingungen in der Frühgeschichte der Person, zusammen mit depressiven oder manischen Zuständen. Zudem sind häufig affektive Krankheiten auch bei nahen Verwandten zu finden.

Die affektive Psychose

Die jüngere Geschichte zeigt, wie sehr sich die Systeme zur Klassifizierung der Psychosen verändern. Bei vielen, die in den vergangenen Jahrzehnten, vor allem in den USA, die Diagnose »Schizophrenie« erhielten, würde heute eine »affektive Psychose« festgestellt. Vor dem DSM-III, das zu Beginn der achtziger Jahre eingeführt wurde, lag das Konzept der Schizophrenie in den USA näher an dem allgemeinen Konzept der Psychose. Aus diesem Grund bezeichneten viele Fachleute, die mit den strengeren europäischen diagnostischen Konventionen arbeiteten, die mit der »Amerikanischen Schizophrenie« verbundene Prognose als unrealistisch positiv. Gerade diese positive Prognose mag auch ein Grund für viele der guten Resultate der Psychotherapie bezüglich dieser Art der »Schizophrenie« sein.

In den Klassifikationssystemen fallen die affektiven Psychosen heute nicht unter die Kategorie der psychotischen Krankheiten. Trotzdem möchte ich sie in diesem Buch berücksichtigen, da die meisten akuten Psychosen affektive Elemente enthalten, das heißt, sie haben depressive oder manische Anteile. Auch Zwischenformen sind häufig. Eine künstliche Grenze wurde deshalb zwischen den Psychosen mit einem niedrigen Gehalt

affektiver Symptome und jenen mit einem hohen Gehalt gezogen. Eine Phase ausgeprägter depressiver oder hypomanischer Symptome kann ein Vorbote sowohl kurzer psychotischer Episoden als auch schizophreniformer und schizophrener Psychosen sein.
Bei einer affektiven Psychose ist die zugrunde liegende Störung eine Depression oder eine bipolare Störung, bei der der Betroffene in einer Phase der Krankheit eine eindeutige Psychose entwickelt. Bei diesen Psychosen kann die vorhergehende Verschlechterung der Stimmung als Auslöser fungieren. Das stützt die Idee, dass nicht notwendigerweise ein kategorischer Unterschied zwischen affektiven und nichtaffektiven Psychosen besteht. Derartige Psychosen lösen sich gewöhnlich ohne residuale Defizite auf, daher ist die Prognose im Vergleich zur schizophrenen Psychose normalerweise besser. Eine weitere dynamische Erklärung zugunsten einer besseren Genesung beruht auf dem Umstand, dass die inneren Repräsentanzen der Umgebung und des Selbst (siehe Kapitel 4) bei affektiven Psychosen ein höheres Entwicklungsniveau erreicht haben.

» **Eine bipolare Störung beginnt mit kurzer psychotischer Episode** Yvonne, Musikerin und 35 Jahre alt, war alleinstehend. Sie unterhielt warmherzige und gute Freundschaften. In den letzten Jahren stand ihr Leben komplett im Zeichen der Beziehung zu einem verheirateten Mann. Als er sich von seiner Frau trennte, dachte Yvonne, sie würden zusammenziehen, aber plötzlich erklärte er, dass er die Beziehung mit ihr nicht fortsetzen wolle.

Wenige Tage später fuhr sie zur Hochzeit ihrer besten Freundin aufs Land. Während der Trauungszeremonie begann sie sich seltsam zu verhalten, redete symbolisch und in Reimen. Sie versuchte, mit Kindern, die sie nicht kannte, zu spielen.

In den folgenden Nächten konnte sie kaum schlafen. Eines Nachts wachte sie mit einer Panikattacke auf, fest überzeugt davon, ihr Leben sei in Gefahr. Sie floh lediglich mit ihrem Nachthemd bekleidet in den Wald. Die Polizei spürte sie auf und brachte sie in die Psychiatrie. Sie sprach unzusammenhängend und wirkte sehr verängstigt. Nach einer Behandlung mit Antipsychotika beruhigte sie sich und konnte in ihre Wohnung zurückkehren. Dort erholte sie sich jedoch nicht weiter; stattdessen versank sie in eine tiefe Depression mit suizidalen Gedanken und musste erneut in die Psychiatrie gebracht werden.

Nach der Behandlung konnte Yvonne ihre Arbeit wieder aufnehmen, sechs Monate später erkrankte sie jedoch abermals, diesmal mit deutlichen manischen Symptomen. Sie schlief nicht, zog sich etwas bizarr an und dachte sich unverständliche Pläne aus. Um zu verhindern, dass sie ihre Karriere ruinierte, und auch wegen des Suizidrisikos bei einem Übergang in eine depressive Phase wurde sie umgehend zwangseingewiesen. Im Krankenhaus wurde sie erfolgreich mit Lithium behandelt und begann eine kognitive Therapie. «

In dieser akuten psychotischen Störung machte sich zum ersten Mal eine bipolare (manisch-depressive) Störung bemerkbar. Yvonne konnte lange Zeit ihre Karriere als Musikerin nicht fortsetzen. Ihr Selbstvertrauen war niedrig, ihre Umgebung machte sie verlegen und unsicher. Ihre Psychose erlebte sie, als wäre ein emotionaler Deckel weggesprengt worden und lasse ihre unterdrückten Gefühle chaotisch hervorbrechen. Zwei Jahre intensiver kognitiver Psychotherapie hatten eine signifikante und sinnvolle Wirkung auf ihre Fähigkeit, ihre Vulnerabilität zu akzeptieren und ihre Einsicht zu verbessern. Die Therapie war durch Yvonnes ausgeprägten Wunsch diktiert, eine systematische Art der

Selbsthilfe zu entwickeln. Mehrere Jahre später war sie imstande, die Lithiumtherapie ohne Komplikationen zu beenden.

Vorkommen

Die Häufigkeit der affektiven Psychose ist ungewiss, nicht zuletzt aufgrund der Schwierigkeit, sie diagnostisch zu bestimmen. Sie ist jedoch nicht seltener als die anderen oben erwähnten Formen der Psychose. Überwiegend sind Menschen über 30 Jahre betroffen.

Symptome

Neben affektiven Komponenten der Depression oder bipolarer (manisch-depressiver) Störungen erlebt der Patient eine gleichzeitige Psychose, die kurzlebiger ist als die affektive Störung. Wahnideen ebenso wie Halluzinationen können vorkommen, ersetzen jedoch nicht die affektive Symptomatik. Im Gegensatz dazu werden Fälle, in denen schizophrene und affektive Symptome vorkommen, aber nicht immer gleichzeitig länger als zwei Wochen anhalten, als »schizoaffektive Psychosen« bezeichnet. Psychotische Erfahrungen können mit dem affektiven Zustand kongruent oder auch nicht kongruent sein. Stimmungskongruente Wahnideen können Gedanken der eigenen Wertlosigkeit, an Tod, Zerstörung und Schuld oder auch an frühere Verfehlungen beinhalten.

Bei stimmungsinkongruenten Wahnideen kann beispielsweise die Überzeugung auftreten, die Massenmedien hätten den Betroffenen aufs Korn genommen und verbreiteten Falschinformationen über Fehler oder peinliche sexuelle Praktiken der Person. Gelegentliche akustische Halluzinationen anklagender Stimmen können erlebt werden. Auch bizarrere Wahnideen kommen vor, etwa der Glaube, dass Gedanken implantiert oder aber entzogen werden. Auch wenn solche Wahnvorstellungen als typisch für eine Schizophrenie gelten, kann die Störung als affektiv klassifiziert werden, wenn diese psychotischen Phänomene kurzlebig sind und wenn auf längere Sicht die anderen Merkmale denen einer affektiven Störung entsprechen.

Das Suizidrisiko kann in akuten psychotischen Episoden hoch sein. Auch in der späteren Phase der Depression, in der sich die Psychose auflöst, ist das Risiko hoch, da die Motivation und die Energie hinreichend zunehmen, um suizidale Ideen auszuführen (siehe die Fallgeschichte von Helen in Kapitel 22).

Auslösende und Hintergrundfaktoren

Ein tiefer depressiver oder manischer Zustand kann eine psychotische Reaktion auslösen. Oft wird entdeckt, dass ein Verwandter ersten Grades an einer affektiven Störung leidet. Manchmal werden auch zu frühe Trennungen aufgedeckt, auch Todesfälle und Kindesmissbrauch. Solche Früherfahrungen wurden gewöhnlich verborgen oder ihr Einfluss wurde geleugnet, bis sie von einem realen oder symbolischen traumatischen Ereignis in der Gegenwart wieder ans Licht gebracht wurden.

» **Das Auslandsstipendium** Karl, ein 25-jähriger Ingenieur, hatte ein Stipendium bekommen, um an einer Universität im Ausland zu studieren. Er hatte mehrere Freunde, mit denen er in engem Kontakt stand, war aber scheu und ängstlich, besonders Frauen gegenüber, trotz eines aktiven sexuellen Interesses. Während seiner Zeit am Gymnasium war er schikaniert worden. Er war in einer nonkonformistischen religiösen Tradition mit einem strengen Moralkodex erzogen worden, hatte sich jedoch inzwischen von der Religion entfernt. Schon vor der Abreise aus Schweden fühlte sich Karl müde und war gestresst, weil er zuvor noch mehrere Berichte beenden musste. Als er an der Universität eintraf, blieb er ziemlich isoliert auf dem Campus, obwohl er abends hin und wieder ausging (es gab jedoch keinen Hinweis auf Alkoholmissbrauch). Seine Niedergeschlagenheit vertiefte sich. Einmal stolperte er und brach sich den Knöchel, der danach eingegipst werden musste. Sein Tutor war ein religiöser Fundamentalist; er und Karl wurden schnell enge Freunde. Karl litt zunehmend an Schlaflosigkeit, lag nachts wach und grübelte über existenzielle Fragen nach.

Früh am Morgen, etwa drei Wochen nach seiner Ankunft, hörte er jemanden – »War es Satan?« – durch das Fenster nach ihm rufen. Niemand war da, aber er fühlte sich dazu getrieben, hinauszugehen. Er ging zu einem Feld nahe seines Wohnheims und war plötzlich von einem ekstatischen Gefühl erfüllt. Er sah ein Licht in Form eines Kreuzes am Himmel aufscheinen. Als er wieder hineinging, stieß er sich absichtlich den Kopf mit solcher Wucht, dass seine Stirn aufplatzte und er ins Krankenhaus gebracht werden musste, damit die Wunde genäht werden konnte. Von dort wurde Karl in eine psychiatrische Klinik gebracht, da er verwirrt und ratlos schien. Ihm wurde eine hohe Dosis eines antipsychotischen Medikaments verordnet, und nach etwa einer Woche flog er zurück nach Schweden.

Als er in seiner Heimat eintraf, war er verstört und niedergeschlagen, aber es gab keine Hinweise auf eine Psychose. Daher wurde die Dosis der Medikation reduziert. Da er aber weiterhin unter unangenehmen Nebenwirkungen litt, wurden die Medikamente schließlich ganz abgesetzt. So konnte Karl darüber nachdenken, was ihm geschehen war. Er erkannte, dass die Kombination aus Überarbeitung, Isolation und intensiven Gesprächen über Religion Konflikte bezüglich seiner religiösen Überzeugungen in ihm geweckt hatte.

Die Erinnerung an die Tage in der psychiatrischen Klinik quälte ihn lange Zeit. Er fuhr sechs Monate mit der psychotherapeutischen Behandlung fort und auch seine Eltern nahmen an mehreren Sitzungen teil. In dieser Phase wurde die Depression schwächer, sodass er wieder seiner gewohnten Arbeit nachgehen konnte. Bei dem Nachfolgegespräch drei Jahre später fühlte er sich wohl und konnte auf diese Phase der Psychose mit Einsicht und Verständnis zurückblicken. «

Die wahnhafte Störung

Vorkommen

Auch die wahnhaften Störungen stellen eine heterogene Gruppe dar. Bei den Patientinnen und Patienten handelt es sich überwiegend um Frauen, die über 35 Jahre alt sind, aber die Störung kann auch bei jüngeren Leuten und bei Männern auftreten. Nur wenige der Betroffenen holen sich psychiatrische Hilfe: Jedes Jahr erhalten zwei oder drei neue Patienten pro 100.000 Einwohner diese Diagnose. Aufgrund ihrer Symptome kommen die Menschen gewöhnlich zuerst mit den Allgemeinärzten, den Sozialdiensten oder anderen kommunalen Institutionen wie der Polizei oder der Kirche in Kontakt. Übersteigt die Symptomatik ein sozial akzeptables Maß, folgt oft eine Überweisung zur Psychiatrie. Wahnstörungen sind besonders behandlungsresistent und können sich über längere Zeit hinziehen.

Symptome

Oft entwickelt sich der Wahn aus einer einzelnen psychotischen Idee oder einer Gruppe miteinander verbundener Ideen. Nach dem DSM-IV müssen Wahnsymptome mindestens einen Monat lang vorhanden sein (drei Monate nach der ICD-10). Das Auftreten von Wahnideen markiert den Unterschied zur paranoiden Persönlichkeitsstörung, die sich nur gelegentlich zur Psychose entwickelt. In einer Reihe von Fällen kann man einen fließenden Übergang zur paranoiden Schizophrenie beobachten. Manchmal kann es drei bis fünf Jahre dauern, bevor klar wird, dass sich eine schizophrene Störung entwickelt. Die Wahnvorstellungen werden dann bizarrer, intensivere akustische Halluzinationen treten auf und/oder Persönlichkeit und Verhalten erscheinen desorganisiert.

Gewöhnlich dauern Wahnideen viele Jahre lang an – manchmal für den Rest des Lebens –, auch wenn die Intensität schwankt. Bisweilen kann schon eine kleinere Ungerechtigkeit eine Krise und damit die Krankheit auslösen. Die Wahnideen können in Form von Verfolgungsideen auftreten (eine Gang, die sich gegen einen verschwört, akademische Feinde, die insgeheim Gerüchte verbreiten, Behörden, die den Betreffenden ausspionieren usw.). Viele Briefe und Petitionen werden geschrieben, um mit diesen Übeltätern abzurechnen oder dafür zu sorgen, dass sie verurteilt werden. In Extremfällen werden schwere Beschuldigungen, zum Beispiel bezüglich Kindesmissbrauchs, gegen Verwandte oder Nachbarn erhoben.

Pathologische oder krankhafte Eifersucht kann zur Wahnidee werden, wenn der Patient zwanghaft dem Gedanken anhängt, dass sein Partner untreu sei. Er kann ihn oder sie dann mit angeblichen Beweisen quälen: Jeden Abend entdeckt der Mann auf dem Nachthemd seiner Frau Samenspuren. Oder: Sobald ihr Mann das Haus verlässt, ist die Frau überzeugt davon, er treffe sich mit einer Nachbarin zu einem heimlichen Rendezvous. Es kann schwierig sein, diese Fälle von wahnhafter Störung von der paranoiden Persönlichkeitsstörung zu unterscheiden. Bei der krankhaften Eifersucht wird ein Zusammenhang mit Alkoholmissbrauch beobachtet.

Oft hört man davon, wie Menschen angeblich in böser Absicht versuchen, den Patienten auf die eine oder andere Weise zu »ärgern« oder zu »täuschen«. Der Grund dafür kann von dem Betroffenen mehr oder weniger klar angegeben werden. Der Verfolger oder Feind kann eine berühmte Person sein, die den Patienten noch nicht einmal kennt. Der Patient kann das Objekt seiner Wahnideen so peinigen, dass eine Zwangseinweisung ins Krankenhaus erforderlich wird.

» **Der Popsänger** Ein populärer älterer Sänger wurde von einer wahngestörten Frau telefonisch und in Briefen belästigt. Obgleich sie sich nie kennengelernt hatten, bestand sie darauf, dass er sie heiraten solle – sie war überzeugt, er mache ihr durch seine Songs einen Antrag. Die Frau war so eifersüchtig auf seine Familie, dass sie sogar so weit ging, sein Sommerhaus in Brand zu stecken. Danach schrieb sie ein Buch über die vielen Ungerechtigkeiten, die sie erlitten hatte, dessen Veröffentlichung sie selbst finanzierte. «

Der Inhalt der Wahnideen ist häufig sehr persönlicher Natur: Man glaubt zum Beispiel, dass man stark nach etwas rieche oder dass andere Leute andeuteten, man sei sexuell abweichend oder körperlich missgebildet. Es kann schwierig sein, diese Wahnvorstellungen von Hypochondrie oder einer paranoiden Persönlichkeitsstörung zu unterscheiden. Sie sind behandlungsresistent, aber es ist wichtig, sie als solche zu identifizieren, wenn eine unnötige medizinische Behandlung oder Schönheitsoperation beantragt wird. Reizbarkeit oder depressive Zustände sind oft damit verbunden – vermutlich als eine Folge des subjektiven Leids. Das Suizidrisiko ist dann erheblich größer, besonders in Phasen, in denen sich die Psychose abschwächt.

» **Der vergiftete Fotograf** Szandor, ein 38-jähriger Immigrant und Fotograf, bat in einer psychiatrischen Klinik um Hilfe. Er war arbeitslos geworden, erhielt jedoch Sozialhilfe, um mit seiner Arbeit fortfahren zu können. Er machte sich Sorgen, dass er vergiftet würde, zum Teil von den Dämpfen der Chemikalien, die er bei der Entwicklung seiner Fotos benutzte, doch ebenso von dem Metall in Konservendosen und Kochgeschirr. Des Weiteren fürchtete er, wichtige Substanzen gingen in seinem Urin verloren; deshalb hatte er begonnen, jeden Morgen seinen eigenen Urin zu trinken.

Szandor war gut organisiert, kompetent und schien fähig, guten emotionalen Kontakt aufzubauen. Er berichtete, vor sechs Monaten sei eine vierjährige Beziehung zu einer Frau zu Ende gegangen. Auch wenn sie keine Kinder hatten, so vermisste er sie doch sehr. Er dachte, sein Misstrauen und seine Eifersucht hätten zur Beendigung der Beziehung beigetragen.

Ins Krankenhaus wurde er aufgenommen, als ihn die Angst peinigte, jemand wäre in seine Wohnung eingebrochen. Wer das sein konnte oder warum, wusste er nicht zu sagen. Eine maßvolle Dosis eines antipsychotischen Medikaments wurde ihm verschrieben. Bei den Visiten war er weniger bereit, über seine Probleme zu sprechen. Er glaubte immer noch, dass ihn jemand »ärgern«, in seine Wohnung einbrechen und die Glühlampen auswechseln wolle. Auf eine weitere Behandlung wollte er sich aber nicht einlassen. Mehrmals versuchte sein Arzt telefonisch, mit Szandor Kontakt aufzunehmen, um zu hören, wie es ihm ginge, aber ohne Erfolg.

Schließlich fand die Ortspolizei heraus, dass Szandor sich das Leben genommen hatte, indem er sich die Pulsadern aufgeschnitten und sich aus seinem Fenster im siebten Stock gestürzt hatte. Man fand auch ungeöffnete Fläschchen seiner Medikamente. Das geschah genau ein Jahr nachdem er um Hilfe gebeten hatte. «

Ohne genau zu wissen, ob das Ergebnis ein anderes gewesen wäre, gab es bestimmte Faktoren, die man therapeutisch hätte berücksichtigen müssen: Es war kein aktiver Versuch gemacht worden herauszufinden, ob es ein stützendes Netzwerk gab, das diesem Patienten zur Verfügung stand. Sein stilles Wesen und sein Bedürfnis nach Ungestörtheit wurden nie hinterfragt. Niemand kam zu ihm nach Hause, wo man den behaupteten mysteriösen Einbruchsversuchen auf den Grund hätte gehen können. Seinen Wahnideen über den Schaden, der ihm zugefügt werden sollte, und die Vergiftungen wurde wenig Beachtung geschenkt. Anstatt die Grundlage dieser Überzeugungen zu erforschen, was man leicht durch einen Hausbesuch hätte tun können, wurde rasch eine wahnhafte Störung diagnostiziert und der Patient wurde auf eine Medikation eingestellt.

Natürlich hatte Szandor die Medikamente nicht genommen. Der höfliche Patient verbarg sein tiefes Misstrauen gegenüber dem Psychiater und hatte vielleicht das Gefühl bekommen, in der Klinik verletzt und angeklagt worden zu sein, auch wenn er freundlich behandelt wurde. Wahrscheinlich bereute er seine anfängliche Offenheit. Die Diagnose einer wahnhaften Störung war an sich nicht schwierig zu stellen, aber vielleicht war es zu früh, um sicher zu sein. Das Symptom des Trinkens des eigenen Urins wirft die Frage auf, ob es sich nicht um den Beginn einer Schizophrenie handelte.

Es ist wichtig, vorübergehende von lang andauernden akustischen Halluzinationen zu unterscheiden, da Letztere eine schizophrene Störung nahelegen. Bizarre Wahnvorstellungen, dass etwa Gedanken eingegeben oder entfernt werden, haben ähnliche Implikationen. Solch eine diagnostische Begründung kann zwar akademisch erscheinen, ihr kommt jedoch ein gewisser Nutzen bezüglich der Behandlung zu, da Psychosesymptome bei der Schizophrenie häufig auf die Medikamente ansprechen. Im Falle von Wahnstörungen hingegen sind Medikamente nur selten wirksam.

Es kann schwierig sein zu entscheiden, ob die Besorgnisse einer Person wirklich Wahnideen sind. Viele Wahnideen sind zunächst durchaus plausibel und können nicht ohne eine Bestätigung durch Familie oder Freunde von der Hand gewiesen werden. Es ist überdies wichtig, den Ideen eines Patienten mit Respekt zu begegnen, ohne sie dabei aktiv zu unterstützen. Besonders schwierig kann es werden, wenn der Patient erzählt, wie andere Menschen ihn gemieden hätten und wie er oder sie zum Opfer sexueller Misshandlungen geworden sei. Die Psychiatrie ist dem Patienten erst einmal den Respekt schuldig, eine vorschnelle Diagnose zu vermeiden.

Das ist kein großes Dilemma, wenn die psychotische Natur der Symptome sofort ins Auge springt (wie bei Wahnideen über implantierte Gedanken). Aber auch hier ist es wichtig, dem Patienten nicht zu widersprechen oder ihm das Gefühl zu geben, seine Überzeugungen würden als grundlos abgetan. Gedanken sollten nicht zu schnell infrage gestellt werden oder man sollte auch nicht so reagieren, dass er es als aufdringlich empfinden muss.

» **Spionierende Nachbarn** Vera hatte eine ziemlich erfolgreiche Laufbahn als Journalistin hinter sich. Sie war 40 Jahre alt, als sie einen großen Bericht über die frühere Sowjetunion nicht platzieren konnte. Es war schwierig, die Informationen zu bestätigen, die sie für ihren Artikel über Kinderprostitution gesammelt hatte. Verletzt und enttäuscht zog Vera sich in ihre Wohnung zurück, die sie dann immer seltener verließ. Stattdessen begann sie Briefe an Behörden zu schreiben, in denen sie Nachbarn meldete, die sich ihrer Meinung nach ihr gegenüber schlecht verhalten hatten und sie wahrscheinlich ausspionierten.

Die Polizei hatte es aufgegeben, Ermittlungen anzustellen, da sie keine Belege für Veras Vorwürfe gefunden hatte. Nachts begann Vera Verwandte anzurufen, zu denen sie den Kontakt verloren hatte, und beschuldigte sie, Kinder sexuell zu missbrauchen. Schließlich zeigten diese sie an. Inzwischen war sie völlig von der finanziellen Unterstützung ihrer Eltern abhängig, sogar von dem Essen, das sie draußen vor ihre Tür stellten. Nicht einmal ihnen öffnete sie mehr die Wohnungstür.

Dies führte schließlich zu einem Hausbesuch ihres Hausarztes. Vera wirkte dabei recht gesammelt und klar. Sie schien nicht unter Halluzinationen zu leiden. Als es ihr allerdings weiterhin nicht besser ging, wuchs die Sorge um ihr Wohlergehen, und schließlich wurde sie zwangsweise ins Krankenhaus gebracht. Gegen ihren Willen behandelte man sie mit einem Antipsychotikum, allerdings niedrig dosiert, und nach ein paar Wochen wurde Vera herzlicher, umgänglicher und, zum Glück, auch einsichtsvoller. Sie verließ das Krankenhaus in positiver Stimmung.

Nach ein paar Monaten hörte Vera auf, ihre Medikamente zu nehmen. Die Symptome kehrten über einen Zeitraum von sechs Monaten allmählich wieder und Vera wurde

erneut ins Krankenhaus eingewiesen – diesmal mit ihrer Einwilligung. Nach vielen Diskussionen konnte man sie dazu überreden, wieder Medikamente zu nehmen. Ein paar Monate später konnte sie wieder halbtags in ihrem alten Job bei einer Tageszeitung arbeiten.
Die Besserung ihres Zustandes aufgrund des antipsychotischen Medikaments wirft die Frage auf, ob ihre Störung nicht auf ein Frühstadium der Schizophrenie hindeutete, ebenso wie der Rückfall nach dem Absetzen des Medikaments. «

Verlauf und Prognose

Der Verlauf von wahnhaften Störungen ist variabel. Bisweilen verschwinden sie innerhalb von sechs Monaten, aber andere Beispiele zeigen auch, dass sie viele Jahre und sogar für den Rest eines Lebens anhalten können, auch wenn sie in der Intensität stark schwanken. Im ersten Jahr ist es schwierig zu erkennen, ob es sich um ein Frühstadium der Schizophrenie handelt. Diese stellt sich manchmal erst mit zunehmend bizarrem, gestörtem Verhalten und abnehmender Leistungsfähigkeit heraus, vielleicht über fünf bis zehn Jahre. In solchen Fällen ist es wichtig, mit angemessenen Dosen antipsychotischer Medikamente zu behandeln.
Die Herausforderung besteht darin, eine hinreichende Beziehung zu dem Patienten zu entwickeln, dessen Einsicht in seine Probleme oftmals bestenfalls gering ist.

Die anderweitig nicht klassifizierbare Psychose

Bei etwa 10 bis 20 Prozent der Patientinnen und Patienten mit psychotischer Erstepisode liegen zu wenig Informationen vor, um mit einem hohen Grad an Sicherheit eine Diagnose zu stellen. Die Symptome sind zu unspezifisch. Auch hat man oft das Gefühl, es sei zu früh, um eine Diagnose stellen zu können, besonders die einer chronischen Krankheit wie der Schizophrenie. Stattdessen wird häufig eine unspezifische Diagnose benutzt, die nach einiger Zeit durch eine dem Krankheitsverlauf angemessene definitive Diagnose ersetzt werden kann.
Es können akustische Halluzinationen ohne klare Hinweise auf Wahnvorstellungen auftreten oder eine Situation, in der man vermutet, dass ein organischer Faktor involviert sein könnte. Diese diagnostische Kategorie wird auch benutzt, wenn es unklar ist, ob die affektive Komponente als eine Determinante der Psychose betrachtet werden sollte. Generell erhält etwa die Hälfte der Patientinnen und Patienten mit einer anderweitig nicht klassifizierbaren Psychose nach einem Jahr die Schizophrenie-Diagnose; die meisten anderen genesen.

Dissoziative (hysterische) »Psychosen«

Oft ist es schwierig, zwischen echten Psychosen, in denen das Ich nicht mehr fähig ist, die Realität zu integrieren, und einer dissoziativen oder, klassisch psychodynamisch ausgedrückt, »hysterischen Psychose« zu unterscheiden. Die Betroffenen zeigen offensichtliche Anzeichen der »Verrücktheit«. Ihr Sprechen kann desorganisiert und inkohärent oder einfach unlogisch erscheinen. Sie vollführen geheimnisvolle Bewegungen, die eine symbolische Bedeutung zu haben scheinen, und erleben vermutlich sowohl optische als auch akustische Halluzinationen. Es gibt allerdings ein kommunikatives und dramatisches Element der Präsentation, unbewusst werden Situationen vermieden, die innere Konflikte auslösen.

Eine echte Psychose ist gewöhnlich nicht mit einem klaren primären Krankheitsgewinn verbunden. So wie die Konversionshysterie verschiedene physische Krankheiten nachahmen kann, beispielsweise eine Lähmung, Stummheit oder Blindheit, scheinen die Patienten bei der hysterischen Psychose eine echte Psychose darzustellen. Sie haben eine besser integrierte Persönlichkeit, oft mit neurotischen Zügen. Außerdem muss darauf hingewiesen werden, dass es ein Kontinuum zwischen »hysterischen« psychoseähnlichen Zuständen und echten Psychosen gibt. Das DSM-IV beschreibt die dissoziative Psychose nicht, obgleich sie mit der Multiplen Persönlichkeitsstörung verbunden ist.

Ätiologische Faktoren

Häufig sind eine Reihe früher traumatischer Erfahrungen, beispielsweise sexueller Missbrauch oder signifikante frühe Verlusterfahrungen, bei den Menschen zu finden, die an einer dissoziativen Psychose leiden. Häufig sind sie auch Opfer oder Zeugen wiederholter Gewalttätigkeit geworden oder in frühen Jahren ausgesetzt oder vernachlässigt worden. Der traumatische Inhalt dieser Erfahrungen integriert sich nicht in das »normale« Funktionieren des Selbst, weil die Sprache noch nicht entwickelt ist oder die Erfahrungen zu schmerzhaft waren und aus diesem Grund verdrängt werden. Solche Erfahrungen werden von der Persönlichkeit in einen »fremden« Teil abgespalten (dissoziiert), können jedoch bei psychoseähnlichen Persönlichkeitsveränderungen auftauchen, wenn man als Erwachsener unter starken Stress gerät.

Manche Menschen gleiten leicht in dissoziative Psychosen ab und eine falsche Behandlung kann den Zustand chronisch werden lassen. Frühe Traumata können auch die Ich-Entwicklung insgesamt hemmen und so zur Entwicklung einer Psychose beitragen, wenn eine entsprechende genetische oder andere Vulnerabilität besteht.

Viele Berichte über Erfolge in der Behandlung von Psychosen beziehen sich auf dissoziative Zustände, die oftmals gut auf intensive und langwierige Psychotherapie ansprechen, wenn diese von einem erfahrenen Therapeuten durchgeführt wird. Aus diesem Grund ist es wichtig, die Diagnose früh zu stellen. Die Behandlung muss zuallererst in einer auf das Individuum und, wenn möglich, auf die Familie orientierten Psychotherapie bestehen. Antipsychotische Medikamente sind gewöhnlich nicht angezeigt.

» **Wahnideen und desorganisiertes Verhalten – aber keine Psychose** Nina, eine verheiratete Frau in den Dreißigern, wurde notfallmäßig auf eine psychiatrische Station gebracht. Sie war im siebten Monat schwanger, hatte eine 4-jährige Tochter und einen Sohn von 16 Monaten. Ihre Probleme hatten begonnen, gleich nachdem sie entdeckt hatte, dass sie erneut schwanger war. Sie glaubte, Unbekannte versuchten sie mittels verseuchter Spritzen mit HIV zu infizieren, wenn sie das Haus verließ. Die Angst, von der diese Idee begleitet war (die sie als unrealistisch erkannte), wurde so machtvoll, dass sie nicht mehr ausging oder mit den Kindern das Haus verließ. Ihr Mann, ein Computerspezialist, sah sich gezwungen, sich für längere Zeit beurlauben zu lassen.

Ein Psychiater vermutete, Nina sei psychotisch, und stellte sie auf ein niedrig dosiertes antipsychotisches Medikament ein. Die Dosis wurde schrittweise erhöht, ohne dass sich eine Wirkung zeigte, und aufgrund ihrer Zwangsvorstellungen wurde ihr auch eine SSRI-Medikation verordnet. Als sich ihr Zustand sogar verschlechterte, wurde das Paar an eine Station für ersterkrankte psychotische Patienten verwiesen.

Bei unserem ersten Treffen war Nina nicht gut organisiert: Sie war in sich zurückgezogen und sehr ängstlich. Sie sagte, sie trage ihren Regenmantel, um es zu merken, wenn jemand ihn heimlich mit einer Spritze perforieren wollte. Nach einer Weile fragte sie, ob sie meine Taschen durchsuchen dürfe, da ich ja Spritzen bei mir haben könnte. Nina zeigte mir kleine frische Wunden an ihren Armen. Ihr Mann schilderte, wie sie sich kleine Hautstücke abschnitt, weil sie glaubte, man habe sie dort verletzt, um die Haut unter einem Vergrößerungsglas zu studieren. Während des Gesprächs sprang sie plötzlich auf und schaute hinter den Stühlen nach, weil sie überzeugt war, jemand sei hereingekommen und habe sich versteckt, um ihr später eine Spritze zu geben.

Trotz der chaotischen Situation war ich nicht so sicher, dass sie an einer Psychose litt, sondern vermutete, dass Nina besser in der Lage war sich zu kontrollieren, als sie mich sehen lassen wollte. Sie wurde eingeladen, häufiger mit ihrem Ehemann vorbeizukommen. Erst einmal, auch wegen ihrer Schwangerschaft, wurden die Medikamente abgesetzt – eine tägliche Dosis von 6 mg Haloperidol, zusammen mit Antidepressiva. Das verbesserte die Kommunikation erheblich; schon beim dritten Besuch hatte Nina das Gefühl, ihr Verstand sei weit klarer. Stück für Stück konnte sie ihre chaotische und unsichere Kindheit sowie ihre starke, schuldbewusste Abwehr der Schwangerschaft beschreiben. Sie hatte als freie Mitarbeiterin in einem Beruf gearbeitet, den sie sehr liebte, in den letzten vier Jahren aber nicht hatte ausüben können. Aus emotionalen Gründen wollte Nina keine Abtreibung in Erwägung ziehen: »Ich liebe Kinder.« Dennoch träumte sie immer wieder, der Fötus sei gestorben. Auch träumte sie, dass ihr jüngstes Kind, das jetzt eineinhalb war, so schnell wuchs, dass es sie nicht wiedererkannte.

Ihren Sohn stillte sie noch, damit er die bestmögliche Ernährung bekam (trotzdem war sie schwanger geworden). Nina gab zögernd zu, dass sie sich durch ihre Schwangerschaften verbraucht fühlte – sie hatte kein eigenes Leben mehr. Ihr Mann, der sich sehr schuldig fühlte, weil er für die Schwangerschaft »mitverantwortlich« war, bestätigte, was Nina sagte. Gleichzeitig übte er eine starke psychologische Kontrolle aus. Nina hatte von Anfang an das Gefühl, dass sie nicht klagen dürfe, weil es dem Ungeborenen und auch ihrem Mann gegenüber nicht fair wäre, der um ihretwillen auf so vieles verzichtet habe. Nichtsdestoweniger formulierte sie glühende Anschuldigungen gegen ihn. Später konnte sie dann mehr Verantwortung für ihren Anteil an der Situation übernehmen.

Aus tiefster Seele und mit wachsender Erleichterung akzeptierte sie nach und nach die Deutung, dass sie sich fühle, als habe zur Strafe für ihre Gedanken eine tödliche Krankheit zugeschlagen. Man konnte Nina tagsüber immer länger mit den Kindern allein lassen. Ihre Zwangsgedanken verschwanden und ihr Mann konnte seine Arbeit wieder aufnehmen, die stark ins Hintertreffen geraten war. Nach zwei Monaten war Nina gänzlich wiederhergestellt. Einige Monate darauf brachte sie ihr Kind ohne Schwierigkeiten zur Welt. Eine stützende Therapie – mit Unterbrechungen – wurde im folgenden Jahr fortgesetzt. «

Dieser Fall zeigt die Wichtigkeit einer korrekten frühen Diagnose. Der maßgebliche Unterschied zwischen einer echten Psychose und einer dissoziativen, letztlich neurotischen Reaktion ist, dass sich in dem obsessiven Gedanken bzw. der »Wahnidee« eine symbolische

Neuinterpretation der verdrängten inneren Konflikte der Patienten ausdrückt. Der affektive Kontakt war im Fallbeispiel außerdem trotz des Einsatzes von Medikamenten besser, als man es oft bei einer Psychose erlebt. Bei Psychosen wäre die Fähigkeit, die Realität zu akzeptieren, gestörter und die Fähigkeit, Konflikte zu verarbeiten, stark reduziert.

»Wir sehen den Schizophrenen als einen von uns, der den Kampf verlassen hat, den wir alle zu führen haben; um ein Selbst, eine persönliche Existenz, die sich nicht mehr den inneren Widersprüchen der Realität anpasst.«
MANFRED BLEULER (1984)

Die historische Entwicklung des Konzepts der Schizophrenie

Dementia praecox versus affektive Störungen (»Kraepelin'sche Schule«)

Am Ausgang des 19. Jahrhunderts beschrieb der deutsche Psychiater E. Kraepelin (1855–1921) eine Gruppe von Störungen, die er als »dementia praecox« bezeichnete (KRAEPELIN 1971/1919). Der Begriff wurde schon seit vielen Jahrzehnten gebraucht, Kraepelins Beitrag war, dass er die prognostisch gutartigeren affektiven Störungen, etwa die »manisch-depressive Psychose«, von den katatonen, hebephrenen und paranoiden Psychosen unterschied. Er behauptete, diese Gruppe schreite regelmäßig zu früher Demenz voran, das heißt einer chronischen Senkung der mentalen Kapazität. Diese Ansicht konnte längst erheblich modifiziert werden.

Die Schizophrenie stellt eine heterogene Untergruppe der Psychosen dar, die häufig mit einer schlechteren Prognose verbunden ist. Die Störung des Selbsterlebens reicht viel tiefer als bei den anderen Psychosen und beeinflusst wiederum die Kapazität, sich mit der Zukunft in Beziehung zu setzen und sich ihr anzupassen. Die Definition und die diagnostischen Grenzen variieren von Therapieschule zu Therapieschule. So gibt es keine klaren Grenzziehungen, wie man es sonst von der Medizin erwarten würde. Ich werde einen Überblick der Charakterisierung der Schizophrenie geben, die prinzipiell der europäischen psychiatrischen Tradition entspricht. Im Verlauf des Kapitels beschreibe ich die schizophrenen Störungen dann systematischer.

Grundsymptome (»Bleuler'sche Schule«)

Der Begriff »Grundsymptome« wurde das erste Mal 1911 von dem Schweizer Psychiater Eugen Bleuler (1857–1939) gebraucht, dem Vater des Verfassers des oben stehenden Zitats, Manfred Bleuler. Er war ein Zeitgenosse S. Freuds und manchmal arbeiteten sie zusammen. E. BLEULER (1988) beschrieb die Schizophrenien als eine Gruppe von Störungen mit bestimmten typischen Symptomen, die er als Grundsymptome bezeichnete. Bleulers Diagnosekriterien der Schizophrenie, bekannt als seine »vier A«, bilden diese Grundsymptome:

Assoziative Störungen: Dies umfasst die Störungen der Fähigkeit des Patienten zu logischem Denken. Der Beobachter bemerkt eine veränderte Logik, ein persönliches Symbol oder Wort, eine Tendenz zu konkretem Denken, zu Vagheit, einer gestörten Integration und Spaltung logischer Konzepte. Achtung: Diese formalen Denkstörungen dürfen nicht mit den Störungen der Inhalte des Denkens, beispielsweise Wahnideen und Halluzinationen, verwechselt werden.

Affektive Störungen: Diese umfassen einen Gefühlsausdruck, der dem Inhalt der Gedanken des Betroffenen unangemessen ist (etwa Lachen, während man über den Tod eines geliebten Menschen spricht), zunehmende Indifferenz, Interesseverlust, Apathie und Bedürfnislosigkeit.

Ambivalenz: Das Schwanken zwischen verschiedenen Impulsen, was in einer Beeinträchtigung der Entscheidungsfähigkeit resultieren kann.

Autismus: Dies ist ein Zustand des Rückzugs und der Störung der Fähigkeit, mit der physischen und emotionalen Umgebung zu interagieren. Sie besteht aus einem Mangel an Konkordanz (Übereinstimmung) zwischen dem Individuum und der Umgebung. Ein Schlüsselmerkmal ist der »Mangel an Intersubjektivität«, die notwendig ist, um das Denken anderer Menschen zu verstehen, eine zentrale Voraussetzung sozialer Interaktionen.

Außerdem gibt es »akzessorische« psychotische Symptome, aber diese sind nicht ausschlaggebend für die Diagnose der Schizophrenie, da sie auch bei anderen Zuständen beobachtet werden können. Es geht um Halluzinationen, Wahnvorstellungen, Änderungen der Sprache und des Sprechens sowie Verhaltensänderungen und andere Symptome.

Basissymptome (»Phänomenologische Schule«)

Während die Grundsymptome nur beobachtet werden können, bezieht sich das phänomenologische Konzept der »Basissymptome« auf das subjektive psychologische Erleben, das vom Patienten mit einer schizophrenen Entwicklung beschrieben werden kann oder dessen Verhaltensäquivalente beobachtet werden können. Dieser Ansatz wurde von der Phänomenologischen psychiatrischen Schule unter der Leitung von G. Huber in Bonn formuliert. Die Phänomenologie betont den Wert des Erlebten oder direkt Beobachteten, ohne zu interpretieren oder ein theoretisches Modell zu gebrauchen, um auch die subjektiven Phänomene zu verstehen. Normalerweise berichten Patienten mit Schizophrenie mehrere der folgenden nichtpsychotischen Störungen des Erlebens:

- Störungen des Selbst umfassen Veränderungen in der Erfahrung, über eine kohärente Identität zu verfügen, lebendig und autonom zu sein. Derealisation (sich von der Wirklichkeit losgelöst zu fühlen, etwa das Gefühl, auf einer Bühne zu stehen) und Depersonalisation (sich von sich selbst getrennt zu fühlen, man existiere nicht oder sei körperlich nicht integriert) sind häufig, besonders im Frühstadium der Psychose, sind aber keine echten psychotischen Symptome. Die Grenzen des Ichs sind durchlässig oder erlahmen, und die Trennlinie zwischen dem, was man selbst und was man nicht selbst ist, wird unscharf. Eine ausgeprägte Angst und die exaltierte Erfahrung eines unkontrollierten Aufgehens in der Umgebung können beobachtet werden.
- Die Störung der Aufmerksamkeit und der Wahrnehmungsprozesse zeigt sich in der Schwierigkeit, sich zu konzentrieren und Pläne auszuführen. Die Fähigkeit, nichtessenzielle Reize zu filtern, ist beeinträchtigt. Die Wahrnehmung von Tönen und von Licht kann erhöht oder reduziert sein. Die Aufmerksamkeit ist beeinträchtigt und die Fähigkeit, sie auf verschiedene Reize zu richten, betroffen. Manche Menschen sind nicht fähig, ihre Umgebung als ein integriertes Ganzes wahrzunehmen; vielmehr ist ihre Wahrnehmung fragmentiert und daher weniger kohärent.
- Konzentrationsstörungen und andere Beeinträchtigungen der Kognition sind häufig. Viele klagen darüber, dass plötzlich fremde Gedanken ohne jeden Grund auftauchen und ihre Konzentration stören. Manche sind in sinnlose Grübeleien über das ver-

strickt, was sie gerade gedacht oder gesagt haben. Andere beschweren sich, sie seien umzingelt von Gedanken. Denkblockaden werden oft berichtet, bei denen der Patient das Gefühl hat, sein Gedankenstrom werde plötzlich unterbrochen oder verschwinde sekundenlang oder länger. Patienten können auch die Erfahrung machen, etwas zu sagen, das sie eigentlich nicht sagen wollten.

- Patienten führen gegen ihren Willen Handlungen und Bewegungen aus – sie grimassieren oder bewegen die Arme oder Finger in einer spezifischen Weise. Bewegungen, die vorher automatisch waren, werden jetzt überprüft. Beim Gehen beispielsweise merkt der Patient, wie er darüber nachdenkt, was er tut – er muss erst mit dem linken Fuß auftreten, dann mit dem rechten usw.
- Koenästhesien sind kurze (sekundenlange) Körpererfahrungen wie Schwäche, Schmerz, Hitze oder Taubheit. Solche Empfindungen können zum Gegenstand einer wahnhaften Fehldeutung werden.
- Unspezifische Störungen des Selbsterlebens beinhalten ein ausgeprägtes Gefühl des Energieverlusts. Den unspezifischen Erfahrungen lassen sich depressive und Angstgefühle hinzufügen.

Psychotische Symptome bestehen aus einem Verlust des angemessenen Realitätsverständnisses. Werden die Basissymptome psychotisch, tragen sie zu einer tief greifenden Persönlichkeitsveränderung bei, da sie nicht mehr als ich-fremd, sondern als ich-synton erfahren werden. Die Person geht dann vom Erleben der störenden inneren Diskontinuität dazu über, sie als einen von außen kommenden Einfluss zu verstehen. Die angstbesetzte Erfahrung einer bevorstehenden Desintegration des Selbst versucht man nun, mittels der Konstruktion von Wahnideen zu »reparieren« und zu erklären.

Symptome ersten und zweiten Ranges

K. Schneider, der ebenfalls der Phänomenologischen Schule angehörte, unterschied zwischen Symptomen ersten und zweiten Ranges, und zwar in dem Versuch, Symptome, die eine höhere prognostische Aufmerksamkeit verdienten, herauszuheben (SCHNEIDER 1967). Diese Trennung ist der Differenzierung E. Bleulers zwischen Grund- und akzessorischen Symptomen nicht unähnlich.

Symptome ersten Ranges finden sich bei jenen Personen, deren psychisches Erleben der Integrität auf bizarre Weise gestört wird. Die Person hört ihre Gedanken laut ausgesprochen, hört Stimmen in Form laufender Kommentare, erlebt Gedanken als eingegeben, dem Kopf entzogen oder im Radio verbreitet und hat die Wahnvorstellung (als »Passivitätsphänomene« bezeichnet), dass andere die Bewegungen, Gefühle, Instinkte und Wünsche beeinflussen. Diese Symptome spiegeln den Verlust des Integritätserlebens des Schizophrenen mit Halluzinationen und Wahnideen wider, die für eine erhöhte Durchlässigkeit zwischen dem Ich und der umgebenden Welt stehen. Ebenso können ihm manchmal »zwanghafte Gedanken« wie eine Invasion vorkommen. So werden Ideen oder Visionen sadistischen oder promiskuitiven Inhalts seinem normalen Denken »eingegeben«.

Laut K. Schneider sind Symptome zweiten Ranges von geringerer diagnostischer Bedeutung. Sie beziehen sich auf Wahnvorstellungen, dass man zum Beispiel von einem Hubschrauber oder Flugzeug aus beobachtet wird oder an die eigene Person gerichtete Botschaften in Radio oder Fernsehen hört, dass jemand die Möbel schiebt oder Kon-

ferenzen arrangiert, um Kritik auszudrücken. Zu Symptomen zweiten Ranges gehören auch Verwirrtheit sowie depressive oder manische Stimmungen.
K. Schneider hielt fest, Symptome ersten Ranges seien insbesondere wichtig, um den diagnostischen Unterschied zwischen schizophrenen und nichtschizophrenen psychotischen Phänomenen und affektiven Störungen herauszuarbeiten. Sie sind ebenfalls zentral, wenn es um die Kriterien für Schizophrenie nach der ICD-10 geht. Eine Forschungsarbeit von M. Shepherd u. a. (1989) hat jedoch gezeigt, dass diese Symptome keinen so hohen prognostischen Wert haben, wie es Schneider noch annahm. Sie helfen nicht dabei, eine Gruppe mit schlechter Prognose zu differenzieren. Dennoch charakterisieren Symptome ersten Ranges eine tief greifende Psychose, auch wenn der Patient wieder komplett genesen kann.

Die Implikationen von DSM-IV und ICD-10

Wie wir im Anhang sehen können, betrachten die diagnostischen Systeme Schizophrenie nicht nur als eine psychotische Langzeitstörung, sondern auch als eine Gruppe von Störungen, für die Gedanken- und Assoziationsstörungen charakteristisch sind: das bizarre Erleben, beeinflusst zu werden, und/oder gravierendere oder harmlosere Störungen der psychosozialen Funktionsfähigkeit. Vor allem aber legt das DSM-IV, das eher auf E. Kraepelin zurückgeht, eine schlechte Prognose und die Entwicklung eines funktionellen Defizits nahe, zusammen mit bestimmten, gut definierten Symptomen (dem Kraepelin'schen Konzept der Dementia praecox verwandt). Eine derart ausdrückliche Verbindung der Schizophrenie mit einer schlechten Prognose widerspricht einer Reihe von Langzeitstudien, die herausfanden, dass schizophrene Patienten in 50 Prozent oder mehr der Fälle eine gute oder relativ gute Prognose haben.
Die ICD-10, die den Definitionen E. Bleulers und K. Schneiders näher steht, präsentiert einen Katalog etwas breiter gefasster und weniger genauer Kriterien. Insgesamt sind die Ähnlichkeiten zwischen den Systemen größer als die Unterschiede. Egal, welche Diagnosekriterien man anlegt, die Prognose des Krankheitsverlaufs ist nach wie vor im individuellen Fall in den ersten Jahren schwer vorauszusagen.

Positive und negative Symptome

Die Unterteilung der schizophrenen Symptome in positive und negative hat in den vergangenen Jahrzehnten eine große Rolle gespielt. Vor mehr als hundert Jahren beobachtete der englische Neurologe J. Hughlings-Jackson (1958/1894) negative »defizitäre Symptome« bei psychischen Störungen, zum Beispiel Introvertiertheit, einen Rückgang der sprachlichen Fähigkeiten und einen Verlust der Willenskraft, ebenso wie positive, »produktive« Symptome, etwa Wahnvorstellungen, Halluzinationen und bizarres Verhalten. Neben seiner Theorie zur Hirnfunktion nach einer Schädigung hielt Jackson fest, dass die negativen Symptome eine Manifestation des Verlusts von Hirngewebe im Prozess der Erkrankung seien. Positive Symptome hingegen resultieren aus sekundären Anpassungen der Hirnfunktion – höher organisierte Zentren, die zuvor primitivere Funktionen gehemmt hatten, übten diese Kontrolle nicht mehr in gleichem Maße aus. Diese Sichtweise trat in den 1970er Jahren (Strauss u. a. 1974) in den Vordergrund, als sie die Basis eines Modells (Crow 1980) bildete, nach dem hinter der Schizophrenie mit überwiegend positiven Symptomen (Schizophrenie Typ 1) ein genetisch verursachter pathologischer Überschuss von Dopaminrezeptoren im Gehirn vermutet wurde, während Schizophrenie mit überwiegend negativen Symptomen (Schizophrenie Typ 2) als eine Form einer milden, früh beginnenden Hirnschädigung gesehen wurde. Diese theoretische Dichotomie hat sich jedoch nicht bestätigt: Die meisten Patientinnen und Patienten mit Schizophrenie haben unterschiedlich stark ausgeprägte Merkmale beider Typen. Die negativen Symptome überwiegen in den späteren Stadien der Krankheit gegenüber den positiven.

Dennoch lohnt es sich, positive und negative Symptome voneinander zu unterscheiden, nicht zuletzt weil die negativen Symptome den Nebenwirkungen von Neuroleptika ähneln und von diesen unterschieden werden müssen. Negative Symptome können auch das Resultat der Langzeitisolation und des Mangels an Reizen sein, die bei Patienten mit Schizophrenie so verbreitet sind. Mit anderen Worten: Es besteht die Gefahr, dass Nebenwirkungen der Behandlung oder soziale Folgen der Symptome als Krankheitszeichen interpretiert werden. Selbst Depressionen können als negatives Symptom fehlgedeutet werden.

Störungen des schizophrenen Spektrums und die schizotypische Persönlichkeitsstörung

Das Konzept der schizophrenen Spektrumstörungen ist mit einer erhöhten genetischen Vulnerabilität bei den biologischen Angehörigen des Patienten verbunden. Bei ihnen wurde eine Häufung der schizotypischen Persönlichkeitsstörung beobachtet: Das heißt, es handelt sich um Individuen mit einer Tendenz zu magischem Denken oder »seltsamen« Wahrnehmungen »an der Grenze zu Wahnideen« und zu exzentrischen, obgleich nicht psychotischen Verhaltensmustern.

Die Basissymptome der Schizophrenie (wie von Huber und der Phänomenologischen Schule beschrieben) beinhalten eine Akzentuierung schizotypischen Denkens. Schizotypie wird als ein Risikofaktor für die Entwicklung einer Schizophrenie im Laufe des Lebens betrachtet. Manche Forscher behaupten auch, in diesen Familien kämen paranoide oder Borderline-Persönlichkeitsstörungen häufiger vor (siehe Kapitel 6). So wird das Konzept der Schizophrenie mit seinem gesamten Störungsspektrum noch einmal verbreitert. Dies steht in Übereinstimmung mit der Ansicht zu Grund- und Basissymptomen, die ich in diesem Buch vertrete.

Trotz der klaren klinischen Relevanz des Konzepts des Spektrums besteht das Risiko, dass man allzu leicht danach greift. Menschen, die man nicht versteht, werden ohne sorgfältige Überlegung als schizotypisch, das heißt präschizophren etikettiert. So kann ein breiteres Konzept der Schizophrenie missbräuchlich verwendet werden, indem man introvertierte Menschen, die sich schlicht dem Mainstream-Denken verweigern, einbezieht. Solche Situationen haben wir beispielsweise in der sowjetischen Psychiatrie gesehen, in der die Benutzung eines sehr weiten Schizophreniekonzepts (das sich nicht an den oben beschriebenen Grundsymptomen orientierte) die Einweisung und Zwangsbehandlung vieler Menschen aufgrund ihres dissidenten Denkens erlaubte.

Krankheit oder funktionelle Beeinträchtigung?

Das Konzept der Psychose ist prognostisch (und emotional) weniger aufgeladen als das der Schizophrenie und sollte meiner Ansicht nach in Frühstadien der Erkrankung und in Akutphasen benutzt werden. Nützlicher wird das Konzept der Schizophrenie erst bei den länger andauernden psychischen Dysfunktionen, die bestimmte Patienten in der Folge entwickeln. Auch wenn die charakteristischen Merkmale der Krankheit bei einer akuten Psychose leicht festzustellen sind – ob es sich nun um eine schizophrene oder eine andere Störung handelt –, ist es nicht weniger korrekt, sie im weiteren Verlauf nach den Kriterien der WHO (1994) als eine funktionelle Beeinträchtigung (kognitiver oder emotionaler Natur) zu bezeichnen.

Eine solche funktionelle Beeinträchtigung kann zu einer Behinderung führen, falls die Welt dem Kranken ihre Bedingungen aufzwingt und Ansprüche an ihn stellt. Die Fähigkeit oder Unfähigkeit der Gemeinschaft, die funktionelle Beeinträchtigung einer Person zu kompensieren, bestimmt die Natur und den Grad der spezifischen Behinderungen. Menschen mit einer Langzeitstörung müssen sich an einen teilweise veränderten psychischen Zustand anpassen, an residuale Halluzinationen, Wahnideen, an ein Aufmerksamkeitsdefizit, an Probleme beim Herstellen von Kontakten, an Verhaltensstörungen etc. Gegenwärtig brauchen 20 bis 30 Prozent der Menschen mit chronischer Schizophrenie täglich Hilfe, um ihre Störung zu bewältigen.

Die Idee einer Behinderung ist eine Verbesserung gegenüber dem Konzept der Krankheit, da sie es dem Einzelnen ermöglicht, trotz seiner Beeinträchtigung als eine mündige Person betrachtet zu werden. Es weist zudem der Gemeinschaft die gesetzliche Verpflichtung zu finanzieller und sozialer Unterstützung zu.

Schizophrene Syndrome

Epidemiologie

Jedes Jahr entwickeln etwa 5–10 von 100.000 Einwohnern eine Krankheit, die letztlich als eine Störung des schizophrenen Spektrums diagnostiziert wird. Das heißt, dass 50 Prozent aller Personen, die zum ersten Mal psychotisch werden, unter die Gruppe der Schizophrenen fallen, einschließlich schizophreniformer und schizoaffektiver Störungen und der seltenen Schizophrenia simplex. Mehrere Forschungsarbeiten deuten darauf hin, dass die Inzidenz (Anzahl der neuen Fälle pro Jahr in einer gegebenen Population) von Erstepisoden der Schizophrenie in den letzten Jahrzehnten abgenommen hat (Der u. a. 1990; Munk-Jørgensen/Mortensen 1992). Es gibt auch viele, bis jetzt wissenschaftlich nicht verifizierte Anzeichen dafür, dass sich die Häufigkeit der gravierenderen Zustände bei verbessertem Zugang zu effektiverer psychiatrischer Betreuung verringert.

Manche Studien verweisen darauf, dass sich der natürliche Verlauf der Krankheit im Laufe des vergangenen Jahrhunderts verändert hat. Ein gutes Beispiel dafür ist die katatone Form der Schizophrenie, die eher mit psychomotorischen als psychotischen Symptomen einhergeht. Heute wird eine Katatonie in den westlichen Ländern seltener beobachtet als in der sogenannten Dritten Welt. Nichtindustrialisierte Länder werden gleichwohl für toleranter und anpassungsfähiger bezüglich weniger expressiver Krankheiten gehalten. So könnte die Schizophrenie mit milderer Symptomatik unterdiagnostiziert sein, denn ihr Mangel an akuten schweren Symptomen macht keine Versorgung im Krankenhaus nötig – so wird der Fall nicht als solcher erkannt. Da die Prognose bei deutlicheren Fällen der akuten Schizophrenie besser ist als bei Patienten mit milderer Symptomatik, kann der falsche Eindruck einer besseren Prognose in diesen Ländern entstehen als im industrialisierten Westen (siehe Abbildung 9).

ABBILDUNG 9 **10-Jahres-Follow-up-Besserungsraten von Personen, die retrospektiv als schizophren diagnostiziert wurden.** Die Genesung, die in den späteren Jahrzehnten beobachtet wurde, ist vermutlich ein Resultat der Einführung strengerer Diagnosekriterien des DSM-III in den achtziger Jahren (nach Hegarty u.a. 1994)

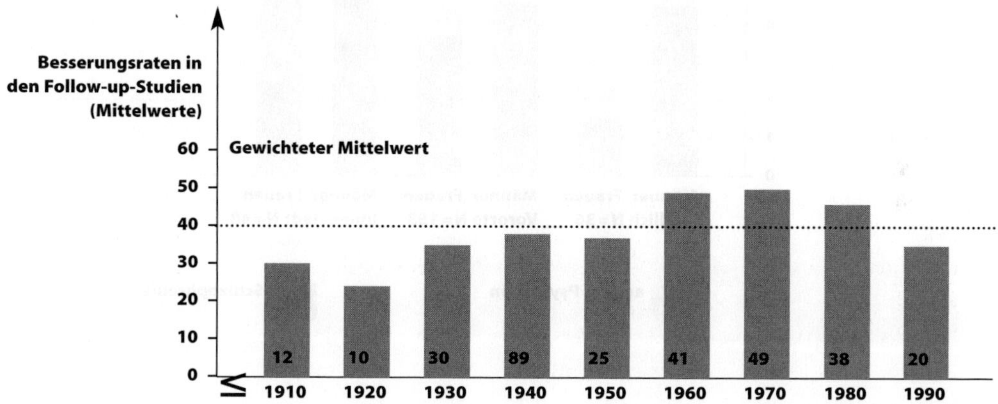

Es erkranken insgesamt mehr Männer als Frauen; das Verhältnis beträgt etwa 60:40. Insgesamt erkranken Männer wenigstens ein Jahr eher als Frauen in einem durchschnittlichen Alter von 24 Jahren, verglichen mit 25 Jahren bei Frauen. In mancher Hinsicht gleicht sich der Unterschied zwischen den Geschlechtern wieder aus, weil mehr Frauen nach dem Alter von 50 als schizophren diagnostiziert werden (obwohl es ziemlich ungewöhnlich ist, dass Schizophrenie erst in diesem Alter erstmals auftritt). Was die Punktprävalenz (d.h. die Anzahl der Kranken in einer gegebenen Gemeinschaft zu einem gegebenen Zeitpunkt) betrifft, haben Großstädte die höchste und ländliche Gebiete die niedrigste Quote (siehe Abbildung 10).

Zwischen 0,5 und 1 Prozent aller Personen leiden an einer Störung des schizophrenen Spektrums, etwa die Hälfte davon entwickeln eine chronische Krankheit. Das heißt, in Deutschland mit einer Bevölkerung von 75 Millionen Einwohnern haben zwischen 180.000 und 360.000 Menschen eine sie beeinträchtigende schizophrene Störung. Man kann davon ausgehen, dass 250 bis 500 von 100.000 Einwohnern wegen einer Schizophrenie Hilfe von der Gemeinschaft benötigen.

Die Krankheit entwickelt sich bei Männern öfter chronisch, die daher auch eine höhere Prävalenz aufweisen als Frauen. Es ist unklar, ob die Unterschiede zwischen den Geschlechtern einfach auf hormonelle Faktoren zurückzuführen sind (es gibt eine Theorie, die besagt, Östrogen schütze vor der Entwicklung von Schizophrenie). Andere vorgeschlagene Faktoren umfassen unterschiedliche perinatale Gefahren für beide Geschlechter

ABBILDUNG 10 **Die Prävalenz chronisch psychotischer Menschen nach Alter pro Jahr für verschiedene Gebiete** (Widerlöv u.a. 1989)

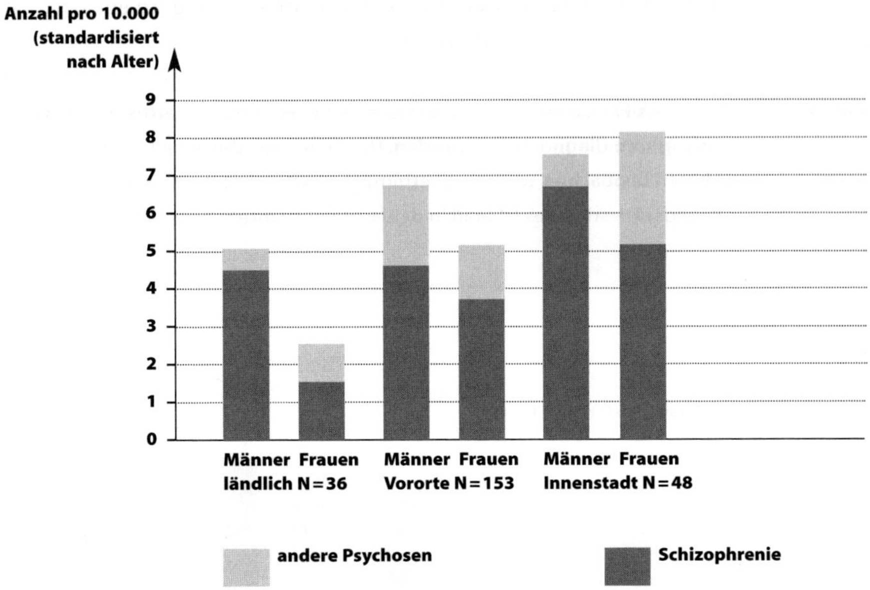

sowie den Beitrag der sozialen Erwartungen und der Geschlechtsrollen. Einige Daten zu psychotischen Erkrankungen:

In der Bundesrepublik Deutschland und den westeuropäischen Ländern leiden zwischen 0,5 bis 1 Prozent der Bevölkerung an Schizophrenie (Prävalenz). Die jährliche Neuerkrankungsrate (Inzidenz) liegt bei etwa 0,05 Prozent. Die Wahrscheinlichkeit eines Menschen, im Laufe des Lebens an Schizophrenie zu erkranken (Morbiditätsrisiko), wird auf ca. 1 Prozent geschätzt, dabei sind Frauen und Männer gleich häufig betroffen. Männer erkranken meist früher als Frauen. Insgesamt liegt das Haupterkrankungsalter zwischen der Pubertät und dem 30. Lebensjahr, wobei es für die verschiedenen Subtypen der Schizophrenie charakteristische Unterschiede im Zeitpunkt der Ersterkrankung gibt.

Jährlich zahlen die Rentenversicherungsträger 1,3 Mrd Euro Renten an früh verrentete Schizophrenie-Patienten.

1999 wurden in Deutschland 74129 an Schizophrenie erkrankte Patienten durch niedergelassene Psychiater behandelt, 18617 Patienten wurden durch Institutsambulanzen versorgt, 14286 nahmen Einrichtungen des betreuten Wohnens und dort psychiatrische Versorgung in Anspruch, vielfach auch in Kombination von Institutsambulanzen und des betreuten Wohnens. 5201 Patienten befanden sich ausschließlich im betreuten Wohnen oder in der Institutsambulanz. 13980 Patienten wurden in Pflegeheimen durch Psychiater versorgt, 5129 in Pflegeheimen und Institutsambulanzen und 4532 Patienten stationär als Langzeitpatienten versorgt und betreut. Diese relativ kleine Gruppe ist innerhalb der Schizophrenie-Patienten die teuerste »Klientel«.

Schizophrenie ist die teuerste psychische Erkrankung mit erheblichen Behandlungskosten. Hierzu tragen vor allem lange stationäre Krankenhausaufenthalte bzw. aufwendige Rehabilitations- und Betreuungsmaßnahmen im Langzeitbereich bei.
Die jährlichen Kosten für das Gesundheits- und Sozialsystem werden in Deutschland auf 4 bis 5 Mrd. Euro geschätzt. Auch aus ökonomischer Sicht ist daher die Notwendigkeit groß, vorhandene Therapiemöglichkeiten vollständig auszuschöpfen. In 70 Prozent der Fälle kann dieses die Chance auf ein relativ normales Alltagsleben deutlich erhöhen. Bei 20–30 Prozent der Patienten bleibt trotz intensiver Behandlung die Prognose ungünstig. Selbst unter optimaler therapeutischer Versorgung sind viele Patienten bereits im frühen Alter erwerbsunfähig und auf öffentliche Unterstützung angewiesen. Die direkten und indirekten Kosten in Deutschland werden auf ca. 3,5 Mrd. Euro pro Jahr geschätzt.

Symptome

Zuvor habe ich von den klinischen und phänomenologischen Anzeichen der Schizophrenie gesprochen. Bei der operationalen Diagnose der Schizophrenie nach dem DSM-IV muss man drei Symptomgruppen unterscheiden, die in verschiedenen Kombinationen auftreten können:

- positive Symptome (Wahnvorstellungen und Halluzinationen),
- negative Symptome (Verarmung der Sprache, Verflachung gefühlsmäßiger Reaktionen, Introversion),
- Symptome der Desorganisation (desorganisiertes oder chaotisches Verhalten und soziale Gewohnheiten, unverständliche Sprache, die eine Denkstörung widerspiegeln kann).

Positive Symptome

Wie in Kapitel 3 erwähnt, sollten die Wahnvorstellungen bizarr sein, das heißt in einem größeren Kontrast zur geltenden Kultur oder dem dort geltenden Glaubenssystem stehen. Es gibt eine Reihe bizarrer Themen, die häufig beobachtet werden, beispielsweise die Überzeugung, man könne den Text oder die Bewegungen eines TV-Reporters kontrollieren, oder Menschen oder Satelliten kontrollierten den eigenen Verstand, flößten einem Gedanken ein oder entzögen sie, vielleicht durch die Benutzung von »Strahlen«. Ein anderes Beispiel ist, dass winzige Sender im Körper implantiert wurden, womöglich von einem Zahnarzt. Alle diese Wahnideen können als der Versuch verstanden werden, das oben beschriebene Erleben des Kontrolliertwerdens und/oder das Auftreten akustischer Halluzinationen zu erklären, die ein Echo der eigenen Gedanken oder Kommentare zu den eigenen Handlungen sind.
Bestimmte Wahnvorstellungen erzeugen akute Angstzustände: wenn Gott etwa den Befehl gibt, die Zerstörung der Welt zu verhindern, indem man bestimmte Handlungen vollführt, oder das Gefühl, man sei eine Figur im Spiel zwischen guten und bösen Mächten. Ein anderes Beispiel ist die Überzeugung, dass es, um eine Katastrophe zu verhindern, nötig wäre, die richtigen Gedanken oder Buchstabenkombinationen so und so oft zu denken. Solche zwanghaften psychotischen Phänomene sind sehr erschöpfend und mühsam für den Patienten.
Halluzinationen werden häufig als der ständige Kommentar anderer erlebt, die das, was man denkt, tut oder zu tun vorhat, kritisieren oder (seltener) loben. Das ist sehr ermüdend

und stört erheblich die Konzentration. Um solche Erfahrungen zu simulieren, forderte man gesunde Menschen auf, über Kopfhörer ihrer eigenen Stimme zu lauschen (um einige Sekunden verzögert). Sie beschreiben ihre Handlungen und sich selbst über ein Mikrofon – gewöhnlich geben die Testpersonen nach kurzer Zeit auf, von einem Gefühl der Ohnmacht ergriffen, oder sie haben keine Lust mehr zu sprechen. Halluzinierte Befehle können Betroffene manchmal zu selbstzerstörerischem Verhalten treiben oder dazu, einem anderen Menschen Schaden zuzufügen.

Manche Menschen hören viele verschiedene Stimmen, die entweder von Menschen kommen können, die sie kennen, oder von Fremden. Diese Stimmen können sich jahrelang ohne Unterbrechung melden und beherrschen mehr oder weniger die Denkprozesse. Es ist nicht ungewöhnlich, zehn oder zwanzig solcher identifizierbarer innerer Persönlichkeiten zu finden. Häufig können die halluzinierten Stimmen während der Akutphase dramatischer sein und symbolische Botschaften überbringen, während sie nörgeln und immer fordernder werden, wenn die Krankheit ihren Fortgang nimmt.

Akustische Halluzinationen sind am häufigsten (ausführlicher in Kapitel 3 erörtert), während auch haptische und optische Halluzinationen vorkommen. Bei Letzteren sind die Halluzinationen, obgleich eindringlich, weniger klar erkennbar. Optische Halluzinationen können auf eine organische Ursache oder einen dissoziativen »hysterischen« Hintergrund hinweisen. Olfaktorische Halluzinationen (der Geruch von Gas, Verwesung usw.) sind nicht ungewöhnlich in der Akutphase.

Die Qualität der Stimmen variiert von ganz klar, als kämen sie aus dem Radio oder von einer lebenden Person, bis zum diffusen Hintergrundgemurmel. Hört der Patient den murmelnden Stimmen aufmerksam zu, werden sie bald klarer. Bei der akuten Psychose sind die Stimmen auffälliger, während sie in ruhigeren Phasen »irgendwo im Hinterkopf« auf der Lauer liegen. Sie können sogar ganz verschwinden.

Negative Symptome

Zu den negativen (»Defekt«-)Symptomen gehören Apathie, Indifferenz, Schwierigkeiten, mit einer Aufgabe oder dem Sprechen zu beginnen, geringer gefühlsmäßiger Kontakt, sozialer Rückzug und Introvertiertheit. Sie verweisen auf eine schlechtere Prognose als die positiven Symptome, besonders wenn sie über eine längere Zeit vorhanden sind. Sie gehören zu den Grundsymptomen.

Ähnliche Symptome können aber auch auftauchen, wenn Neuroleptika zu hoch dosiert sind, der Patient depressiv ist, als Reaktion auf positive Symptome und als ein Ergebnis der Unterstimulierung in Institutionen. Diese Ursachen sollten unbedingt von echten negativen Symptomen unterschieden werden.

Symptome der Desorganisation

Desorganisiertes Verhalten kann sich in bizarren, starren Posen ausdrücken, die als Katatonie bezeichnet werden. Man kann ihm auch in Form von vagem, inkohärentem, zusammenhanglosem Sprechen begegnen, das schwer verständlich sein kann. »Paramimie«, wie Grimassen oder Ticks, die das Sprechen begleiten, kann auftreten. Manchmal kann das Verhalten auch beängstigender sein: »obszön« oder drohend. Beispiel: Ein ersterkrankter junger Mann steigt ins Bett seiner Mutter und grapscht nach ihrer Brust. Plötzlich attackiert er seine Eltern. Er beklagt sich unter Umständen, sie hätten sein

Leben ruiniert, sie seien verantwortlich für all seine Enttäuschungen und unangenehmen Erfahrungen in der Vergangenheit. Das kommt häufig vor und tut weh, da sich nur wenige Eltern völlig frei von Schuld fühlen, besonders hinsichtlich der psychischen Krankheit ihres Kindes.

Ein anderes Beispiel ist sexuelle Enthemmung: Ein junges Mädchen besucht ihren Nachbarn, zieht sich aus und animiert ihn zum Geschlechtsverkehr. In der Akutphase ist es nicht ungewöhnlich, dass es offen vor anderen zu Masturbation kommt. Dieses Verhalten wirkt aber so abnormal und zerstreut, dass es selten zu sexuellen Übergriffen führt. Wahrscheinlicher ist, dass die Zeugen psychiatrische Hilfe suchen. Auf der anderen Seite kommt es im Frühstadium einer akuten Psychose manchmal zu riskanterem sexuellem Ausagieren. Eine Frau, die nicht gestört wirkt, kann viele sexuelle Begegnungen mit Männern haben, bevor sie alle Anzeichen einer akuten Erkrankung, vielleicht katatoner Natur, erkennen lässt. Es ist möglich, dass derlei Erfahrungen in der Folge ihren Kummer intensivieren und damit zu der Erkrankung beitragen.

Untergruppen

Seit den Tagen E. Kraepelins sind vier Untergruppen unterschieden worden. Trotz großer Forschungsbemühungen war es nicht möglich herauszufinden, ob jede Untergruppe eine unterschiedliche Ätiologie (Ursachenentwicklung) aufweist oder ob sie eine unterschiedliche Behandlung nötig machen. In der klinischen Praxis sind Mischformen häufiger. Ein und dieselbe Person kann in verschiedenen Phasen unterschiedliche Symptome zeigen. Im Folgenden sollen sie aufgeführt werden, um die klassische Literatur zum Thema zu rekapitulieren.

Die häufigste Form ist die *paranoide Schizophrenie*, die meist von bizarren Verfolgungsideen und Halluzinationen dominiert wird. Die Prognose für diese Form wird oft für relativ gut gehalten, da in anderen Bereichen ein höheres Niveau der Funktionsfähigkeit aufrechterhalten wird.

Hebephrene (desorganisierte) Schizophrenie wird diagnostiziert, wenn tiefe, unbeeinflussbare emotionale Veränderungen und Verhaltensstörungen dominieren. Ein »unnatürliches« Kichern, Grimassieren oder manieriertes Verhalten mit tiefer Selbstversunkenheit scheinen oft vorherrschend zu sein. Oft wird berichtet, dass die Hebephrenie in der späten Pubertät oder im frühen Erwachsenenalter ausbricht; sie habe eine schlechte Prognose. Letzteres kann an dem frühen Beginn liegen, bevor die Persönlichkeit voll entwickelt ist.

Die *katatone Schizophrenie* kommt heutzutage seltener vor als vor 50 Jahren und ist durch psychomotorische Störungen wie das Einnehmen starrer Posen oder die Tendenz zu stereotypen Bewegungen charakterisiert; auf Befehle wird mit übertriebener Gefälligkeit, Widerstreben oder Opposition reagiert. Solch ein Verhalten kann weniger als eine Woche oder aber wochen- bzw. monatelang andauern. Ein junger Mann hielt die Hände über mehrere Wochen so fest verkrampft, dass er eine Pilzinfektion davontrug. Es gibt Beschreibungen katatoner Zustände, die viele Jahre anhielten, sich aber später lösten.

Die *undifferenzierte Schizophrenie* kann keiner der drei zuvor geschilderten Gruppen zugeordnet werden, weil sie Elemente aus allen Gruppen aufweist.

Die ICD-10 führt die seltene Gruppe der *Schizophrenia simplex* auf. Hier gibt es keine positiven Symptome, Wahnvorstellungen oder Halluzinationen, stattdessen kommt es zu einem schleichenden, jedoch tief greifenden Verfall der Persönlichkeit. Man beobachtet zunehmende negative Symptome mit Interessen- bzw. Zielverlust, im Verein mit einer verstärkten Selbstversunkenheit und sozialem Rückzug. Diese müssen mindestens ein Jahr lang vorhanden sein, um die Diagnose zu rechtfertigen.

Die *residuale Schizophrenie* wird häufig in späteren Stadien der Erkrankung beobachtet. Es geht um die funktionelle Beeinträchtigung, die einige Patienten entwickeln. Charakterisiert wird sie vorwiegend durch negative Symptome, die sich nach einer oder mehreren akuten Episoden entwickeln. Die Symptome dauern nach dem DSM-IV mindestens ein Jahr an. Verhalten und Erscheinung sind exzentrisch, Kleidung und Hygiene werden oft vernachlässigt. Die Sprechweise ist wirr, es werden Wörter und Sätze gebraucht, die schwer verständlich oder inhaltlich und in ihrer Spontaneität reduziert sind. Dieser Zustand kann durch fehlendes Engagement in der Rehabilitation verschlechtert werden. Akustische Halluzinationen sind ebenfalls oft vorhanden – manchmal werden sie als bedrückend und verstörend empfunden, aber manchmal ist der Patient ihretwegen auch nicht besonders besorgt.

Wahnvorstellungen können andauern, lassen aber an Intensität nach. Viele Patientinnen und Patienten lernen, mit ihren Ideen umzugehen (so wie mit ihren Stimmen), sodass sie Beziehungen nach außen nicht allzu sehr beeinflussen. Die residuale Schizophrenie kann in manchen Fällen so gut in die gesunde Persönlichkeit integriert sein, dass man den Betroffenen schon sehr gut kennen muss, um zu entdecken, dass er oder sie an akustischen Halluzinationen oder bizarren Wahnideen leidet.

In einem Projekt mit rehabilitierten Menschen, die an einer Schizophrenie gelitten hatten, befragte ich einen Ingenieur, der einen in jeder Hinsicht guten, in keiner Weise psychotischen Kontakt zu mir hielt. Doch als sich das Interview seinem Ende näherte, stellte sich heraus, dass er auf eine Röntgenuntersuchung seines Kopfes wartete, um die er gebeten hatte. Seit Beginn seiner psychotischen Störung fünf Jahre zuvor war er überzeugt, ein kleines Metallstück sei in seinem Gehirn implantiert worden und befinde sich noch dort. Er glaubte, er könne dadurch als ein Empfänger von Radiosignalen benutzt werden. Allerdings, sagte er, sei kein solches Signal in den letzten beiden Jahren gesendet worden.

Man sollte jedoch nicht annehmen, dass dergleichen Erfahrungen immer eine Qual sind; manchmal gibt ihr Inhalt dem Leben einen tröstlichen Sinn. Die Stimmen beispielsweise können gutwillig und hilfreich sein und können (in seltenen Fällen) sogar zu lustvollen sexuellen Erfahrungen führen. Dennoch kann das Verhalten verdrossen sein und zu wütenden Ausbrüchen tendieren, die durch unabsichtliche und wohlmeinende Einmischung von Menschen ausgelöst werden, die den Patienten nicht gut kennen. Trotzdem ist es wichtig, die Betroffenen zu unterstützen, da sie Probleme damit haben können, sich mit Nahrung zu versorgen und auf ihre Pflege und Unterkunft zu achten (drohende Obdachlosigkeit). Ohne mehrere Interventionen in der Woche kann das Haus verdrecken, Müll, übelriechende, verschimmelnde Essensreste können sich ansammeln (»Vermüllung«).

Funktionelle Behinderungen nichtrehabilitierter Patienten mit Schizophrenie sind:

- Kontaktangst,
- die Tendenz, in einer eigenen Welt zu leben,
- mürrisches Verhalten,

- gelegentlich unverständliche Sprache,
- ungewöhnliche Vorstellungen über die Welt,
- defizitäre Fähigkeit, Pläne zu machen,
- eine seltsame Art, sich zu kleiden,
- Unordentlichkeit,
- allgemeine Verschlechterung bei Stress oder Reizmangel.

Stadien einer schizophrenen Psychose

Manchmal kann es schwierig sein, den Beginn einer schizophrenen Erkrankung exakt zu bestimmen. Mehrere Studien weisen darauf hin, dass viele Menschen mit Schizophrenie Jahre vor der Erstbehandlung in ihrer Funktionsfähigkeit beeinträchtigt waren (Loebel u. a. 1992; McGlashan/Johannessen 1996). Es kommt durchaus vor, dass Menschen bereits seit zehn Jahren in aller Stille psychotisch sind und es dennoch schaffen, in der Gemeinschaft klarzukommen.

Die Schizophrenie kann in zwei unterschiedliche Verlaufstypen eingeteilt werden. In der ersten Gruppe ist der Beginn der Erkrankung klar erkennbar, mit einem prodromalen Verlust der Funktionsfähigkeit. Das Leben der zweiten Gruppe ist gekennzeichnet von zunehmendem sozialen Rückzug und der Unfähigkeit, sich unter den Freunden und Kollegen in Schule und Beruf zu behaupten. Eine Scheu und das Fehlen eines körperlich aktiven Lebens sowie mangelnder Ehrgeiz werden oft berichtet. Zudem ist häufig eine Geschichte der Stigmatisierung und Exklusion festzustellen, die im Ergebnis zu einer Abwärtsspirale der begrenzten sozialen Fertigkeiten und Umstände führt. Mit der Zeit kommt es zu einer Verschlechterung des seltsamen Verhaltens, der Hygiene und zu einer zunehmenden Verwahrlosung.

Ein britisches Forschungsprogramm untersuchte eine Gruppe aller Kinder, die an einem bestimmten Tag des Jahres 1946 geboren wurden (Jones u. a. 1994). Die dreißig Kinder, die später die Diagnose einer Schizophrenie erhielten, wurden mit dem Rest verglichen, und insgesamt wurde festgestellt, dass sie seit der frühen Kindheit eine verzögerte Entwicklung aufwiesen. Die Verzögerungen äußerten sich im Gehenlernen, in Sprachproblemen, unzureichenden Schulleistungen und der Tendenz, im Alter von vier bis sechs allein zu spielen. Sieht man sich die Zahlen genauer an, erlebte etwa die Hälfte der Kinder die beschriebene verzögerte Entwicklung, während sich die Entwicklung der übrigen bis zum Beginn der Erkrankung nicht von der der Kontrollgruppe unterschied. Insofern legte die Studie nahe, dass die Schizophrenie manchmal als eine Entwicklungsstörung des Gehirns begriffen werden muss, die in einer lebenslangen funktionellen Beeinträchtigung resultieren kann.

Eine finnische Studie hat diesen Befund bestätigt (Isohanni u. a. 1999). Hier wiesen aber auch 11 Prozent der präschizophrenen Jungen sehr gute Schulzeugnisse auf, gegenüber 3 Prozent der Vergleichsgruppe. Dies illustriert die hohe Heterogenität der als schizophren diagnostizierten Personen; die Vulnerabilität kann mit einem hohen Begabungsniveau verbunden sein.

Vor dem Beginn der eigentlichen Psychose sind häufig monatelang oder manchmal jahrelang prodromale Symptome zu beobachten. Dies sind Symptome nichtpsychotischer Natur, die im Rückblick als Vorboten der Krankheit erkannt werden können. Dazu gehören wachsende Sorgen und eine nachlassende Fähigkeit, sich auf die Arbeit oder das schulische Lernen zu konzentrieren.

Dies kann als der Beginn der geschilderten Basissymptome betrachtet werden. Der Betroffene kann sich von seinem Freundeskreis zurückziehen. Einige machen spezielle Erfahrungen, beispielsweise das Gefühl, das Leben sei merkwürdig verändert. Man beschreibt Wahrnehmungsstörungen, etwa die gesteigerte Wahrnehmung von Farben, Licht und Geräuschen. Ebenfalls wird die Tendenz beschrieben, überhaupt stärker als andere auf verschiedene Reize zu reagieren (Chapman 1966). Manche haben das prodromale Stadium mit dem unversöhnlichen Schuldgefühl verglichen, man habe ein furchtbares Verbrechen begangen, von dem niemand etwas wisse (Conrad 2003/1958/2003). Es besteht auch ein tiefes Gefühl der Isolation und des Eindrucks, anders als andere zu sein.

Zur Prodromalphase gehört zudem ein diffuses Gefühl, man nähere sich dem Zusammenbruch der Fähigkeit, die Wirklichkeit zu begreifen und damit umzugehen. Meiner Erfahrung nach weisen diese Schilderungen auf eine emotionale Überforderung hin, der viele dieser Patientinnen und Patienten Ausdruck verleihen (eine nähere Beschreibung der Stadien der akuten Psychose siehe Kapitel 5).

Der Beginn der Psychose selbst kann entweder allmählich oder akut und hoch dramatisch sein. Beim akuten Prozess wird die Entwicklung der Psychose beherrscht von affektgeladener Ängstlichkeit oder von Paranoia und Verfolgungsgefühlen, die zu Panik und zu der Befürchtung einer bevorstehenden Katastrophe (wie Tod oder »Weltkrieg«) führen oder als innere Desintegration eskalieren können. Sekundäre depressive Symptome werden häufig beobachtet. Diese Depression ist eher durch das Erleben von Bedeutungsverlust und existenziellem Chaos gekennzeichnet, während das Gefühl der Wertlosigkeit und Selbstverachtung eher typisch für eine primäre depressive Erkrankung ist.

Unerwartete und beängstigende Wutausbrüche können ausgelöst werden und Freunde wie Verwandte müssen hilflos zusehen, wie sich dieser Zustand auf die Katastrophe zu bewegt, zumal es vom Betroffenen als Verrat empfunden wird, wenn sich ein Angehöriger Hilfe von außen holt. Dennoch muss es früher oder später zu solch einem »Verrat« kommen, da immer mehr Brücken, die den Betroffenen mit der Gemeinschaft verbinden, zusammenbrechen. Manchmal explodiert dieser Zustand auch in einem gewalttätigen Akt. Rückwirkend kann dennoch die Entwicklung der Psychose meist leicht nachvollzogen werden. Gewöhnlich entfaltet sich die Schizophrenie aber in kleinen Schritten.

Wie gesagt, zum Vollbild einer schizophrenen Erkrankung kann es auf vielerlei Weise kommen. Über fünf Jahre untersuchten M. Shepherd und seine Kollegen eine große Gruppe Ersterkrankter und skizzierten vier typische Formen der schizophrenen Entwicklung. Es muss jedoch hinzugefügt werden, dass die diagnostischen Kriterien weit gefasst und zudem einer generellen Definition der psychotischen Erstepisode sehr ähnlich waren (Shepherd u.a. 1989).

Bei mehr als der Hälfte der Fälle wurden eine oder mehrere Psychosen ohne eine Langzeitbehinderung festgestellt. Von den übrigen kehrte niemand nach der psychotischen Erstepisode zu einem normalen Leben zurück. Bei vielen Fällen nahm die Beeinträchtigung mit jedem psychotischen Rückfall zu. Diese Befunde stimmen gut mit den Ergebnissen anderer Studien überein, die chronische Psychosen untersuchten. M. Bleuler (1974) stellte fest, dass sich nach fünf Jahren das Rückfallrisiko vermindert. Die Krankheit scheint sich einzupendeln und weniger dramatisch zu werden. Sowohl M. Bleuler (1972)

ABBILDUNG 11 Typische Verläufe in den ersten fünf Jahren nach der Ersterkrankung an Schizophrenie (Shepherd u.a. 1989)

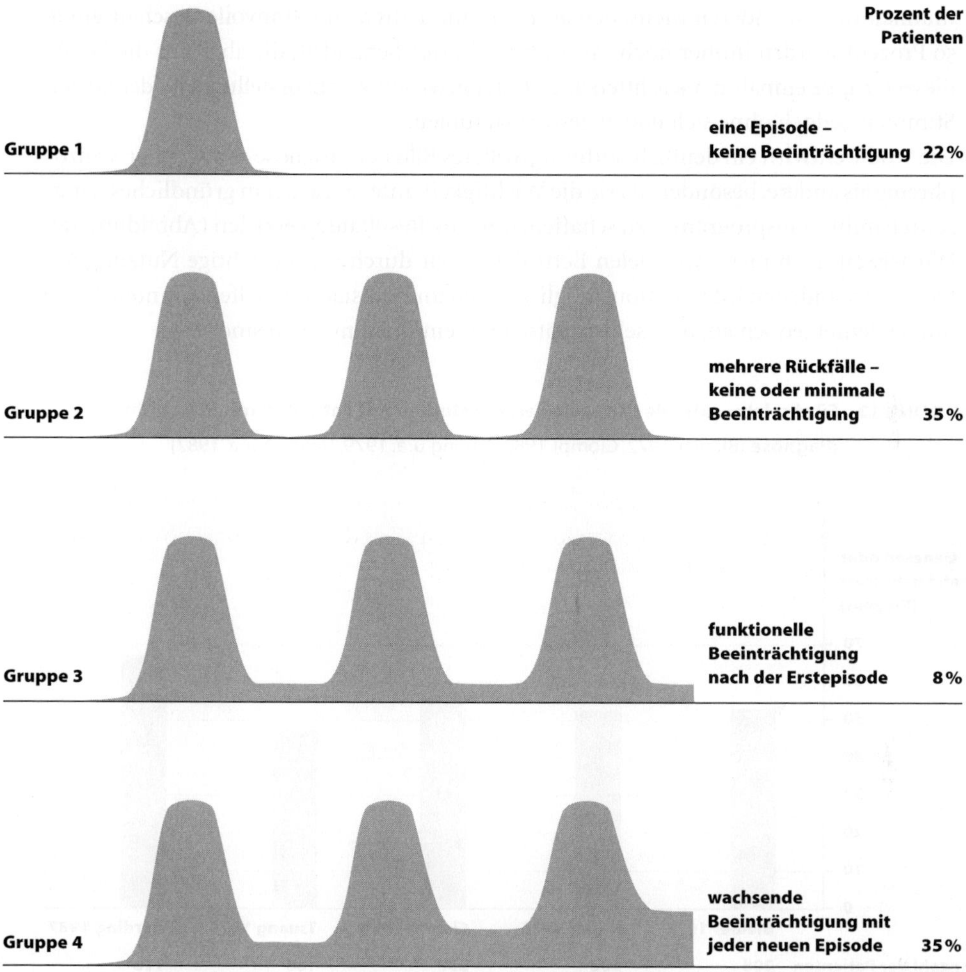

als auch L. Ciompi (1980) fanden heraus, dass etwa die Hälfte aller Patienten mit Schizophrenie genesen, während der Rest eine mehr oder weniger gravierende Behinderung entwickelt (Abbildung 11).

Die amerikanische Krankenschwester und spätere Professorin für Psychiatrie C. Harding und ihre Kollegen (1987) führten eine sehr bekannte 30-Jahre-Follow-up-Studie mit über hundert Patientinnen und Patienten chronischer Schizophrenie durch, die aus einer psychiatrischen Klinik in Vermont, USA, entlassen wurden, als am Ende der 1950er Jahre zahlreiche Stationen geschlossen wurden. Nach ihrer Entlassung nahmen diese Patienten, die später nach den Kriterien des DSM-III erneut als schizophren diagnostiziert wurden, an einem sorgfältig geplanten Rehabilitationsprogramm zur alltagsbezogenen, beruflichen und psychiatrischen Nachsorge teil.

Es stellte sich heraus, dass 68 Prozent der vormals chronischen Patienten (von Beginn an legte die Studie den Schwerpunkt auf langjährige Erkrankungen) jetzt ein, mit den Worten der Autorin, »erfülltes Leben« führten, in dem sie keine Symptome mehr zeigten oder nicht erheblich unter Symptomen zu leiden hatten. Sie hielten eine gute Kommunikation mit anderen Menschen aufrecht und hatten eine sinnvolle Beschäftigung. 50 Prozent wurden immer noch mit Antipsychotika behandelt, die aber nur die Hälfte dieser Gruppe einnahm. Viele litten noch unter gewissen Wahnvorstellungen oder hörten Stimmen, jedoch ohne sich davon gestört zu fühlen.

Die Studie entwirft ein deutlich hoffnungsvolleres Bild der Prognose chronischer Schizophrenie als andere, besonders da sie die Wichtigkeit unterstreicht, ein gründliches Langzeitrehabilitationsprogramm zu schaffen, um gute Resultate zu erzielen (Abbildung 12). Wir wissen noch nicht, wie vielen Betroffenen wir durch die umsichtige Nutzung der vielen vorhandenen Interventionsmöglichkeiten im Frühstadium helfen könnten. Diese Studie deutet jedoch an, dass selbst späte Interventionen nützlich sind.

ABBILDUNG 12 **Fünf relativ aktuelle Langzeit-Verlaufsstudien mit Patienten mit Schizophreniediagnose** (Bleuler 1972, Ciompi 1980, Tsuang u.a. 1979, Harding u.a. 1987)

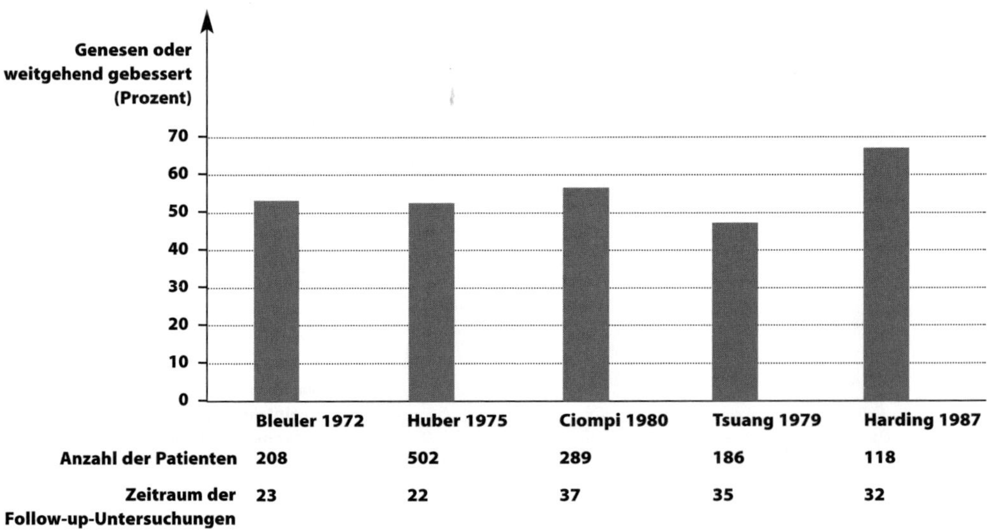

Die schizophreniforme Störung

Heutzutage taucht die Diagnose »schizophreniforme Störung« nur im DSM-IV auf. Sie stellt einen Versuch dar, eine Untergruppe von Patienten mit schizophrenen Symptomen mit einer guten Prognose zu definieren. Nach dem DSM-IV wird die Diagnose der schizophreniformen Psychose gestellt, wenn die schizophrenen Symptome mindestens einen Monat ersichtlich waren und die Symptome, einschließlich des Prodromalstadiums, über eine Periode von sechs Monaten nachgelassen haben. Die Beziehung dieser Diagnose zu der der Schizophrenie ist allerdings unklar. Ist die schizophreniforme Störung eine Form der Schizophrenie, die gut auf frühe Interventionen anspricht, was zur Verkürzung des chronischen, beeinträchtigenden Krankheitsverlaufs führt? Oder ist die schizophreniforme Psychose eine andere Form der Psychose, die, unabhängig von der Behandlung, eine gute Prognose hat? Beide Interpretationen scheinen möglich.

Die schizoaffektive Störung – die zykloide Psychose

Das zentrale Merkmal der schizoaffektiven Störung ist das gleichzeitige Auftreten von Symptomen der Schizophrenie und von manischen oder depressiven Symptomen. Es gibt hierfür spezifische diagnostische Kriterien. Die schizophrenen Symptome sollten wenigstens zwei Wochen ohne hervorstechende affektive Symptome vorhanden sein, wobei Letztere andererseits während eines signifikanten Teils der gesamten Krankheitsdauer aktiv vorhanden sein sollten.

Die Diagnose kann selten mit Verlässlichkeit gestellt werden (also so, dass andere zu demselben Ergebnis kommen würden). Dafür gibt es viele Gründe. Sind die affektiven Symptome signifikant genug? Liegen psychotische Symptome vor, die den Kriterien für eine Schizophrenie entsprechen? Ist es eine eher affektive Psychose, die bei jungen Erwachsenen häufig mit bizarren psychotischen Symptomen verbunden ist? Oder ist es eine schizophrene Psychose, die sich anfangs in einer hypomanischen Erregung geäußert hat? Das ist nicht ungewöhnlich und bedeutet nicht unbedingt, dass die affektive Komponente ein essenzielles Merkmal des weiteren Krankheitsverlaufs sein wird. Solche Fragen haben mit der Klassifizierung zu tun und können schnell von wichtigeren Fragen bezüglich der Behandlung ablenken: Wie stark ist die affektive Erkrankung und wie tief greifend sind die schizophrenen Symptome?

Wie bei anderen psychotischen Zuständen sollte man vor Ablauf von einem oder zwei Jahren keine definitive Diagnose stellen. Erst dann ist es häufig möglich zu erkennen, ob eine chronische Psychose mit funktioneller Beeinträchtigung vorliegt oder eine bipolare Störung, bei der die psychotischen Merkmale, wenn überhaupt, nur während akuter Exazerbationen von Bedeutung sind. Diese Unterscheidung hat wichtige Implikationen für die pharmakologische Behandlung (Langzeitvergabe von Antipsychotika versus Stimmungsstabilisatoren) und die Psychotherapie.

Die deutsche Fachliteratur spricht in diesem Zusammenhang oft von einer »zykloiden Psychose«. Diese Diagnose betont die affektiven Merkmale mit der Wiederkehr der psychotischen Störung, die gute Genesung zwischen den Psychosen und das häufige Vorkommen der affektiven Störung in der Familie. Ein besonderes Merkmal sind die häufig starken affektiven Umschwünge zwischen Euphorie bzw. ekstatischen Gefühlen und Angst (»Glück/Angst-Psychose«).

Wichtig ist, dass schizoaffektive Psychosen oftmals eine bessere Prognose haben als die Schizophrenie, und zwar in dem Sinne, dass die residuale Beeinträchtigung geringer ist. Eine manische Komponente bei akuten Verschlechterungen kann mit einem erhöhten Erregungs- und Aggressionsniveau verbunden sein. Aus diesem Grund stellen diese akut psychotischen Patienten in der Behandlung die größte Herausforderung dar und erzeugen oft Chaos auf der Station: Mitpatienten können verängstigt und gequält reagieren.

Im Gegensatz zur Schizophrenie reagiert die schizoaffektive Störung günstig auf die Behandlung mit Lithium oder ähnlichen Medikamenten in Kombination mit Antipsychotika (siehe Kapitel 24). Zur Beschreibung einer relevanten Fallgeschichte (von Britta) siehe Kapitel 2.

Schlussfolgerung

Schizophrenie muss als ein nichtkategorisches Konzept betrachtet werden, das heißt, die diagnostischen Kriterien des DSM-IV und der ICD-10 spiegeln nicht den letztlich unklaren Übergang zwischen normal und pathologisch wider, der in der klinischen Praxis zu beobachten ist. Analog dazu berücksichtigen diese Definitionen nicht die Übergangsformen zwischen den verschiedenen Psychosen. Letztere sind tatsächlich verbreiteter als die in DSM-IV und ICD-10 kategorisch beschriebenen Formen.

Es wurde gezeigt, dass der Grad des bizarren Denkens bei Psychosen (Schneiders Symptome ersten Ranges) nicht eng mit der Prognose verbunden ist. Es gibt auch Psychosen der nichtschizophrenen Art, die chronisch werden können (wahnhafte Störungen etc.). Das Potenzial für Veränderungen des klinischen Bildes ist auch in den ersten Jahren groß, daher gibt es gute Gründe dafür, in dieser Phase ein deskriptives Konzept der Psychose anstatt des prognostisch allzu negativ ausgerichteten Konzepts der Schizophrenie zu benutzen.

Im Jahr 1984 entwarf M. Bleuler sein Bild der Schizophrenie und hielt fest, dass es womöglich keine einzige, spezifische Ursache gäbe. »Die Schizophrenie stellt eine letzte Anpassung nach einem langen Kampf dar, die verschiedenen widersprüchlichen Aspekte des Bewusstseins zusammenzuhalten.« Diese innere Perspektive legt die Betonung auf das Individuum, das an einer Schizophrenie leidet und sonst schnell in den diagnostischen Feinheiten verloren geht. Aber es bedeutet keinesfalls, dass die Relevanz der biologischen Vulnerabilität vernachlässigt werden sollte.

Die Störungen des schizophrenen Syndroms bilden in der Praxis eine schlecht abgrenzbare Gruppe, die charakterisiert ist durch bizarre Wahnideen, Halluzinationen, eine milde kognitive Beeinträchtigung und gestörtes Denken und Verhalten. Die Syndrome entwickeln sich gewöhnlich über einen längeren Zeitraum, was zur Entstehung einer funktionellen Beeinträchtigung führen kann – ansonsten wird die Störung als »schizophreniform« bezeichnet. Dem Gedanken, dass der Verlauf notwendigerweise negativ sei, widerspricht eine Reihe von Langzeitstudien, die zeigen, dass etwa die Hälfte der Fälle eine gute oder relativ gute Prognose haben. Es gibt Anhaltspunkte dafür, dass die Prognose von früher Unterstützung und auch später Rehabilitation günstig beeinflusst werden kann.

In der Praxis gehört oft eine Mischung dreier Symptomtypen zur Diagnose der Schizophrenie: positive Symptome (bizarre psychotische Ideen), Symptome der Desorganisation (desorganisiertes Sprechen und Verhalten) und negative Symptome (reduzierte Motivation und eine Langzeit-Persönlichkeitsveränderung). Das Auftreten einiger dieser Faktoren in den ersten Jahren der Störung kann zur verfrühten Diagnose von Schizophrenie führen. Wichtig ist dies besonders bei Patienten, deren Negativsymptome entweder nur marginal sind oder sekundär aus der Medikation, aus sozialer Isolation oder aus Unterstimulierung resultieren.

In solchen Fällen kann das Label der Schizophrenie sowohl das Behandlungsangebot als auch den Optimismus des Patienten, seiner Familie und des Behandlungsteams allzu sehr mindern. Der Pessimismus kann dann zu einer selbsterfüllenden Prophezeiung werden, die eine konstruktive therapeutische Arbeit und eine positive Entwicklung des Selbst hemmt, wenn nicht sogar verhindert.

Es ist wichtig, eine Übersicht über die Störungen des autistischen Spektrums und der Psychosen bei Kindern zu geben, um die unklare Grenze zwischen Psychosen und Nicht-Psychosen zu illustrieren. Bei erwachsenen Personen mit einer Störung des autistischen Spektrums kommt es immer noch zur irrtümlichen Diagnose der Schizophrenie und folglich zu einer unangemessenen Behandlung.

Im Jahr 1943 beschrieb der Amerikaner L. Kanner einen Zustand, den er als frühkindlichen Autismus bezeichnete. Die von ihm beschriebenen Kinder litten gewöhnlich an einer deutlichen intellektuellen Behinderung, zusammen mit verschiedenen Störungen der Kommunikation und Interaktion mit anderen Menschen: der autistischen Isolation. Der Österreicher H. Asperger beschrieb dann 1944 ein ähnliches Syndrom, abgesehen davon, dass das Kind bei ihm über eine normale Intelligenz oder eine außergewöhnliche Begabung verfügen konnte. Es ist immer noch unklar, ob diese beiden Syndrome Variationen derselben Grundstörung oder ob sie voneinander verschieden sind.

Heute arbeiten wir mit einem Spektrum autistischer Störungen. Unser Wissen über den Autismus ist alles andere als vollständig: Es ist nicht klar, ob und inwiefern der kindliche Autismus mit den autismusähnlichen Störungen, die bei der Schizophrenie beobachtet werden, zusammenhängt. Von daher ist es ratsam, keine definitiven Schlussfolgerungen hinsichtlich des kindlichen Autismussyndroms und der Schizophrenie bei Erwachsenen zu ziehen. Es scheint jedoch so, wenigstens hinsichtlich des Asperger-Syndroms, dass es Fälle intellektuell hoch entwickelter Kinder gibt, die eine Schizophrenie entwickeln. Der kindliche Autismus wurde allerdings nur zögernd mit der kindlichen Schizophrenie in Verbindung gebracht.

Bis in die 1980er Jahre dachte man, diese Syndrome seien größtenteils auf Fehler der Mutter zurückzuführen, die keine emotional befriedigende Beziehung zu ihrem Baby hergestellt habe. Das Kind reagiere dann durch den Rückzug in sein Inneres und das Ergebnis wäre eine gravierende Störung der Entwicklung. Folglich hätte die Behandlung darin zu bestehen, dass die Mutter eine Psychotherapie machte. Doch diese Theorie ist mittlerweile verworfen worden. Allerdings können starke Spannungen in den familiären Beziehungen die Symptome verschlimmern.

Die Vorstellung, dass Mütter Autismus »verursachen«, hat den Familien viel Leid zugefügt, zumal es schon schwierig genug war, ein Kind zu haben, das unfähig ist, Kontakt herzustellen, und sehr schwer zu versorgen ist. Die Behandlung hat sich inzwischen geändert, den Eltern und Geschwistern und auch Lehrern wird Unterstützung und Erziehungsberatung angeboten. Dennoch besteht in vielen Fällen immer noch der Bedarf nach Einzel- oder Familientherapie; aber man benutzt oft verhaltenstherapeutische oder systemische Ansätze mit dem Ziel, die Verhaltensprobleme zu reduzieren.

Wesentliche Merkmale des autistischen Syndroms

Das autistische Syndrom tritt bei betroffenen Kindern gewöhnlich vor dem Alter von zwei oder drei Jahren auf und kann an den folgenden Störungen erkannt werden:

Probleme mit normaler sozialer Kommunikation und Interaktion: Manche Kinder können von Beginn an besonders leicht versorgt werden und brauchen wenig zusätzliche Aufmerksamkeit. Andere kann man nur schwer zufriedenstellen, sie weinen Tag und Nacht.

Sie meiden Blickkontakt und reagieren nicht, indem sie die Arme ausstrecken, wenn ihre Eltern sie hochnehmen und halten. Lächeln oder Liebkosungen erwidern sie nicht und sie spielen auch nicht mit anderen Kindern.

Störungen der Sprachentwicklung: Das Sprachverständnis ist erschwert, das Sprechen der betroffenen Kinder hat einen deutlich konkretistischen Charakter. Die Hälfte der autistischen Kinder lernt nie sprechen. Etwa 80 Prozent dieser Gruppe sind lernbehindert. Bestimmte autistische Kinder verfügen über spezielle Fähigkeiten, beispielsweise viel auswendig zu lernen oder mechanisch Lieder zu singen.

Verhaltensstörungen: Das autistische Kind hat eine starke Abneigung gegenüber Veränderungen und vollzieht oft Rituale, die es akut zwanghaft ausführt. Winken und andere stereotype und repetitive Körperbewegungen sind verbreitet. Sie können an die Stelle imaginativen Spielens treten, das oft fehlt oder beeinträchtigt ist. So kann ein autistisches Kind zum Beispiel Spielzeug in Reihen anordnen, anstatt damit zu spielen. Starke affektive Reaktionen treten auf, wenn regelmäßige Routinen oder sonst die Umgebung gestört werden; wenn beispielsweise eine Vase von ihrem gewohnten Platz entfernt oder die Essenszeit verändert wird. Viele Kinder sind wie besessen von speziellen Gegenständen, etwa einer Haarsträhne oder einem blinkenden Spielzeugauto, und tragen solche Gegenstände ständig bei sich, manchmal bis zum Erwachsenenalter.

Es ist wichtig, sich daran zu erinnern, dass es sich bei autistischen Kindern um eine heterogene Gruppe handelt und dass viele trotz ihrer niedrigen »Funktionsfähigkeit« nach außen lebhaft und gefühlvoll erscheinen.

Epidemiologie und Ätiologie

Kindlicher Autismus ist recht verbreitet – etwa ein Kind von 1000 entwickelt diese Störung. Für eine Diagnose müssen Symptome aller drei oben beschriebenen Kategorien vertreten sein, die zudem vor dem dritten Lebensjahr begonnen haben. Wird die Diagnose auf Störungen des autistischen Spektrums ausgedehnt, also auf jene Kinder, auf die nur zwei der oben skizzierten Kriterien zutreffen, wächst die Gruppe um das Fünf- bis Siebenfache.

Etwa ein Drittel der Kinder mit Autismus entwickelt im Verlauf seines Lebens eine Epilepsie. Ihre autistischen Symptome schwächen sich häufig in der späten Kindheit ab, aber es ist immer noch unwahrscheinlich, dass sie unabhängig leben können. Viele verschiedene Ursachen unspezifischer Hirnschädigungen wurden bei den Patienten gefunden. Bei manchen Betroffenen wurden auch Chromosomenabnormalitäten identifiziert. Wie bei der Schizophrenie Erwachsener wird angenommen, dass es nicht um die Frage nur einer einfachen Ursache oder Ursachengruppe geht.

Das Asperger-Syndrom

Das Asperger-Syndrom ist durch das Fehlen der Lernbehinderung (ein IQ von mehr als 70) vom Autismus unterschieden. Die von dieser Störung Betroffenen werden auch als an einem High-Functioning-Autismus Leidende beschrieben. Das Syndrom kann nicht vor dem Alter von zwei oder drei Jahren diagnostiziert werden. Wesentliche Merkmale sind Indifferenz im sozialen Kontakt, exzentrisches Verhalten und Sprechen sowie das Fehlen emotionaler Reaktionsfähigkeit. Die Symptome können wie folgt zusammengefasst werden:

- Störungen im Verhältnis zu anderen und Desinteresse an Interaktion mit einem Fehlen des Verständnisses dessen, was andere denken oder fühlen. Insgesamt ist die Fähigkeit zu fantasieren niedrig. Die betroffenen Kinder können nicht mit anderen Kindern spielen und wirken distanziert oder exzentrisch.
- Die Sprachentwicklung ist in bestimmten Bereichen normal oder sogar sehr gut, aber das Sprachverständnis und das symbolische Begreifen sind konkret. Fragt man eine Person mit dieser Behinderung, ob sie helfen könne, einen Stuhl zu rücken, antwortet sie mit »Ja«, versteht aber nicht, dass sie den Stuhl jetzt rücken soll. Sie hört nur die konkrete Frage und nicht die implizite Aufforderung. Das Sprechen kann monoton oder sprunghaft sein, mit einem ungewöhnlichen Gebrauch der Grammatik. Manche lernen mehrere Sprachen fließend.
- Restriktive, repetitive und stereotype Interessenmuster werden entwickelt. Die Betroffenen können Busfahrpläne, Mythologien oder die Militärgeschichte lernen bis zum Ausschluss anderer Interessen. Sie können über ein bemerkenswertes Gedächtnis insbesondere hinsichtlich ihrer spezifischen Interessen verfügen.
- Bei manchen dieser Kinder kann auch eine deutliche motorische Unbeholfenheit festgestellt werden.

Epidemiologie

Das Verhalten mit Asperger-Syndrom kann nicht scharf von dem unterschieden werden, was man noch als normal bezeichnet, sondern kann in der weniger beeinträchtigenden Form als eine Persönlichkeitsvariante betrachtet werden – O. Sacks (1997) hat eine einfühlsame Beschreibung solcher Personen gegeben. Es ist wichtig, das Asperger-Syndrom nicht vorschnell zu diagnostizieren. Die kindlichen Idiosynkrasien können allzu leicht als ein Ausdruck von Pathologie etikettiert werden, was zur Zurückweisung führt, obwohl die Bereitstellung von Unterstützung für eine gut angepasste Entwicklung notwendig ist.

Das Syndrom tritt bei drei bis zehn von 1000 Kindern auf. Drei- oder viermal häufiger findet es sich bei Jungen gegenüber Mädchen. Die Prognose ist normalerweise günstig insofern, als die meisten Betroffenen fähig sind, als Erwachsene für sich selbst zu sorgen, und manche kommen mit Berufen, in denen es nicht erforderlich ist, sich auf andere Menschen einzulassen, gut zurecht. Einigen gelingt es, eine Partnerschaft aufrechtzuerhalten und Kinder zu haben.

Der psychische Zustand mancher Menschen mit dem Asperger-Syndrom kann sich in der Pubertät verschlechtern, und nicht ungewöhnlich ist es, dass sich dann eine Psychose entwickelt. Das kann zum Beispiel passieren, wenn die junge Person sich lange missverstanden fühlt oder frustriert ist. Den Betroffenen sollte man keine Neuroleptika geben. Als Erwachsene erhalten sie manchmal die irrtümliche Diagnose einer Borderline-Psychose, einer paranoid-schizoiden Störung und dergleichen. Vermutlich verbergen sich viele Fälle des Asperger-Syndroms hinter dem, was als »Schizophrenia simplex« bekannt ist, was dazu führt, dass sie – vergeblich – mit Neuroleptika behandelt werden.

Postulierte ursächliche Faktoren sind genetische oder chromosomale Schädigungen sowie Schädigungen des Fötus während der Schwangerschaft. Diese Befunde sind jedoch ebenso unspezifisch wie hinsichtlich der Schizophrenie.

Schizophrenie und andere Psychosen bei Kindern

Die Erkrankung an einer Schizophrenie ist vor dem Alter von zehn Jahren sehr ungewöhnlich, doch es wurden schon Fälle bei Fünfjährigen beschrieben. Eine Studie von M. Baron u.a. (1983) fand heraus, dass 14 Prozent aller Patientinnen und Patienten mit Schizophrenie vor dem Alter von 14 Jahren Symptome entwickeln und 55 Prozent vor dem zwanzigsten Lebensjahr. Wie bei Erwachsenen auch, so ist es oft schwierig, den genauen Zeitpunkt festzustellen, an dem die Entwicklung der schizophrenen Psychose beginnt. Retrospektive Berichte der Familie können normale Phänomene fälschlich als pathologisch oder umgekehrt identifizieren, daher sind solche Einschätzungen wenig verlässlich.

Die Hauptsymptome sind dieselben wie bei der Schizophrenie bei Erwachsenen: Halluzinationen, Wahnvorstellungen und Verhaltensstörungen. Die Prognose ähnelt der in der Erwachsenenpsychiatrie: Ein Viertel der Betroffenen wird gesund, die Hälfte erholt sich zum Teil und ein Viertel bleibt unverändert. Personen jedoch, die vor dem Alter von zehn Jahren erkranken, haben eine schlechtere Prognose (Eggers 1978; 1989). Es gibt auch relativ spezifische organische Ursachen der Psychose bei Kindern und Heranwachsenden. Dazu gehören Virusinfektionen wie infektiöse Mononukleose und Enzephalitis. Diese verursachen tendenziell eine gutartigere, affektbetonte Psychose.

Heute treten bei Heranwachsenden immer öfter toxische Psychosen auf. Verursacht werden sie von psychotropen Substanzen wie Cannabis, Ecstasy usw. Ein akuter Beginn mit optischen Halluzinationen im Verein mit paranoiden Wahnvorstellungen deutet auf eine durch Drogen induzierte Psychose hin. Man sollte nicht vergessen, dass es zunehmend Anhaltspunkte dafür gibt, dass der Missbrauch von Cannabis das Risiko einer folgenden Schizophrenie erhöht (Allebeck u.a. 1993).

Das Auftreten einer psychotischen Erstepisode bei jungen Menschen zwischen 15 und 18 Jahren stellt uns vor dieselben diagnostischen und prognostischen Dilemmata wie bei anderen Altersgruppen. Dazu gehören die Probleme der Klärung der psychobiologischen Vulnerabilität und der Auslösefaktoren, der Klassifikation der Symptomatik, der Diagnose und der nachfolgenden Wahl der Behandlungsmethoden.

13 Delirium, Verwirrtheit und organische Psychose

Dieses Kapitel gibt einen Überblick über Zustände, die leicht mit dem verwechselt werden, was man traditionell als funktionelle Psychose bezeichnet, den Formen der Psychose also, die bereits definiert wurden. Der grundlegende Unterschied ist, dass die Symptome aus einer identifizierbaren organischen Störung oder einer Schädigung des Zentralnervensystems (ZNS) resultieren. Das Konzept des Deliriums wird sowohl im DSM-IV als auch in der ICD-10 benutzt, um diese Zustände abzudecken.

Charakteristische Symptome des Deliriums nach DSM-IV und ICD-10 sind:

- Ein fluktuierendes Bewusstseinsniveau mit reduzierter Konzentrationsfähigkeit und Aufmerksamkeit.
- Kognitive Beeinträchtigung mit Erinnerungs- und Orientierungsstörungen. Die Desorientiertheit betrifft nicht nur das Zeitgefühl, sondern auch die Raum- und Personenwahrnehmung. Die Patienten sind sich nicht sicher, was für ein Tag es ist, wo sie sich befinden oder mit wem sie reden. Im Gegensatz dazu ist das Bewusstsein der eigenen Identität normalerweise nicht gestört.
- Eine Störung der Wahrnehmung mit Illusionen oder Halluzinationen. Diese können von flüchtigen, unausgegorenen Illusionen bis zu klaren optischen Halluzinationen (auch akustische und taktile Halluzinationen können auftreten) reichen. Optische Halluzinationen legen den Gedanken an eine organische Ursache der psychotischen Symptome besonders nahe.
- Der Zustand entwickelt sich rasch und schwankt in der Intensität über den Tag hinweg. Häufig treten nachts die stärksten Störungen auf.
- Der Zustand wird durch eine Störung des ZNS aufgrund einer medizinischen Krankheit, einer Hirnschädigung, Vergiftung, durch Alkoholmissbrauch bzw. Drogenrausch und -entzug verursacht.

Der Grad der Wachheit kann erhöht, reduziert oder unverändert sein. Hier kommt es häufig zu Schwankungen. Die optischen Halluzinationen sind lebhaft und unterscheiden sich darin von jenen Halluzinationen, wie sie gewöhnlich bei der funktionellen Psychose auftreten. Bei der Schizophrenie wird manchmal auch von optischen Halluzinationen berichtet, sie sind gewöhnlich jedoch weniger deutlich und weniger ausgefeilt: beispielsweise ein Licht, die Wirkung eines Lichtstrahls, eine Gestalt usw. Dies steht im Gegensatz zu den komplexen, realistischen und intensiven optischen Halluzinationen, die der Delirierende erfahren kann. Darin kann alles vorkommen: von Tänzerinnen bis zu Riesenspinnen, die versuchen, ins Bett zu krabbeln, oder aber Schlangen, die vom Fernseher aus den Betroffenen angreifen.

Die Kombination aus taktilen und optischen Halluzinationen kann zu nervösen Zuckungen führen, eventuell eine Reaktion auf das Bedürfnis, die Insekten einzufangen, die über die Haut zu krabbeln scheinen. Im akuten Delirium ist der Betroffene stark mit seinem Erleben beschäftigt und dadurch verängstigt. Halluzinationen sind häufig »proteisch« insofern, als sie sich kontinuierlich verändern können. Gegenstände, Texturen oder Räume multiplizieren sich, verändern ihre Größe und Farbe, verschwinden und tauchen wieder auf – Erfahrungen, die viele von uns schon während hohen Fiebers gemacht haben.

Akustische Halluzinationen sind recht unpersönlich. Hier unterscheiden sie sich von den kommentierenden Stimmen, die von einer Person mit Schizophrenie gehört werden, Kontrolle ausüben und Einfluss nehmen wollen. Häufig sind Musikfetzen oder eine Stimme, die eine Melodie singt. In der Spätphase können die Erfahrungen noch andauern, auch wenn der Patient sich seines krankhaften Zustandes völlig bewusst ist. Das wird bei Alkoholhalluzinosen beobachtet, in denen akustische Halluzinationen bleiben, während andere Zeichen der Verwirrtheit, die man beim Delirium tremens beobachtet, fehlen.

Vorübergehende Halluzinationen und Wahnvorstellungen können potenziell gefährliche Situationen auf medizinischen Stationen erzeugen. So kann ein Patient versuchen zu fliehen oder sich sogar aus dem Fenster zu stürzen, um sich von seinen Verfolgern zu befreien, ob es sich nun um Menschen oder Tiere handelt. Andere klinische Befunde sind ein mäßiger Temperaturanstieg, Schwitzen und Ruhelosigkeit. Manchmal kann auch ein leichter oder mäßiger Tremor festgestellt werden. Emotional kann die Person zwischen Mutlosigkeit, Reizbarkeit, Furcht und manchmal Euphorie schwanken.

Ratlosigkeit ist charakteristisch für Verwirrtheitszustände. Dazu gehören Grübeln, Unsicherheit und die Unfähigkeit, die Umgebung zu erkennen. Der Betroffene kann dastehen und einen Vorübergehenden mit fragendem, leerem Blick betrachten, vielleicht um eine Antwort bitten, was eigentlich geschieht, oder fragen, warum etwas in einer bestimmten Art gemacht wird. Er kann die Furcht vor bevorstehender Misshandlung, vor einer Hinrichtung oder einer großen Katastrophe zum Ausdruck bringen.

Ursachen des Verwirrtheitszustandes

Verwirrtheit kann als eine unspezifische Reaktion auf eine zugrunde liegende Verschlechterung der Gehirnfunktionen charakterisiert werden. Die Folge ist, dass viele verschiedene Ursachen den gleichen gemeinsamen Endpunkt haben – den Verwirrtheitszustand.

Zu den medizinischen Ursachen gehören:

- Pathologische Veränderungen, die mit der Alterung zusammenhängen.
  Im Alter ist Arteriosklerose verbreitet, die im Ergebnis zu einer Reduzierung der Blutversorgung des Gehirns führt. Diese kann sich durch ein nächtliches Absinken des Blutdrucks verschlimmern. Aus demselben Grund kann Herzschwäche Verwirrtheit hervorrufen.
- Verwirrtheitszustände können nach einem epileptischen Anfall auftreten (postiktale Verwirrtheit).
  In seltenen Fällen kann der Patient sich mechanisch bewegen (Automatismus) oder auch andere angreifen. Meist wird die klassische Verwirrtheit im Verein mit Agitiertheit beobachtet. Die Epilepsie des Temporallappens kann Halluzinationen in allen Sinnesqualitäten verursachen.
- Intrakranielle Infektionen wie Enzephalitis (Entzündung des Hirngewebes), Meningitis (Entzündung der Hirnhäute, der Meningen) und Abszesse können zu Verwirrtheit führen.
  Eine Kopfverletzung kann eine Bandbreite intrakranieller Pathologien erzeugen, darunter eine grobe Verletzung des Hirngewebes (mit oder ohne Schädelbruch), intrakranielle Blutungen und generalisierte mikroskopische Schädigungen (»diffuse axonale Schädigung«). Infektionen anderer Körperteile können gravierend genug sein, um die Zerebralfunktion zu beeinträchtigen, besonders bei alten Menschen. Häufige Beispiele sind Lungenentzündung und Harnwegsinfektionen.

- Bei Stoffwechselstörungen treten signifikante Veränderungen in der Blutkonzentration biochemisch aktiver Verbindungen und/oder ihrer toxischen Abbauprodukte auf.
  Beispiele solcher biochemisch aktiver Verbindungen sind Glukose, Kalzium und Natrium. Beispiele für toxische Abbauprodukte sind Harnstoff und Ammoniak. Stoffwechselstörungen können auf ein Organversagen (etwa hohe Konzentration von Harnstoff und Kalium bei Nierenversagen, Ammoniak bei Leberversagen) oder auf endokrine Krankheiten zurückgehen. Endokrine Krankheiten erzeugen Störungen des Hormonhaushalts, was wiederum zur Störung metabolischer oder psychologischer Faktoren führen kann. So kann ein Diabetiker beispielsweise aufgrund längerer Blutzuckererhöhung stark dehydriert sein. Eine Überfunktion der Schilddrüse kann zu extremer Ängstlichkeit und Agitiertheit führen.
- Intoxikation oder Abstinenz.
  Alkohol und andere Substanzen wie Benzodiazepine, die abhängig machen, können entweder als Resultat direkter Vergiftung oder eines plötzlichen Entzugs zum Delirium führen. Kompliziert werden kann dies durch Mangelernährung, Dehydrierung, durch eine Kopfverletzung oder einen bestimmten Vitaminmangel (Thiamin), der zu einer spezifischen Hirnschädigung führt (Wernicke-Korsakow-Syndrom).
- Halluzinogene Substanzen wie LSD, Cannabis, Magic Mushrooms usw. müssen berücksichtigt werden, wenn junge Leute ein Delirium zeigen.
  Medikamente wie Kortikosteroide können sowohl Symptome der Verwirrtheit als auch affektiver Psychosen hervorrufen, wie auch manche blutdrucksenkende Medikamente. Das Gleiche gilt für Medikamente zur Behandlung der Parkinson-Krankheit und für Überdosen anticholinerger Medikamente, die bei der Behandlung von Nebenwirkungen antipsychotischer Medikamente angewendet werden (siehe etwa die Fallgeschichte Elisas in Kapitel 2).

Verwirrtheitszustände im Krankenhaus

Postoperative Verwirrtheit

Zu postoperativen Verwirrtheitszuständen kommt es bei 20–30 Prozent der Patienten nach größeren Operationen, besonders nach Herz- und Lungenoperationen. Hier können sich nur optische Halluzinationen oder auch Verfolgungswahn sowie sekundäre Panik und Erregung zeigen. Das Behandlungsregime umfasst Bestätigung, Realitätsorientierung, konsistente Pflege in einem gut beleuchteten Zimmer und das Vermeiden von Unter- sowie Überstimulierung. Eine Krankenschwester hält die Hand des Patienten oder spricht mit ihm über Familienangehörige, was sofortige Erleichterung bringen kann. Niedrige Dosen von Benzodiazepinen und/oder Antipsychotika können nötig sein, wenn die Agitiertheit nicht eingedämmt werden kann, allerdings mit dem Risiko, die Verwirrtheit zu verstärken. Grad und Länge der Verwirrtheit sind oft mit dem Einsatz narkotischer Analgetika verbunden und mit dem Grad der Angst des Patienten vor der Operation, können aber auch mit einigen der oben beschriebenen Ursachen zusammenhängen, weshalb eine sorgfältige Untersuchung erforderlich ist.

» **»Königin Silvia macht Patientenversuche«** Simon, ein 60 Jahre alter jüdischer Beamter, unterzog sich einer größeren Herzoperation. Am Abend vor der Operation hatte er eine kleine Meinungsverschiedenheit mit der Stationsschwester, einer Frau, die mit deutschem Akzent sprach. Simon hatte den Eindruck, dass sie zögern würde, ihm ausreichend Medikamente zur Behandlung postoperativer Schmerzen zu geben.

In den Tagen nach der Operation, die im Übrigen erfolgreich verlaufen war, entwickelte Simon – in seinem angegriffenen körperlichen Zustand – die Überzeugung, er sei Teil eines grausamen Experiments. Vor seinem Fenster sah er eine Pappel und glaubte, er sei Gefangener auf einem schwedischen Landsitz. Er glaubte, er und andere Chirurgie-Patienten sollten auf einer Konferenz unter der Leitung von Königin Silvia präsentiert werden als Beispiele dafür, wie man ohne Anästhesie operieren könne. Als die Schwester kam, um ihn auf seiner Station zu versorgen, beklagte er sich bitter, sie hätten ihn einem unethischen Experiment unterzogen. Die Schwester schüttelte nur den Kopf und ging. Simon gelangte zu dem Schluss, er müsse fliehen; von seinem Bett aus hielt er Ausschau, wie er durch das Fenster entkommen könne.

Seine Mitpatienten fragten ihn, wonach er suche. Als Simon es ihnen erklärte, wurde er verlegen, da ihm klar wurde, dass es sich wahrscheinlich um eine Wahnidee handelte. Alle lachten über die Geschichte. Einer der anderen Patienten, der gerade operiert worden war, machte plötzlich ein ernstes Gesicht. Er zeigte auf die Öffnung des Ventilationsschachtes über der Tür und sagte, es sei trotzdem eine Tatsache, dass in ihrem Zimmer seltsame Dinge vor sich gingen – die Leute, die aus dem Loch gekommen seien und seine Papiere durchwühlt hätten, hätten nicht hier hereinkommen dürfen. «

Die Verwirrtheit, die im Wachzustand auftrat, wurde von dem jüdischen Patienten wie ein Alptraum erlebt. Rudimente des Tages wurden in die Wahnideen eingebaut: die deutsche Schwester wurde symbolisch als Schwedens Königin Silvia konstruiert, die in Deutschland geboren wurde. Postoperative Verwirrtheit ist kein ungewöhnlicher oder besonders bemerkenswerter Zustand, wie wir an dem Mitpatienten sehen können, der nicht verstand, dass er gleichfalls Halluzinationen hatte. Auch die Schwester begriff nicht, was geschah – was weit mehr Anlass zur Sorge gibt. Wäre Simon allein geblieben, hätte die Gefahr bestanden, dass er sich von seinem Tropf und den Geräten befreit und versucht hätte, durch das Fenster zu entfliehen.

Nächtliche Verwirrtheit bei älteren Patienten ist in Krankenhäusern häufig anzutreffen. Es gibt viele Theorien zu ihren Ursachen, darunter Arteriosklerose zusammen mit niedrigem Blutdruck, was zu reduzierter zerebraler Blutversorgung führt. Die Krankheiten, aufgrund derer die Patienten eingewiesen wurden, kognitive Beeinträchtigung und die fremde Umgebung können ebenso dazu beitragen (wie in der Fallgeschichte Elisabeths in Kapitel 2 gezeigt).

Abgrenzung zwischen Verwirrtheit und Psychose

Die Konzepte von Verwirrtheit und Psychose sollten nicht vermischt werden. Ist die Hirnfunktion gestört, ist akute Verwirrtheit eine direkte und gewöhnlich unspezifische Folge. Typische, durch Störungen des Gehirns verursachte Symptome sind optische Halluzinationen, Desorientiertheit und Veränderungen im Bewusstseinsniveau.

Bei Psychosen haben wir weniger Grund anzunehmen, dass das Gehirn primär unter akutem Einfluss physiologischer Veränderungen oder toxischer Einwirkung steht. Hier steht die Persönlichkeit unter psychischem Stress. Die Kontinuität des Selbst wird von einem mit Panik verbundenen Kontrollverlust bedroht, der in »Reparaturversuchen« mündet, um mittels wahnhafter Erklärungen Kohärenz herzustellen, der es allerdings letztlich an Rationalität fehlt. Das Vorhandensein biologischer oder psychologischer Vulnerabilität senkt die Schwelle weiter, und die Psychose entwickelt sich rascher.

Manchmal können wir Komponenten der Verwirrtheit bei Psychosen beobachten und andersherum. Bei akuten schizophrenen Psychosen kann es vorübergehend zu einer Verwirrtheit kommen. Normalerweise wird dies für ein prognostisch gutes Zeichen gehalten. Kurze psychotische Störungen können auch Merkmale akuter Verwirrtheit wie Ratlosigkeit und Orientierungsverlust aufweisen. Bisweilen können Verwirrtheitssymptome ein Zeichen dafür sein, dass die Diagnose einer funktionellen Psychose nicht zuträfe und dass es erforderlich ist, sorgfältig nach einer organischen Ursache zu suchen. Es könnte sich um eine endokrine Störung oder eine toxische Reaktion handeln, vielleicht aufgrund der Medikamente. Hin und wieder kann es sich um das erste Anzeichen eines Hirntumors oder einer Hirnmetastase handeln.

Diese diagnostische Unsicherheit unterstreicht die Wichtigkeit einer gründlichen medizinischen Untersuchung in der Einschätzung eines Patienten mit einer psychotischen Erstepisode.

Jedoch kann die Episode auch aus einer Kombination psychologischer und organischer Stressoren resultieren, beispielsweise bei Langzeitalkoholismus, vielleicht nach einer Scheidung oder während eines allein verbrachten Urlaubs in einem warmen Land, kompliziert durch Dehydrierung und Diarrhö. In solchen Situationen ist eine Kombination aus paranoiden Symptomen und Symptomen der Verwirrtheit häufig. Die Abbildung 13 zeigt eine multifaktorielle Sichtweise auch bei organisch determinierten Zuständen, bei denen der physische Faktor eine essenzielle Ursache ist, die Verwirrtheit aber auch durch den emotionalen Zustand des Betroffenen und durch das mangelnde Aufgehobensein in der sozialen Umgebung verschlimmert oder verstärkt werden kann.

ABBILDUNG 13 Modellvorstellung interagierender Ursachen bei organisch basierten Delirien

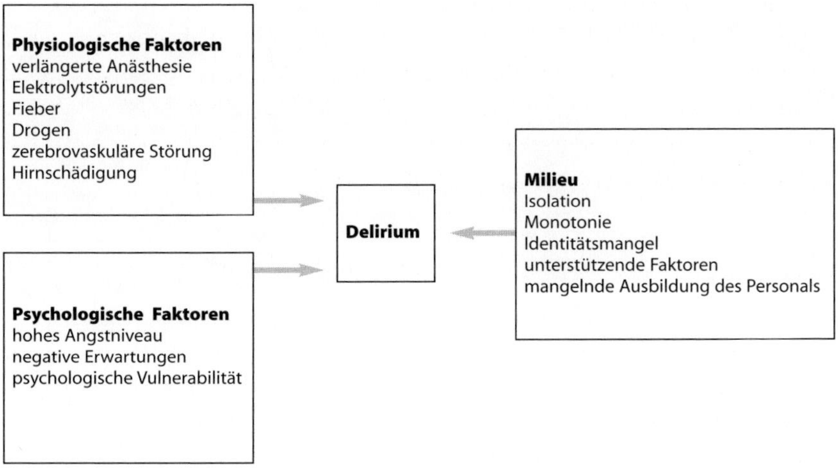

Es wäre eine arge Simplifizierung zu sagen, dass Verwirrtheit die Entsprechung einer Störung in der Hardware eines Computers sei – seiner Mechanik –, während es sich bei der Psychose um eine Störung der Software handle, die unzureichend oder falsch programmiert ist. Letztlich kann man Gehirn und Psyche nicht trennen. Wir wissen nichts von einem Bewusstsein, das getrennt von einem biologischen Substrat funktioniert. Gehirn und Psyche können nicht gleichgesetzt werden, trotz der Träume jener, die sich mit der Forschung zur Arbeitsweise des Gehirns beschäftigen. Es klafft ein epistemologischer Abgrund zwischen Geist und Gehirn, den wir – noch – nicht überbrücken können. Und doch strebt die moderne Psychiatrie nach einer monistischen Sichtweise des menschlichen Geistes.

14 Die beiden kritischen Phasen der Psychose und das Genesungspotenzial

Begegnen wir auf der Station einem Menschen mit einer psychotischen Erstepisode, sollten wir uns davor hüten, eine allzu feststehende Diagnose zu stellen (McGorry 1994). Das Gesamtbild der Symptome ändert sich, die affektiven Aspekte reduzieren sich oder werden auch deutlicher, und Wahnvorstellungen können sich plötzlich auflösen, wenn der Patient einen Weg aus seiner psychotischen Welt findet. Alternativ kann sich die Psychose verschlimmern und die Probleme, Kontakt aufzunehmen, können zunehmen. Zum einen Zeitpunkt können die katatonen Symptome in den Vordergrund rücken, während zu einem anderen die paranoiden Merkmale dominant werden.

Auch wenn sich die akuten Symptome als so wichtig erweisen, dass Entscheidungen über eine Sofortbehandlung und die erforderliche Pflege getroffen werden müssen, so zeigt die Erfahrung, dass sich akute Psychosen früher oder später auflösen, außer in seltenen Fällen. Die traditionelle Behandlung der Psychose war, ob nun zum Besseren oder Schlechteren, ganz darauf gerichtet, den psychotischen Zustand zu behandeln und einzudämmen. Doch unser neues Wissen legt nahe, dass die akute Psychose von zwei entscheidenden Phasen flankiert wird, die jeweils ernsthafte Überlegungen erfordern:

1. Die Phase, die der psychiatrischen Behandlung vorausgeht, muss so kurz gehalten werden wie möglich, um die psychischen und sozialen Schäden gering zu halten, das heißt die Zeit nach dem Beginn der prodromalen Symptome.
2. Um das Rückfallrisiko zu vermindern, ist die Phase nach der Linderung der psychotischen Symptome ebenso wichtig. Hier müssen das traumatisierte Selbstbild sowie die Schädigung des sozialen Netzwerks »repariert« werden. Ein Verständnis dessen, was geschehen ist, muss in die Persönlichkeit integriert werden, darunter das Erkennen möglicher neuer prodromaler Symptome, um sicherzustellen, dass Vorsichtsmaßnahmen zur Verhinderung eines Rückfalls rechtzeitig eingeleitet werden. Dies sind schwierige, jedoch aus prognostischen Gründen essenzielle Aufgaben. Es folgt eine Übersicht über die beiden Phasen (siehe Abbildung 14). Im Teil 2 dieses Buches werden sie ausführlicher erörtert.

ABBILDUNG 14 Ein Modell der Psychose – die kritischen Phasen der Psychose

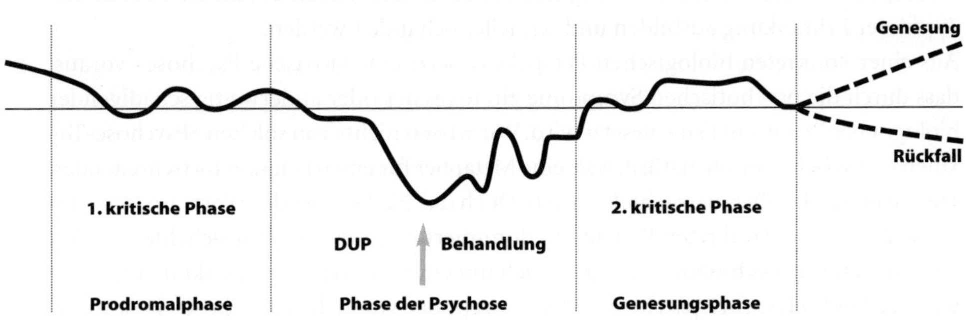

Erste kritische Phase: prodromale Symptome und unbehandelte Psychose

In den meisten Fällen erlebt der Betroffene einen eindeutigen Zusammenbruch seiner Selbst-Erfahrung; dies ereignet sich innerhalb weniger Wochen bis zu einigen Jahren vor dem Beginn der Psychose. Prodromale Symptome äußern sich zuallererst und vorwiegend in einer Zunahme des psychischen Stresses und einer verminderten Fähigkeit, mit anderen umzugehen und den Anforderungen von Schule oder Arbeitswelt zu entsprechen.

Im Falle einer langsameren Entwicklung der Psychose kann ein fast nicht wahrnehmbarer Übergang stattfinden, in dessen Verlauf die sonst vielleicht scheue, aber etwas exzentrische Person einen prodromalen Zustand zeigt, der sich graduell in eine manifeste Psychose verwandelt. Wie in Kapitel 11 beschrieben, kann man bei manchen Menschen, bei denen nach DSM-IV eine Schizophrenie diagnostiziert wird, feststellen – wenn man auf ihre Entwicklungs- und persönliche Geschichte achtet –, dass sie seit der frühen Kindheit Probleme damit hatten, Freundschaften zu schließen und die normalen Erwartungen der Schule zu bewältigen.

Wichtig ist es, nicht zu viel Zeit zwischen den ersten psychotischen Symptomen und dem Angebot adäquater psychiatrischer Hilfe (Dauer der unbehandelten Psychose, DUP) verstreichen zu lassen. Eine Psychose, die sich Monat für Monat fortsetzt, auch wenn sie mild ist und keine sofortige psychiatrische Intervention nötig erscheinen lässt, wird zu zunehmender Isolation führen und Wahnvorstellungen verstärken, die eine vollständige Genesung erschweren.

Neuere Theorien zur Neurobiologie der Psychosen vertreten die Ansicht, dass eine unbehandelte Psychose eine toxische neurodegenerative Wirkung auf das Gehirn haben könnte, was in einer Chronifizierung resultieren kann (siehe dazu: Verdoux/Cougnard 2003). Eine wissenschaftliche Bestätigung dafür liegt nicht vor. Die Hypothese entspringt der häufigen klinischen Beobachtung, dass eine erhöhte DUP mit einer schlechteren Prognose verbunden ist (Loebel u. a. 1992).

Eine andere Erklärung wäre, dass all jene, die erst in einer späten Phase behandelt werden, den Kontakt zu einem größeren Teil ihres psychosozialen Netzwerks verloren haben und weitgehend isoliert leben. Vieles deutet darauf hin, dass diese Patientinnen und Patienten eine Untergruppe mit weniger akuten positiven Symptomen bilden, jedoch mit mehr negativen Symptomen und neuropsychologischen Störungen. Es scheint zudem, dass sie schlecht auf Antipsychotika reagieren. Eine Kombination dieser Gründe kann dahinter stehen, dass sie eine schlechtere Prognose haben als jene Patienten, die einen akuteren Typus der Erkrankung ausbilden und schneller behandelt werden.

Aus einer konkreten biologischen Perspektive setzt eine »toxische Psychose« voraus, dass durch die psychotischen Symptome ein toxischer oder anderweitig schädigender biologischer Prozess in Gang gesetzt wird. Wir wissen nichts von solchen »Psychose-Toxinen«. »Toxisch« könnte natürlich als eine Metapher für einen langsam fortschreitenden schädigenden Einfluss betrachtet werden. Doch das Risiko, dass das Wort »toxisch« das Konzept in seiner konkreten Bedeutung dominiert, ist groß. Es lohnt sich, hier auf den alternativen Prozess hinzuweisen, da es sich um einen so wichtigen Punkt handelt: Ein weniger konkretes, eher psychosoziales Konzept der »toxischen Psychose« lässt dynamische (und daher veränderbare) negativ-verstärkende Wirkungen wie das Stigma und Unterstimulierung zu, die manchmal auf Dauer eine Genesung verhindern.

Solche Ideen wurden durch Kampagnen von Experten der pharmazeutischen Industrie in Umlauf gebracht, die behaupten, dass eine sofortige Behandlung mit Neuroleptika die essenzielle Form der Behandlung der Psychose sei. Allerdings ist – vermutlich besonders bei Prodromalsymptomen – eine frühe Intervention wichtig, um die Krankheit aufzuhalten, besonders im Falle jener Formen der Schizophrenie, die sich schon früh in Wahrnehmungsstörungen und in der Reduzierung der Funktionsfähigkeit manifestieren (siehe Kapitel 21).

Zweite kritische Phase: der Genesungsprozess – neue Hoffnung entwickeln

Von den Patientinnen und Patienten mit einer psychotischen Erstepisode genesen 75 Prozent innerhalb weniger Monate oder Jahre. Gleichwohl bleiben die Betroffenen jahrelang ängstlich hinsichtlich der Erfahrungen, die während oder nach der Erkrankung nicht verarbeitet wurden. Ebenso können es Freunde oder Kollegen schwierig finden, über die schmerzhaften Ereignisse zu reden, und oft entsteht eine »unsichtbare Mauer« um den Betroffenen. In manchen Fällen kann dies zum Abbau des stützenden Netzwerks führen, womit sich das Rückfallrisiko erhöht.

Viele – etwa 70 Prozent der Menschen, die an einer psychotischen Erstepisode erkrankt sind – erleiden ohne angemessene Interventionen einen Rückfall. Sind Residualsymptome vorhanden, ist ein Rückfall im ersten oder zweiten Jahr danach sehr wahrscheinlich, weshalb die Vergabe von Antipsychotika angezeigt ist.

Verschiedene psychotherapeutische Interventionen zeigen signifikante Wirkungen in der Phase nach der Psychose. Psychoedukation, etwa dem Patienten beizubringen, frühe Warnzeichen eines Rückfalls zu erkennen, ist nützlich, ebenso wie der Familie dabei zu helfen, mehr Einsicht und Verständnis hinsichtlich des Geschehenen zu entwickeln. Dynamische und kognitive Psychotherapie kann zur Intensivierung der Selbstwahrnehmung führen und die Fähigkeit vermitteln, Schlüsselerlebnisse zu bearbeiten, ebenso wie depressive Probleme oder residuale Halluzinationen und Wahnvorstellungen zu verarbeiten. Die Ziele sind gewöhnlich jedoch begrenzter als bei den »neurotischen Störungen«. Gewöhnlich enthält die jeweils angebotene Psychotherapie in unterschiedlicher Ausprägung Komponenten dieser Hilfestellungen je nach den Bedürfnissen des Patienten und seinen Fähigkeiten. Näheres dazu in Teil 2 dieses Buches.

Was also muss geheilt werden? Die Arbeit, die vor einem psychotischen Patienten liegt, kann beinahe unbewältigbar erscheinen:

- Das Trauma, das im Selbst besteht, sollte heilen. Wie wir weiter unten noch sehen werden, stellt sich nach einer akuten Psychose oft eine posttraumatische Belastungsstörung ein. Die Verarbeitung bezieht sich hier auf die Wiederherstellung einer zerstörten Weltsicht. Der Mythos des unverletzlichen Selbst, an den man sich früher klammerte, schützt nicht mehr. Die Psychose war ein traumatischer Faktor. Ein anderer Faktor ist die potenzielle Schädigung der persönlichen Integrität, die während der Krankenhausbehandlung aufgetreten sein kann, zum Beispiel die Furcht, die durch den Zwang zum Umgang mit anderen psychisch kranken Menschen hervorgerufen wurde.
- Die beeinträchtigte Beziehung zur Familie und zu Kollegen muss wieder hergestellt werden. Häufig ist es zu größerer Einsamkeit gekommen.

- Vielleicht braucht man Hilfe oder Behandlung wegen Residualsymptomen wie Halluzinationen und Wahnvorstellungen, Angst und Depressionen.
- Eine sorgfältige Prüfung der verordneten Neuroleptika ist erforderlich: Die Dosierungen können zu hoch sein oder die Medikation kann zu lange fortgesetzt werden. Andere Patienten können irrtümlich unbehandelt bleiben, obwohl Medikamente notwendig sind, um die Funktionsfähigkeit wieder herzustellen.

Anforderungen an die Behandlung

Das erste Erfordernis an eine kompetente Behandlung ist das Bewusstsein, dass das Wissen über die psychische Welt des Betroffenen bei psychotischen Zuständen nicht weniger wichtig ist als bei anderen Störungen. Auch hier verbergen sich hinter den Symptomen Defensiv- und Anpassungsmechanismen, unbewusste Konflikte, das Bedürfnis nach verbesserter Selbstachtung und Hilfebedürftigkeit, um die Motivation zur Veränderung (etwa von Persönlichkeitsmerkmalen) zu aktivieren. Einsicht in diese Aspekte beeinflusst das Ergebnis. Das dynamische Funktionieren wird von der Vulnerabilität und von den etwaigen kognitiven funktionellen Behinderungen bestimmt. Dies impliziert, dass wir (mit E. Bleuler und anderen) psychotische Symptome als dynamische Versuche sehen müssen, sich an die zugrunde liegenden Vulnerabilitätsfaktoren anzupassen.

Eine wichtige, aus der Arbeit in diesem Bereich gewonnene psychologische Erfahrung ist, dass neben dem psychotischen Funktionieren häufig auch ein nichtpsychotischer Teil der Persönlichkeit zu finden ist, mit dem man direkt oder indirekt kooperieren sollte. Dieser nichtpsychotische Teil kann andeutungsweise sichtbar werden zum Beispiel bei einem Patienten mit intensiven, komplexen Verfolgungsideen, der sich trotz der Leugnung der psychischen Krankheit an die Gesundheitsdienste wendet, und zwar oftmals mit der Bitte um Hilfe aus nichtpsychiatrischen Gründen.

Ein weiteres Erfordernis einer erfolgreichen Behandlung ist die Erkenntnis, wie wichtig es ist, zu Optimismus zu ermutigen. Die vergleichende Forschung zur Psychotherapie zeigt, dass die Fähigkeit zu realistischer Hoffnung der mächtigste therapeutische Faktor einer erfolgreichen Therapeut-Klient-Beziehung ist (Luborsky u.a. 1975). Es existiert auch ein positiver Zusammenhang zwischen der Ermutigung zur Hoffnung und der Fähigkeit, eine biologische Immunität gegenüber Infektionen und in anderen somatischen Heilungsprozessen aufrechtzuerhalten (Solomon 1987). Selbst wenn wir nicht wissen, wie die schützende Rolle der Immunität in der Genesung von einer akuten Psychose beschaffen ist, vermittelt uns dies Einsichten in die psycho-physiologische Signifikanz der Hoffnung als vitalisierender Faktor.

Wir müssen außerdem die inakzeptable Tatsache im Auge behalten, dass viele Menschen mit einer Schizophrenie ein verarmtes Leben ohne Hoffnung und Motivation führen. Aus diesem Grund ist weitere Forschung zu diesen Faktoren unentbehrlich, um die Rehabilitation zu verbessern.

Der Psychiater J. S. Strauss (1989) hat eine Interviewreihe (Längsschnittstudie) mit Patienten nach dem Beginn der akuten Psychose vorgelegt. Er unterscheidet drei typische Muster (Abbildung 15) in der »Bewältigung« nach einer akuten Phase der Psychose:

- der tiefe Wendepunkt,
- Rückzug »in den Holzschuppen« (»Woodshedding«),
- schwankender Verlauf.

ABBILDUNG 15 **Drei Verlaufstypen** – modifiziert nach Strauss (1989, S. 22–28)

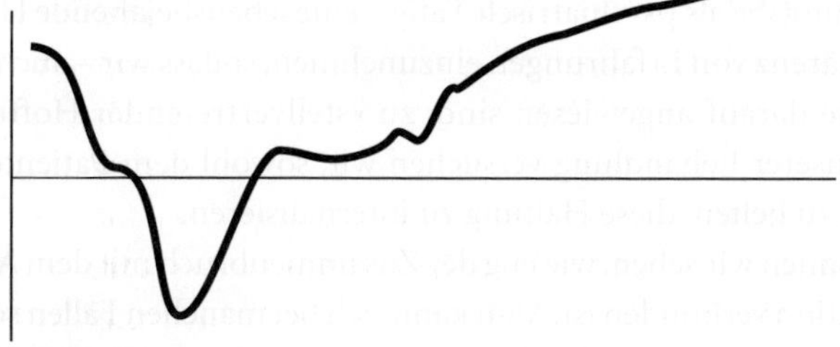

»Am tiefsten Wendepunkt«

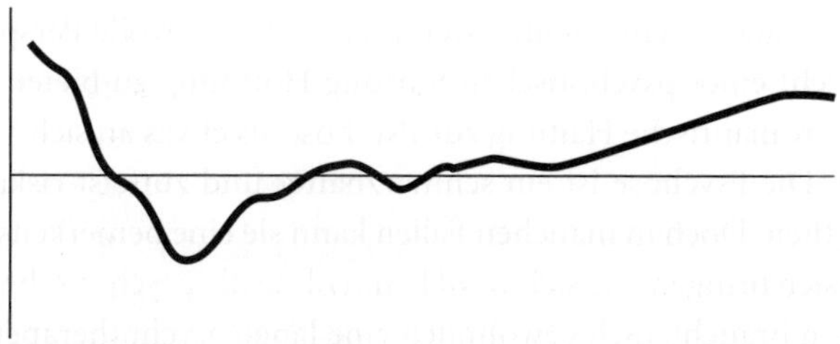

Rückzug »in den Holzschuppen«

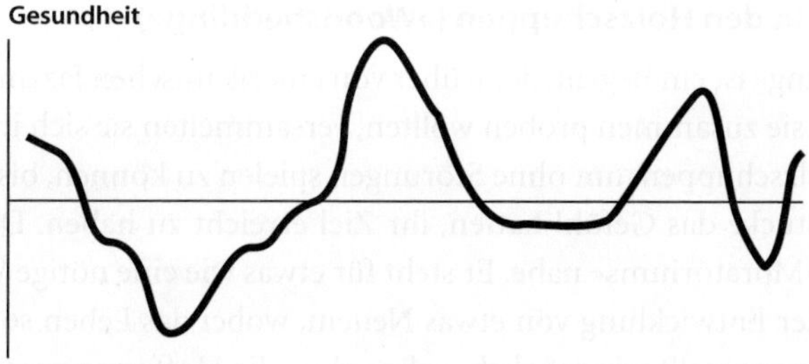

»Schwankender Verlauf« (Oszillation)

Am tiefsten Wendepunkt

Der Zustand, den ein Patient »am tiefsten Wendepunkt« erreicht, ist eine klassische Reaktion auf eine Krise, zum Beispiel wenn aufgrund einer klar bestimmbaren Ursache ein Zusammenbruch in Form einer akuten Psychose stattgefunden hat. Manchmal ist gut zu beobachten, wie bei einer Person, die schon vor der Psychose unzureichend angepasste Persönlichkeitsmerkmale hatte, diese angesichts wachsender Ansprüche immer schlechter funktionieren. Schließlich führt ein akuter Stressor zu einer psychotischen Desintegration. Darauf folgt eine Reorganisation, durch die in manchen Fällen im Prozess der Verarbeitung eine flexiblere Persönlichkeitsorganisation aufgebaut werden kann. In der Psychiatrie geschieht dies öfter als gemeinhin anerkannt wird.

Es ist unsere Aufgabe als psychiatrisch Tätige, eine lebensbejahende Haltung der Bedeutung und Kohärenz von Erfahrungen einzunehmen, sodass wir – auch ohne Worte – die Menschen, die darauf angewiesen sind, zu »stellvertretender Hoffnung« inspirieren können. In unserer Behandlung versuchen wir, sowohl dem Patienten als auch seiner Familie dabei zu helfen, diese Haltung zu internalisieren.

Manchmal können wir sehen, wie eng der Zusammenbruch mit dem Anpassungsprozess der Rehabilitation verbunden ist. Man kann sich bei manchen Fällen sogar fragen, ob die Psychose nicht einen potenziellen Anstoß zu einer Weiterentwicklung der Persönlichkeit darstellt. Jemand, der in festgefahrenen, verstrickten, von Abhängigkeit gezeichneten Beziehungen steckt, muss vielleicht eine gewaltige Entladung erleben, um sich zu verändern oder zu wachsen. Analog dazu brauchen auch die Menschen in seinem Umkreis vielleicht diese Krise, um ihre Rollen zu verstehen und ebenfalls zu verändern.

Eine solche Haltung ist sehr wichtig, wenn man eine sinnvolle Perspektive finden will, um im Angesicht einer psychotischen Störung Hoffnung zu bieten. Das heißt natürlich nicht, eine romantische Haltung zur Psychose als etwas an sich Wünschenswertem einzunehmen. Die Psychose ist ein schmerzhafter und zutiefst riskanter Zustand der Desorganisiertheit. Doch in manchen Fällen kann sie eine bemerkenswert positive Entwicklung mit sich bringen, die sich wohl kaum ohne die psychotische Reaktion ereignet hätte. Aber man braucht auch gewöhnlich eine lange psychotherapeutische Arbeit, die auf die Genesung von der psychotischen Krise folgt (siehe z. B. die Fallgeschichte Elisas in Kapitel 2). Ohne diese Therapie besteht das Risiko einer beeinträchtigten, verzerrten Heilung.

Rückzug in den Holzschuppen (»Woodshedding«)

»Woodshedding« ist ein Begriff, der früher von amerikanischen Jazzmusikern gebraucht wurde. Wenn sie zusammen proben wollten, versammelten sie sich in einem außerhalb gelegenen Holzschuppen, um ohne Störungen spielen zu können, bis sie bei der Erprobung neuer Stücke das Gefühl hatten, ihr Ziel erreicht zu haben. Der Begriff ist dem Konzept des »Moratoriums« nahe. Er steht für etwas wie eine nötige Warte- oder Ruheperiode vor der Entwicklung von etwas Neuem, wobei das Leben so wenig Ansprüche oder Erwartungen stellt wie möglich – aber ohne die Hoffnung zu verlieren.

Sobald der Patient sich erholt hat, kann er für eine lange Zeit, vielleicht für Jahre, auf einem niedrigen Funktionsniveau verharren. Diese Plateauphase tritt häufig ein, nachdem er das Krankenhaus verlassen hat. Der Patient selbst, die Betreuer und die Familie fragen sich, ob es ihm jemals wieder gutgehen wird. Manchmal kann sich die Besserung in kleinen Schritten vollziehen, unterbrochen von gelegentlichen Rückfällen. Doch bei näherem Hinsehen ist zu erkennen, wie der Patient häufiger mit anderen zu reden beginnt, sich neuen Aktivitäten zuwendet, die Selbstachtung zu wachsen beginnt, Symptome weniger lästig werden und die Identität des Betroffenen nicht mehr vorwiegend daraus besteht, eine psychisch kranke Person zu sein. Die Wiederaufnahme der Arbeit oder der Schulausbildung gewinnt neue Bedeutung.

In dieser Phase gibt es zwei wesentliche Risiken:

- wenn der Patient es nicht wagt, die unproduktive Plateauphase zu verlassen, sondern dort verharrt,
- wenn er zu schnell vorangetrieben wird, was in einen Rückfall mündet.

Psychiatrisch betrachtet kann es so scheinen, als seien negative Symptome wie Apathie und Indifferenz dominant, und es besteht das Risiko, dass der Zustand des Betroffenen allzu schnell als »chronisch« beurteilt wird. Hinter dem, was man als ein Zeichen gravierender funktioneller Behinderung sehen könnte, verbirgt sich nichts weniger als der fortlaufende, wenn auch fragile Heilungsprozess.

Man muss sich bewusst machen, dass Introvertiertheit eher der Ausdruck niedriger Selbstachtung als negativer Symptome sein kann. Eine andere, positivere Sichtweise dieses Zustands könnte sein, dass der Betroffene intuitiv den Kontakt zur Umgebung reduziert, um sich vor der Katastrophe, vor exzessiven Ansprüchen und vor zu großer Stimulation zu schützen. Es ist schwer zu definieren, was genau eine vernünftige und anpassungsfähige Introvertiertheit als Schutz vor zunehmenden oder neuen psychotischen Symptomen wäre, auf jeden Fall aber sollte einem bewusst sein, dass die Genesung nach einer Psychose viele Jahre dauern kann.

Die Phase des Rückzugs kann unter dem Schutz stützender Angehöriger und Freunde oder in einer psychotherapeutisch begleiteten Wohneinrichtung stattfinden. Idealerweise wird jedem Patienten genügend Zeit gegeben. Die Erwartungen an die Behandlung sind an die Fähigkeiten und die Situation des Patienten gebunden. Der Betroffene kann in der Rückzugsphase auch allein bleiben, aber das Risiko, dass er dann in einen Teufelskreis der Unterstimulierung und Isolation gerät, wächst.

Bei den heutigen kurzen Behandlungsphasen und dem Mangel an ausreichenden psychotherapeutischen Ressourcen ist es nicht leicht, einen Platz zu finden, an dem solch eine Genesung stattfinden kann. Das positive Interesse eines aktiven Unterstützungssystems am »Holzschuppen« ist von großer Bedeutung.

Vielleicht ist der größte Feind, der immer noch in der Psychiatrie zu finden ist, die pessimistische Haltung gegenüber Psychosen. Solch eine Haltung verhindert nicht nur die Investition in therapeutische Einrichtungen, sondern beschädigt auch den Willen der Patientinnen und Patienten, wieder gesund zu werden.

» **Medikation oder Rehabilitation** Joanna hatte eine turbulente Pubertät durchgemacht. Sie hatte es mit verschiedenen Ausbildungen probiert, in denen sie sich nicht verwirklichen konnte. Mit etwa zwanzig Jahren begann sie sich immer mehr zu isolieren. Es kam zu Wahnvorstellungen, vergiftet zu werden, und sie glaubte, dass man sie verfolge, weshalb sie es nicht mehr wagte, das Haus zu verlassen. Lange Zeit zog sie sich in sich selbst zurück. Eindeutig erkennbare Halluzinationen traten jedoch nicht auf.

Joanna wurde in eine psychiatrische Klinik eingewiesen und mit immer höheren Dosen antipsychotischer Medikamente behandelt, die aber keine merkliche Wirkung erzielten, auch nicht in Depotform. Joanna wollte keine Medikamente mehr, aber der Arzt wagte es nicht, ihrem Wunsch zu entsprechen und sie abzusetzen.

Als sich die Situation verschärfte und die Erkrankung zu chronifizieren begann, kontaktierten ihre Eltern eine psychotherapeutisch orientierte Klinik, in die Joanna dann auch überwiesen wurde. Sie wollte gesund werden, indem sie mehr über sich herausfand. Wie sich herausstellte, musste sie drei Jahre dort bleiben; ihr Zustand schwankte stark, aber die Medikation wurde allmählich auf eine niedrige Dosis reduziert. Man half Joanna, Freundschaften mit anderen Patienten zu schließen, und unterstützte sie dabei, einige Stunden täglich eine Ausbildung als Bürokraft zu beginnen. Schließlich bezog sie eine eigene Wohnung. «

Schwankender Verlauf

Eine rasch schwankende Krankheit kann besonders schwer einzudämmen sein, sowohl für den Patienten als auch für den Betreuer. In solchen Fällen gilt es umso mehr zu beobachten, wie sich die biologischen und dynamischen Faktoren verflechten und einander bei progressiver Verschlechterung beeinflussen. Manche Menschen wechseln in ihrem Zustand zwischen vollständiger Gesundheit und akuter Psychose. Diese Fluktuationen können manchmal rasch und gehäuft vorkommen, während sie zu anderer Zeit nur in großen Intervallen auftreten. Manchmal ist der Prozess am besten von einer biologischen Warte aus zu verstehen – besonders bei der bipolaren Störung, bei der die Behandlung mit Lithium oder anderen Stimmungsstabilisatoren diese Fluktuationen effektiv kontrollieren kann.

Zuweilen kann der biologische Faktor durch psychosoziale Bedingungen verstärkt werden. Ein tiefsitzender Mangel an Selbstvertrauen im Zusammenspiel mit einer Persönlichkeitsstörung verstärkt Verhaltensweisen, die andere als sinnlose Opposition ansehen können. Die daraus resultierende Krise löst eine akute depressive Reaktion aus, die sich wiederum zu einer Psychose entwickeln kann. Bei anderen Menschen kann eine »neurotische« Unfähigkeit, Erfolge zu ertragen, eine intensive Ängstlichkeit vor positiven Entwicklungen hervorrufen. Dies kann eine Episode der bipolaren Störung auslösen oder dazu beitragen.

Manchmal trifft man auch auf Personen, die, kurz nachdem sie den Tiefpunkt erreicht haben, zulassen können, die angebotene Hilfe anzunehmen. Das kann als eine Form der Selbstbestrafung angesehen werden, besonders bei begabten Menschen, die unter starken Schuldgefühlen leiden, vielleicht in Zusammenhang mit Drogenmissbrauch oder antisozialem Verhalten.

» **Wenn man »ganz am Boden« ist** Eine 25 Jahre alte Frau mit einer akuten Psychose, die durch gelegentlichen Substanzmissbrauch noch verstärkt worden war, kam zur Rezeption einer Institutsambulanz. Viele Male war sie in den letzten sieben Jahren in einem ähnlichen Zustand vorstellig geworden, manchmal auch nach Suizidversuchen. Sie war ein begabter Mensch mit einer Borderline-Persönlichkeitsstörung und einer Tendenz zur Psychose.

Bei zahlreichen Gelegenheiten hatte ihr ein Psychologe in der Klinik psychotherapeutische Hilfe angeboten, doch sie hatte jedes Mal abgelehnt. Diesmal jedoch erklärte sie sich bereit, zu regelmäßigen Gesprächen zu erscheinen. Das war der Anfang einer sehr stürmischen fünfjährigen Psychotherapie, in deren Verlauf sie es schaffte, gesund zu werden und eine soziale Funktionsfähigkeit zu erlangen. Als sie während eines Nachgesprächs gefragt wurde, warum sie die Hilfe vorher nicht angenommen hatte, antwortete sie: »Es war nicht der richtige Zeitpunkt. Ich musste erst das Gefühl haben, ganz am Boden zu sein. Von dort konnte ich nur in eine Richtung gehen.«

Es stellte sich während ihrer Psychotherapie heraus, dass sie als Kind inzestuösen Missbrauch erlebt hatte. Diese Erinnerungen hatte sie unterdrückt, was zu einem diffusen Gefühl der Schuld und Scham führte. Erst als sie völlig zusammenbrach, konnte sie zulassen, Hilfe anzunehmen. «

Der Abwehrmechanismus der Verleugnung kann auch wirksam werden, wenn ein biologischer Mechanismus die Schwankungen bestimmt. Viele Menschen haben Schwierigkeiten damit, anzuerkennen, dass sie in der Vergangenheit an einer Psychose litten. Im Ergebnis ist es schwer für sie, psychiatrische Hilfe zu suchen, wenn Anzeichen eines Rückfalls auftreten. Der Betroffene muss erst seine biologische und psychische Verletzlichkeit kennenlernen, um mit der Krankheit besser umgehen zu können.

Viele, die von einem »Wendepunkt« im Verlauf ihrer Krankheit sprechen, entschließen sich, es aktiv mit ihrer Krankheit aufzunehmen, anstatt passiv in einer pathologischen Spirale zu verharren. Die Frage, was es sei, das die Bedingungen für solch einen Wendepunkt geschaffen habe, ist zentral in der psychiatrischen Versorgung – aber unbeantwortet. Auf jeden Fall kann die Wende nicht einfach von außen »bestimmt« werden. In positivem Sinne ist der Entschluss, sich der Abhängigkeit von inneren destruktiven Kräften zu entziehen und sich auf das eigene Potenzial zu verlassen, ein Prozess, der manchmal Ähnlichkeit zu christlichen Bekehrungsparabeln aufweist. Oft wird dies durch eine persönliche Beziehung zu einem Betreuer, einem Partner oder jemand anderem veranlasst, der an das Potenzial der Person glaubt und im richtigen Augenblick zur Stelle ist. Zu diesen Fragen ist noch nicht genug geforscht worden.

Wir wissen noch nicht, in welchem Grad es möglich ist, mit optimaler frühzeitiger Unterstützung und sorgfältig geplanter Rehabilitation gegen die funktionellen Behinderungen anzukämpfen, die in der Schizophrenie auftreten. Das Ergebnis der meisten Behandlungen, wie es sich uns heute darbietet, liegt weit unter einem akzeptablen Niveau – und das nicht nur, weil wir auf bessere Medikamente warten. Grund zu Optimismus haben wir, wenn wir in Fällen gute Ergebnisse sehen, bei denen es zu früher Intervention gekommen ist, einem sensiblen Umgang mit Medikamenten und der Bereitstellung eines therapeutischen Umfelds mit angemessenen Ressourcen für eine Rehabilitation über einen langen Zeitraum.

Kognitive Störungen und der psychotische Denkprozess

»Liebe Bedienstete,
ich kann hier, in dieser Institution, wegen der zuvorkommenden Betreuung durch Schwester A keinen Frieden finden. Ihre sanften Augen verfolgen mich Tag und Nacht. Können Sie mich nicht irgendwohin bringen, wo man härter angefasst wird? Ich würde die folgende Behandlung vorziehen: zwanzig Stiche in den Bauch (große und kleine), klinische Behandlung durch Dr. Brünicke (Suizid, antiklinisch), aktiver Dienst, von einem Schwert im Hintern durchbohrt, das vorne aus dem Mund wieder herauskommt, dann an einen Baum genagelt wie bei einer Kreuzigung, schließlich ein Duell in Skagen [einer kleinen Stadt in Dänemark], gefolgt von tiefen Schnitten von der Hand eines Arztes oder Klinikers, mein ganzes rechtes Bein wird ganz oben abgesägt, ich werde den Löwen zum Fraß vorgeworfen und lebendig gekocht. Ich bin in dieser Hinsicht etwas unsicher, aber natürlich stehe ich Ihnen immer zu Diensten.«
(Zitiert nach ROSENBAUM/SONNE 1986)

Dieser Brief, vor etwa sechzig Jahren von einem Patienten mit Schizophrenie verfasst, ist ein Beispiel dafür, wie sich in einem formal korrekten Brief eine seltsame Verzerrung der Beziehung zwischen Sender und Empfänger ausdrücken kann. Es ist anzunehmen, dass Gefühle für eine Schwester in dem Verfasser geweckt wurden. Aus unbekannten Gründen sind diese Gefühle schmerzlich für ihn, und er will an einen strengeren Ort verlegt werden, an dem er eine furchtbare Bestrafung erhält – vielleicht um eine weitere Verführung zu verhindern. Er beginnt sanft, bittet um Hilfe, um am Schluss des Briefs die verschiedenen Aspekte seiner Exekution im förmlichen, ruhigen Ton eines Geschäftsmannes zu erörtern. Der Brief zeigt, wie bizarres, verzerrtes Denken die existenzielle Lage seines Verfassers widerspiegelt.

Was ist eine Denkstörung?

Sowohl E. Kraepelin als auch E. Bleuler hielten fest, dass die grundlegende Störung eines Patienten mit Schizophrenie eine organisch determinierte Desorganisation der Denkprozesse ist (siehe Kapitel 11). Kraepelin behauptete, primär gestört sei das Gedächtnis. Der Begriff der Dementia praecox (der eine frühe Demenz bezeichnet) ist ein Ausdruck dieser Sichtweise, doch in späteren Ausgaben seines Lehrbuchs unterstrich er stattdessen das entscheidende Defizit in Aufmerksamkeit und Willen.

Bleuler regte an, der primäre Faktor der Krankheit sei eine organische Störung, die das Denken des Betroffenen so beeinflusse, dass es zu gelockerten oder gespaltenen Denkabläufen komme. Der psychische Apparat verarbeite oder interpretiere diese primäre Störung später durch die Bildung psychotischer Symptome (Wahnvorstellungen und Halluzinationen) oder schütze sich durch einen autistischen Rückzug aus der Welt.

Sowohl E. Bleuler als auch E. Kraepelin schrieben, eine Senkung des kognitiven Niveaus (also der Fähigkeit zu denken und die Wahrnehmung zu organisieren) trete bei fast allen Fällen auf, wobei Kraepelin den Schwerpunkt auf ein rasches Fortschreiten der Demenz legte. Diese Sichtweise, die in den ersten Jahrzehnten des 20. Jahrhunderts formuliert wurde, trug zur pessimistischen Haltung gegenüber der Schizophrenie bei. Diese Sicht wurde besonders von dem von der Neo-Kraepelin´schen Schule inspirierten DSM-IV übernommen, zu dessen Kriterien einer Schizophrenie-Diagnose eine lang andauernde funktionelle Behinderung gehört.

Zustands- und Merkmalsphänomene

Bei einer akuten Psychose ist das Interesse der Betroffenen nicht auf die äußere Welt gerichtet. Stattdessen sind sie mehr oder weniger von Wahnvorstellungen und Halluzinationen in Anspruch genommen. Die Psychose ist ein vorübergehender Zustand, ein Zustandsphänomen. Jeder Beobachter kann sehen, dass eine psychotische Person mit ihrem gestörten Bewusstsein dessen, was für andere die Realität ausmacht, in einer neuropsychologischen Testsituation eine Reihe von Abweichungen des Denkens und der Reaktionen im Gespräch zum Ausdruck bringen wird. Ein schwierigeres Problem betrifft die Frage, in welchem Grad die Merkmalsphänomene ein Ausdruck der kognitiven Störung sind, also das Merkmal der lang andauernden funktionellen Behinderung, die vor dem Ausbruch der Psychose auftritt und bis nach der Genesung anhält. Diese kognitiven Störungen beeinflussen die täglichen Interaktionen und erhöhen so den Stress weiter, der eine Psychose auslösen kann.

Die Forschung zu schizophrenen Symptomen kann zu widersprüchlichen Schlussfolgerungen führen, wenn man nicht darauf achtet, unzutreffende Generalisierungen zu vermeiden. Es gibt psychotische Zustände, aus denen sich eine lebenslange Behinderung entwickelt, und andere, die eine gute Prognose zu haben scheinen und doch die Kriterien der Schizophrenie erfüllen. Das Problem liegt darin, wie man sie von Beginn an unterscheiden kann.

Ein weiteres Problem ist der Einfluss, den Antipsychotika, besonders Neuroleptika, sowie Medikamente zur Behandlung extrapyramidaler Nebenwirkungen auf die kognitiven Fähigkeiten haben. Patienten können in bestimmten Situationen hoch dosierte Medikamente bekommen und in anderen Situationen überhaupt keine. Die meisten Berichte, wie auch die klinische Erfahrung, legen nahe, dass klassische Neuroleptika besonders die Aufmerksamkeit, Konzentration und Verarbeitungsgeschwindigkeit beeinflussen. Die Wirkungen der Medikamente auf die Kognition bei Schizophrenie können bei niedriger Dosierung positiv, aber bei hoher Dosierung sehr schlecht sein. Die sogenannten neuen Neuroleptika (Atypika) haben ein etwas anderes Profil (siehe auch Kapitel 24).

In der Literatur zu Störungen des schizophrenen Spektrums wurden bezüglich der kognitiven Kapazität (der Fähigkeit zu denken) Beeinträchtigungen in den folgenden Bereichen festgestellt:

- Erinnerung,
- Konzentration,
- Verarbeitungsgeschwindigkeit,
- Präzision des Denkens,
- Verteilung der Aufmerksamkeit auf mehrere Aufgaben.

Gleichzeitig sind spezifische Störungen in der Struktur des Denkens und in seinen Inhalten zu finden:

- logische Denkfehler, Fehler in der Syntax und im expressiven Sprachgebrauch,
- beeinträchtigtes abstraktes Denken und reflexives Metadenken, das heißt Denken über das eigene Denken und das anderer Menschen,
- starre und rigide Denkmuster, die zu »unvernünftigen« Einstellungen führen.

Zur Erörterung dieses Kontextes ist ein kurzer Streifzug durch die aktuelle »neurokognitive« Forschung hilfreich, mit dem Schwerpunkt auf den ersten beiden Punkten, um die diskrepanten Denkinhalte zu charakterisieren.

Neurokognition und Schizophrenie

Eine objektive, biologisch determinierte Diskrepanz, die für Schizophrenie spezifisch ist, wurde lange Zeit gesucht, doch bisher ohne Erfolg. Bestimmte psycho-physiologische Befunde sind jedoch wiederholt in der Schizophrenieforschung aufgetaucht. Leider sind diese Marker zwar relativ sensibel in der Bestimmung von Schizophrenie, aber unspezifisch – sie sind häufig genug auch bei nichtschizophrenen Menschen vorhanden, um nicht als Unterscheidungsmerkmale geeignet zu sein. Beispiele für solche Beobachtungen sind:

Präpulsinhibition (PPI): Wir wissen, dass jeder Mensch zusammenzuckt und blinzelt, wenn er plötzlich durch ein lautes Geräusch aufgeschreckt wird. Doch wird diese Reaktion vermindert, wenn kurz vor dem lauten Geräusch ein leises, weniger überraschendes Geräusch gehört wird.

Diese Hemmung der Überraschungsreaktion ist bei schizophrenen Menschen weniger deutlich. Eine Erklärung dafür ist, dass ihre sensorische Schwelle konstant gesenkt ist und sie so Probleme haben, sich an neue Ereignisse anzupassen. Präpsychotiker beschreiben oft starke sensorische Eindrücke.

»Eyetracking« (Blickregistrierung): Menschen mit Schizophrenie haben mehr Schwierigkeiten damit, einem beweglichen Gegenstand gleichmäßig mit den Augen zu folgen, als ein gesunder Mensch; stattdessen bewegen sich ihre Augen ruckartig. Außerdem wurde herausgefunden, dass 40 Prozent der Verwandten ersten Grades von schizophrenen Patienten das gleiche Problem haben. Mit anderen Worten: Es gibt einen genetischen Faktor, der aber noch unbestimmt ist. Natürlich müssen derartige Befunde weiter erforscht werden.

Es gibt viele Methoden, um kognitive Fähigkeiten zu testen. Werden die Ergebnisse dieser Studien – als Intelligenztests bekannt – gesammelt, lässt sich eine generelle Reduktion des Intelligenzquotienten (IQ) bei Patientengruppen mit Schizophrenie feststellen. Obgleich Intelligenz aufgrund kultureller und Erziehungsfaktoren ein etwas umstrittenes Konzept ist, wurden präzise und verlässliche neuropsychologische Tests entworfen. Der bekannteste Test ist der Wechsler Intelligenztest für Erwachsene (deutschsprachige Version: HAWIE), der verschiedene Aspekte der kognitiven Funktionen misst. Es gibt gute Anhaltspunkte dafür, dass eine verminderte kognitive Funktionsfähigkeit es erschwert, am sozialen Leben teilzuhaben.

Die als schizophren diagnostizierten Personen weisen häufig die folgenden kognitiven Defizite auf (Green 1988):

- Die Fähigkeit, sensorische Daten aus der externen Welt zu verarbeiten, ist in einer frühen Phase des Wahrnehmungsprozesses vermindert. Daraus ergeben sich Schwierigkeiten, eine stabile innere Repräsentation von etwas Wahrgenommenem aufrechtzuerhalten, da dieses leicht von anderen Wahrnehmungen oder Illusionen verändert werden kann.
- Die Konzentrationsfähigkeit ist vermindert. Dies wurde aufgrund der Beobachtung der Reaktion von Versuchspersonen auf bestimmte Signale über verschiedene Zeit-

spannen errechnet. So musste die Person beispielsweise auf eine bestimmte Zahl reagieren, die kurz angezeigt wurde, aber nicht auf andere.

- Störungen sowohl des Langzeitgedächtnisses als auch dessen, was als Arbeitsgedächtnis bezeichnet wird. Letzteres kann auf verschiedene Art studiert werden, zum Beispiel indem man versucht, ein Symbol, das ein paar Sekunden zuvor memoriert wurde, nach der Ähnlichkeit mit anderen Symbolen einer gemischten Gruppe zuzuordnen.
- Exekutive Funktionen betreffen sowohl das Planen und Problemlösen als auch die Fähigkeit, Denkansätze zu ändern und zwischen Aufgaben zu wechseln. Dies ist ein komplexer Bereich mit vielen verschiedenen Aspekten. Einer dieser Aspekte ist die Fähigkeit des »set shift«, das heißt von einem Set von Regeln zu einem anderen zu wechseln. Eine Methode, um diese komplexe Funktion zu testen, besteht in dem Winsconsin Kartensortiertest (WCST; siehe Abbildung 16). Hier muss der Teilnehmende verschiedene Karten zuordnen. Dies erfolgt jeweils nach einer von mehreren Formen, Farben oder Zahlen, doch muss die Person herausfinden, welche Regel aktuell von dem Testleiter angewendet wird (etwa Zuordnung nach Farbe), und Änderungen der Regeln verfolgen können. Eine Schädigung des Frontallappens führt zu Schwierigkeiten bei diesem Test. Eine andere Methode zum Studium der Exekutivfunktionen sind verschiedene Maze-Tests (mit labyrinthartig aufgebauten Testfeldern), in denen der Schwierigkeitsgrad variiert.

ABBILDUNG 16 Wisconsin Kartensortierungstest (WCST).
Beispiele für Karten, die nach Farbe, Form und Zahl der Symbole sortiert sind.

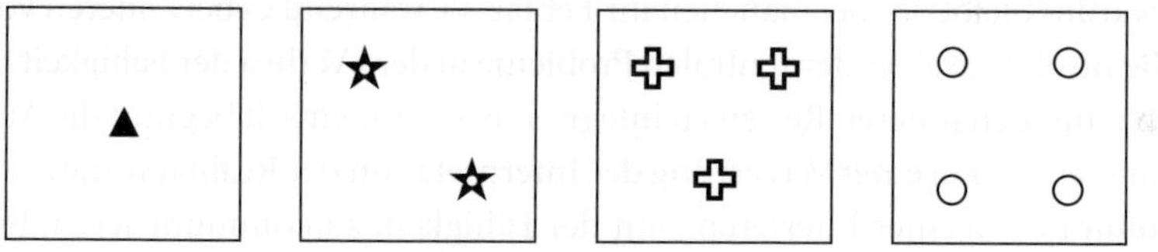

Sind kognitive Störungen primär oder sekundär?

Viele Forscher haben unterstrichen, dass zu den funktionellen Behinderungen bei der Schizophrenie beeinträchtigte Funktionen der Wahrnehmung, nachhaltigen Aufmerksamkeit, Konzentration und Erinnerung gehören. Doch diese einseitige Behauptung der Schüler Kraepelins muss bezweifelt werden, da dies direkt mit einer neuronalen Schädigung in Zusammenhang gebracht wird, entsprechend der Atrophie des zerebralen Kortex bei Alzheimer-Patienten. Wir können jedoch keine direkte neuroanatomische Veränderung nennen, die der Demenz entspricht.

In einem oberflächlichen Kontakt mit schizophrenen Patienten, wie in einem Labor, kommt man leicht auf die Idee, dass ihre psychische Aktivität – Langsamkeit, schlechte Konzentration und beeinträchtigtes »Arbeitsgedächtnis« – aus einem spezifischen Prozess der Demenz herrühren könnte. Nach vielen Jahrzehnten der Arbeit mit Menschen, die als schizophren diagnostiziert wurden, fällt es mir schwer, mit dieser Haltung konform zu gehen. Die Befunde von Laborstudien zu neurokognitiven Störungen wurden in einer künstlichen Umgebung gewonnen, die die subjektiven Erfahrungen der Patienten nicht berücksichtigt.

Es ist nicht überraschend, dass Patientinnen und Patienten, die stark mit ihren inneren Illusionen und Halluzinationen befasst sind, eine reduzierte Motivation oder Fähigkeit zeigen, die Instruktionen eines Testleiters aufzunehmen und damit zu arbeiten. Sie sehen vielleicht aus, als wären sie interessiert, während sie in Wahrheit nur einen kleinen Teil ihrer Konzentrationsfähigkeit benutzen. Wegen der inneren Störquellen ist der Rest woandershin ausgerichtet. Es ist auch keine Überraschung, dass sie regelmäßig beurteilt werden, als seien ihre Aufmerksamkeit und ihr Gedächtnis schlecht. Unter entspannteren Umständen finde ich, dass sie ein auffallend gutes Gedächtnis haben, auch wenn sie es nicht so benutzen wie andere Menschen.

Mit ihrer begrenzten Orientierung an der sie umgebenden Welt sind diese Menschen nicht an spezifischen Alltagsereignissen oder -erfordernissen interessiert, während andere Dinge, die ihnen reizvoll erscheinen, eine viel größere Relevanz haben.

Mit der wachsenden Aufmerksamkeit für neurokognitive Störungen und dem erneuerten Interesse an den Sichtweisen Kraepelins ist das Risiko verbunden, die Schizophrenie wieder als eine neuronale Demenz zu betrachten. Aber das vernachlässigt die Tatsache, dass es den meisten Patienten mit Schizophrenie mit der Zeit besser geht, sofern es ihre externe Situation gestattet. Zudem gibt es eine signifikante Gruppe von als schizophren diagnostizierten Menschen mit normaler oder sogar überdurchschnittlicher intellektueller Leistungsfähigkeit. Wenn man die Komponente der »Demenz« in Theorien zur Schizophrenie in Zweifel zieht, muss man nicht die Wichtigkeit biologischer Faktoren leugnen. Warum wird die umgebende Welt bei der Schizophrenie zum Teil ausgeschaltet? Und warum bleibt das bei manchen ihr Lebtag so, während es bei anderen vorübergeht? Es scheint, als läge eines der zentralen Probleme in dem Verlust der Fähigkeit des Ichs, die äußeren mit den inneren Reizen zu integrieren, die Innenwelt beginnt die Außenwelt zu dominieren, was in einer Verzerrung der Interpretation der Realität resultiert. Im Ergebnis kommt es zu einer Interferenz mit der Fähigkeit, zu kommunizieren, Beziehungen einzugehen, mit Sprache umzugehen und sich anzupassen.

Die niedrige Spezifität neurokognitiver Befunde stellt die Idee infrage, dass es determinierende organische Faktoren gibt, die unser Verständnis dieser gravierenden Störungen vertiefen könnten.

Schizophrene Denkstörungen

Die »konkrete Haltung«

Seit der Veröffentlichung eines Artikels von K. Goldstein im Jahr 1943 ist es möglich geworden, die Entwicklung vieler der von ihm angesprochenen Ideen zu neuropsychologischen Aspekten der Schizophrenie zu verfolgen. Goldstein hielt fest, dass schizophrene Symptome am besten als Ausdruck einer »konkreten Haltung« verstanden werden können. Die Reize der Umgebung werden abnormal verarbeitet. Auch Wörter, die von schizophrenen Patienten benutzt werden, sind oft mit einem Teil eines konkreten Gegenstandes oder einer Situation verbunden; es gibt keine generelle Repräsentation des Gegenstandes.

Es ist leichter, die Bedeutung einer Aussage einer schizophrenen Person zu verstehen, wenn wir diese *konkret* verstehen; also anhand dessen, womit die Person das Wort subjektiv verbindet. Nach Goldstein ist beispielsweise das Wort »grün« bei Schizophrenen mit einem Aspekt eines identifizierbaren individuellen Gegenstandes verbunden, wie »das Gras im Stadtpark« oder »die bemooste Rinde eines Baumes«.

Schizophrene versus traumatische Hirnschädigung

K. Goldstein fordert, wir sollten Schizophrenie nicht einfach als eine organische Krankheit betrachten. Die kognitiven Störungen könnten sowohl von psychologischen als auch von organischen Faktoren verursacht werden. Er weist darauf hin, dass ein wichtiger Unterschied zwischen Patienten mit einer traumatischen Hirnschädigung und jenen mit einer Schizophrenie darin besteht, dass die Welt im Falle einer Hirnschädigung leerer, kleiner und vereinfacht ist. Bei der Schizophrenie hingegen findet die Veränderung auf der Ebene der anderen inneren Repräsentanzen und Fantasien statt.

Die Störungen, die man bei bestimmten Tests feststellen kann, sind nicht primär von generellen Schwierigkeiten im Befolgen von Instruktionen abhängig, sondern von der Tatsache, dass die inneren Repräsentanzen der Person das Verhalten stören. So ist die Innenwelt bei der Schizophrenie reicher und von persönlichen Ideen belebter als bei einer Hirnschädigung. Oft wirkt ihr seltsamer Charakter weniger ausgeprägt, wenn wir verstehen, wie arm unsere Sprache eigentlich ist, wenn es darum geht, einen Ausdruck für die ungewöhnlichen Erfahrungen zu finden, denen Schizophrene ausgesetzt sind und die die Grenze gemeinsamen Verstehens überschreiten. Die »gesunden Kanäle« des artikulierten Sprechens sind weder ausreichend noch umfassend genug für die Verbalisierung dieser Erfahrungen. Die Person mit Schizophrenie ist gezwungen, eine Sprache aufzubauen, die einem Gesunden absurd erscheinen mag, aber ihren Erfahrungen völlig angemessen ist, auch wenn sie die Kommunikation mit anderen Menschen erschwert.

Illusionen bestehen aus Fehldeutungen von Wahrnehmungen in einer bestimmten Situation und können in der Folge Wahnvorstellungen auftreten lassen. Von einem Wahrnehmungspsychologen können sie als eine Situation beschrieben werden, in der vorübergehende Ereignisse durch einen Verlust der »Filterfunktion« eine falsche zentrale Bedeutung erhalten. Ein Rufen auf der Straße wird besonders bedeutsam, anstatt Teil des Hintergrundrauschens zu sein, das normalerweise weggefiltert würde. Die Signifikanz bestimmter konkreter Gegenstände oder Reize rückt auf abnormale Weise in den Vordergrund, während die Person nicht auf andere, gewöhnlichere Reize reagiert, die jetzt Teil des Hintergrundes werden.

Ohne die Relevanz dieser Fakten zu veränderten Wahrnehmungsmechanismen zu leugnen, ist es wichtig, an der Tatsache festzuhalten, dass auch eine innere Logik beteiligt ist, besonders bei Wahnvorstellungen und Halluzinationen. Es ist sinnvoll, von einer erhöhten Aufmerksamkeit und einer reduzierten Reizschwelle in bestimmten Situationen auszugehen, aber aus einer psychodynamischen Perspektive muss man sich auch fragen, warum besondere Interpretationen mit den Wahrnehmungsstörungen verbunden werden. Ein häufiges Beispiel ist die paranoide Erfahrung des schizophrenen Patienten, ständig verfolgt zu werden. Es geht nicht einfach nur um eine unspezifische Senkung von Schwellen. Wir müssen auch fragen, wie es kommt, dass die bedrohliche Erfahrung den Verstand in solch einem Grad beschäftigt.

Dank der Stress-Vulnerabilitätstheorie müssen wir die Ursachen hinter der Schizophrenie nicht als einander ausschließend betrachten, vielmehr können wir die Krankheit als ein Ergebnis der Kombination von Stressoren betrachten, die eine Verletzlichkeit erzeugen und zu einem abnormalen und oft konkreten Denken führen.

Die »Desymbolisierung der Metaphern«

Einer der wichtigen Namen in der psychoanalytischen Schizophrenieforschung ist der von H. Searles (1984), der ursprünglich am Chestnut Lodge Hospital in den USA arbeitete. Searles betont die »Flucht« des Schizophrenen vom abstrakten in das konkrete Denken mit dem Verlust der Unterscheidung zwischen dem Konkreten und dem Metaphorischen. Metaphorische und symbolische Ideen überschneiden sich oft bei der Benutzung. Eine Metapher impliziert, dass assoziative Ähnlichkeiten oder innere Übereinstimmungen (Korrespondenzen) bedeuten, dass ein Objekt oder eine Verhaltensweise gegen eine andere Idee oder eine andere Verhaltensweise ausgetauscht wird. Eine Frage, an der niemand »festhalten« will, wird zu einer »heißen Kartoffel«, der Dichter spricht von der »roten Scheibe des Herbstmondes« oder bezeichnet das Kamel als »das Wüstenschiff«. So ist es möglich, die Funktion der Symbolisierung mit dem »Als-ob«-Charakter des Spiels von Kindern zu verbinden (siehe Kapitel 1)

Bei einer Gelegenheit, als ein Patient unter starkem Druck stand und vorübergehend in einen psychotischen Zustand zurückfiel, so schrieb Searles, habe er diesem Patienten gesagt: »Sie können sich nicht nur die Rosinen aus dem Kuchen picken!« Der Patient erwiderte, dass er in diesem Krankenhaus keinen Kuchen essen wolle (Rosinen möge er schon gar nicht). Die psychoanalytische Idee des Desymbolisierens bezieht sich auf eine Situation, in der eine metaphorische Bedeutung, die einmal als Symbol fungiert hat, nicht mehr symbolisch benutzt wird, das heißt: stellvertretend für etwas anderes stehen kann. Stattdessen wird sie jetzt buchstäblich verstanden und behandelt, die Metapher wird konkret. Genau das geschieht in einer Psychose. Es ist die Aufgabe der psychotherapeutischen Behandlung, die Resymbolisierung von Sprache und Wirklichkeit zu unterstützen.

In einer psychodynamischen Sichtweise soll der konkrete buchstäbliche Denkprozess als ein Schutz gegen Affekte wirken, mit denen man nicht umgehen kann. Der Zustand stellt das Endergebnis des schizophrenen Denkprozesses dar, in dem das Ich sich von dem schmerzhaften Affekt zurückzieht und unfähig wird, zwischen dem Konkreten und dem Metaphorischen zu unterscheiden. Folglich wird in der Psychose eine Barriere gegen das Erleben von Gefühlen der Trauer, der Sehnsucht oder des Hasses errichtet.

» Ein Mann mit schizophrener funktioneller Behinderung, der allein lebte, rief seine Verwandten ständig des Nachts an und brüllte, sie sollten ihn nicht mehr verfolgen. Wie sich herausstellte, fühlte er sich beim Erwachen einsam und halluzinierte dann die Stimmen seiner Angehörigen, bevor er sie anrief. Sein Wunsch nach Kontakt war viel zu bedrohlich, um ihn einzugestehen, und dieser Konflikt erzeugte aggressive Gefühle in ihm. Seine Familie lernte schrittweise zu verstehen, worum es bei dieser nächtlichen Prozedur ging. Anstatt gegenseitige Beschuldigungen auszutauschen, waren die Verwandten in den Telefongesprächen fähig, Wärme und Freundlichkeit zu zeigen, um seine Einsamkeit zu lindern. «

Selbst das konkreteste Verhalten ist metaphorisch gefärbt und kann durch den psychotischen Denkprozess symbolisch aufgeladen werden, was zu wahnhaften Fehldeutungen führt. Menschen, die jemandem Blicke zuwerfen, können als Verfolger betrachtet werden, die Blicke können »verwunden« wie Dolche. Daher ist es nötig, sich hinter dunklen Brillengläsern zu verbergen oder die Kontrolle über die »Blicke« durch Methoden zu erlangen, wie Augen auf die Wände zu malen.

» Eine vierzigjährige Frau hatte die Illusion, dass ihr Zahnarzt sie operiert und ein Mikrofon in ihren Zahn eingepflanzt hatte, um so ihre Gedanken zu kontrollieren. Dahinter steckte das vage, aber starke Gefühl, die gehörten inneren Stimmen und die Vermutung, kontrolliert zu werden, nicht verstehen zu können. «

Das folgende Beispiel ist einem Videointerview entnommen, das der Psychoanalytiker M. Jackson mit einem Patienten geführt hat und in dem Buch *Unvorstellbare Stürme* (Jackson/Williams 2007) wiedergibt. Es zeigt, wie man mit psychodynamischen Methoden zu einem tieferen Verständnis der verschiedenen Bedeutungen von Symptomen gelangen kann. Im folgenden Gespräch begegnet Jackson einem 28-jährigen Mann, der die Diagnose einer Schizophrenie erhielt; die Krankheit hatte mehr als zehn Jahre angedauert. Er wurde ins Krankenhaus eingewiesen, nachdem er sich selbst angezündet hatte, weil seine Liebe zu einer Frau nicht erwidert wurde. Wir steigen an einem Punkt in das Gespräch ein, als der Patient seine wiederkehrenden Ängste und seine Furcht beschreibt, dass Gott die Welt verlassen werde.

» P: Ich hatte Angst, in eine Anstalt gesteckt oder ein Werwolf oder besessen zu werden, wissen Sie.

J: Wovon würden Sie besessen sein?

P: Meine Angst war, dass ich septisch werde. Wie eine Gangrän, bei der man einmal ein gesundes Bein hatte, und dann setzt Fäulnis ein und man wird einfach krebsig und nimmt ... saugt einfach den Saft aus dem Leben heraus, ohne etwas wieder zurückzugeben. Es war keine Besessenheit, es ging einfach darum, dass ich böse wurde, weil ich eine so ungesunde Reaktion auf das Leben hatte, dass ich, statt etwas herauszugeben, es in mich hineinnahm und es verdrehte. Ich habe es nicht wirklich getan, aber das war mein Gefühl. Ich wurde zu einem schlechten Einfluss, wurde destruktiv.

J: Sie hatten das Gefühl, septisch zu werden. Das wäre wie Gangrän oder Krebs?

P: Ja. Ich würde zynisch werden. Septisch. Skeptisch. Septisch-skeptisch, wissen Sie. Skeptisch heißt, schief auf die Erfahrung blicken. Skeptisch heißt, zu zweifeln, nicht zu denken, dass es sehr gut ist – das ist es, skeptisch und septisch, sie hängen zusammen.

J: Sie sind nicht das Gleiche.

P: Nicht das Gleiche, aber zusammenhängend. Ich denke, skeptisch ist ... wie heißt das Wort ... phonetisch wie septisch. Oder es hat dieselben Wurzeln.

J: Wie würde der Zustand aussehen, wenn etwas in Ihrem Inneren abzulaufen beginnt? Sie sagten, es sei so, wie wenn ein Körper gangränös wird oder ...

P [unterbricht ihn]: Es ist ein Gefühl. Meine Gefühle machen das.

J: Wie wäre das, wenn Ihre Gefühle auf diese Weise gangränös würden?

P: Man müsste mich in eine Anstalt stecken. Ich wäre sehr krank, und ich müsste verhindern, dass ich total verrotte.

J: Und die Verrottung wäre eine emotionale Verrottung? (Jackson/Williams 2007, S. 84–85) «

Wir vermuten, dass ein persönlicher Wortgebrauch enthüllt wird, wenn der Interviewer den Patienten dazu bringt, innezuhalten und sich zu erklären. Die Metapher um Infektion und Ansteckung wird von dem Patienten als konkreter Ausdruck seines seelischen Zustands gesehen. Im Gespräch findet eine Resymbolisierung statt.
M. Jackson zitiert auch eine Patientin, die Phasen extremen Hungerns erlebte, als sie plötzlich beschloss, Vegetarierin zu werden. Ihre Erklärung war: »Wenn man jemanden liebt, muss man aufhören, Fleisch zu essen, oder die Erde wird einen verschlingen!« Im selben Buch wird eine Reihe von Gesprächen mit einem jungen Priester diskutiert, der akut an einer katatonen Schizophrenie erkrankte, nachdem sein Vater ermordet worden war. Der Patient konnte lange in Büßerhaltung dasitzen oder bewegungslos daliegen wie ein Gekreuzigter. Seine Erklärung war, er wolle eins mit Gott sein. Vielleicht waren die katatonen Symptome sekundär gegenüber einem wahnhaften Schuldgefühl wegen des Todes des Vaters?
Jackson bemerkt dazu, dass auch ein nichtpsychotischer religiöser Mensch, der Rituale ausführt, die mit Bedauern und Strafe zu tun haben, stereotype Haltungen einnehmen kann. In diesem Falle jedoch ist der fraglichen Person bewusst, dass es sich um ein Ritual handelt, und sie kann die Situation beenden, wenn das Ritual abgeschlossen ist. In spontanen stereotypen Posen der katatonen Schizophrenie gibt es keine solche Freiheit des Geistes.

Das Fehlen einer »Theory of Mind«

C. Frith (1995), ein britischer Forscher auf dem Gebiet der modernen Neuropsychologie, der ein halbes Jahrhundert nach K. Goldstein schrieb, hält fest, dass es drei prinzipielle Abnormalitäten bei der Schizophrenie gibt, die zusammen die zentralen Symptome erklären:

- Die Schwierigkeit, bewusste Aktivität zu generieren: Diese fehlende Fähigkeit – ein »negatives Symptom« – kann ziellose Aktivitäten wie Perseverationen (monotone Wiederholungen) oder automatische Reaktionen auf äußere Reize hervorrufen, wie sie auch bei Menschen mit einer Schädigung des Frontallappens zu sehen sind.
- Fehlende Selbstkontrolle – führt zum Erleben, von anderen kontrolliert zu werden, zu glauben, dass Gedanken von außen kommen oder dem Verstand eingegeben oder entzogen werden. Frith merkt an, dass dies mit einer Schädigung des Temporallappens zusammenhängen könne.
- Eine beeinträchtigte Fähigkeit, die Emotionen und Absichten anderer Menschen einzuschätzen, was zu paranoiden Fehlinterpretationen führt. Frith erklärt, es sei unklar, wo diese Störung im Gehirn lokalisiert sei.

C. Frith sieht diese Symptome zusammengenommen als eine defizitäre Metarepräsentanz. Eine Metarepräsentanz ist eine innere Repräsentanz innerer Repräsentanzen, was bedeutet, dass die Person Probleme damit hat, ihr Denken oder das anderer Menschen zu reflektieren. Ein Mangel der Metarepräsentanz, auch beschrieben als das Fehlen einer »Theory of Mind«, ist ein der Autismusforschung entnommenes Konzept (siehe Kapitel 12).
Nach Frith sind drei Situationen charakteristisch für die autistische Person: Einsamkeit, diskrepante Kommunikation und das Fehlen des spielerischen So-tun-als-ob. Das autistische Kind ist nicht fähig zu verstehen, dass das Denken anderer sich von dem seinen unterscheidet. Die Person, die nicht über eine »Theory of Mind« verfügt, ist nicht

fähig zu spielen oder zu verstehen, wenn andere Menschen spielen, weil die Fähigkeit zu symbolisieren beeinträchtigt ist. Für eine autistische Person sind Menschen nicht von anderen externen Objekten unterschieden, und das führt zur Isolation.

Friths Theorie bedeutet, dass Schizophrenie dem Autismus gleicht in der Unfähigkeit, eine »Theory of Mind« zu benutzen, nach seinen Worten eine Fähigkeit, über die der Schizophrene bis zu seinem Zusammenbruch verfügt hat. Während er zuvor in der Lage war, sich vorzustellen, wie andere denken, ist die Fähigkeit, sich solche Urteile zu bilden, jetzt zusammengebrochen. Stattdessen drücken sich nun die resultierenden Fehldeutungen in Wahnvorstellungen und anderen psychotischen Symptomen aus. Primärer Autismus weist keine psychotischen Symptome auf, da der Autist nie in der Lage war zu verstehen, dass andere Menschen über Absichten und eine Welt der Repräsentanzen verfügen. Allerdings können sie diese Einsicht mit Einschränkungen erwerben.

Frith beobachtet auch, wie äußerst sensible Prozesse, die normalerweise unbewusst bleiben, das Verhalten der schizophrenen Person beeinflussen. Dies erklärt die abweichenden Aspekte des Sprachgebrauchs wie auch die Schwierigkeit, zwischen irrelevanten und relevanten Reizen zu unterscheiden. Im Gegensatz zu vielen anderen behauptet Frith nicht, die »Reizbarriere« sei zu niedrig. Stattdessen führt er das Phänomen auf das Fehlen der Kontrolle zurück, die normalerweise von höher im Bewusstsein angesiedelten Prozessen ausgeübt wird (»Supervisory Attentional System«), wobei Letztere bei Personen mit Schizophrenie nicht so effektiv funktionieren. So dominieren »niedrigere Prozesse« gegenüber höheren Prozessen. (Diese Formulierungen sind eng mit psychoanalytischen Strukturmodellen verbunden, auch wenn Frith nicht deren spezifische Terminologie benutzt). Das zeigt sich im Durchbruch primitiver Impulse ebenso wie in dem generellen Fehlen der Kontrolle über das Denken.

In dem von K. Goldstein beschriebenen Fehlen der Fähigkeit zu abstraktem Denken drückt sich die gleiche Beobachtung aus wie bei Frith, wenn er das fehlende Metadenken des Schizophrenen beschreibt. Nichtsdestoweniger lässt Goldstein die Möglichkeit zu, dass das schizophrene Denken auch eine unbewusste Strategie zur Lösung einer existenziellen Bedrohung sein könne. Meiner Meinung nach ist dies eine nützliche Perspektive, die klinisch von vielen Fällen sowohl schizophrener als auch nichtschizophrener Psychosen gestützt wird.

In diese Konzeption ist der Umstand, dass dem akut psychotischen Patienten die Fähigkeit zum Metadenken fehlt, eingebaut und verbunden mit der Sicht der Psychose als einer »kopernikanischen Revolution« in der Psyche, durch die der Betroffene zum Zentrum seiner eigenen Welt wird (siehe Kapitel 5). Im Gegensatz dazu drücken meiner Erfahrung nach Menschen mit einer lang anhaltenden schizophrenen Störung häufig eine deutliche Fähigkeit zur Metarepräsentation aus, insofern als sie ein intuitives Gespür dafür haben, was in anderen vor sich geht. Allerdings decken sie das häufig durch eine indifferente oder »desorganisierte« Haltung zu, oder vielleicht enthüllen sie es äußerlich nur in metaphorischen Umschreibungen oder durch subtile, jedoch schlagfertige Ironie.

Daher denke ich, dass der Vergleich von Autismus und Schizophrenie allzu mechanisch ist. Viele Schizophrene verfügen über eine außergewöhnliche Empathie. Sie können zu Humor oder subtiler Ironie greifen, die bei autistischen Menschen kaum zu beobachten sind. Dennoch glaube ich, dass Frith' Gedanken den zentralen Fragen auf der Suche nach dem Wesen der Schizophrenie nahekommen.

Eine semiotische Theorie

Ein interessantes, doch in der Psychiatrie relativ selten genutztes Instrument ist die semiotische Forschung (die Theorie der Bedeutung von Zeichen). Das semiotische Konzept der Deixis steht für »verweisen auf«. Es beschreibt, wie Elemente des Sprechens und anderer Ausdrucksformen (Schreiben, nonverbale Gesten usw.) die Kommunikation im mentalen Bereich um ein »Ich – Hier – Jetzt« orientieren. Das sprechende Subjekt wird zur Origo in einem koordinierten System.

Die Deixis ist der Teil der zum Ausdruck gebrachten Feststellung der Person, die sich auf das sprechende Subjekt bezieht, umgeben von einer Welt anderer Subjekte als kollektives Phänomen. Die deiktische Funktion entwickelt sich und wird trainiert von Geburt an, sie kann ab einem Alter von drei Jahren klar verbalisiert werden. Darin drückt sich die wachsende Kompetenz des Kindes zur Intersubjektivität aus, der Fähigkeit also, sich in das Denken anderer hineinzuversetzen und daran anzupassen. Weiter oben haben wir gesehen, wie die intersubjektive Kompetenz in den Frühstadien der Psychose wie auch bei der chronischen Schizophrenie verzerrt wird. Das Fehlen einer »Theory of Mind«, von der Frith spricht, bezieht sich auf Aspekte desselben Phänomens.

Der dänische Psychiater und Psychoanalytiker B. Rosenbaum (2000) hat die Funktion der Deixis bei Schizophrenie untersucht. Er ist überzeugt davon, dass sich der Patient mit Schizophrenie nicht in einem stabilen Sinne als Schöpfer oder Organisator seines Sprechens versteht. Er erfüllt nicht die relevanten deiktischen Bedingungen in seinem Sprechen oder seinen geschriebenen Texten, sondern benutzt Syntax und Wortbedeutungen auf eine ganz persönliche Weise, mit Bezügen, die unerklärt bleiben. Folglich wirken seine Äußerungen nicht kohärent und bleiben für den Hörer unverständlich.

Ein Mensch mit Schizophrenie hat zudem Schwierigkeiten, hypothetisch zu denken, deshalb ist er nicht in der Lage, seine Wahnideen über Ereignisse – etwa ob sie wirklich stattgefunden haben – neu einzustellen. Außerdem rechnet er nicht damit, wie andere Menschen eine Äußerung auswerten. Folglich bezieht sich die Symbolisierung auf ungewisse Bezugspunkte.

Die Störung bezüglich des Verlusts der deiktischen Kompetenz mittels einer Wissenschaft der Sprache zu untersuchen, eröffnet einen neuen Weg zur Betrachtung des schizophrenen Realitätsverlustes. Diese Forschung steckt noch in den Kinderschuhen, aber man kann bereits sehen, wie sie uns dabei helfen könnte, unser Wissen darüber zu erweitern, wie die Störungen des schizophrenen Spektrums begriffen und mit psychologischen Methoden behandelt werden können.

Iatrogene Schädigungen durch psychologische Isolierung

Wie vieles von dem, was wir als schizophrenes Denken und Verhalten bezeichnen, mag das Ergebnis von Isolation sein und könnte durch den Kampf gegen die Tendenz, die Umgebung auszublenden, modifiziert werden? Bis vor kurzem wurde eine Person, die eine Psychose entwickelt hatte, nach kurzer Zeit wie ein hoffnungsloser Fall behandelt: jemand, der mit Medikamenten versorgt, bewacht und betreut werden musste. Die Möglichkeit des Personals, eine echte, persönliche Beziehung zu ihren Patienten aufzubauen, lag in weiter Ferne. Aufgrund dieser professionellen Haltung wurde die psychotische Welt der intersubjektiven Kommunikation und Einsicht auf Dauer entzogen, und der psychotische

Patient konnte ungestört seiner inneren Logik folgen. Werden aber die psychotischen Prozesse der Person eingefahrener, wird ihr Zustand chronisch, divergent und verstärkt den Bedarf nach fortgesetzter Betreuung. Unreflektierte Denksysteme metaphorischer Natur füllen die Innenwelt aus. Leere im äußeren Leben macht das innere Leben umso rigider und zwanghafter.

Persönliche Äußerungen im Sprechen, Schreiben, Malen usw. werden gebrochen und in stereotyper Wiederholung ausgedrückt. Das Muster auf einem Bild beispielsweise kann sich in verschiedenen Skalierungen wiederholen. Die klassische Psychiatrie hat diese Tendenz häufig als primär und als ein typisches Krankheitszeichen interpretiert. Stattdessen denke ich, dass wir allen Grund haben, dies ebenso als ein Symptom der Unterstimulierung und der falschen Behandlung zu bewerten.

Die Idee des Fraktals, die ich, inspiriert von dem Schweizer Psychiatrieprofessor L. Ciompi (1997), der Mathematik und der Chaostheorie entlehne, bringt diesen Gedanken recht gut zum Ausdruck. Ein Fraktal ist ein Prozess mit konstanten, gebrochenen Quantitäten, die aufgrund der Wiederholung eine charakteristische Struktur gewinnen. Fraktale enthalten ein Potenzial für Wachstum und dafür, ohne anderes Ziel leere Räume auszufüllen.

Das stereotype Ausfüllen eines Stück Papiers wird manchmal als schizophrene Kunst bezeichnet, wenn es reizvoll gemacht ist und von Talent kündet. Das Gleiche gilt auch für das unverständliche, kontrollierte oder unkontrollierte, repetitive Reden, das am besten als »Wortsalat« beschrieben wird. Es manifestiert sich am häufigsten bei Isolation, fehlender Behandlung und einer unpersönlichen Haltung gegenüber der Flucht des Schizophrenen vor sinnvollen Beziehungen (siehe die folgenden Abbildungen).

ABBILDUNG 17 **»Überall«. Bild eines unbekannten Psychiatrieinsassen.**
Es gibt eine Legion solcher Bilder seit den Tagen, als psychisch kranke Patienten isoliert wurden, ohne eine Beschäftigung, die sie ablenken konnte.
Mit der aktiven Behandlung, die heute angeboten wird, sind sie verschwunden.

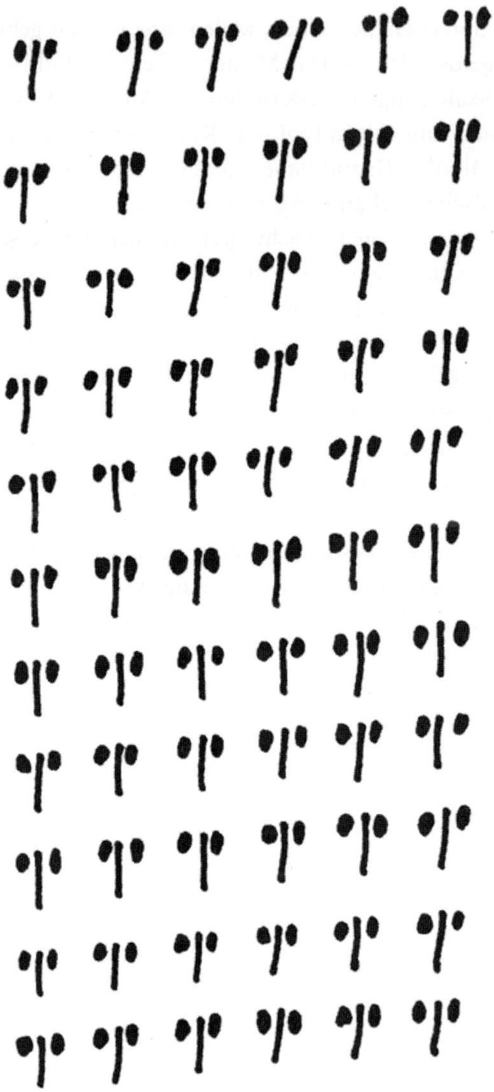

Der Psychoanalytiker W. Bion (1967) hat gezeigt, wie schizophrenes Denken aus einem konstanten inneren Angriff auf Zusammenhänge zwischen inneren und äußeren Objekten oder im Sprechen besteht. Schizophrene Menschen sind unfähig, die konstruktive Schaffung von Symbolen oder das Zusammentragen von Wörtern zuzulassen, um eine Bedeutung zu konstruieren, die einen Bezug zur Umgebung herstellt. Überlässt man diese Personen sich selbst, werden sie fortfahren, sinnvolle Gedanken zu brechen und

ABBILDUNG 18 **»Fraktal«, das einem Eiskristall ähnelt und ein rhythmisches, »endlos« wiederholtes sinnloses Muster darstellt**

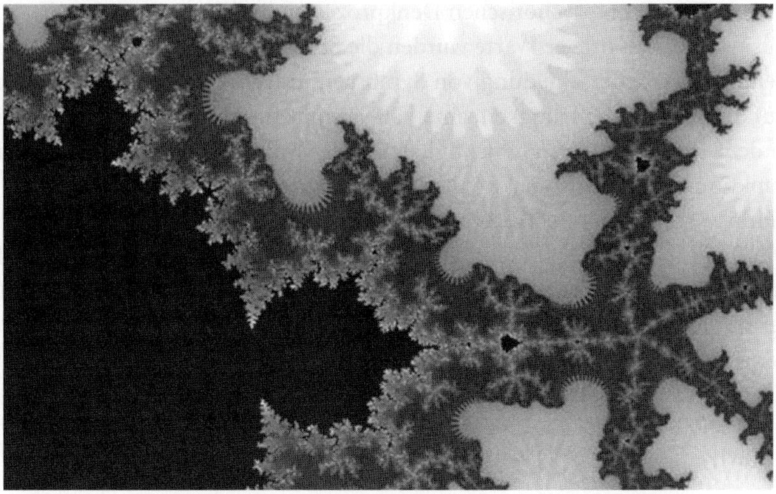

eine eigene Welt ohne äußere Bedeutung und ohne Schmerz zu schaffen. Um dies zu vermeiden, muss man jedem schizophrenen Patienten helfen, Leute um sich zu scharen, zu denen er Beziehungen knüpfen kann.

Anfangs kann dies bei bestimmten Fällen schwierig sein und Wutausbrüche auslösen oder die Symptome verstärken. Dieses Problem steckte hinter der früheren Krankenhausbehandlung, für die strenge Vorschriften erlassen wurden, um Hilfspersonal davon abzuhalten, freundschaftliche oder enge Beziehungen zu den Patienten zu knüpfen. Folglich waren der Genesung der Patienten hinsichtlich der Beziehungsfähigkeit enge Grenzen gesetzt. Heute wissen wir, dass ein Fundament der Behandlung in der Schaffung und Aufrechterhaltung sinnvoller Beziehungen liegt, und ebenso in dem Muss, auf autistisches Denken zu reagieren, das sonst »fraktal« werden könnte.

Bestimmte Schizophrene verfangen sich allerdings derart in diesem Denken, dass es unmöglich scheint, einen Ausweg zu finden. Dennoch kann die Person selbst in solchen Fällen erreicht und mit Geduld und Toleranz beeinflusst werden. An dieser Stelle wird ein guter Sozialarbeiter wichtig, der dem Kranken dazu verhilft, als eigenständige, vollwertige Person gesehen zu werden; ebenso wie es sehr viel bedeuten kann, in der Rehabilitation die Basis dafür zu schaffen, dass eine Person sich um ihre eigene Wohnung kümmern kann. Psychotherapie in ihrer klassischen psychoanalytischen Form hat sich in solchen Fällen selten als nützlich erwiesen. Stattdessen müssen Methoden benutzt werden, die die Fähigkeit des Patienten schützen und fördern, Schritt für Schritt mit anderen zusammenzuarbeiten.

Zusammenfassung

Bestimmte Menschen haben niedrigere Schwellen als andere in der Vulnerabilität, auf Stress mit einer Psychose zu reagieren. Bei Personen, die eine schizophrene funktionelle Behinderung entwickeln, ist eine Vielfalt neuropsychologischer Beeinträchtigungen zu

finden, die Gedächtnis, Aufmerksamkeit und Exekutivfunktionen (das Problemlösen) beeinflussen. Diese tragen zu den Schwierigkeiten bei, sich mit bestimmten Problemen auseinanderzusetzen, und erklären, warum der Betroffene zu primitiven Lösungsversuchen in Form von psychotischen Denkprozessen und Symptomen greift.
Aus psychoanalytischer Warte wurden die Schwierigkeiten beschrieben, denen der Patient bei der Unterscheidung von Symbolen und ihren konkreten Inhalten begegnet. Auf die Störung der Fähigkeit, eine »Theory of Mind« aufrechtzuerhalten, ausgedrückt in dem Fehlen von Intersubjektivität, wurde von vielen Forschern hingewiesen. Diese Funktion sollte mehr oder weniger offen für verschiedene psychologische und soziale Einflussnahmen sein.
Die Denkstörung der schizophrenen Person wird durch soziale und physische Isolation verstärkt und in zwanghafte, stereotype Muster gepresst. In solchen Fällen werden sie vermutlich eher das Ergebnis von fehlender oder falscher Behandlung als ein Ausdruck der Krankheit selbst sein.

Faktoren, die eine Genesung verhindern

Zunächst möchte ich noch einmal benennen, welche die drei Hauptfaktoren im Prozess der Heilung sind, nämlich:

- der Betroffene und seine Persönlichkeit,
- die Genesungskomponenten des Netzwerks aus Angehörigen und Personal,
- die Medikation.

Wie diese zusammen- oder gegeneinander wirken, wird entscheidend sein bei der Frage, ob es zur psychischen Genesung kommt oder bis zu welchem Grad eine funktionelle Beeinträchtigung zu einer chronischen psychiatrischen Behinderung verstärkt wird.

Ich habe dargestellt, wie die Kohärenz unserer psychischen Realität – unser Bild von der Welt – offen ist für Einflüsse durch die Fantasie, durch Wunschdenken, durch bedrohliche Erfahrungen und physiologische Störungen. Im Ergebnis ist die Realität – das heißt die sinnvolle Interaktion zwischen der Innenwelt und den äußeren Ereignissen – permanent von »Zerstörung« bedroht. Gleichzeitig findet, durch die Arbeit des Ichs, eine Interaktion zwischen den äußeren Reizen und unseren inneren Repräsentanzen der uns umgebenden Welt statt (Erinnerungen), die zu einer ständigen Fortschreibung und Rekonstruktion unserer Weltsicht führt.

Bei akuten Psychosen ist die Fähigkeit des Ichs, Sinn zu schaffen sowie Umgebung und Innenwelt zu integrieren, zusammengebrochen oder auf wirkungslosem Niveau fixiert. Der Heilungsprozess muss nun das Ich wiederherstellen, das seine Fähigkeit wiedergewinnen und ein Verständnis dafür entwickeln muss, was während der Psychose geschehen ist. Ich werde einige Faktoren untersuchen, die das Ich daran hindern, diese Arbeit auszuführen, mit dem Ergebnis, dass das Ich ganz oder teilweise auf einer psychotischen Ebene stecken bleibt.

Die posttraumatische Belastungsstörung und die postpsychotische Depression

Die Entstehung einer posttraumatischen Belastungsstörung (PTBS) ist ein wichtiger Faktor, der ein Hindernis für die Entwicklung der Fähigkeit eines gesunden Ichs darstellt, die Kontrolle wiederzuerlangen. Eine PTBS entsteht bei mehr als der Hälfte aller Menschen, die wegen akuter Psychose behandelt wurden. Nach einem Jahr ist sie noch bei einem Drittel vorhanden (McGorry u. a. 1991).

Die PTBS ist, neben den verbliebenen psychotischen Symptomen, von spezifischen Merkmalen gekennzeichnet. Dazu gehören Ängstlichkeit, depressive Symptome, ein quälendes Nacherleben des Krankheitsbeginns in Form von Flashbacks und Alpträume, mit der Furcht untermischt, wieder in ein Krankenhaus eingewiesen zu werden. Das zugrunde liegende Trauma in der PTBS nach einer Psychose leitet sich aus der Erfahrung her, was es bedeutet, psychotisch zu sein, ebenso wie aus den beängstigenden und manchmal integrationsfeindlichen Erfahrungen um die Einweisung ins Krankenhaus. Vermutlich wird die PTBS häufig unter das subsumiert, was gewöhnlich als »postpsychotische Depression« bezeichnet wird, sie hat aber einen eigenen diagnostischen Code.

Fallstricke der medizinischen Verordnung

Ein weiterer wichtiger Faktor der Arbeit, die geleistet werden muss, damit jemand wieder gesund wird, ist die angemessene Dosierung der Medikamente. Sind diese zu hoch dosiert, kann dies zu subjektiven Nebenwirkungen wie Apathie, Fatigue und Konzentrationsstörungen führen. Manchmal ging ein Kampf zwischen Arzt, Pflegern und dem Patienten über die Stärke der Medikamente voraus, und der Patient hat nach einer Reihe von Zwangsbehandlungen aufgehört zu kämpfen. Trotz seiner Einwände wurde der Patient mit hohen Dosierungen behandelt, gewöhnlich »sicherheitshalber«, und manchmal auch mit einem Depotpräparat. Oder aber der Patient wurde unzureichend behandelt und muss deshalb länger psychotisch bleiben als nötig.

ABBILDUNG 19 **Verschiedene Dimensionen des Erwerbs einer chronischen Identität, die von Person zu Person stark variieren**

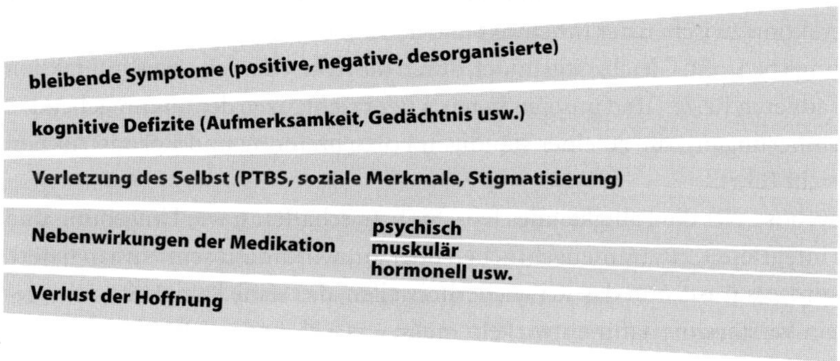

Der Prozess der Stigmatisierung

Eine weitere potenzielle Komplikation ist mit dem Prozess der Stigmatisierung und Ablehnung verbunden, der folgt, wenn die Gemeinschaft erfährt, dass der Betroffene als psychisch »krank« diagnostiziert wurde. Die Reaktion der Gemeinschaft auf den Realitätsverlust des Betroffenen führt häufig automatisch dazu, dass der Betroffene unter besonderen Schutz gestellt oder therapeutisch behandelt und von der »normalen« Gesellschaft getrennt wird, ebenso wie er einige der Rechte verliert, die die »Normalen« genießen. Die medizinischen Einrichtungen und die Behörden übernehmen die Verantwortung für diese Menschen, die als »anders« definiert sind oder nicht mehr als voll verantwortlich gelten.

Diese Schritte werden sowohl zum Wohle des »Kranken« als auch der Gemeinschaft unternommen. Das daraus resultierende Problem ist: Wird der Sicht des Kranken, von der Gesellschaft ausgeschlossen zu sein, nicht so schnell wie möglich entgegengetreten, führt dies automatisch zur Reduzierung der ohnehin schwachen Selbstachtung des Betroffenen und erschwert es ihm zusätzlich, die Kontrolle über die reale Welt wiederzuerlangen. Dieser Prozess, zu dem es aufgrund der Sicht des Patienten auf die Ereignisse und durch die Einstellung der Gemeinschaft kommt, kann wie folgt erlebt werden:

» **Verlorener Kampf** Andere umschlichen mich, ihre Blicke drückten Furcht und Hass aus. Sie sprachen über mich in der Annahme, ich könne sie nicht verstehen. Sie hatten

Geheimnisse vor mir. Als ich gewaltsam ins Krankenhaus gebracht wurde, halfen die Polizei und meine Eltern einander. Meine Rechte haben sich in Luft aufgelöst – der Zettel, der hier auf der Station aushängt, wie man sich beschweren solle, ist reiner Quatsch. Sie wollen mich mit irgendeiner Substanz vergiften, die meinen Verstand verändern wird. Natürlich sage ich: »Nein!« Wer würde das nicht? Dann halten sie mich fest und injizieren mir die Medikamente. Mein Verstand wird stark verändert. Ich kann nicht mehr denken, kann mich nicht sammeln, werde starr und seltsam und fühle mich viel schlechter als vor meinem Krankenhausaufenthalt. Andere sagen, es ginge mir besser, denn so wollen sie mich haben.

Ich kann nicht mehr dagegen ankämpfen. Ich gebe auf und passe mich ihrer Welt an. Ich glaube, ich bin krank. **«**

Man braucht keine große Erfahrung zu haben, um zu wissen, dass es hier um zwei Weltsichten geht, die einander bekämpfen, bis eine gewinnt und sich die andere unterwirft. Anstatt den Patienten zur Behandlung zu drängen und ihm die Sicht anderer von Normalität aufzwingen zu wollen, könnte man eine Situation schaffen, die Respekt und Interesse an der Weltsicht des Patienten schafft. So ist es oft möglich, eine konstruktive Zusammenarbeit aufzubauen.

In den letzten Jahren wurde der Stigmatisierung immer öfter entgegengetreten, um das hohe Risiko der Patientinnen und Patienten zu betonen, sich später als krank, minderwertig und auf Dauer ausgeschlossen zu erfahren. Dieses negative Selbstbild wird durch die Einstellung und die Vorurteile der Umwelt verstärkt, so wie das negative Selbstbild wiederum die Einstellungen und Vorurteile der Umwelt verstärkt. Funktionelle Behinderungen und unter Umständen die Nebenwirkungen von Neuroleptika akzentuieren dies und sind umso verhängnisvoller.

Konkrete und weitreichende Folgen treten ein: Der Arbeitgeber verliert das Interesse an der Rückkehr des Erkrankten. Freundschaften versiegen, Sozialkontakte beziehen den Angehörigen oder ehemaligen Freund nicht mehr so ein wie zuvor. Dies kann zu einer Abwärtsspirale führen, der man durch Information, Hilfe, Psychotherapie und Arbeit mit der Familie bzw. dem gesamten sozialen Netzwerk begegnen muss. Insbesondere die kognitive Verhaltenstherapie wird angewandt, um der reduzierten Selbstachtung, die aus der Erfahrung der Stigmatisierung resultiert, zu begegnen.

Langwierige Krankenhausbehandlung

Bis in die 1980er Jahre hinein wurde die Hospitalisierung als die Antwort schlechthin auf einen Patienten mit einer lang andauernden Psychose betrachtet. Doch mit der sozialpsychiatrischen Bewegung begann die Enthospitalisierung schon in den fünfziger Jahren, da man einzusehen begann, dass die Krankenhausbehandlung schädigende Wirkungen hatte (Wing 1960). In diesen Settings wurde die Tendenz zu psychotischem Denken und auch zu negativen Symptomen eher bestärkt als abgeschwächt und die gesunden Aspekte der Persönlichkeit zogen sich zugunsten einer passiven, chronischen Identität zurück.

Zu dieser Entwicklung kommt es durch die psychosozialen Einstellungen und möglicherweise beeinträchtigte neurokognitive Funktionen, wobei sich die beiden Faktoren wechselseitig verstärken. Die Identität eines chronisch kranken Menschen wird weiter unten untersucht.

Eine Strategie gegen psychischen Schmerz?

Zunächst müssen wir uns drei psychologische Faktoren in Erinnerung rufen, die das Risiko einer psychotischen Reaktion erhöhen:
Eine Tendenz in der Persönlichkeit zu einem *konkretistischen Denken*, bei dem Symbole als konkrete Ereignisse verstanden werden und die Trennlinie zwischen der Innen- und Außenwelt oftmals verschwimmt.
In bestimmten Fällen kann diese Tendenz mit latenten *kognitiven Störungen* in der Fähigkeit des Gehirns kombiniert sein, mit Informationen umzugehen, die in der Folge von starken Affekten und von Stress gekennzeichnet sind. Dies ist insbesondere der Fall bezüglich des strategischen Denkens und der Nutzung bestimmter Gedächtnisfunktionen. Manchmal kann dieses Manko ausreichend sein, um die Person dazu zu bringen, gravierende soziale und funktionelle Behinderungen auszubilden.
Gleichzeitig wachsen die Probleme in der *Verarbeitung der zentralen existenziellen Konflikte* in Nahbeziehungen, um Trennung und Aggressivität. Dies ist für jeden ein Problem, aber noch dominanter bei psychosevulnerablen Menschen. Es geht um die Ambivalenz zwischen dem intensiven Bedürfnis nach Nähe, Intimität und Symbiose sowie der Furcht vor den Konsequenzen, zum Beispiel die Autonomie und die Selbstverantwortlichkeit aufzugeben (was in konkretem Denken der Auslöschung entsprechen kann). Wird dieser gewöhnlich unbewusste und »unlösbare« Konflikt in der vulnerablen Person aktualisiert, droht das Gefühl, die Kontinuität des Selbst könnte aufbrechen (eine Situation, die während der psychotischen Störung zementiert werden kann). Dazu kann es auch in der Beziehung zur Familie, zu einem Therapeuten oder in einer Partnerschaft kommen, und es wird vielleicht nicht nur auf der Ebene der Fantasie durchgespielt.

Die autistische Abwehr

Menschen, die in dieses durch Panik und psychischen Schmerz charakterisierte Dilemma geraten, können sich als Abwehr gegen diesen Zustand in einer partiell psychotischen Welt eingraben. Die gleiche Wirkung kann die belastende Umgebung haben, der man über lange Phasen auf psychiatrischen Stationen ausgesetzt ist, wo es zu wenig Stimulierung für den gesunden Teil der Persönlichkeit gibt.
Die resultierende Unterbrechung des Heilungsprozesses gibt der kranken Person das Gefühl, in einem Zustand gefangen zu sein, in dem es unmöglich ist, eine Beziehung zu anderen Menschen aufrechtzuerhalten. Nach einigen Jahren stoßen die Bemühungen anderer Menschen, sich der psychotischen Denkweise und der Identität des Betroffenen als »Kranker« zu nähern, mit ihm darüber zu reden und vielleicht sogar das Konstrukt der Krankheit infrage zu stellen, gewöhnlich auf starke Gegenwehr. Die Wiederaufnahme von Beziehungen zu anderen ist zudem nicht frei von Risiken. Es besteht die Furcht vor der Rückkehr in einen Zustand mit dem Potenzial, von weiterem Schmerz und Versagen überwältigt zu werden.
Der Impuls zu Selbstverleugnung und Hass kann hinter der Identität des sich abwendenden chronisch Kranken verborgen sein. Versucht jemand, diese Barriere mittels einer liebevollen, auch sexuellen Beziehung oder anderweitiger Appelle an Nähe zu durchbrechen, besteht die Gefahr, dass unkontrollierte Gefühle mit zunehmenden psychotischen Symptomen ausbrechen.

So mancher Versuch einer Psychotherapie wurde abgebrochen, weil sich die Angst, die Selbstzerstörung und die psychotischen Symptome verschlimmerten. Solche Psychotherapien werden oft mit großen Erwartungen begonnen, es fehlt den Therapeuten jedoch an Know-how und der nötigen Erfahrung. Der Therapeut verstand nicht, dass die chronische Psychose – das heißt der autistische Rückzug und das Festhalten an den Wahnvorstellungen, die mit einem archaischen Weltbild verbunden sind – auch eine Abwehr jeder Konfrontation mit der umgebenden Welt darstellt. Auch kann der Ehrgeiz des Therapeuten zu groß sein: Eine schnelle emotionale Reaktion wird erwartet und es wird ein Tempo gewählt, bei dem der Patient aufgrund seiner Vulnerabilität oder fehlender kognitiver Fähigkeiten nicht mithalten kann.

Ist das Selbst zu spröde, dann kann der Betroffene vielleicht nie mehr den Ausweg aus der autistischen Abwehr finden. Das ist bei primär-chronischen Schizophrenen eingetreten, die einen bestimmten »Defekt« zurückbehalten haben – das heißt eine Tendenz zur Exzentrizität oder »irgendwie anders« zu sein –, etwas, das sich nach jeder psychotischen Episode verstärken kann. Bis zu welchem Grad dieser »defizitäre Zustand« aus einer bisher unentdeckten organischen/neurobiologischen Veränderung oder aus den oben erwähnten psychologischen Faktoren resultiert, wissen wir noch nicht.

Der Abwehrmechanismus kann in seiner Funktion mit der Körperhaltung eines Menschen nach einem Bandscheibenvorfall verglichen werden. Diese Person hat entdeckt, wie sie sich relativ schmerzfrei bewegen kann, wenn sie eine unnormal starre Haltung einnimmt. Schließlich kann diese Haltung nach langer Zeit und ohne eine gute Physiotherapie durch Kontraktion zementiert werden und eine gesunde Haltung lässt sich immer schwerer einnehmen, da die nötige Muskulatur atrophiert oder verkümmert ist. Dennoch ist es der Person gelungen, ein relativ schmerzfreies Leben zu führen.

Ein entsprechender psychischer Abbau wird als »Hospitalismussyndrom« bezeichnet. In seiner Interaktion mit der Umwelt hat der Patient das Selbst eines chronisch Kranken aufgebaut und zementiert – ein wirksamer Schutz gegen Schmerzen. Autistische Prozesse stellen das effektivste Mittel dar, um unerreichbar für die Außenwelt und den gesunden Teil des Selbst zu werden. Im Ergebnis werden Wahnvorstellungen und andere psychotische Denkprozesse weniger behindert und entwickeln sich deshalb leichter.

»Negative Symptome«

Im Einzelfall ist schwer zu entscheiden, was sich in der Manifestation »chronischer negativer Symptome« (der Dämpfung des psychischen Funktionierens, charakterisiert durch Introvertiertheit, Apathie, Motivationsmangel, reduzierte verbale und motorische Aktivität) als »Woodshedding«, autistische Abwehr, Nebenwirkungen von Neuroleptika und/oder eine reaktive Depression (oder welche neurobiologischen Veränderungen auch immer, die eine kognitive Störung verursachen) darstellt. Selbst wenn verschiedene Skalen konstruiert werden, um den Grad der negativen Symptome zu messen, ist es nicht leicht, klinisch zu unterscheiden, welche der verschiedenen Elemente sich in ihnen ausdrücken.

Dieser Ansatz betont den Umstand, dass die Verarbeitung der Erfahrung, psychotisch zu werden und so Stigmatisierung zu riskieren, ein Prozess ist, in dem der Kranke und seine Umgebung zusammenarbeiten. So hat die Vulnerabilität der Gehirnfunktionen für eine Psychose immer psychologische, soziale und funktionelle Komponenten. Diese

Konzeptualisierung trägt zu unserem Verständnis dessen bei, wie eine psychologische Behandlung wirksam werden kann:

- Die psychoedukative/unterstützende Behandlung versucht die chronische Identität zu modifizieren, indem sie auf die besondere Wichtigkeit hinweist, mit jenen Personen zu kooperieren, die eine Behandlung und Betreuung anbieten. Sie bedeutet: Ein aktives Erlernen neuer Funktionen, die in der Krankheit verloren gegangen sind, findet statt.
- Die kognitive Therapie unterstützt den gesunden Teil des Selbst und versucht, die Passivität und Abhängigkeit von den psychotischen Erfahrungen und einem depressiven Selbstbild zu verringern. Dies führt zu einer Steigerung der Fähigkeit, mit den funktionellen Störungen, die aus der Krankheit resultieren, umzugehen und sie zu beeinflussen.
- Psychoanalytisch orientierte (klärungsorientierte) Therapie versucht ebenfalls, den gesunden Teil des Selbst zu erreichen, der sich »hinter« den psychotischen Erfahrungen verbirgt, und den Betroffenen mit ihm zu versöhnen. Angstgefühle und ambivalente Beziehungen können im Umgang mit dem Therapeuten langsam bearbeitet werden.

Diese unterschiedlichen Behandlungsstrategien (derer sich Therapeuten nicht immer bewusst sind) weisen auf die Notwendigkeit hin, ein breites Spektrum an Behandlungsmethoden zur Verfügung zu haben sowie ein klares Bewusstsein über die Behandlungsziele.

Der folgende Fall illustriert den Prozess der Selbstverleugnung, der erfolgreich mittels einer Psychotherapie behandelt wurde. Ich habe den Patienten nicht von Beginn an gesehen, weil er in Norwegen lebte, konnte aber mit ihm in einer Reihe von Interviews und gemeinsam mit seiner Therapeutin, der Psychologin Annbjörg Haram, arbeiten und hatte Einsicht in seine Krankenhausberichte.

» **Ein Gespräch mit Stimmen** Chris, Student, 22 Jahre alt, erkrankte an lebhaften akustischen Halluzinationen (kommentierende Stimmen) und Wahnvorstellungen, alles um ihn herum sei vergiftet. Die Psychose wurde durch Prüfungsdruck und dadurch ausgelöst, dass seine Freundin ihn verlassen hatte. Chris wurde in ein Landeskrankenhaus eingewiesen und mit ziemlich hoch dosierten Medikamenten behandelt. Die Ergebnisse der Behandlung waren nicht zufriedenstellend. Chris litt an Nebenwirkungen und musste mehrmals wieder aufgenommen werden. Die Diagnose lautete »chronische paranoide Schizophrenie«. Die Stimmen verboten ihm meistens zu sprechen. Jetzt gab man ihm atypische Antipsychotika, ohne dass es zu einer klaren Verbesserung seines Zustands kam.

Sein Zustand blieb mehrere Jahre unverändert und alle hielten Chris für einen chronischen Fall. Trotzdem bat man eine Therapeutin, Kontakt zu ihm aufzunehmen. Sie entdeckte bald, dass Chris' Schweigen nicht aus der Unfähigkeit zu sprechen herrührte (»negatives Symptom«), sondern dass es sich um ein aktives Schweigen aus Gehorsam gegenüber seinen Stimmen handelte.

Die Therapeutin brachte ihn dazu, über die Stimmen und ihre Inhalte zu sprechen. Er beschrieb schrittweise seine vielen Stimmen, zwölf an der Zahl. Die Stimmen hatten verschiedene Charaktere, wobei insgesamt Strenge dominierte. Chris konnte den Stimmen sogar Namen geben. Mit der Zeit half ihm die Therapeutin auch dabei, mit den Stimmen zu streiten, sich ihnen probeweise zu widersetzen, zuerst indem er zu sprechen begann und dann indem er langsam Aktivitäten außerhalb des Krankenhauses verfolgte. Das dauerte etwa sechs Monate; in dieser Zeit wurde die Medikation verringert und schließlich abgesetzt.

Während dieser Behandlungsphase sprach Chris über seine schwierige Kindheit, von der er sich auf diesem Weg erfolgreich befreite. Nach einem weiteren Jahr zog er wieder nach Hause und konnte seine unbeendete Ausbildung wieder aufnehmen. Er hatte keinen Rückfall mehr und ist jetzt – mehrere Jahre später – in der Lage, seine Erfahrungen ausgeglichen und recht offen zu schildern.

In einem Interview fragte ich ihn, ob er immer noch Stimmen höre. Er sagte mir, manchmal tue er das noch, und dass sie lauter würden, wenn er unter Stress stand. Ihm war jedoch bewusst, dass das in seinem Kopf stattfand und nicht außerhalb seiner selbst, und er war in der Lage, sie zu ignorieren, wie es ihm seine Therapeutin beigebracht hatte.

Chris, der zum Chemiker ausgebildet worden war, versuchte mir die Welt seiner Stimmen mittels einer Zeichnung zu beschreiben. Er zog zwei Kreise, die einander fast deckten. Den unteren Kreis nannte er »mein Selbst« und den oberen »die Stimmen«. Solange »mein Selbst« zugedeckt war, erfuhr er die Stimmen als real und war gezwungen, ihnen zu gehorchen. Er lebte komplett in ihrer Welt.

Als ihn seine Therapeutin dazu brachte, diesen Gehorsam infrage zu stellen, die Stimmen zu benennen, die Kontrolle über sie zu übernehmen und »die Stimmen« weiter von seinem »Selbst« wegzuschieben (siehe Abbildung 21), wurden die Stimmen extrem aufgeregt, schrien und stießen Drohungen aus. Trotz seiner Qual widersetzte sich Chris den Stimmen. Danach verloren sie an Intensität, waren friedfertig und verschwanden Stück für Stück. »Es war, als wollten die Stimmen mich zwingen, in meiner inneren Welt zu leben, und mich vor dem Leben in der Außenwelt mit anderen schützen.« «

In Verbindung mit einer intensiven Psychotherapie, die sowohl dynamische als auch kognitive Elemente hatte, konnte sich Chris komplett von seiner paranoiden Schizophrenie erholen. Ein bleibender Vulnerabilitätsfaktor ist seine Tendenz, vage Stimmen zu hören, die an sich aber keine psychotische Qualität haben, sondern als eine Wahrnehmungsstörung betrachtet werden müssen: Das heißt, er hat keine Wahnideen über ihren Ursprung. Während seiner Krankheit verboten ihm die Stimmen jedes Gespräch – was ein Ausdruck von Chris' Selbstverachtung und der Strenge gegen sich selbst sein könnte. Das verstärkte seine Isolation, und seine Gefühle der Indifferenz wurden vermutlich durch die starken Medikamente angefacht, die seine Symptome nicht beseitigen konnten. Der Zustand kann als eine autistische Abwehr durch Selbstverleugnung betrachtet werden, was seine Therapeutin mithilfe ihrer kombinierten dynamisch-kognitiven Methode herausfand.

Es sollte hinzugefügt werden, dass der Umstand, dass dieser Fall mit fast kompletter Genesung ein Resultat der psychologischen Behandlung war, nicht bedeutet, alle schizophrenen Patienten sollten mit optimaler Behandlung fähig sein, wieder die volle Funktionsfähigkeit zu erlangen. Der Patient kann zu den postulierten neurobiologischen Veränderungen einen bestimmten psychischen Schaden davongetragen haben, der zu einer unumkehrbaren Behinderung führt. Dennoch können rehabilitierende und Ich-stärkende Schritte in Kombination mit behutsamer Verordnung von Medikamenten fast immer die Lebensqualität dieser Patientinnen und Patienten erheblich verbessern. Ich

ABBILDUNG 20 **Chris' Diagramm, das seine Beziehung zu seinen Stimmen nach der Therapie schilderte. Nachdem er völlig unter der Kontrolle der Stimmen gewesen war, ist er jetzt fähig, sie selbst zu kontrollieren.**

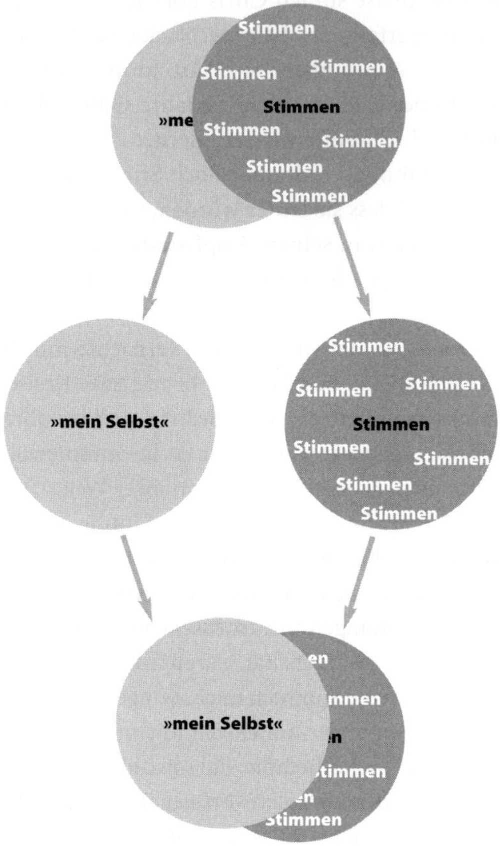

bin überzeugt davon, dass viele Erkrankte, die derzeit in einem chronischen Zustand mit konstanter Medikation ohne eine Psychotherapie, die ihnen helfen könnte, verharren, ein erfülltes und wertvolles Leben führen könnten.

Zusammenfassung

Ich habe versucht, einen Blick auf die chronische Schizophrenie zu werfen, der in einer Kombination aus biologischen, kognitiven und dynamischen Ansätzen begründet ist. Die chronische Psychose wird als der Weg des Betroffenen verstanden, sich einer Realität anzupassen, die er nicht verhandeln kann. Verschiedene Grade des Verlusts der kognitiven Fähigkeiten und psychologische Probleme bei der Bewältigung von Frustrationen kommen zu den Abwehrmechanismen gegen die Realität hinzu, die typisch für eine Psychose sind. Wir wissen nicht genug über das Wann oder das Wie des Auftretens dieser Tendenz, in einem psychotischen Zustand zu verharren, aber solche Entwicklungen können sowohl bei frühem als auch bei spätem Krankheitsbeginn beobachtet werden.

17 Auf dem Weg zu einem bio-psycho-sozialen Modell der Psychosen

In diesem Kapitel möchte ich einiges von dem zusammenfassen, was ich bereits dargestellt habe, um ein umfassendes Modell der Psychose als einer psychosomatischen Störung zu formulieren.

Normalerweise wird das Gehirn nicht in psychosomatischen Begriffen beschrieben. Das Gehirn ist das Organ des Körpers, das am reichsten mit Neuronen ausgestattet ist, und es steht für die konstante Interaktion eines Symbole schaffenden psychischen Systems und seines biologischen Substrats. Aus diesem Grund wird man weder im biologischen noch im psychologischen Bezugsrahmen eine einzige Erklärung der Psychose oder eines anderen psychischen Phänomens finden. Solch eine Erklärung macht eine dialektische Perspektive erforderlich, in der beiden Systemen Gerechtigkeit widerfährt. Aber zugleich müssen wir anerkennen, dass es noch lange dauern wird, bis wir über ein umfassenderes Wissen verfügen werden.

Ein Modell der realitätsintegrierenden Funktion des Ichs

In seinem zweiten Modell der Psyche – dem strukturellen Modell – hält S. Freud (1923) fest, dass das Ich drei Kategorien von Forderungen unterworfen ist. Es kann darum von Gefahren aus der Außenwelt, aus dem Es und der Libido sowie vom Über-Ich bedroht werden. Das Ich kontrolliert und organisiert dabei die Realitätsprüfung: zum Beispiel Zeitgefühl, Beweglichkeit und Wahrnehmung wie auch die Realität der Triebe, die aus dem Organismus kommen. Zu den Funktionen des Ichs gehört die Regulierung des Selbst innerhalb der sozialen Normen und der verschiedenen Exekutivfunktionen, das heißt der Handlungen der Person.

Das Ich »existiert« nicht; es ist ein theoretisches Konstrukt und kann nicht erfahren werden, wie in Kapitel 4 angedeutet wurde. Ich meine damit, dass das Ich nur als ein Modus des Denkens »in der Realität« existiert, als ein Mittel, die Existenz eines organisierenden bio-psycho-sozialen Prinzips auszudrücken. Es ist (nach der psychoanalytischen Theorie) einzig durch seine Funktionen definiert. Der »erlebende« Anteil der Persönlichkeit ist das »Selbst«. Dieses Selbst umfasst das Unbewusste, das Vorbewusste und das Bewusste und entwickelt sich aus Objektbeziehungen, die die Person internalisieren konnte. Manchmal benutze ich in dieser Erläuterung den gebräuchlicheren Begriff der »Persönlichkeit« für das »Selbst«.

Unsere Repräsentanz der Wirklichkeit, die Teil unseres bewussten Selbst ist, wird fortlaufend vom Ich geschaffen und *neu* geschaffen – konstruiert. Das Bild der Realität kann mit einem biologischen Organismus verglichen werden, dessen Zellen ständig zusammenbrechen und sich wieder neu aufbauen, um eine potenzielle Anpassung an die Erfordernisse der Innen- und Außenwelt zu erreichen. Das Ich erledigt seine Arbeit wie folgt:

1. Das Ich registriert und prüft ankommende Impulse aus der Umgebung.
2. Es organisiert zudem jene Reize, die aus (oft unbewussten) Signalen unseres inneren physiologischen »Wahrnehmungssystems« bestehen. Dies führt zum Erleben von Hunger, Müdigkeit, Schmerz, Unglücklichsein, Wohlsein usw. Diese beiden Reizflüsse aus der Umwelt und der Innenwelt stellen ein Mittel dar, durch das sich die Person in der Welt positioniert.

ABBILDUNG 21 **Das Handlungsfeld des Ichs.** Psychische Repräsentanzen biologischer und externer Reize werden mithilfe eines inneren Fundus an Erfahrungen und Erinnerungen interpretiert. Größtenteils läuft dieser Prozess unbewusst ab. Er kann in fantasierte Aktionen und Gedanken oder in konkrete Aktivitäten münden.

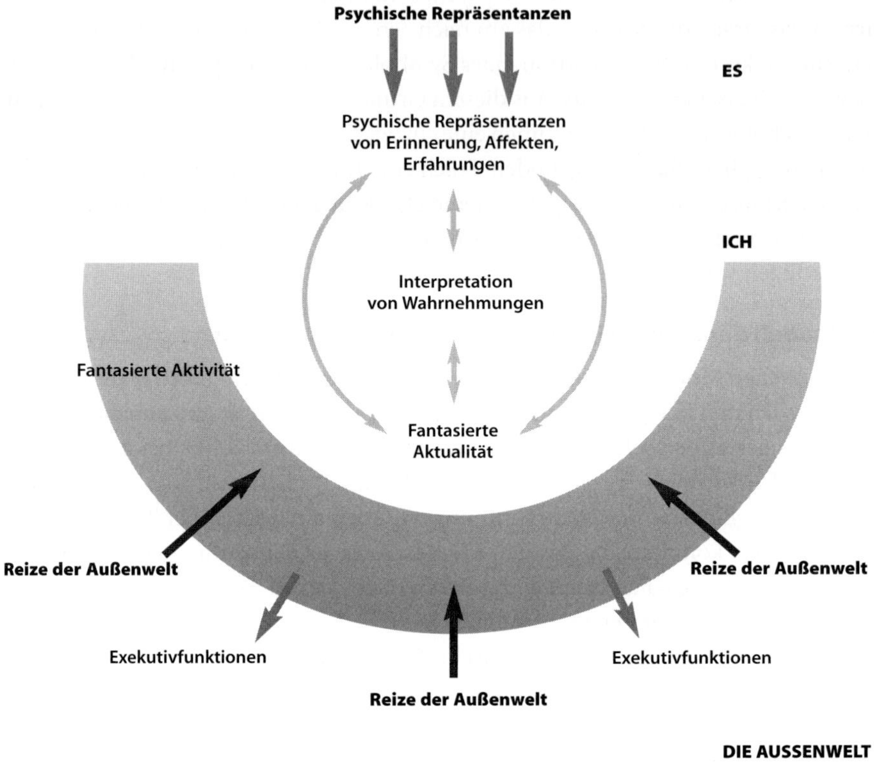

3. Die Bedeutung, die Bedingungen und der Sinn der Kombination größtenteils unbewusster innerer und äußerer Wahrnehmungen werden synthetisch als eine sinnvolle »Gestalt« interpretiert. Der Ausdruck »Gestalt« in seiner psychologischen Bedeutung bezieht sich darauf, dass das Ganze mehr ist als nur die Summe seiner Teile. Dies findet mithilfe der unbewussten und bewussten Gedächtnisfunktionen und unseres inneren Bezugssystems statt, das heißt unserer symbolischen Welt. Die inneren Repräsentanzen von Objekten, denen wir begegnen, und unsere Erfahrungen umfassen emotionale und andere Assoziationen zu diesen Repräsentanzen. Die Welt der Repräsentanzen wird während unserer gesamten persönlichen Entwicklung neu geschaffen und bildet einen Kern unserer individuellen Identität. Sowohl im Registrieren als auch in der synthetischen Interpretation ist diese repräsentative Funktion von unschätzbarem Wert für unser Überleben und hilft, unsere Aktivitäten auszurichten.
4. Danach kommt die Exekutivfunktion entweder in Form einer zielgerichteten Aktivität oder durch die Hemmung einer fantasierten Aktivität zu ihrem Recht.

Neurobiologisch ausgedrückt, erreichen die Wahrnehmungen die Hirnrinde und werden zusammen mit anderen kortikalen und subkortikalen Reizen integriert. So kommen

Verbindungen zustande zwischen Zentren, die die Funktionen des Kurzzeit- und Langzeitgedächtnisses steuern (unter anderem der Hippocampus), und dem präfrontalen Cortex, in dem neben anderen Funktionen das normative Denken angesiedelt ist (siehe Kapitel 6, Abbildung 3). Verbindungen mit Zentren des Hirnstamms und des limbischen Systems stehen für Affekte (Lust/Unlust). Die Exekutivfunktionen, darunter das Arbeitsgedächtnis, werden aktiviert, sodass die Aktivitäten und Wünsche der Person mit so großer Realitäts- und Sicherheitsanpassung wie möglich organisiert werden. Jedes Ereignis erhält eine maximale Kooperation zwischen kognitiven und affektiven Funktionen aufrecht (Ciompi 1997).

ABBILDUNG 22 **Die »Ich-Membran«. Wenn die »Membran« zwischen Innen- und Außenwelt nur in eine Richtung gezwungen wird, ist die Fähigkeit des Ichs, die Situation abzuschätzen, reduziert und die Signale werden fehlinterpretiert.**

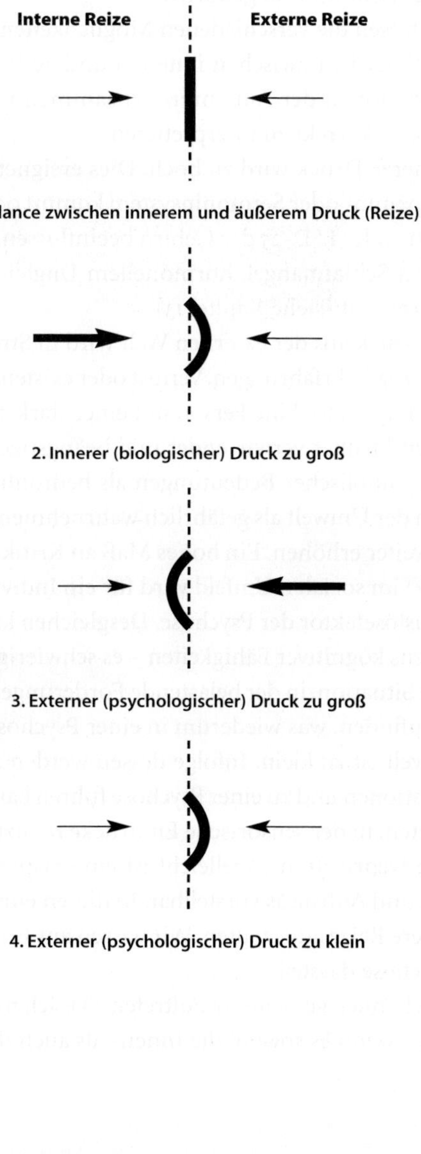

Zwischen innerem und äußerem Reizfluss: die Scan-Funktion des Ichs

Neurophysiologische Daten aus Studien zum Verhalten von Menschen angesichts von Umweltreizen deuten darauf hin, dass der Druck solcher Reize normalerweise durch Gegendruck innerer Reize (die physiologischen Signale des Körpers, die auch die Affekte einschließen) ausbalanciert wird, wobei das Ich auch Wahrnehmungsfunktionen erfüllt. Neurophysiologisch findet dieser Zusammenfluss in jenem Teil des Hirnstamms statt, der als »Formatio reticularis« bezeichnet wird.

Metaphorisch kann das Ich als eine Membran betrachtet werden, die, abhängig von der Balance inneren und äußeren Drucks (Abbildung 22), in jeweils eine Richtung gedrückt wird. Impulse sowohl von innen als auch von außen werden fortlaufend registriert. Entspricht der Druck auf die »Membran« einem der beiden Extreme (der Druck ist auf einer Seite zu groß oder zu klein), ist die Fähigkeit des Ichs gestört, die Situation abzuschätzen und sich zu orientieren, und das Übermaß der Impulse von einer Seite wird als von der anderen Seite kommend erlebt und »abgelesen«.

Die folgenden Beispiele fassen die verschiedenen Möglichkeiten zusammen.

- Es herrscht ein Gleichgewicht zwischen innerem und äußerem Druck. Das Ich ist imstande, die Implikationen der Außenreize zusammen mit denen der Welt der inneren Repräsentanzen korrekt zu interpretieren.
- Der biologische »innere« Druck wird zu hoch. Dies ereignet sich, wenn es zu einer Überaktivität im Dopamin- oder Serotoninsystem kommt oder rezeptoraktive Drogen wie Amphetamine oder LSD-25 das Gehirn beeinflussen. Dieser »Status großen Drucks« tritt auch bei Schlafmangel, hormonellem Ungleichgewicht, bestimmten Hirnerkrankungen usw. auf (siehe Kapitel 13).
- Der psychologische Druck aus der externen Welt wird in Stresssituationen zu groß. Dazu können schmerzhafte Erfahrungen, Verlust oder existenzielle »unlösbare« Konflikte gehören (siehe Kapitel 8). Eine Person mit einer starken Tendenz, auf Reize zu reagieren, die aufgrund früher verwirrender und beängstigender Erfahrungen und darauf basierender symbolischer Bedeutungen als bedrohlich erlebt werden, wird spezifische Signale in der Umwelt als gefährlich wahrnehmen. Sie lösen Angstsignale aus, die den Druck weiter erhöhen. Ein hohes Maß an Kritik und Aggression (»high expressed emotions«) im sozialen Umfeld wird für ein Individuum mit spezifischer Vulnerabilität ein Auslösefaktor der Psychose. Desgleichen kann eine andere Person – aufgrund des Fehlens kognitiver Fähigkeiten – es schwieriger finden, Probleme zu lösen, und kann eine Situation, in der belastende Forderungen an sie gestellt werden, als akuten Stress empfinden, was wiederum in einer Psychose resultieren kann.
- Der Druck der Umwelt ist zu klein. Infolge dessen werden innere Impulse stärker, was zu Fehlinterpretationen und zu einer Psychose führen kann. Dies kann bei intensiver Isolation eintreten, in der sensorische Eindrücke reduziert oder sehr monoton werden (sensorische Deprivation). Vielleicht ist ein entsprechender Mechanismus auch bei Depression und Autismus vorstellbar. In diesen einsamen Zuständen kann die Person aktiv äußere Reize ausschalten. Wir wissen aus Erfahrung, dass dies einen Risikofaktor der Psychose darstellt.

Mehrere dieser Zustände können gemeinsam auftreten. Das Ich funktioniert auf höchster, überaus komplexer Stufe, wenn es sowohl die Innen- als auch die Außenwelt einschätzen und die kombinierten Ansprüche beider Realitäten integrieren kann. Ist dies nicht möglich, kann das Selbst zu regressiven Lösungen greifen.

Die psychotische Realitätskonstruktion des Selbst

Die Psychose entsteht durch einen Paradigmenwechsel in (der Konstruktion) der Realität – selbst wenn wir bei näherem Hinsehen oftmals eine allmähliche Entwicklung psychotischen Denkens erkennen können. Wenn sich eine Psychose entwickelt (die Prodromalphase), ist die integrative Funktion des Ichs signifikant reduziert und das Selbst läuft Gefahr, im Angesicht der Bedrohung seine Identität und Kohärenz einzubüßen. Das erzeugt extreme Angst, auch als »organismische Panik« (Pao 1979) bezeichnet, was ihren psychophysiologischen Charakter unterstreicht.

Um diese Panik zu reduzieren, wählt das Ich eine »reparative Erklärung« aus einem Repertoire vorbewusster oder unbewusster Repräsentanzen einer prälogischen oder magischen/archaischen Ebene. Das Gefühl der Sicherheit und Gewissheit im Selbst – eine sinnvolle Kohärenz in der Welt sollte nicht aufgegeben werden oder verloren gehen – wird wichtiger als die Fähigkeit, sich an die Realität anzupassen. Die reparative Anpassung bildet eine Wahnidee. Der Inhalt des psychotischen Denkens ist auf der Ebene der Fantasie oft nicht schwer zu interpretieren, da er mit der früheren Lösung problematischer Fragen der Person und der Situation zur Zeit des Beginns der Psychose in Zusammenhang steht.

Nach der psychoanalytischen Theorie ist der Bezug des Neurotikers zur Realität durch die Verdrängung von Druck bzw. Wünschen des Es und des Über-Ichs charakterisiert. Dies reduziert den Konflikt mit der Umwelt, im Gegensatz zur Aufgabe der Realität bei der Psychose. In seltenen Fällen kann der Realitätsverlust so extrem werden, dass die Grenze zur Bildung von Wahnideen überschritten wird.

Dieser Zustand ist mit primitiveren Spaltungsmechanismen verbunden, die im Verein mit der Verdrängung arbeiten und bei speziellen Fällen insbesondere der hysterischen (dissoziativen) Störungen beobachtet werden können. Der Zustand hat jetzt einen psychotischen Charakter angenommen, während es gleichzeitig bedeutsam ist, dass er in Kommunikation mit der Umwelt funktionieren und eine symbolische Sprache benutzen kann (siehe die Fallgeschichte von Nina in Kapitel 10). Die meisten Neurosen (wie auch die Borderline-Zustände) beschränken sich auf das konventionelle Reich der Realität, so wie die meisten psychotischen Reaktionen nicht als eine sich vertiefende neurotische Lösung von Konflikten beginnen.

Psychologische Beeinflussung psychotischer Entwicklung – Lernen

Eine Frage, mit der sich alle Theorien zur Psychose und ihrer Behandlung beschäftigen, ist, inwieweit es möglich sei, den Prozess zu beeinflussen, mit anderen Worten, warum muss das zusammengebrochene Selbst die psychotische Interpretation akzeptieren? Ein Faktor, den wir aus experimentellen und klinischen Erfahrungen mit der Psychose kennen, ist, dass Reaktionen des Selbst nicht festgelegt sind.

Psychosen, die aus Isolation und sensorischer Deprivation herrühren, können durch aktive innere Gegenrepräsentanzen bekämpft werden, was von den Schilderungen vieler Gefangener bestätigt wird, wie sie imstande waren, sich über viele Jahre völliger Einsamkeit unter entsetzlichen Bedingungen die Fähigkeit zu denken zu bewahren. In seinem

Roman *Eine große Zeit* (1966) beschreibt E. Johnson, der später den Nobelpreis bekam, wie ein Mann, der viele Jahre im Dunkel seiner Zelle sitzt, den Ginsterstrauch betrachtet. In seiner Vorstellung lässt er ihn langsam wachsen, Blüte für Blüte:

» Der Strauch wuchs Zweig um Zweig. Manchmal wartete er, bis sich das junge Grün über die ganze gegenüberliegende Wand ausbreitete, in größter Fülle, dann erst durfte er blühen. Hatte er das beschlossen, so ließ er ihn vorsichtig blühen, mit leisem Kettengerassel. Nur spärlich ließ er den Strauch blühen und teilte ihm die vielen Blüten eine nach der anderen zu, der behutsame Meister des Blühenlassens. Er ließ sich von allem Anfang an Zeit für dieses Werk, er verteilte Knospe auf Knospe mit außerordentlich zögernden Bewegungen, es geschah fast unmerklich, und er ließ die Knospen anschwellen, ohne sie zur Eile zu mahnen. Dann wurde ihnen auferlegt, ebenso langsam aufzuspringen, eine nach der andern, nicht alle auf einmal. Nach langen und gründlichen Überlegungen gab er die Blüten endlich frei, das Wichtigste. Sie hatten ihre bestimmten Plätze im Muster – ebenso hatte jeder Zweig und jeder Ast seine eigene, von der Erinnerung bestimmte Form –, die sie bei jedem Aufspringen wieder einnehmen mussten. (Johnson 1966, S. 470) «

Diese literarische Schilderung ist anderen Geschichten von Überlebenden über extreme Zwangsisolation sehr ähnlich, in der die betroffene Person verschiedene Strategien benutzt, um an ihrem Kontakt zur Realität festzuhalten (Keenan 1992).

Drogeninduzierte Psychosen sind biologisch verursachte Zustände, werden aber auch stark vom psychosozialen Kontext der Einnahme der Droge beeinflusst. Die Person, die LSD oder andere halluzinogene Substanzen nimmt, kann, nachdem es zur Gewohnheit geworden ist, entweder an den resultierenden Wahnideen festhalten oder ihnen widerstehen. Ganz ähnlich können auch Halluzinationen und andere Veränderungen in der Wahrnehmung unter Kontrolle gehalten und mit Abstand betrachtet werden. Mit anderen Worten: Es gibt keinen direkten Zusammenhang zwischen Dosis und Wirkung, also zwischen Droge und Psychose.

Viele Personen erleben lange Phasen von Schlafmangel, in denen der Versuchung, mit der auftretenden Wahrnehmungsveränderung zu interagieren, bis zu einem gewissen Grad aktiv gegengesteuert werden kann. Viele psychotische Zustände entwickeln sich nach einer längeren oder kürzeren Phase von Schlafmangel.

Eine Person, die im Begriff ist, in eine akute Psychose abzurutschen, kann lernen, ihr Erleben infrage zu stellen und so die Psychose aufzuhalten. Ein Mensch mit akustischen Halluzinationen kann lernen, sie daran zu hindern, Besitz von ihm zu ergreifen, und stattdessen durch die Interpretation, dass es sich um Halluzinationen handelt, aktiv gegen sie anzukämpfen. Ohne diese Fähigkeit werden die Halluzinationen Kurs auf die Entwicklung einer psychotischen Interpretation der Umwelt nehmen – besonders wenn psychischer Stress hinzukommt.

Einer der wertvollsten Aspekte der Psychotherapie für Menschen mit einer Vulnerabilität für Psychosen ist, dass sie lernen können, nach ihren »frühen Warnzeichen« Ausschau zu halten, um rational handeln und gegen die psychotische Regression aktiv zu werden. Doch dies erfordert ein sehr gutes therapeutisches Bündnis und es kann zu vielen psychotischen Zusammenbrüchen kommen, bevor diese Fähigkeit erworben wird. Kommt es zum Entstehen einer psychotischen Episode, hatte diese bereits die Gelegenheit, den Paradigmenwechsel einzuleiten, und die Erfahrung ist bereits zur »Tatsache« geworden.

Der Einfluss anderer wird dann gemieden, da das frisch psychotische Ich bereits mit seiner neuen Realitätssicht arbeitet.

Antipsychotische Medikamente hemmen vorwiegend Rezeptoren statt Psychosen

Die Aufteilung in innere und äußere Reize ist signifikant für die medizinische Arbeit, die in der Behandlung geleistet werden muss. Es ist ein häufiges Missverständnis, dass es die psychotische Illusion als solche sei, die mit den Medikamenten behandelt wird, statt die Sensibilität des Betroffenen für verschiedene Reize. Die Psychose ist das Endresultat des Versagens des Ichs, Reize zu integrieren, zu sortieren und zu ordnen. Eine der möglichen biologischen Ursachen des scheiternden Integrationsprozesses ist das Übermaß dopaminerger (DA-)Rezeptoraktivität, die durch die traditionellen Neuroleptika reduziert wird (Healy 1990).

Viele der Antipsychotika der neuen Generation führen zur Hemmung anderer Gruppen von Neuronen, darunter die Serotoninrezeptoren. Auf diese Weise werden die extrapyramidalen Nebenwirkungen reduziert: zum Beispiel die lästigen parkinsonähnlichen Symptome, die aus der Behandlung mit Hemmern der Dopaminrezeptoren herrühren. Die Serotoninrezeptoren werden von Drogen wie LSD und Meskalin stimuliert. Daher werden Antipsychotika mit der Begründung verordnet, sie richteten sich auf Zustände, die mit zu hoher Rezeptoraktivität verbunden seien oder durch sie verstärkt würden.

Die Sicht der Psychose als eines unvermittelten Ausdrucks biologischer Dysfunktion oder eines Ungleichgewichts (wie das Delirium oder Verwirrtheit als Reaktionen auf eine grobe Störung der Hirnfunktion) ist jedoch eine unbestätigte und irreführende Übersimplifizierung. Sie stützt die derzeit vorherrschende Idee, die Behandlung mit Medikamenten sei der »primäre« und essenzielle Anteil der Psychosebehandlung. Diese Einstellung, die in der Akutbehandlung psychotischer Patienten überaus schädliche Folgen hat, basiert meines Erachtens auf einer unzulänglichen Untersuchung des psychotischen Prozesses.

Die Psychose, wie ich zuvor erklärt habe, ist ein *direkter* Ausdruck der Unfähigkeit des Ichs, eine kohärente integrative Funktion aufrechtzuerhalten. Das Selbst begegnet diesem Mangel durch regressive Fantasien und Illusionen. Dass diese mangelnde Fähigkeit, aus der Realität eine allumfassende, vernünftige, objektive und sinnvolle »Gestalt« zu kreieren, mit Störungen des biologischen Substrats zusammenhängen kann, ist nicht dasselbe wie zu sagen, die Psychose sei die sekundäre Folge biologischer Bedingungen. Was das biologische Korrelat der Psychose ist, wissen wir noch gar nicht.

Die Wichtigkeit dieser Überlegungen wird evident, wenn man die Wirkung antipsychotischer Neuroleptika der »ersten Generation« beobachtet. Gewöhnlich dauert es weniger als eine Stunde, bis das Neuroleptikum die Dopaminrezeptoren erreicht. Die motorischen Nebenwirkungen des Medikaments tauchen schnell auf, genauso wie das subjektive Erleben von Beunruhigung und Unlust. Eine klinische Besserung jedoch kann sich Tage, Wochen oder Monate später zeigen – oder auch gar nicht. Antipsychotische Wirkungen sind statistisch gesehen unstrittig, aber (im Gegensatz zu den Nebenwirkungen) auf individueller Ebene schwerer vorauszusagen.

Die Wirkung der Hemmer von DA-Rezeptoren liegt (gemäß dieser Logik) eher in der Schaffung von Indifferenz (nicht Beruhigung!) als in direkter antipsychotischer Wirkung

(Healy 1990; Kapur 2003). Ihre Wirkung läuft eher darauf hinaus, »nicht zu viel Notiz zu nehmen« – ob zum Besseren oder Schlechteren. Das Ich erhält die Gelegenheit, ein zutreffenderes Bild der Realität aufzubauen als zu der Zeit, als es dem Druck überaktivierter DA-Rezeptoren unterworfen war. Das kann Tage oder Wochen dauern. Das »therapeutische Fenster« ist schmal und die Obergrenze der wirksamen Dosis niedriger, als man uns früher glauben machen wollte (nähere Informationen siehe Kapitel 24). Bei einer guten Reaktion wird das Ich nun seine frühere integrative Fähigkeit wiedergewinnen.

Zusammenfassung

Ein psychosomatisches Modell wurde vorgestellt, nach dem das Ich die externen Reize mit denen der inneren physiologischen Welt und der Innenwelt der Repräsentanzen von Erinnerungen und Erfahrungen koordiniert. Die synthetisierende Interpretation der Realität kann leiden, wenn eines der koordinierenden Elemente über- oder unterfunktioniert.

Unter Stress verschiedener Art wird die vulnerable Persönlichkeit ihre zuvor balancierte Interpretation der Realität meiden. So können »unwidersprochene« psychotische Ideen auftauchen. Bis zu einem gewissen Punkt kann das Individuum lernen, seine Psychose und die Wahnvorstellungen zu kontrollieren und an einem korrekteren Wirklichkeitsbild festzuhalten. So können sowohl die Welt der Erfahrungen als auch die Psychose durch das bewusste Denken und durch die Absichten der Person beeinflusst werden.

Es ist sehr wichtig, sich an all dies zu erinnern, wenn die antipsychotische Behandlung diskutiert wird. Die Wirkungen der Medikamente sollten unter dem Aspekt betrachtet werden, dass sie zu »Indifferenz« führen. Der Persönlichkeit kann so eine »Atempause« verschafft und ihre Kontrolle der Interpretation der Realität gestärkt werden.

Denktraditionen in der Geschichte der Psychiatrie

In der Ideengeschichte gibt es vier Traditionen, die der Entwicklung des Konzepts psychischer Krankheiten im Westen zugrunde liegen:

- die älteste ist die prähistorische magisch-dämonische Tradition,
- diese wurde um 400 v. Chr. durch die Lehre des Hippokrates von den vier Säften infrage gestellt,
- in derselben Phase begann die platonische Beschäftigung mit den Leidenschaften,
- viel später betrachtete die Aufklärung dann den Menschen in rationalen, wissenschaftlichen Begriffen.

Viele Menschen denken, dass die von Philosophen und anderen Theoretikern entworfenen Repräsentationen des Lebens und seiner Bedingungen kommen und gehen, um Platz für neuere und weisere Sichtweisen zu schaffen. Wie es scheint, ist das in gewisser Hinsicht richtig: Die Erkenntnis über unsere Außenwelt und unser inneres Universum vermehrt sich laufend und schreitet voran. Zugleich bleiben die alten Sichtweisen in unseren Sichtweisen vorhanden. Sie stellen eine Basis für die Psychiatrie und andere Teile der medizinischen Praxis dar. Im Kern bleiben sie also erhalten, auch wenn sich ihre konkreten Ausformulierungen geändert haben.

Solche Überlagerungen muss man sich bewusst machen, wenn man die Perspektive der heutigen Psychiatrie verstehen will. Ansonsten ist es allzu leicht, in der Begeisterung für neue Technologien auf etwas Zukünftiges zu warten, statt das, was wir haben, zu entwickeln und zu verändern.

Magisch-dämonisches Denken und das Bedürfnis nach Hoffnung

Magisch-dämonisches Denken ist seit prähistorischen Zeiten in der Menschheit präsent. Analog wird Krankheit als etwas Schlechtes gesehen, das plötzlich hereinbricht und von der Person Besitz ergreift. Dieser Einbruch kann für die Bestrafung durch höhere Mächte stehen, weil man ein Tabu gebrochen hat, oder eine gottgegebene Ordnung repräsentieren. Er kann auch für unser Bedürfnis stehen, eine bedrohliche Zukunft und die Diktate der Natur zu kontrollieren.

In der Gemeinschaft wird erwartet, dass der Arzt im Umgang mit dem Unsichtbaren erfahren ist; gestern war es der Zauberer oder die Hexe, heutzutage ist es der Priester, der Arzt, der Therapeut, dem diese Rolle zukommt. Seancen werden zum Zwecke der Heilung veranstaltet, auch heute noch sind Gebetsversammlungen und Exorzismen der offene Ausdruck dieser Tradition. Sogar Menschen, die nicht zugeben würden, dass sie an Gott glauben, können um Hilfe und Unterstützung beten, wenn sie in großer Not sind. Scheint eine Krankheit unheilbar, sind wir offener dafür, uns einem unkonventionellen Heiler zu nähern, der, oft aufgrund seines Charismas oder Rufs, das Versprechen der Heilung bietet.

Viele Studien zur Wirksamkeit verschiedener Psychotherapien zeigen, dass der grundlegende Aspekt dessen, was wirkt oder nicht wirkt, in der Fähigkeit des Therapeuten besteht, ein therapeutisches Bündnis mit dem Patienten zu schließen (Luborsky u. a. 1993). Der englische Psychoanalytiker M. Balint (2001) spricht von der »apostolischen Funktion« des Therapeuten. Das bedeutet, dass die behandelte Person sich geschätzt und respektiert fühlt und dass der Therapeut eine optimistische Haltung einnimmt,

die den Patienten motiviert und darin beeinflusst, wie er die Dinge (seine Probleme) sieht. Natürlich heißt das nicht, dass Erfahrung und Ausbildung eines Therapeuten nicht zählen, nur dass etwas darüber Hinausweisendes erforderlich ist.
Wir wissen nur wenig darüber, was dieses Extra ist – aber die beste Psychotherapie oder medizinische Methode büßt viel von ihrer Macht ein, wenn der Therapeut kein Vertrauen in die Behandlung erzeugt und keine Hoffnung auf Besserung vermittelt. Die Forschung zum Placeboeffekt zeigt, wie wichtig der Faktor des Vertrauens in die Chancen der Behandlung ist. Neuere neuroimmunologische Forschungen enthüllen zudem, wie Leute, die Zutrauen und eine berechtigte Hoffnung haben, ihre Krebserkrankung zu überleben, über ein gesünderes Immunsystem verfügen als Menschen, die jede Hoffnung aufgegeben haben (Solomon 1987). Wer mit Menschen arbeitet, die an einer Psychose leiden, weiß noch besser um den Wert der Hoffnung. Es ist eine schwierige Herausforderung für das Personal, Mut zu machen, um die Hoffnung zu stärken, und zugleich nicht die Realität zu leugnen.

Die vier Säfte und die psychopharmakologische Behandlung

Im vierten Jahrhundert v. Chr. haben griechische Philosophen, in erster Linie Hippokrates, die Säftelehre entwickelt: ein Modell, das physische und psychische Erkrankungen als eine Störung des Gleichgewichts der Säfte oder Körperflüssigkeiten erklärte. Diese Körpersäfte, die zudem mit den vier Elementen verbunden waren, bestanden aus Blut (lat. »sanguis«), Schleim (grch. »phlegma«), der gelben Galle (grch. »cholé«) und der schwarzen Galle (grch. »melaina«).
Aus dieser frühen Theorie zu den Körperflüssigkeiten leitete Galen (ca. 100 v. Chr.) seine Psychologie der vier Grundtemperamente ab: sanguinisches, phlegmatisches, cholerisches und melancholisches Temperament. Diese intuitive Klassifizierung unterscheidet sich erstaunlich wenig von modernen Theorien zu den menschlichen Temperamenten, die oftmals ähnliche Typen beschreiben. Die Pathologie der Säfte hatte eine deutliche Wirkung auf Theorie und Praxis der Heilkunst. Durch Aderlass, die Verwendung von Blutegeln, durch Schwitzen, Emetika (Brechmittel), Klistierspritzen und Diuretika wurde versucht, die Körperflüssigkeiten zu beeinflussen. Diese Mittel wirkten sich nicht selten schädlich auf den Patienten aus. Allerdings konnte er sich auf die sanktionierten, weil auf »wissenschaftlicher Erkenntnis und praktischer Erfahrung« basierenden Behandlungsmethoden verlassen. Diese historische Humoralpathologie wurde im 19. Jahrhundert aufgegeben.
Von zentraler Wichtigkeit in der Psychopharmakologie ist heute die Sicht affektiver und psychotischer Störungen als Störungen des hypothetischen Gleichgewichts zwischen verschiedenen Botenstoffen und dem Rezeptorsystem im Gehirn. Derzeit werden Alternativen zu Dopamin- und Serotoninrezeptoren für neue Antworten gesucht. Dank verfeinerter Forschungsmethoden, kombiniert mit der Tatsache, dass dieser Ansatz durch die finanzielle Unterstützung der pharmazeutischen Industrie stark gefördert wird, nimmt er eine dominierende Position in den psychiatrischen Berufen ein.
International wird Psychosebehandlung immer noch oft als Synonym für »antipsychotische Medikation« betrachtet. Das Ziel oder der Traum, das Mittel zu finden, das endlich das Ungleichgewicht in der menschlichen Seele auflösen wird, ist spürbar. Selbst S. Freud (1998) hatte diese Vision: »Die Zukunft mag uns lehren, mit besonderen chemischen

Stoffen die Energiemengen und deren Verteilungen im seelischen Apparat direkt zu beeinflussen. Vielleicht ergeben sich noch ungeahnte andere Möglichkeiten der Therapie ...« Zum Teil hat Freud Recht behalten.

Platons Theorie der Leidenschaften und die psychoanalytische Theorie des Unbewussten

Platon (427–347 v. Chr.) sprach ebenfalls von den Wirkungen eines Ungleichgewichts, bezog sich aber auf den physischen, nicht den psychischen Aspekt. Er beschrieb, wie die Krankheit der Seele von allzu machtvollen Gefühlen verursacht wurde: Leidenschaften, Hass und Leid. Das Ideal bestand deshalb darin, eine Balance des Verstandes zu erreichen, gelassen und rechtschaffen zu sein. Gesundheit drückte sich in der Selbsterkenntnis aus, darin nämlich, nicht zum Sklaven der Leidenschaft zu werden. Katharsis, die Reinigung der Seele, befreite von der Krankheit, von Gefühlen überwältigt zu werden. Das war auch das grundlegende Ziel des klassischen Theaters.

Die moderne Sicht psychischer Gesundheit und Krankheit entwickelte sich im 19. Jahrhundert und fand ihren Ausdruck in Kunst, Literatur und Psychiatrie. Ihren Durchbruch erlebte sie mit S. Freuds *Traumdeutung* im Jahre 1900. Freud stellte einen theoretischen Zusammenhang zwischen frühen, verdrängten Gefühlen und späteren Verhaltensstörungen und Angstzuständen in seinen Lehren zum Unbewussten her. Wie bereits beschrieben, wurde die Therapie psychoanalytisch als eine Freisetzung vorher gebundener psychischer Energien angesehen, die durch Einsicht und das Abreagieren belastender Affekte erlangt wurde, um die psychische Balance wiederherzustellen.

Die frühe Psychoanalyse sah ihren Wert darin, blockierte und unbewusste Gefühle durch eine Katharsis zu befreien. Schließlich wurde daraus die Behandlung der durch frühe, verdrängte Probleme blockierten Persönlichkeit mittels einer »Redekur«. Großer Optimismus hinsichtlich der Psychotherapie entfaltete sich nach dem Zweiten Weltkrieg, und in psychoanalytisch beeinflussten Kliniken in den USA wurden psychotische Patienten mit der Psychoanalyse und ohne Medikamente behandelt. Die niederschmetternden Befunde einer umfangreichen Follow-up-Studie (McGlashan 1984) stellten jedoch heraus, dass bei dieser oft stark beeinträchtigten Patientengruppe dürftige oder sogar negative Resultate erzielt wurden. Infolgedessen bekam die psychoanalytisch orientierte Psychosebehandlung einen schlechten Ruf in der Welt der Medizin, insbesondere in den USA.

In Europa hat die Entwicklung des psychodynamischen Denkens eine andere Richtung eingeschlagen, die viele als eine wesentliche Ergänzung zu den biologischen und kognitiven Erklärungen der Psychose betrachten. Bezüglich der Psychose sind die Behandlungsmethoden viel pragmatischer geworden. Eine nützliche Entwicklung ist die Synthese dynamischer und kognitiver Theorien, die man heute in immer mehr Versorgungseinrichtungen verfolgt.

Die Fragen der Aufklärung und die radikale Psychiatriekritik

Denker wie J. J. Rousseau und Voltaire im 18. Jahrhundert und K. Marx und J. S. Mill im 19. Jahrhundert thematisierten das Potenzial der Menschen bezüglich ihrer persönlichen Entwicklung. Das Kind wurde bei der Geburt als Tabula rasa betrachtet. Die neue Rationalität implizierte eine Freiheit von jenen Erklärungen, die angedeutet hatten, psychische

Krankheiten seien der Ausdruck göttlichen Zorns und göttlicher Strafe für vergangene Sünden, wie die Theorie zur Pathologie der Körpersäfte.
In aufklärerischer Geisteshaltung stellte P. Pinel (1745–1826) psychische Krankheiten als Erkrankungen von Individuen dar, die durchaus verstanden werden konnten; Sympathie und Humanität waren gefragt. Durch einfachere Aktivitäten und Arbeit – was später »Beschäftigungstherapie« genannt wurde – wollte er die demoralisierende Auswirkung von Isolation und Arbeitslosigkeit bekämpfen. Die Entwicklung der Pädagogik im 19. Jahrhundert, die neue Eschatologie des Marxismus und der inhärente Liberalismus in Mills radikalen Schriften zur Freiheit des Menschen schlugen neue Richtungen gegenüber den Traditionen der Aufklärung ein.
Im Verein mit neuen psychoanalytischen Richtungen vergrößerte sich der Stellenwert von Soziologie und Sozialanthropologie, besonders in den USA der Nachkriegszeit. Gegenüber den eher pessimistischen biologischen Theorien war eine liberale Tradition leichter zu akzeptieren, die S. Freuds Ansichten erweiterte und vertiefte. Die Relevanz von Erziehung und Umwelt überschattete alles andere im Verständnis einer gesunden Persönlichkeit und der psychischen Krankheit Erwachsener.
Die Denkweise der »Antipsychiatrie«, die in den 1960er und 1970er Jahren um sich griff, kann als ein moderner Ausdruck der Ansichten der Aufklärung gesehen werden. Die dominierende medizinische Sicht der Dinge und die totale Institution Klinik wurden infrage gestellt und in eine generelle Kritik autoritärer Gesellschaftsmodelle einbezogen. Die Psychiatrie wurde gezwungen, sich kritisch mit sich selbst auseinanderzusetzen. Wie ich im nächsten Kapitel zeigen werde, wurden Deinstitutionalisierung und Antimedikation zu Slogans, die aufgrund der ökonomischen Interessen der Gemeinschaft Unterstützung fanden. Die Kehrseite dieser Revolte gegen die Autorität war eine Verachtung wissenschaftlichen Denkens. Ein neuer Reduktionismus entstand.
Die dualistische Sicht des Menschen, in der das Physische und das Psychische als getrennte Entitäten betrachtet werden (im Gegensatz zu der Sicht, nach der das Psychische eine Emanation des Physischen ist, wie die Absonderung einer Drüse), war ein Erbe aus einer Zeit vor vielen Jahrhunderten. Heute hingegen bewegen wir uns weg vom Dualismus zu einem Monismus. Wir betrachten den manifesten Ausdruck psychischer Aktivitäten, »den Geist«, als seien diese zugleich physische, molekulare Aktivitäten. Verschiedene Fachsprachen beschreiben die gleichen Ereignisse als verschiedene Seiten ein und derselben Medaille. Besonders ersichtlich wird dies an dem Zusammenhang zwischen Psychoanalyse und Neurobiologie (siehe dazu auch Damasio 2004 und Sacks 2001). Das »Unbewusste« ist nicht länger nur ein Gegenstand der Psychoanalyse, sondern fast ebenso relevant für die biologische Untersuchung des Bewusstseins.

19 Psychosebehandlung im 20. Jahrhundert

Zu Beginn des 20. Jahrhunderts wurde die Psychiatrie gesellschaftlich als medizinischer Verantwortungsträger betrachtet. Gegen 1900 betrug die Anzahl der Betten für Psychiatriepatienten in Schweden 4500: etwa die gleiche Anzahl wie die heutige Zahl der Betten in der Psychiatrie umgerechnet auf die Bevölkerung. Tausende kranker Menschen warteten Jahre darauf, einen Ort zu finden, an dem sie behandelt werden konnten. Oft lebten sie unter elenden Bedingungen in Kellern oder Armenhäusern.

Um die Wende zum 20. Jahrhundert wurde überall in Europa eine Reihe neuer psychiatrischer Krankenhäuser gebaut, die jeweils bis zu 1000 oder mehr Patienten Platz boten. In den 1960er Jahren standen in Schweden 34.000 Plätze in psychiatrischen Kliniken zur Verfügung (neben etwa 5000 Betten für »Zurückgebliebene«). Dies entspricht 0,5 Prozent der schwedischen Bevölkerung, ähnlich der Prävalenz der Schizophrenie (Sou 1958). Viele Kranke standen zudem noch auf Wartelisten.

Der effektive Ausschluss der psychisch Erkrankten aus der Gemeinschaft wurde in der Folge stark kritisiert, nicht zuletzt wegen des chronischen Hospitalismus, den er bei den Patientinnen und Patienten erzeugen konnte. Allerdings ist es einfach, im Nachhinein diesen Mangel an ambulanter Versorgung kritisch zu betrachten. Wir dürfen das humanitäre Ethos nicht vergessen, das hinter der Schaffung solcher Institutionen stand, die sich um die Bedürfnisse jener Menschen kümmerten, die Hilfe brauchten, sie aber zuvor nicht hatten bekommen können.

Das Krankenhaussystem war, wie das Gesellschaftssystem selbst, strikt hierarchisch organisiert, so war der Chefarzt, unter der Protektion und mit Unterstützung der staatlichen Behörden, mit umfassender Macht ausgestattet. Gewöhnlich lagen die Krankenhäuser außerhalb von Wohngebieten und bildeten in sich selbst kleine Gesellschaften. Viele hatten eigene Bauernhöfe und eigenes Vieh, was einen hohen Grad an Selbstversorgung ermöglichte und viele (niedrig bezahlte) Arbeitsplätze für Patienten bot.

Die Krankenhausangestellten, die im ersten Jahrzehnt des 20. Jahrhunderts noch als Diener galten, waren zum großen Teil Leibeigene, die bis zu 100 Stunden die Woche arbeiteten. Sie wohnten im Krankenhaus und selbst ihr Privatleben wurde überwacht. In vielen Krankenhäusern mussten sie um Erlaubnis fragen, wenn sie das Gelände verlassen wollten (Beckman 1984). Wer heiraten wollte, musste den Chefarzt um Erlaubnis bitten. Wurde die Erlaubnis verweigert, bestand die einzige Alternative darin, den Arbeitsplatz aufzugeben. 1908 gründeten »die Diener« die »Schwedische Gewerkschaft der Krankenhausbeschäftigten«.

Die Beschäftigten identifizierten sich mit der Arbeiterklasse und hatten zu Beginn keine geregelte Ausbildung. Das Ausbildungsniveau hob sich, als Schwestern, die aus den »gebildeten Klassen« stammten, in psychiatrischen Kliniken engagiert wurden. Gleichzeitig entstanden Konflikte und Spannungen zwischen den Gruppen, die bis zum heutigen Tag andauern (akademische versus nichtakademische Pflegekräfte).

Es war schwer zu kontrollieren, was damals auf den Stationen geschah, auch wenn galt, dass Nachsicht mit den Patienten geübt werden sollte. Die Patientenrechte waren noch nicht gesetzlich verankert. Der Abstand zwischen Ärzten und Arbeitern auf den Stationen war groß. Wollte der Chefarzt den Patienten größere Freiheit geben, konnte es zu Konflikten kommen, weil die Gewerkschaft die Arbeitsbedingungen des Personals schützen wollte.

Angesichts der herrschenden militaristischen Hierarchie und Disziplin war es kein Wunder, dass auch Patienten, wie in jedem totalitären Kontext, zum Gegenstand der Zornesausbrüche des Personals oder auch der Günstlings- und Cliquenwirtschaft werden konnten. Dennoch entstanden herzliche Beziehungen zwischen Patienten und Betreuern, wobei oft der Chefarzt als der Feind gesehen wurde. Dem Personal wurde explizit verboten, sich mit den Patienten über ihre Probleme zu unterhalten. Neue Angestellte, die mit den Patienten sprachen oder zu sprechen versuchten, wurden bald von ihren Kollegen geschnitten. Das Gespräch mit den Patienten war den Ärzten vorbehalten. Es wurde allerdings erwartet, dass die Patienten beobachtet wurden; ihr Verhalten und alle Aktivitäten, die sie unternahmen, sollten überwacht werden. Als Ergebnis wurden regelmäßig Aufsichtslisten mit einer Unzahl von Angaben eingereicht.
Die Behandlungsmethoden, die im 20. Jahrhundert entwickelt wurden, kann man in drei Gruppen einteilen:

- Die frühen Jahrzehnte standen im Zeichen des Fehlens spezifischer Behandlungsmethoden.
- Darauf folgte in den dreißiger Jahren ein Zustrom massiver Behandlungsformen, die oft eher schmerzhaft und schädlich waren als hilfreich.
- In der zweiten Hälfte des Jahrhunderts wurde, ob zum Guten oder zum Schlechten, eine spezifischere medizinische Behandlung eingeführt. Auch begann ein Fortschritt in den sozialpsychiatrischen und psychotherapeutischen Richtungen, die einseitige Abhängigkeit von der Medikation infrage zu stellen.

Der Kampf zwischen den Theorien war erbittert. Heute besteht ein Dialog zwischen den medizinischen und sozialpsychiatrisch-psychotherapeutischen Richtungen. Dennoch üben auch weiterhin andere Aspekte als die Bedürfnisse der Patienten einen Einfluss auf diese Fragen aus. Die ungeheuren Gewinne (und ökonomischen Investitionen) der pharmazeutischen Industrie ebenso wie das Bedürfnis der Politiker, eine – wenn auch kurzsichtig – ökonomisch akzeptable Behandlung anzubieten, dominieren die heutige Entwicklung. Die politische Debatte über das Versorgungssystem bedarf dringend einer verbraucherorientierten Forschung und der Information aus wissenschaftlichen Erkenntnissen.

Die ersten Jahrzehnte: bewachen und verwahren

Bis zu den 1930er Jahren gab es keine speziellen Methoden der Behandlung von Psychosen. Nach einem häufig gelesenen psychiatrischen Lehrbuch dieser Phase lag die Priorität darin, dass das Personal die Patienten daran hindern sollte, sich oder andere zu schädigen. Um Überwachung und Pflege weniger anstrengend zu machen, schliefen die Patienten in Sälen für zehn bis zwanzig Personen. Wer in eine psychische Klinik aufgenommen wurde, konnte mit »gutem« Grund erwarten, eine Reihe von Jahren dort zu bleiben; für viele konnte es ein lebenslanger Aufenthalt werden. Der Chefarzt allein entschied, wann man die Betroffenen entließ. Die Person, die eingeliefert worden war, hatte prinzipiell in dieser Sache nichts zu sagen. In Schweden wurde erst 1929 ein Gesetz zur Regelung der Zwangseinweisung erlassen, das es den Patienten ermöglichte, nach eigenem Willen behandelt zu werden. Wer in einer Institution untergebracht war, war bis 1946 völlig rechtlos.
In Schweden hatte bis in die sechziger Jahre hinein routinemäßig jeder neu Eingelieferte die erste Woche im Bett zu verbringen. Das sollte eine beruhigende Wirkung haben. Es

sollte dem Patienten auch helfen einzusehen, dass er krank war, und ihn dazu bringen, dem Personal zu gehorchen. Gestörten Patienten wurden lange Bäder verordnet, manchmal einen, zwei oder mehrere Tage hintereinander. Es war schwierig, in den Bädern seinen Dienst zu verrichten, da die Patienten die Beschäftigten mit ihren Exkrementen bewerfen oder mit Schmutzwasser bespritzen konnten. Deshalb wurden viele in Segeltuch mit einer Öffnung für den Kopf und einer anderen am Fußende eingewickelt, in das man warmes Wasser gießen konnte. Es gibt zuverlässige Berichte darüber, wie die Haut unter diesen häufigen langen Bädern litt. Solche Behandlungen stellten unweigerlich große Anforderungen an die Professionalität des Personals, da sie leicht dazu missbraucht werden konnten, aufsässige Patienten abzustrafen.
Am häufigsten wurden Medikamente auf Opiumbasis sowie lang wirkende Barbiturate und Sedativa wie Bromide verordnet. Auch Skopolamin und Atropin hatten eine gewisse beruhigende Wirkung, verursachten aber Mundtrockenheit und Verstopfung.

Die Ära der »heroischen Behandlungen«: 1930 – 1960

In den 1930er Jahren wurden Substanzen eingeführt, die, mehr oder weniger stark, direkt die Gehirnfunktion beeinflussten. Zu Beginn gab es neue Hoffnung in der Betreuung Psychosekranker. Da diese auf der Nutzung medizinischer Methoden basierte, wurde die Stellung des Psychiaters wichtiger. Die Psychiatrie wurde zu einer den anderen Fachgebieten vergleichbaren spezialisierten Disziplin. Die Patientinnen und Patienten mussten allerdings häufig einen entsetzlich hohen Preis für diese Behandlungen zahlen.

Induziertes Fieber als Behandlungsmethode

Im Jahr 1927 bekam der Österreicher J. von Wagner-Jauregg den ersten Nobelpreis für Psychiatrie, und zwar für die Entdeckung der günstigen Wirkungen, die die Malariabehandlung auf die progressive Paralyse hatte – die Spätphase der Syphilis. Diese Methode wurde zunehmend auch in der Behandlung schizophrener Patienten benutzt. Injektionen malariainfizierten Blutes oder chemischer Substanzen, die hohes Fieber verursachten, wurden den Patienten verabreicht. Allerdings wurde diese Methode wieder fallengelassen, da die Ergebnisse unsicher, die Risiken hoch waren und das Leid der Patienten sehr groß war.

Insulinkoma

Zu Beginn der dreißiger Jahre probierte der Wiener Arzt M. Sakel zum ersten Mal die Insulinkomabehandlung aus. Sakels frühe Berichte gingen von einer bis zu 80-prozentigen Verbesserung des Zustands der Patienten aus. Bald schon wurde diese Behandlung zur Norm bei akut schizophrenen Patienten. Das bedeutete, dass der Patient eine so hohe Insulindosis bekam, dass der Blutzuckerwert im Gehirn absank, bis er das Bewusstsein verlor. Nach etwa einer halben Stunde wurde der Patient geweckt und erhielt mithilfe einer Nasen-Magen-Sonde eine Glukoselösung. Einschlafen und Aufwachen waren oft von Aggressionen, großem Hunger und starkem Schwitzen begleitet. Manchmal löste die Wirkung des niedrigen Blutglukosewerts potenziell lebensbedrohliches episodisches Erbrechen oder epileptische Anfälle aus. Gelegentlich wurde das Koma auch zu spät rückgängig gemacht, sodass der Patient entweder eine nachhaltige Hirnschädigung davontrug oder starb.

ABBILDUNG 23 **Langzeitbäder: Marieberg Hospitalmuseum, Schweden**

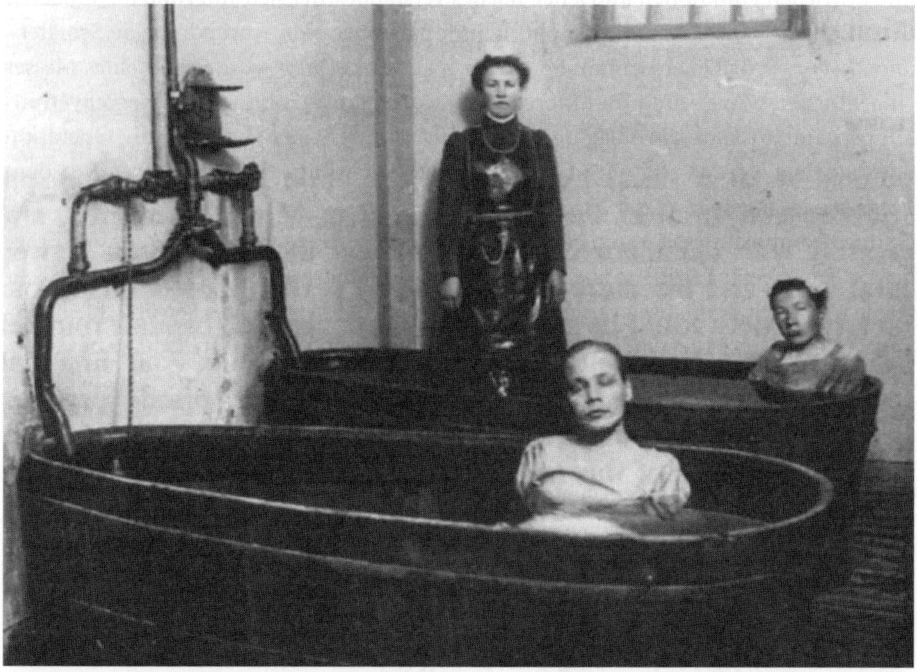

Aufgrund des extrem hohen Ernährungsniveaus während der Behandlung wurden die Patienten schnell fettsüchtig und sahen immer grotesker aus, was die Rückkehr zu den Verwandten zusätzlich komplizierte. Eine Behandlung dieser Art umfasste 60–90 induzierte Komata, und wenn es keine Wirkung gab, konnte sie mehrmals wiederholt werden.

Trotz M. Sakels anfänglich positiver Berichte waren die Ergebnisse nicht gut genug, um eine so belastende Behandlung des Gehirns akzeptabel zu machen. In den sechziger Jahren wurde diese Behandlung zugunsten der Antipsychotika ganz fallengelassen.

Lobotomie

Die Kulmination der physischen Behandlung des Gehirns war die präfrontale Lobotomie. Im Jahr 1935 entdeckte der Portugiese E. Moniz nach Experimenten mit Schimpansen, dass, wenn man die Verbindungen des frontalen Gehirns zu den tiefer gelegenen Teilen des Hirns durchschnitt, Agitiertheit und Angst gestoppt werden konnten. Im Ergebnis gingen bestimmte Kliniken dazu über, routinemäßig immer mehr solcher Operationen durchzuführen – zunächst nur bei chronisch schizophrenen Patienten, später jedoch auch bei psychotischen Erstpatienten, die sich nicht schnell genug erholten.

In der folgenden Begeisterung über den Erfolg dieser Behandlung schenkte man den Nebenwirkungen der Operation keine große Beachtung – man dachte einfach, dass die positiven die negativen Wirkungen übertrafen. 1949 bekam Moniz den zweiten und bislang letzten Nobelpreis für Psychiatrie, der die Lobotomie auf viele Jahre legitimierte.

Das frontale Gehirn ist unter anderem der Sitz der (ethisch) motivierenden, exekutiven und kritischen Funktionen und jener Teil des Verstandes, der sich aufgrund der jüngeren Evolution am meisten entwickelt hat. Bei Moniz' Operation wurde in beide Schläfenknochen unter örtlicher Betäubung ein Loch gebohrt. Dann wurde ein kleines Messer eingeführt, das hoch- und heruntergezogen wurde und so »blind« die Nervenverbindungen durchtrennte. Es oblag dem Chefarzt zu entscheiden, bei wem die Operation durchgeführt werden sollte und bei wem nicht, allerdings musste der Arzt vor dem Eingriff die Einwilligung der Familie einholen.

Häufige Komplikationen waren Persönlichkeitsveränderungen mit Indifferenz und Trägheit. Kleinere Veränderungen fanden sich vermutlich als Ergebnis aller Operationen, aber da die Krankheit dramatisch verlaufen war und schon an sich zu einer Persönlichkeitsveränderung geführt hatte, tendierte man dazu, die negativen Wirkungen nicht zu beachten. Viele Personen litten danach an hartnäckiger Inkontinenz, Epilepsie oder Fettsucht. Der Tod konnte aufgrund von Blutungen oder einer Infektion eintreten.

ABBILDUNG 24 **Der Schnitt bei der Lobotomie:**
Eine solche Behandlung fand in den vierziger Jahren in Frösön statt
(Illustration aus »Modern Swedish Care of the Mentally Ill«, Lundquist 1949)

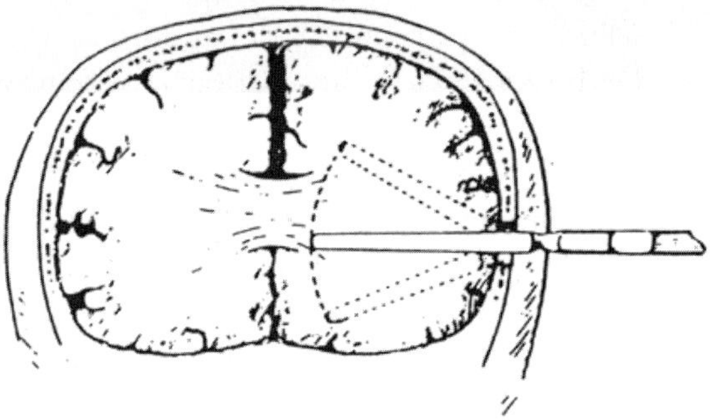

Im Museum des Sidsjön-Krankenhauses, im Norden Schwedens, sind die entsetzlichen Beschreibungen von 131 Lobotomien zu finden, die zwischen 1946 und 1947 durchgeführt wurden (Eivergård/Jönsson 1993). Nur 12 Prozent der Behandlungen wurden als erfolgreich klassifiziert, insofern als die Patienten das Krankenhaus in einem »autonomen Zustand« verlassen konnten. Weitere 16 Prozent wurden entlassen, waren jedoch noch auf laufende Betreuung angewiesen. 37 Prozent der Operationen ergaben eine »Verbesserung im benötigten Pflegegrad«. 25 Prozent zeigten keine Verbesserung, 4 Prozent zeigten eine Verschlimmerung und 5 Prozent starben. Zu Beginn der fünfziger Jahre waren annähernd 500 Patienten im Sidsjön-Krankenhaus operiert worden. Im Grunde waren das alle, die überhaupt operiert werden konnten.

Die präfrontale Lobotomie ist heute völlig verschwunden und in die geräumige Schreckenskammer der Psychiatrie verbannt worden. Jetzt werden nur noch selten die sogenannten Kapsulotomien durchgeführt, und zwar in Fällen schwerer, behandlungsresistenter Zwangsstörungen. Die Operation wird stereotaktisch unter Röntgenkontrolle durchgeführt und gilt als mit weniger signifikanten Persönlichkeitsänderungen verbunden. Psychose ist keine Indikation für eine solche Behandlung mehr. Ein wesentlicher Unterschied zur früheren Einstellung gegenüber der Lobotomie ist, dass die Operation heute ohne Einwilligung des Patienten nicht mehr stattfinden darf.

Krampfbehandlung: von Cardiazol zur EKT

Zur selben Zeit, in der die Insulinkomabehandlung gebräuchlich war, wurde die Krampfbehandlung immer beliebter. Die Indikationen dafür waren breiter gefasst und konnten mehr oder weniger alles von akuter Schizophrenie bis zur Kleptomanie umfassen.
Diese Methode wurde 1937 durch den Ungarn L. v. Meduna eingeführt, der behauptete, dass Epilepsie das Schizophrenierisiko reduziere. Meduna hatte verschiedene mehr oder weniger toxische anfallinduzierende Präparate ausprobiert, bevor er auf Cardiazol stieß. Nach einer intravenösen Injektion löste es epileptische Grand-mal-Anfälle aus. Während sich der Anfall entwickelte und bevor der Patient das Bewusstsein verlor, erlebte er eskalierende und sehr starke Angstzustände, die oft dazu führten, dass er festgehalten und gezwungen werden musste, die folgenden Behandlungen über sich ergehen zu lassen. Diese wurden zwei- oder dreimal die Woche über eine dreiwöchige Phase durchgeführt.
Im Jahr 1938 induzierte der Italiener U. Cerletti Anfälle durch Elektroschocks zwischen den Schläfenknochen, was bedeutete, dass dem Patienten die chemisch induzierte präepileptische Angst erspart blieb. Auch die Elektroschockbehandlung (oder, mit dem modernen Ausdruck: die Elektrokrampftherapie, EKT) war oftmals mit extremer Vorangst der Patienten verbunden, besonders da sie bis zum Beginn der fünfziger Jahre ohne Betäubung durchgeführt wurde.
Diese Behandlung wurde in den vierziger und fünfziger Jahren wie am Fließband angewendet. Der Arzt und vier oder fünf Pfleger gingen mit einem tragbaren Gerät umher und behandelten Patienten, die in ihrem Bett auf der Station warteten. Vor der Anwendung hielten zwei Pfleger Schultern und Arme des Patienten fest, ein dritter drückte seinen Unterleib aufs Bett und zwei andere hielten seine Beine. Zu den ernsthaften Komplikationen gehörten Schulterverrenkungen und Wirbelkörperfrakturen als Folge der heftigen epileptischen Anfälle. Man braucht keine große Fantasie, um sich die Reaktionen der Patienten auf die Schreie während der Anfälle der Unglücklichen, die vor ihnen an der Reihe waren, vorzustellen. Einen krassen autobiografischen Bericht über die Schutzlosigkeit und Ängste, denen ein Patient durch diese Form der Elektrokrampfbehandlung ausgesetzt wird, hat die neuseeländische Schriftstellerin Janet Frame mit *Gesichter im Wasser* (1997) vorgelegt.
Anfangs schrieb die Regel 20–30 Behandlungen vor und die Serie konnte angesichts des Fehlens von Alternativen immer wieder verordnet werden. Oftmals wurde die EKT mit dem Insulinkoma kombiniert oder in Form von »Schockserien« von zwei bis drei Behandlungen hintereinander angewendet. Nach solchen Behandlungen zeigten viele Patienten ein akutes Verwirrtheitssyndrom mit Desorientierung und doppelter Inkontinenz; sie konnten nur noch in ihren Betten liegen. Mit der Zeit ging es ihnen dann besser, aber es war nicht klar, ob oder in welchem Grad sie eine nachhaltige, permanente Hirnschädigung davongetragen hatten.
In den fünfziger Jahren wurde das Muskelrelaxans Succinylcholin eingeführt. Es wurde Sekunden vor der Elektrokrampfbehandlung zusammen mit einem intravenösen Narkotikum gegeben. Das Verfahren war jetzt weniger unangenehm und die Patienten

brauchten keine massiven Krämpfe mehr zu erleiden. Es konnte auch gezeigt werden, dass der Heileffekt nicht von der Elektrizität oder den Muskelkontraktionen kam, sondern auf dem vom Strom ausgelösten epileptischen Anfall im Gehirn beruhte.

Viele Menschen hatten Bedenken wegen der schädlichen Wirkungen der Krampfbehandlung: Elektrischer Strom, der viel zu stark war oder zu lange andauerte, könne zu einer Hirnschädigung führen. Ich selbst gehörte zu den ersten Psychiatern in Schweden, die sich einer anästhesiologischen Zwangsausbildung unterziehen mussten, um potenziell EKT unter Narkose durchführen zu können. Ich stand vor dem Dilemma, zwangsweise eine Behandlung durchführen zu müssen, an die ich damals nicht glaubte, oder meine Stellung zu verlassen. Ich beschloss mich zu weigern. Zu gleicher Zeit stieß ich jedoch auf J. S. Mills Werk *Über die Freiheit* (1992, zuerst 1859), in dem er darüber schreibt, wie wichtig es sei, sich sorgfältig über das zu informieren, was einem gegen den Strich geht.

Daraufhin las ich internationale Literatur zu den Wirkungen und Risiken der EKT. Mein neu erworbenes Wissen zu den evidenzbasierten Indikationen der Behandlung stellte ich während eines Seminars für Kollegen dar und war danach in der Lage, bei jedem Patienten, der zur Behandlung geschickt wurde, eine Rechtfertigung und klare Indikationen zu verlangen. Von da an reduzierte sich die Häufigkeit der Elektrokrampftherapie in dem Krankenhaus, an dem ich arbeitete, um 25 Prozent gegenüber der vorherigen Anwendung.

Heute wird die EKT gewöhnlich mit Elektroden an nur einer Schläfe verabreicht. Eine normale Serie besteht aus etwa sechs Behandlungen. Schizophrenie wird nur noch selten als eine Indikation angesehen. Die Hauptindikationen sind starke, therapieresistente Depressionszustände (oder Manien) mit einem hohen Suizidrisiko, mit Aggressionen, Mordgedanken oder bei lebensbedrohlicher Dehydrierung. Katatone Zustände und postpartale Psychosen, die sich nach einer angemessenen Phase nicht bessern, können ebenfalls eine Indikation sein. Die Behandlung kann in solchen Fällen gewöhnlich signifikant wirksam, manchmal sogar lebensrettend sein.

Sterilisierung

Selbst wenn die Sterilisierung nicht als eine Behandlung, sondern vielmehr als eine präventive oder »rassenhygienische« Maßnahme intendiert war, muss sie hier erwähnt werden. Wie die Lobotomie wurde die Sterilisierung ohne Einwilligung der Betroffenen durchgeführt. Die Entscheidung traf der Arzt, entweder auf Anraten der Sozialverwaltung oder nach der Einwilligung der Familie. Indikationen waren gewöhnlich eugenischer Natur, sie sollten das Risiko »abnormalen« genetischen Erbes reduzieren, oder hatten soziale Gründe, wenn die Frau – seltener wurde dies für Männer in Betracht gezogen – nicht in der Lage war, sich um das Kind zu kümmern. Die Unterscheidung zwischen Schwachsinn und psychischer Krankheit war vage und subjektiv. In den 1940er Jahren wurden in Schweden jährlich 200 bis 400 Sterilisierungen bei psychisch kranken Patientinnen und Patienten durchgeführt, manchmal zusammen mit einer Abtreibung.

Zwangssterilisierungen wurden später nach einem neuen Gesetz aus den sechziger Jahren verboten.

Die letzten 50 Jahre: Neuroleptika, Sozialpsychiatrie und Psychotherapie

»Antipsychiatrie«

Die Behandlungsresistenz psychischer Erkrankungen förderte die Anwendung der oben beschriebenen Methoden. Die simplifizierende Sicht der Psychose als einer Hirnerkrankung trug zur Rechtfertigung dieser Praktiken bei. Aus dieser Perspektive ist es leicht, Methoden wie Operationen oder Behandlungen eines erkrankten Organs mit Medikamenten zu rechtfertigen. Die Behandlung bezog sich auf die Hirnpathologie, ohne dass psychologische Prozesse berücksichtigt wurden. Man war nicht geneigt, sich die Beschwerden der Patientinnen und Patienten über Nebenwirkungen anzuhören, da man die ergriffenen Maßnahmen für ein notwendiges Übel hielt. Zudem wurden die subjektiven Erfahrungen des Patienten per Definition als nicht zuverlässig angesehen.
Dieses Ignorieren subjektiver Erfahrungen ist eine weitere Erklärung dafür, warum es in den letzten fünfzig Jahren mit der systematischen und extremen Überbehandlung mittels neuroleptischer Medikamente zu einer Verschlechterung der Lebensqualität vieler Patienten gekommen ist.
In seinem Buch *Asyle* von 1961 beschreibt der Soziologe E. Goffman den destruktiven Einfluss der allgegenwärtigen Institution auf Menschen, da der Ausdruck individueller Bedürfnisse nicht akzeptabel war und das Personal sich um alles kümmerte, was das Leben erhielt. War der Patient nicht krank, bevor er das Krankenhaus betrat, würde er es schließlich dort werden. In seinem Buch *Wahnsinn und Gesellschaft* (1995, zuerst 1961) legte der französische Ideenhistoriker M. Foucault eine historische Erzählung aus der Perspektive psychisch kranker Menschen vor. Er zeigte das Bedürfnis auf, Dissidenten, Verrückte und Kriminelle zu identifizieren und abzusondern, um die eigene Vernunft zu konsolidieren. Natürlich ist dies nicht, wie viele glauben möchten, eine Erklärung für das Auftreten seelischer Krankheiten, allerdings illustriert es die stigmatisierende Macht des Konzepts der psychischen Krankheit.
Der schottische Psychiater R. Laing erzielte in den sechziger Jahren mit seinen Büchern *Das geteilte Selbst* (1994, zuerst 1960) und (zusammen mit A. Esterson) *Wahnsinn und Familie: Familien von Schizophrenen* (1975, zuerst 1964) einen Durchbruch. Die Symptome des Schizophrenen, so behauptet Laing, seien natürlich und verständlich angesichts der verzerrten, falschen Familie, in der er aufgewachsen sei. Diese simple und einseitige Sichtweise wurde sehr populär. Im Laufe der Jahrzehnte brachte sie Organisationen hervor, die psychisch Kranke unterstützten und dazu veranlassten, sich in einer negativen Haltung gegenüber dem Mainstream des klinischen psychologischen Denkens und psychiatrischer Methoden in der Behandlung von Psychosen zu verfangen.
R. D. Laing und andere betrachteten die Psychiatrie als das Instrument einer kranken Gesellschaft zur Kontroll- und Machtausübung. Seine Ideen wurden von der antiautoritären Ideologie angeregt, die in diesen Jahrzehnten breiten Einfluss hatte.
Mit seinem Buch *Die negierte Institution* (1973, zuerst 1968) und mit seinen Aufrufen zur Zerstörung der psychiatrischen Krankenhäuser gab der italienische Psychiater F. Basaglia den Anstoß zu einer grundlegenden Umgestaltung des psychiatrischen Systems. Als ein Ergebnis seiner Kampagne wurde 1978 das sogenannte Gesetz 180 erlassen, das im Prinzip die Krankenhauseinweisung aufgrund einer psychischen Erkrankung in Italien

verbot. Er glaubte, die Psychiatrie solle außerhalb einer Institution funktionieren, man solle in der Gemeinde mit Patienten und ihren Familien arbeiten. Die Akutversorgung sollte in normalen Krankenhäusern angeboten werden.
Auch wenn das italienische Experiment oft nur halbherzig durchgeführt wurde und in manchen Bereichen scheiterte, hatten diese Ideen international großen Einfluss und haben zur Entwicklung von Methoden der Betreuung von Menschen mit psychischen Störungen außerhalb großer Institutionen beigetragen.

Sozialpsychiatrie + Neuroleptika = Entlassung aus dem Krankenhaus

Es ist eine weit verbreitete Meinung, dass die hohe Anzahl von Menschen, die aus psychiatrischen Krankenhäusern entlassen wurden, ein Ergebnis des routinemäßigen Einsatzes von Antipsychotika sei, der etwa 1954/55 begann. Das ist jedoch eine Übersimplifizierung. In vielen nordeuropäischen Ländern hatte die Enthospitalisierung bereits gegen Ende der vierziger Jahre begonnen; ausgehend von Großbritannien, weitete sich dieser Trend bald auf andere Länder Nordeuropas aus.
Der norwegische Psychiater Ö. Ödegard (1964) untersuchte die Anzahl entlassener Patientinnen und Patienten mit einer psychotischen Erstepisode in allen norwegischen Psychiatrien vor und nach der Einführung von Antipsychotika 1954. Er fand heraus, dass die Anzahl der Entlassungen von zwischen 1955 und 1959 – also nach Einführung der Antipsychotika – eingewiesenen Patienten im Vergleich zu denen, die zwischen 1948 und 1952 eingewiesen worden waren, minimal zugenommen hatte. Die Zahl der Entlassungen war bei denen, die im gesamten Zeitraum eingewiesen wurden, größer als bei denen, die zwischen 1936 und 1940 eingewiesen worden waren, also ein Jahrzehnt zuvor (siehe Tabelle 3). Ödegard weist darauf hin, dass dies teils an dem Bedarf an Arbeitskräften nach dem Krieg gelegen haben könnte.
Nach einer Analyse der Behandlungsmethoden in verschiedenen Krankenhäusern schloss Ödegard, dass die Krankenhäuser, die bereits vorher erfolgreich funktioniert hatten, keine signifikante Zunahme der Entlassung von Patienten, die mit Antipsychotika behandelt wurden, verzeichneten. In Krankenhäusern, in denen Psycho- und Beschäftigungstherapie weniger entwickelt waren, nahmen die Entlassungen mit der Einführung von Neuroleptika allerdings signifikant zu.

Die therapeutische Gemeinschaft

In der zweiten Hälfte der vierziger Jahre führte der englische Psychiater M. Jones, neben anderen Pionieren, in mehreren psychiatrischen Krankenhäusern Großbritanniens das sozialpsychiatrische Konzept der »therapeutischen Gemeinschaft« ein. Gruppentherapie und eine demokratischere Personalstruktur wurden etabliert (Jones 1970). Auch hatten die Patienten jetzt die Freiheit, sich an der Entscheidungsfindung in der Gemeinschaft zu beteiligen. Die Stärkung und Modernisierung der Ausbildung des Personals wurden zu einer Priorität. Die im Krankenhaus verbrachte Zeit sollte dafür genutzt werden, dass der Patient mehr über sich und seine Beziehungen zu anderen erfuhr, um besser auf die Entlassung und das Leben außerhalb der Klinik vorbereitet zu sein.
Diese sozialpsychiatrische Einstellung verbreitete sich in den fünfziger Jahren. Ärzte und Schwestern aus vielen westeuropäischen Ländern besuchten englische Krankenhäuser, um praktische Erfahrung zu sammeln, besonders die Krankenhäuser von Dingleton, Cassel

TABELLE 3 Die Rate der mit »funktionellen Psychosen« Eingewiesenen in norwegischen Krankenhäusern, die nicht wieder aufgenommen wurden (Ödegard 1964)

Jahr der Aufnahme	Prozent der dauerhaft Entlassenen
1936–40	53
1948–52	63
1955–59 (mit Neuroleptika behandelt)	67

und Henderson. Weitere Besuche wurden angeregt, da die Beobachtung des Fortschritts der Patienten dem Personal mehr Sicherheit bezüglich der Entlassung der eigenen Patienten aus dem Krankenhaus gab. In Zusammenarbeit mit den Sozialdiensten wurden in Verbindung mit anderen stützenden Maßnahmen auch Institutionen für die berufliche Rehabilitation geschaffen. Die Sozialpsychiatrie in Westeuropa basierte in der Hauptsache auf sozialpsychologischem und gruppendynamischem Denken.

In den USA besteht eine lange Tradition der Entwicklung ambulanter Zentren für individuelle Behandlung. Der Zugang zu psychiatrischen Zentren, die Menschen helfen konnten, die sich private Psychotherapie nicht leisten konnten, war erleichtert: Im Jahr 1963 wurde ein Gesetz erlassen, um solche Entwicklungen zu etablieren. Bundesmittel flossen nur an psychiatrische Dienste, die einen umfassenden Dienst für die Bevölkerung bereitstellten, das heißt sich um Akutfälle kümmerten sowie einen ambulanten Dienst und Hilfen rund um die Uhr anboten. Patienten in psychiatrischen Krankenhäusern stellten immer noch eine Gruppe zweiter Klasse dar; die Behandlungsmethoden waren schlechter an ihre Bedürfnisse angepasst als bei jenen Menschen, die Hilfedienste wegen weniger schwerer Probleme aufsuchten. Dennoch: Viele wurden aus dem Krankenhaus entlassen, um in eine der neuen Institutionen, die in Form sogenannter »Halfway Houses« (Übergangseinrichtungen) entstanden, überzuwechseln. Nach einigen Jahrzehnten hat die Anzahl der psychiatrischen Betten in den USA zwar von etwa 600.000 auf etwa 80.000 abgenommen. Viele der neuen privaten Wohneinrichtungen waren jedoch inadäquat. Wer sich keine Krankenhausbehandlung leisten konnte, wurde deshalb schnell obdachlos. Um Medikamente zu erhalten, wurden die Patienten zu routinemäßiger Behandlung an »Dispensaries« (kleine Apotheken für die ambulante Arbeit) verwiesen.

Die neue Psychopharmakologie

Nachdem 1952 der Franzose J. Delay seinen Bericht veröffentlichte, in dem es hieß, dass Chlorpromazin (heute noch erhältlich unter dem Markennamen Propaphenin) eine beruhigende Wirkung auf Patienten habe, dauerte es nicht lange bis zur weltweiten Einführung dieses Medikaments. Das desorganisierte Verhalten der Patienten verschwand und das bei stationär untergebrachten Personen beobachtete Niveau von Gewalttätigkeit und Angst nahm ab, sodass diese entlassen und an eine gemeindenahe Versorgung überwiesen werden konnten. Andere Substanzen (als »Neuroleptika« oder »Antipsychotika« bezeichnet), die ähnliche Wirkungen wie Chlorpromazin hatten und ihm oftmals chemisch ähnelten, wurden rasch entwickelt (siehe Kapitel 24).

Im selben Jahrzehnt wurde entdeckt, dass Lithium in einfacher Salzverbindung den Schweregrad manisch-depressiver (»bipolarer«) Schwankungen reduzierte. Mehrere

Antidepressiva wurden entwickelt, darunter eines der am häufigsten verschriebenen Präparate, Imipramin (Tofranil). Es gehört zur trizyklischen Gruppe der Antidepressiva, die bei einer ganzen Reihe von Störungen angewendet wurden, insbesondere bei Depression. Auch eine neue Gruppe von Sedativa wurde eingeführt, die Benzodiazepine, die sich als sicherere Medikamente gegen Angst und Schlaflosigkeit herausstellten. Zu den führenden Präparaten gehören Librium und Valium, die heute immer noch eingesetzt werden.

Wenn die Kur schlimmer ist als die Krankheit

Mit dieser Entwicklung stand der Psychiatrie plötzlich ein wachsendes Arsenal spezifischer und nützlicher Behandlungen zur Verfügung. Dies ermöglichte den Rückzug der oben beschriebenen drastischen Behandlungsmethoden. Die Erfüllung eines historischen Traums schien zum Greifen nah, der auf einer anatomischen Pathologie sowie der Erklärung und Behandlung psychischer Krankheiten nach einem medizinischen Modell basierte. Zunächst wurden Neuroleptika mit einer gewissen Vorsicht eingesetzt, doch bald schon wurden die Dosen erhöht, manchmal geradezu unkontrolliert. Man konnte zeigen, dass eine regelmäßige Einnahme die Rückfallrate reduzierte.

Eine injizierbare »Depotmedikation« wurde entwickelt, sodass den Patienten alle zwei bis vier Wochen das Medikament intramuskulär verabreicht werden konnte, ohne dass diese davon abhängig wurden. Die parkinsonähnlichen Nebenwirkungen waren sehr deutlich, beispielsweise Muskelsteifigkeit, Tremor und ein subjektives Gefühl des Unbehagens, aber diese konnten bis zu einem gewissen Grad durch andere Medikamente abgeschwächt werden, welche jedoch wiederum ihrerseits Nebenwirkungen hervorriefen.

Die Behandlung von Psychosen erfolgte nach dem allgemeinen Prinzip: hoch dosierte Neuroleptika, in Tabletten- oder Depotform, begleitet von Medikamenten gegen die Parkinson-Nebenwirkungen. Den Patientinnen und Patienten wurde empfohlen, dies wenigstens zwei Jahre lang durchzuhalten. Menschen, bei denen Schizophrenie diagnostiziert wurde, mussten diese Behandlung ein Leben lang fortsetzen, was bedeutete, dass die Behandlung mit Neuroleptika ein neues Instrument der Kontrolle nicht nur der psychischen Krankheit, sondern auch der Patienten selbst wurde.

Im letzten Jahrzehnt des 20. Jahrhunderts wurde es, dank neuer Untersuchungsmethoden wie des Bildgebungsverfahrens PET (Positronen-Emissions-Tomografie), möglich zu zeigen, dass die antipsychotische Wirkung bereits bei einem Zehntel der routinemäßig verschriebenen Dosierungen erreicht wurde. Die Nebenwirkungen waren unerwünscht, galten aber bis dahin als ein notwendiges Übel: Doch nun zeigte sich, dass die Dosierungen viel zu hoch waren. Probleme, über die sich Patienten und ihre Familien seit Jahren beschwert hatten, wurden plötzlich ernster genommen. An vielen Orten der Welt wurden diese Substanzen jetzt in weit niedrigerer und angemessenerer Dosierung verwendet. Die USA und die Länder des ehemaligen Ostblocks stellen hier immer noch eine Ausnahme dar. Ähnliches gilt für die sich entwickelnden Länder, aber dort leiden Menschen auch unter der mangelnden Verfügbarkeit von Neuroleptika.

Psychoanalyse und Psychotherapie

Die fünfziger Jahre waren auch ein Wendepunkt im Stellenwert der Psychoanalyse in der Psychosebehandlung. Die psychoanalytischen Ausbildungsinstitute verzeichneten in den sechziger und siebziger Jahren überall in der westlichen Welt ein starkes Wachstum,

und die Psychoanalyse wurde vielerorts auch in akademischen Institutionen akzeptiert. Der amerikanische Psychoanalytiker und Forscher O. Kernberg (geb. 1928) spielte eine wichtige Rolle bei der akademischen Adaption der Psychoanalyse, indem er die englische Schule der Objektbeziehungen mit der amerikanischen Ich-Psychologie verband (siehe Kapitel 4). In der psychiatrischen und psychologischen Ausbildung in den USA wurde die Psychoanalyse eine der herrschenden Theorien, und wer Psychiater werden wollte, machte für gewöhnlich eine eigene Psychoanalyse. Zunehmend wurde eine psychoanalytisch orientierte Behandlung auch den Menschen mit Schizophrenie angeboten, obgleich dies meist außerhalb des öffentlichen Sektors geschah.
Die psychotherapeutische und die pharmakologisch-medizinische Behandlung der Psychose wurden in Konkurrenz zueinander praktiziert, statt sie als ein integratives Ganzes zu verstehen. Dies war ein Schaden sowohl für die Patienten als auch für die Entwicklung der psychologischen Theorie.
Den Menschen, die nicht über eine Privatversicherung verfügten, blieb nur die Versorgung in überfüllten, heruntergekommenen psychiatrischen Kliniken übrig. Die Wirkungen der psychoanalytischen Psychotherapie wurden überschätzt, was zu klinischer Stagnation und zunehmender Frustration führte. Die Versicherungsgesellschaften, die nicht geneigt waren, die lange und ausgedehnte psychoanalytische Behandlung zu bezahlen – da es keinen Heilungseffekt gab, der die Ausgaben rechtfertigte –, stellten ihre finanzielle Unterstützung gegen Ende der 1980er Jahre ein oder reduzierten sie stark. International war eine Zunahme des Interesses an der Entwicklung der Psychopharmakologie erkennbar, zusammen mit einer eher verhaltensorientierten Kurzzeittherapie.

Demokratisierung und öffentliche Kontrolle

Wir erinnern uns heute oder lesen von Ungerechtigkeiten der jüngeren Vergangenheit in dem sicheren Gefühl, dass die heutige Situation humaner sei, aber die Menschen, die damals für die Behandlung verantwortlich zeichneten, waren nicht anders oder weniger human als wir. Das Bedürfnis nach einer Heilbehandlung war damals genauso groß und das Leid derjenigen, die krank sind, stellt immer noch eine große Herausforderung dar. In der Medizin wird es immer neue und vielversprechende Methoden geben, die eine Zeit lang Akzeptanz finden. Es ist wichtig, sich daran zu erinnern, dass alle in diesem Buch erwähnten Methoden sehr wohl therapeutischen Nutzen für bestimmte Patienten zu haben schienen. Wir müssen uns der Brüchigkeit und der Begrenzungen unserer derzeitigen Perspektiven bewusst sein, ganz gleich wie humanitär sie uns erscheinen.
Eine ethische und humane Psychiatrie entsteht nicht einfach aus intern festgelegten beruflichen Standards, sondern auch aus externen organisatorischen, kulturellen und politischen Faktoren. Dass sich die Bedingungen jetzt in vielerlei Hinsicht zum Besseren gewandelt haben, hängt zum großen Teil mit dem intensiven Prozess der Demokratisierung und der öffentlichen Regulierung der psychiatrischen Versorgung zusammen. Doch es ist ein anfälliges System, das schnell zusammenbrechen kann; dazu reichen schon wenige Änderungen in der Einstellung der Beteiligten sowie der Gesellschaft.
Aus diesem Grund möchte ich einige historische Entwicklungslinien skizzieren, die ich für wichtig halte, um zu verstehen, wie es zu einer Dehumanisierung psychiatrischer Behandlung im Namen der medizinischen Wissenschaft kommen konnte. Ich möchte

auch betonen, dass das Risiko für eine Rückkehr bereits überwunden geglaubter Probleme potenziell auch in gegenwärtigen Trends vorhanden ist:

- Ein dominierendes medizinisches Krankheitsmodell fördert die Einstellung, dass das Fachwissen nur bei Psychiatern zu finden sei; so können nur sie eine gültige Kritik der Methoden formulieren, die real repressiv oder inhuman sind. Ethische Standards können gesenkt werden, wenn bestimmte Praktiken medizinisch sanktioniert werden (MILGRAM 1958).
- Viele der akademischen und praktischen Erkenntnisse wurden aus der Arbeit mit in Institutionen untergebrachten Patienten bezogen. Die Lehrbücher basierten auf der Untersuchung von Patienten, die relativ lange Zeit an einer Krankheit gelitten hatten. Zu diesem Zeitpunkt hatte sich die psychiatrische Erkrankung festgesetzt und war schwerer zu beeinflussen. Verkennt man die externen Faktoren, die einen Zusammenhang zwischen Institutionalisierung und chronischer Krankheit stiften, sind drastische Behandlungsmethoden leichter zu rechtfertigen.
- Wer früher in ein psychiatrisches Krankenhaus eingewiesen wurde, besaß keine rechtliche Gewalt über sein eigenes Leben. Nach einer Weile wurde man entmündigt und verlor seine bürgerlichen Rechte. Die Sicht psychisch kranker Menschen als Bürger zweiter Klasse ohne demokratische Rechte erhöht das Risiko der Dehumanisierung. Im Namen der Medizin und des wissenschaftlichen Fortschritts wird es dann leichter, Experimente und zweifelhafte Indikationen für eine Behandlung durchzusetzen.
- Klienten- und Angehörigenorganisationen sind aktiv geworden im Kampf gegen den Verlust von Rechten in der psychiatrischen Betreuung. Der organisatorische und rechtliche Aufwand hinsichtlich der Zwangseinweisung kann bürokratisch und zeitraubend für die Menschen sein, die in der Psychiatrie arbeiten. Häufig fällt es den Vertretern der Patienten zudem schwer, gegen das psychiatrische Fachwissen zu argumentieren, selbst wenn man weiß, dass es möglicherweise irreführend sein kann oder nicht dem Interesse des Patienten entspricht. Ohne konstante demokratische Wachsamkeit und Einsicht kann die psychiatrische Behandlung jedoch schnell zu einem Instrument willkürlicher Kontrolle und Unterdrückung werden.

So kann uns die jüngere Psychiatriegeschichte lehren, dass es sich um ein Fachgebiet mit hohem ethischem Risiko handelt. Wir verfügen über große Möglichkeiten, unseren Patienten zu helfen und sie zu unterstützen. Gleichzeitig können wir leicht einen Vorrang in der Interpretation der Wirklichkeit gegenüber den Patienten beanspruchen, deren Vorstellungen immer infrage gestellt werden können. Das verschafft uns durchgängig eine vorteilhafte Machtstellung, die ebenso durchgängig selbstkritischer Überprüfung bedarf.

20 Die Behandlung der Psychose – Voraussetzungen, Anforderungen und Organisation

Viele Aspekte der zeitgenössischen Behandlung der Psychosen in den westlichen Ländern sind kontraproduktiv hinsichtlich der Maximierung der Genesung des Patienten: Das heißt, Betreuung und Behandlung richten sich mehr auf die Organisation der Pflege und Behandlung der Kranken als auf die Bedürfnisse des Patienten.
Als die Psychiatrie im 19. Jahrhundert die Betreuung der psychisch Kranken übernahm, arbeiteten viele mit großem humanitärem Engagement, um den Betroffenen die gleichen Behandlungs- und Betreuungsmöglichkeiten anzubieten wie denen, die an körperlichen Krankheiten litten. Psychiatrische Großeinrichtungen wurden für die Betreuung psychisch Kranker geschaffen, organisiert von medizinisch qualifiziertem Personal. Die psychiatrische Betreuung fand relativ isoliert vom Rest der Gesellschaft statt. Das erschwerte es, schnell Hilfe zu bekommen, wenn sie gebraucht wurde, und wenn man erst einmal eingesperrt war, war es noch schwerer, der Behandlung zu entkommen. Das Ergebnis war, dass sich die Zahl der betreuten Menschen langsam, aber sicher erhöhte.
In der Mitte des 20. Jahrhunderts begannen dann psychiatrische Abteilungen an allgemeinen Krankenhäusern die Rolle psychiatrischer Kliniken zu übernehmen. Dies war insofern eine humanitäre Reform, als die Isolation der Psychiatrie überwunden wurde. Heute kann man sehen, dass es Zeit für eine neue Reform ist, die sich speziell auf die fachliche Betreuung der an einer Psychose Leidenden konzentriert. Weder die medizinischen noch die psychosozialen Ressourcen, die gegenwärtig bereitgestellt werden, führen zu den Resultaten, die gewünscht werden und *möglich* sind. Für psychiatrisch Tätige, für die Bevölkerung allgemein und für die Entscheidungsträger ist es wesentlich, das Problem mit den Augen der Patienten zu betrachten. Also werfen wir einen Blick auf die stationäre psychiatrische Akutbehandlung, und zwar aus *ihrer* Perspektive.

Die Einweisung auf eine psychiatrische Notfallstation – aus der Sicht eines Patienten

Wird ein Patient mit einer Psychose auf eine Akutstation eingewiesen, geschieht dies oft zwangsweise. Sich plötzlich in einer Situation völliger Hilflosigkeit zu befinden, wird von den meisten Menschen als eine schockierende Erfahrung erlebt, an die sie sich noch lange nach der Genesung erinnern. Diese Erfahrung darf nicht deshalb weniger ernst genommen werden, weil einige Patienten positiv auf die erste Phase der Betreuung reagieren.
Betrachten wir die folgende Kulisse aus den Augen einer sensiblen Person in ihren frühen Zwanzigern: Nachdem der Patient nach illegalen Drogen durchsucht wurde und Gürtel und andere Objekte, die für einen Suizid benutzt werden könnten, entfernt sind, wird dem Patienten ein Bett zugeteilt. Sofort belästigen andere Menschen, die schon seit einiger Zeit auf der Station sind, den Neuankömmling, wollen Zigaretten oder Geld von ihm. Mitpatienten murmeln oder reden vor sich hin oder gehen im Korridor auf und ab, während andere nur dasitzen und vor sich hin starren. Viele Patienten haben ihre Erfahrungen in der psychiatrischen Akutstation als eine Hölle beschrieben, aus der sie fürchteten nie mehr entkommen zu können.
Ihre Furcht, chronisch krank zu werden, nimmt zu und wird zusätzlich durch den Umstand verstärkt, dass niemand kommt, um sie zu behandeln, wie man es außerhalb des

Krankenhauses getan hat. Sie sehen um sich herum Menschen, in denen sie ihre Furcht davor, psychisch krank zu sein, wiedererkennen – solche Ängste haben natürlich auch die anderen Kranken. Die Nacht kann noch furchterregender sein, wenn das Weinen der von Verwirrung und Angst überwältigten Mitpatienten zu hören ist.
Von aller Welt verlassen fühlen sich viele, wenn sie mehr oder weniger gezwungen werden, Injektionen hinzunehmen, nachdem sie erklärt haben, sie wollten keine Medikamente. Man kann Angst davor haben, durch Medikamente vergiftet oder anderweitig geschädigt zu werden, und empfindet es als sein Recht, sich zu verweigern. Belastende Nebenwirkungen können die Ängste bestätigen und eine noch größere Antipathie gegen die Medikamente hervorrufen. Vielen Patienten geht es nach der Einweisung schlechter, sie schützen sich mit Mitteln, die zu einem noch größeren Verlust des Realitätsbezugs führen. In dieser Umgebung scheint alles darauf hinzuweisen, dass sie wahnsinnig werden *sollen*.
Jeden Tag sieht der Patient etwa fünfzig verschiedene Gesichter. Das Personal wechselt von Schicht zu Schicht, von Tag zu Tag. Häufig kommen die Beschäftigten in ihren Alltagskleidern zur Arbeit. Wenn sie kein Schild mit ihrem Namen und ihrer Funktion tragen – was auf vielen Stationen üblich geworden ist –, kann man unmöglich wissen, ob sie zum Personal gehören oder Patienten sind. Allzu häufig kann man das Personal in der Küche finden, im Büro oder am Ausgang der Abteilung statt bei den Patienten, die sich in ihrer Krankheit wie gefangen fühlen. Angehörige und Freunde, die zu Besuch kommen, sind verwirrt, wie schwierig es ist, jemanden zu finden, der ihnen erklären kann, was geschieht, und es gibt keinen Ort, an dem man sich ungestört unterhalten kann.
Die beabsichtigte Heilwirkung der Medikamente wird von dieser Umgebung konterkariert, mit der Folge, dass die Behandlung länger dauern muss und höhere Dosierungen verordnet werden. Als Ergebnis ist die Motivation, die Behandlung fortzusetzen, nachdem der Patient das Krankenhaus verlassen hat, sehr niedrig. Man könnte sagen, dass die Umgebung auf diesen Stationen so kontraproduktiv ist wie die Vergabe von Penicillin an Kinder, die in Elendsvierteln leben, ohne sich gleichzeitig darum zu kümmern, dass ihre Alltagsumgebung hygienischer wird.
Viele empfinden diese Beschreibung einer psychiatrischen Akutstation am Ende des 20. Jahrhunderts vielleicht als unfair und übertrieben. Zwar hat es in den vierzig Jahren meiner beruflichen Tätigkeit durchaus Verbesserungen in psychiatrischen Krankenhäusern gegeben, aber nach meiner Erfahrung herrscht die oben beschriebene Atmosphäre noch auf vielen Stationen. Das Personal legt angesichts von Kritik eine überraschende Loyalität gegenüber seinem Arbeitsplatz an den Tag. Es ist nicht schwer, in einer solchen Umgebung die Objektivität zu verlieren. Solche Bedingungen werden mit Rationalisierungen verteidigt: Beispielsweise könne der Patient nicht wissen, was am besten für ihn sei, oder dass die nötigen Veränderungen zu viel Geld kosteten. Beide Argumente sind gleichermaßen falsch. Fragen der Solidarität und Sicherheit des Personals können auch in gewerkschaftlichen Debatten dominieren.
Ich möchte die folgenden kontraproduktiven Aspekte der gegenwärtigen Krankenhausbehandlung nennen:
Fehlende frühe Hilfen: Etwa die Hälfte aller Menschen mit einer psychotischen Erstepisode hatten ihre Symptome seit sechs Monaten oder länger, und viele haben Hilfe gesucht,

ohne dass ihr Zustand diagnostiziert wurde. Die Folge ist, dass eine wichtige Gelegenheit der Behandlung vertan wurde und die psychotische Episode länger dauern wird als nötig.

Die Anstaltsarchitektur: Die psychiatrische Akutstation, die die normalen Ressourcen zur Behandlung akuter Episoden anbietet, ist oft inkompatibel mit den Bedürfnissen der Patientinnen und Patienten. So wurden sie zum Beispiel architektonisch auf der Grundlage des medizinischen Ansatzes des 19. Jahrhunderts erbaut und diese Struktur hat sich in den letzten hundert Jahren nur unwesentlich verändert. Isolation, Ruhe, Medikation und Kontrolle waren die zentralen Anliegen ihres Designs. Dies wurde durch gewerkschaftliche Forderungen und die rechtlichen Sicherheitserfordernisse verstärkt: Durchsuchungen, verschlossene Türen, Verweigerung jeder »Erlaubnis« oder »Bewegungsfreiheit«, bevor der Chefarzt nicht anders entschieden hat. Die Autonomie des Patienten ist folglich streng eingeschränkt oder existiert nicht.

Der Aufnahmeverlauf: Der entwürdigende Prozess der Aufnahme, wobei dem Patienten sehr vieles weggenommen wird, was ihm sein Identitätsgefühl gibt, kann die Ich-Integrität des Patienten stark beeinträchtigen. Das steigert den Grad des psychotischen Verhaltens. Die Station beginnt indirekt strafende Elemente zu entwickeln. Selten wird dies bewusst vom Personal wahrgenommen, aber eben sehr wohl vom Patienten.

Die Patienten als Masse: Die psychiatrischen Stationen sind zu groß. Es sind einschüchternde Orte mit einer Mischung akut gestörter und chronisch kranker Patienten, die angsterzeugendes und oft aggressives Verhalten zeigen. Neue Patienten versuchen sich zu schützen, etwa indem sie sich in sich selbst zurückziehen, und deshalb wird es noch schwerer, sie zu erreichen. Das Kontroll- und Restriktionsbedürfnis, das wenige sehr kranke und nicht einschätzbare Patienten wecken, bestimmt das gesamte Setting und reduziert das Potenzial anderer Patienten, zu genesen.

Fehlende Ruhe: Viele Forschungsstudien weisen darauf hin, dass psychotische Patienten am besten auf einer Station genesen, die ruhig ist, auf der freundlicher Umgang herrscht, die klar strukturiert, geordnet ist und einen niedrigen Grad an allgemeiner Aggression aufweist (Friis 1986). Diese vernünftige Einstellung, die auch ohne Forschung ersichtlich sein sollte, ist völlig konsistent mit der größeren Sensibilität des psychotischen Patienten für Stress und seiner »Dünnhäutigkeit« gegenüber äußeren Einflüssen.

Neuroleptikadosierung: Die Behandlung mit Neuroleptika wird oft sofort begonnen, ohne dass sich die Ärzte ihrer Notwendigkeit versichert haben. Aufgrund des Umstands, dass es dem Patienten nach der Ersteinweisung oft schlechter geht als davor, und aufgrund der Forderung nach einer schnellen Entlassung der Patienten ist die Anfangsdosis häufig viel zu hoch und die Dosierungen werden zu schnell erhöht. Die Nebenwirkungen sind dann unangenehm und manchmal beängstigend und das Vertrauen des Patienten zu den Medikamenten, besonders den Neuroleptika, wird untergraben. In der Folge ist die Bereitschaft zur Kooperation (nicht »Compliance«) nach der Entlassung des Patienten deutlich vermindert – »Compliance« bedeutet eigentlich »zugänglich und gehorsam zu sein«; der Ausdruck fand als ein Überbleibsel einer autoritäreren Haltung Eingang in die Psychiatrie, ist aber heute überholt.

Diagnostik: Der Dialog wird durch eine einseitige Befragung (»Anamnese«) und die fachliche Einschätzung der Symptome ersetzt. Die Familie wird nicht aktiv in die Behandlungsplanung einbezogen, sondern empfängt stattdessen »Informationen« über

Diagnose, Behandlung und Prognose. Die Depersonalisierung des Patienten wird durch die Tendenz verstärkt, ihn ausschließlich mit seiner Krankheit zu identifizieren. Sowohl der Patient als auch die Familie lernen, auf den Charakter und den Grad der psychotischen Symptome zu achten, wenn sie die Chance auf eine Genesung erhöhen wollen, während die persönlichen Ressourcen des Patienten vernachlässigt und schließlich vergessen werden. Das kann neben der bisweilen auftauchenden neuropsychologischen funktionellen Behinderung zu einem iatrogenen (durch die Behandlung verursachten) psychosozialen Handicap führen.

Mangelnde persönliche Kontinuität: Unabsichtlich ist in die Kette der Betreuung, die diese Patienten durchlaufen, ein Prinzip der Diskontinuität eingebaut. Nach einer in der Notaufnahme verbrachten Nacht wird der Patient auf die Akutstation verlegt, und von dort geht er zur Abteilung für ambulante Patienten oder zur Station für Langzeitpatienten über. Dann übernimmt das Rehabilitationsteam und schließlich delegiert die Psychiatrie die Verantwortung, wenn der Patient unter die Fittiche der ambulanten Sozialdienste genommen wird. Mit jeder Verlegung gehen die geknüpften Beziehungen verloren, und das Wissen über die Persönlichkeit und die Ressourcen des Patienten wird selten weitergegeben. Die Informationen über den Patienten schmelzen mehr und mehr zu stereotypen Beschreibungen der Symptome und zu einer Liste der verordneten Medikamente zusammen.

Eine funktionierende Organisation der Betreuung

Wie sollte eine gute und rationelle Betreuung von Patienten mit Psychose aussehen? Wie sollte sie auf die Bedürfnisse der Patienten abgestimmt werden? Es gibt zwei Ziele in der Psychosebehandlung. Das erste Ziel ist, das psychotische Denken durch nichtpsychotisches Denken zu ersetzen: das heißt die Funktion des Ichs wiederherzustellen. Das andere Ziel besteht darin, die Folgen einer potenziellen neuropsychologischen funktionellen Behinderung zu minimieren.

Jede Einrichtung sollte, aus organisationspsychologischer Perspektive betrachtet, erfüllen können, was wichtig und schwierig in der klinischen Arbeit ist – was einfach zu machen ist und ohnehin auf der Hand liegt, braucht wenig organisatorische Struktur. Aber die Arbeit mit psychotischen Menschen ist eine der komplexesten und schwierigsten Herausforderungen für die psychiatrische Betreuung.

Neue Informationen und Forschungsbefunde erscheinen in rascher Folge, deshalb müssen wir uns, wenn wir eine funktionierende Einrichtung haben wollen, zunächst auf das vorliegende Wissen über das Wesen und die Behandlung der Psychose konzentrieren. Dann wird es möglich, die Arbeit zu formulieren, die zu leisten ist. Erst dann kann man eine auch rationelle Organisation entwerfen. Die auf diesem Weg letztlich entstehende Einrichtung sollte in der Lage sein, sich zu entwickeln und zu ändern, um neue Herausforderungen und wissenschaftliche Erkenntnisse einzubeziehen (siehe Abbildung 26).

Das Wesen und die Behandlung der akuten Psychose

Dieser Abschnitt fasst die wichtigsten Punkte zum Wesen der Psychose zusammen, und zwar unter Berücksichtigung der Situation und der Bedürfnisse der Betroffenen. Er skizziert die Basis der Diskussion der folgenden Kapitel darüber, wie Stationen zur Behandlung der Psychose organisiert sein sollten. Dies ist der gegenwärtige Stand unseres

ABBILDUNG 25 **Die Beziehung zwischen Wissen, Aufgaben und Organisation**

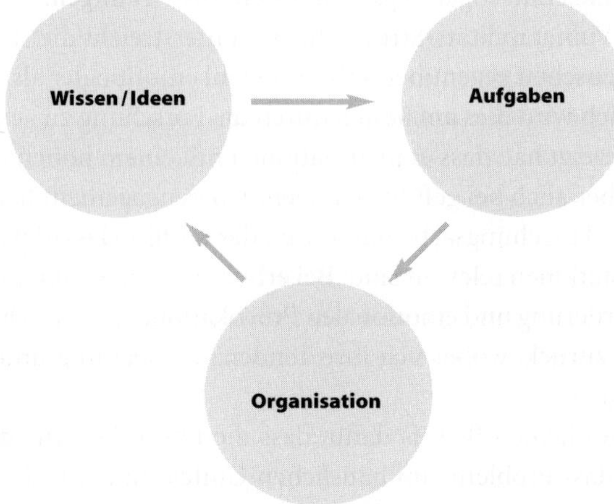

integrativen Wissens – in künftigen Jahrzehnten werden wir selbstverständlich neue Erfahrungen machen, die uns wiederum zu neuen Denkweisen führen werden.

Behinderung und Langzeitverläufe: Die psychotische Erstepisode ist eine schwere Störung. In mehr als einem Viertel der Fälle wird sie sich durch derzeitige Behandlungsmethoden auflösen, ohne dass der Patient eine Langzeitnachsorge benötigt. Dennoch ist das psychische Trauma, derart krank gewesen zu sein, oft schwerwiegend. In den übrigen Fällen entwickelt sich eine wiederkehrende psychotische Erkrankung mit einem oder mehreren Rückfällen und Remissionen, und in über einem Drittel der Fälle kommt es zu einer mehr oder minder schweren chronischen kognitiven Behinderung.

Organische Erkrankungen: Bei der psychotischen Erstepisode ist es wesentlich, nach organischen Ursachen zu suchen und diese auszuschließen, beispielsweise eine Hirnerkrankung, hormonelle Störungen, toxische Substanzen usw. Zudem leiden Patienten mit einer chronischen psychischen Krankheit öfter an nicht diagnostizierten medizinischen Störungen.

Eingefahrene Denkmuster: Je länger die Dauer einer unbehandelten Psychose (DUP), desto eingefahrener werden die psychotischen Denkprozesse, was zu größerer sozialer Isolation und Exklusion führt.

Rückfallvorsorge: Die ersten fünf Jahre sind besonders wichtig für die Prognose. In dieser Phase kann das Gefühl des sozialen Ausschlusses mehr oder weniger intensiv sein. Es ist ein gutes prognostisches Zeichen, wenn ein Betroffener lernt, seine »Rückfallsignatur« zu erkennen – das heißt die Symptome, die frühe Indikatoren eines Rückfalls sind. Dies erlaubt ihm, seine Vulnerabilität und die Residualmerkmale der Krankheit zu kompensieren.

Schonende Frühbehandlung: Obwohl es uns immer noch an Forschung fehlt, die diese Behauptung bestätigen kann, scheint es klar, dass eine frühe, zielorientierte Arbeit die Prognose verbessert. Dennoch sind viele Formen der Behandlung zweischneidig. Antipsychotika reduzieren bei der Mehrheit Rückfälle, doch die Nebenwirkungen mindern die Lebensqualität. Eine Psychotherapie ist hilfreich, wenn sie an die Phase der Krankheit angepasst ist, an die Ressourcen des Betroffenen und an seine äußeren Bedingungen; andernfalls ist sie sinnlos und sogar negativ in ihren Auswirkungen.

Reizüberflutung: Die Vulnerabilitäts-Stress-Theorie unterstreicht die starke Sensibilität des psychotischen Menschen gegenüber Reizen sowohl emotionaler als auch kognitiver Natur. Wissenschaftlich wird dies am besten durch die Forschung zu »expressed emotions« illustriert, die gezeigt hat, dass es in Situationen mit einem hohen Grad von Kritik und Feindseligkeit, aber auch bei gefühlsmäßigem Überengagement häufiger zu Rückfällen kommt. Andere Forschungsarbeiten weisen darauf hin, dass diese Faktoren auch auf psychiatrischen Stationen relevant sind. Bei erhöhtem Stress, zum Beispiel größerer Unsicherheit, Überforderung und emotionalen Provokationen, zieht sich die verletzliche Person in sich selbst zurück, wobei sich ihre Tendenz zu Spaltung und psychotischen Denkprozessen erhöht.

Familienumfeld: Es gibt keinen Beweis dafür, dass die Eltern Ursache der Schizophrenie sind; aber dafür, dass Probleme im häuslichen Umfeld in der frühen und späteren Kindheit eine biologische Vulnerabilität für eine Schizophrenie verstärken können. Viele schizophrene Menschen hatten jedoch eine Kindheit, die als relativ »normal« betrachtet werden könnte.

Familiärer Schutz: Die Familie kann als Schutzfaktor wirksam werden, indem sie die Auswirkungen der Vulnerabilität des Patienten mindert. Doch kann die allmähliche Entwicklung einer Psychose ängstliche, überbehütende und sogar aggressive Reaktionen hervorrufen, die aus einer Verschlechterung dysfunktionaler Stukturen resultieren. Manchmal lässt sich ein Familienmitglied zu sehr auf die Krankheit ein und ist völlig von dem Leben der betroffenen Person eingenommen, was schädlich für alle Beteiligten ist (siehe Kapitel 27).

Familiendynamik: In manchen Familien können eine oder mehrere Personen an Persönlichkeitsproblemen leiden, die zu unscharfen Grenzen zwischen den Familienangehörigen und zum Einsatz mächtiger, primitiver Abwehrmechanismen wie der projektiven Identifizierung führen. Die resultierenden Familiendynamiken komplizieren die Entwicklung des Patienten zur Selbstständigkeit weiter. Vermutlich spiegeln sich hier komplexe Mischungen genetischer und psychologischer Faktoren.

Persönliche Bestätigung: Eine Person mit einer langwierigen psychotischen Erkrankung scheint in einem unlösbaren Konflikt zu leben zwischen dem Bedürfnis nach Bestätigung und der Schwierigkeit, damit umzugehen, wenn sie sie erreicht. Dieses »Bedürfnis-Angst-Dilemma« ist charakteristisch für Psychosen, unabhängig davon, ob sie vorwiegend eine biologische oder psychologische Vulnerabilität widerspiegeln. Das helfende Personal muss sich dieses Dilemma bewusst machen, das eine Akzentuierung einer existenziellen Bedingung darstellt, die an einem gewissen Punkt und zu einem gewissen Grad im Leben eines jeden Menschen auftaucht.

Selbstheilung: Der akuten psychotischen Episode ist, ebenso wie somatischen Schäden, eine Fähigkeit inhärent, sich selbst zu kurieren. Diese Fähigkeit kann gestört werden, wenn die psychosoziale Umgebung mit negativen Reizen überfrachtet ist, mit dem Ergebnis, dass weitere psychotische Prozesse auftreten. Im anderen Extrem kann sie auch durch allzu hohe Erwartungen aufseiten der Menschen, die in der Behandlung aktiv sind, gestört werden.

Antipsychotika: Manche Fälle akuter Psychose lösen sich relativ rasch ohne Medikamente auf. In den meisten Fällen jedoch wird sich ein niedrig dosiertes antipsychotisches Medikament im Genesungsprozess als nützlich erweisen. Solch eine Medikation ist generell nötig in Fällen einer länger andauernden schizophrenen Erkrankung.

Benzodiazepine: Benzodiazepine, die neue Generation der Beruhigungs- und Schlafmittel, können sich günstig auf Angst und auf Schlafstörungen bei Patienten mit einer beginnenden oder akuten Psychose auswirken. Eine behutsame Verordnung kann den Bedarf nach Neuroleptika oder zumindest nach einer hohen Dosierung reduzieren.

Depression: Das psychologische Trauma der Krankheit selbst, zusammen mit der Erfahrung der Reaktionen anderer (einschließlich des medizinischen Personals), kann zu einer postpsychotischen Depression führen. Manchmal kann das, was als »negative Symptome« beschrieben wird, eine Nebenwirkung der Überdosierung von Antipsychotika sein.

Suizidalität: Suizid ist beim akuten Beginn der Psychose ein ebenso großes Risiko wie in späteren Stadien schizophrener Zustände. Das Risiko ist in den ersten fünf Jahren der Erkrankung am höchsten, besonders in Phasen einer akuten Psychose und nach der Entlassung aus dem Krankenhaus.

Im nächsten Kapitel spreche ich Fragen der Bedürfnisse von Menschen mit Psychosen hinsichtlich der Behandlung und Pflege an. Ich beschreibe einige alternative Ansätze der Organisation und Leistung von Diensten und diskutiere ihre Evidenzbasis.

Die Einschätzung und Behandlung von Patienten mit einer akuten psychotischen Episode

Wenn jemand mit psychotischen Symptomen oder eine nahestehende Person erstmals psychiatrische Hilfe sucht, dann sind die Symptome unter Umständen seit Jahren manifest. Vielleicht hat es bereits Kontakt mit dem allgemeinen Gesundheitswesen oder Sozialdiensten gegeben, die nicht erkannt haben, dass es sich um eine psychische Krankheit handelt, oder sich nicht darauf einlassen konnten. Gewöhnlich ist eine Situation entstanden, in der der Betroffene sich von einer beängstigenden Welt überwältigt und kontrolliert fühlt und zunehmend misstrauisch gegenüber den Versuchen anderer ist, ihm zu helfen. Wird die Diagnose einer Psychose zum ersten Mal gestellt, dann kann die Behandlung den Bedürfnissen des Betroffenen besser angepasst werden. (Dieser Schilderung ist zu entnehmen, dass wir nicht wissen, wie oft eine Psychose abklingt, ohne auch nur diagnostiziert worden zu sein, einfach weil einige Betroffene niemals um Hilfe nachsuchen.)

Das Ziel der Intervention ist es, die Psychosebehandlung zu optimieren. Das zugrunde liegende Ziel des Arztes besteht außerdem darin, während des Erstkontaktes zu einem vorläufigen, sowohl medizinischen als auch psychologischen Verständnis des Wesens der Psychose zu gelangen.

Nach den siebziger und achtziger Jahren, als die Großeinrichtungen geschlossen wurden, wurde die Betreuung aller psychischen Krankheiten dezentralisiert. Viele psychiatrisch Tätige erkannten gleichwohl die Notwendigkeit einer Subspezialisierung in der Behandlung. Die erste beschriebene Gruppe waren die psychotischen Langzeitpatienten. Es wurde rasch deutlich, dass sie eine Unterstützung und Versorgung brauchten, die sich meist von dem unterschied, was bei Persönlichkeitsstörungen oder anderen akuten psychischen Krankheiten angeboten wurde.

Seither haben sich andere Gebiete der Subspezialisierung entwickelt (etwa die Neuropsychiatrie, die forensische Psychiatrie oder Angebote bei Substanzmissbrauch). Durch diese Ausdifferenzierung der Disziplinen entsteht auch eine Konkurrenz um Einfluss, sodass es unrealistisch ist zu erwarten, dass die in der Psychiatrie Tätigen mit allen neueren Entwicklungen des sich rasch verbreiternden Wissens zur Psychosebehandlung Schritt halten. Vielmehr ist eine Verengung des Wissens zu beobachten.

Die bedürfnisangepasste Behandlung der Psychose

Der finnische Psychiater Y. Alanen hat unterstrichen, wie wichtig es ist, eine »bedürfnisangepasste« Behandlung der Psychose zu entwickeln (Alanen u.a. 1991; Alanen 2001; siehe auch Aderhold u.a. 2003). Alanen betont vor allem die Notwendigkeit eines psychotherapeutischen Herangehens. Spezifische Methoden wie die Medikation, Familientherapie, Individualtherapie usw. sollten den Bedürfnissen des Patienten angepasst werden. Die Einschätzung dieser Bedürfnisse durch die professionell Tätigen sollte sich an der Phase der Erkrankung orientieren. Ich stimme mit dieser Haltung überein und möchte gern die folgenden Punkte zusammenfassen und erweitern (unabhängig davon, ob sie sich auf die Erstepisode oder einen Rückfall beziehen). Notwendig ist es:

- Soforthilfe bereitzustellen,
- Krisenintervention vorzuhalten,

- Kontinuität und Erreichbarkeit zu gewährleisten,
- eine möglichst niedrige neuroleptische Dosis zu verordnen,
- eine angemessene nächtliche Betreuung zu garantieren.

Soforthilfe bereitstellen

Sobald jemand wegen psychotischer Symptome Hilfe sucht oder braucht, sollte er sich mit einer speziell ausgebildeten Fachkraft in Kontakt setzen können. Dies sollte möglichst innerhalb eines Tages geschehen. Der Betroffene lebt oft in einer bedrohlichen und bizarren Welt, in der er niemandem trauen kann, nicht einmal seinen Betreuern. Der Betreuer kann zu einer weiteren Bedrohung werden, der man aus dem Weg gehen muss. Die ersten Treffen, die idealerweise zu Hause stattfinden, sollten diagnostische Fragen ansprechen, während gleichzeitig eine therapeutische Beziehung aufgebaut wird. Möglicherweise stößt man beim Betroffenen in gewissem Maße auf das Bewusstsein, krank zu sein – selbst bei den Patienten mit der stärksten Abwehr, zumal eine Verleugnung aus der Angst resultieren kann, eingesperrt und hospitalisiert zu werden.
Kann der Besuch zu Hause kurzfristig vereinbart werden, dann kann die Familie oftmals mit der Krise so umgehen, dass der Patient der Einweisung ins Krankenhaus entgehen kann. Geschieht dies, kann die frühe Hinzuziehung eines Mitglieds eines Psychoseteams eine unnötige und potenziell traumatisierende Notfallintervention vermeiden.

Krisenintervention: mit der Familie beraten und das Problem formulieren

Mit der Familie beraten

Wenn es eben möglich ist, dann sollte die Familie von Beginn an in die Behandlung integriert sein, auch wenn viele Patientinnen und Patienten mit einer Erstepisode nicht mit ihren Familien zusammenleben. Unter Umständen aber haben sie keinen Kontakt mehr zu ihrer Ursprungsfamilie oder weigern sich, mit ihr in Kontakt zu treten. In solchen Fällen muss die zu leistende Arbeit auf individueller Ebene stattfinden. Trotzdem möchte ich die Rolle der Familie bei dieser Form der Behandlung nachdrücklich unterstreichen. Ich habe erlebt, wie leicht es ist, die Familie aus den Augen zu verlieren. Die Bedeutung der familiären Kontakte ist aber gut dokumentiert, und meiner Erfahrung nach kann die Einbeziehung der Familie zum frühestmöglichen Zeitpunkt das soziale Netzwerk vergrößern und daher den Heilungsprozess unterstützen.
Gibt der Patient seine Zustimmung, kann Kontakt mit der Familie aufgenommen werden. Die Angehörigen, die gebraucht werden, um die Situation zu verstehen – Eltern, Geschwister, Partner, Kinder –, können zu einer Beratung mit dem Patienten eingeladen werden. Dieses Treffen stellt eine offene Einladung dar und ist keine »therapeutische« Veranstaltung. Das Ziel besteht darin, allen Gelegenheit zu geben, ihre Ansicht zu dem darzulegen, was geschehen ist, und dabei zu helfen, Ängste abzubauen und die Kommunikation mit und unter den relevanten Familienangehörigen zu maximieren.
Die Angehörigen hatten zuvor häufig selbst das Gefühl, am Rand eines Vulkans zu leben. Sie verstehen nicht, was los ist. Es kommt zu Ausbrüchen, wenn niemand es erwartet, und der Schock, die Angst und die Trauer über das, was geschehen ist, erschöpfen alle. Schlafstörungen und andere Belastungsreaktionen sind die Folge.

Bei einer psychotischen Erstepisode besteht die große Gefahr, dass der Kontakt zur Familie und die Verständigung innerhalb der Familie völlig zusammenbrechen und dass ein Prozess des Ausschlusses in Gang gesetzt wird oder sich verfestigt. Indem man die Familie aber einbezieht, ist es leichter zu erfahren, wo die Probleme liegen und welche Ressourcen vorhanden sind. Man erhält so die Möglichkeit, sowohl die Bedürfnisse des Betroffenen als auch seiner Familie hinsichtlich künftiger Unterstützung kennenzulernen.

Das Team sollte sich mit dem Patienten und mit möglichst vielen Angehörigen treffen. Es sollte sorgfältig auf das Setting geachtet werden. Findet das Treffen zum Beispiel in den Räumen des Psychoseteams statt, muss der Raum groß genug sein, um alle bequem unterzubringen; es hilft auch, Kaffee oder andere Getränke anzubieten. Manchmal kann ein Mitglied des Teams den Betroffenen während des Treffens unterstützen, während andere sich um den Rest der Familie kümmern. Für diese ersten Treffen müssen mehrere Stunden reserviert werden (siehe Andersen 1994).

» **Ein erster Hausbesuch** Ein Mann rief auf Vorschlag seines Hausarztes an, weil er sich Sorgen um seinen Sohn machte. Seit dem vorigen Sommer hatte sich sein Sohn Stefan häufig in sein Zimmer im Keller des Hauses zurückgezogen und wollte weder Kontakt zu seiner Familie noch zu anderen, darunter seiner Freundin – »einer persischen Aristokratin« –, mit der er sich hin und wieder traf. Manchmal kam er zum Essen herauf, mied aber alle Versuche der Familie, ihn in ein Gespräch oder in andere Aktivitäten zu verwickeln.

Seit dem Frühling, als sein Job in einer Bücherei zu Ende gegangen war, hatte er nicht gearbeitet. In letzter Zeit hatte er wieder angefangen, Saxofon zu spielen – bis vor zwei Jahren war er Saxofonist in einer recht bekannten Band gewesen –, aber jetzt spielte er zu laut, besonders nachts.

Sein Vater machte sich Sorgen, weil der Sohn nie zu schlafen schien. Als die Dienst habende Schwester sich erbot, die Familie zu Hause aufzusuchen, war der Vater entsetzt. Er brauche nur Rat. Könne man denn nicht medizinisch irgendetwas unternehmen?

Der Vater wollte auflegen und kündigte an, zu einer passenderen Zeit noch mal anzurufen, was er am folgenden Tag auch tat. Er und seine Frau machten sich jetzt richtig Sorgen, weil Stefan in der Nacht im Garten Feuer gemacht hatte und permanent ins Haus und wieder hinaus gelaufen war. Sie wussten nicht, was sie tun sollten, hielten es aber für schlicht unmöglich, Stefan zu sagen, dass sie Kontakt zu einem Psychiater aufgenommen hatten.

Die Schwester versuchte dem Vater begreiflich zu machen, dass es leichter wäre, die Probleme mit Stefan nicht allein regeln zu müssen, und schlug vor, er und seine Frau sollten vorbeikommen und mit einem Mitglied des Teams reden. Das konnten sie nicht tun, weil sie Stefan nicht allein lassen wollten. Sie befürchteten, er werde dann das Haus anzünden. Nach einer Weile erklärte sich der Vater bereit, allein zu kommen, vorausgesetzt, er könne *sofort* kommen. Stefan schien unten im Keller zu schlafen.

Der Vater kam mit dem Taxi und wirkte besorgt und ängstlich, als er die Teamärztin traf. Er erklärte, Stefan habe nach dem Schulabschluss das Elternhaus verlassen und zwei Jahre allein gelebt. Unter anderem habe er ein Jahr in Amerika verbracht, wo er Saxofon gespielt habe, sei aber in »schlechte Gesellschaft« geraten. Er könne auch

Drogen genommen haben, aber soweit er wisse, nehme er momentan keine. Auf die direkte Frage, ob es etwas gebe, womit man ihnen helfen könne, brach er in Tränen aus und sagte, er habe das Gefühl, er habe Stefan verloren, als dieser in die USA gereist sei, und jetzt fürchteten er und seine Frau sich geradezu vor ihm. Sie wüssten nicht, was sie denken sollten.

Die Ärztin erklärte, es sei nicht so ungewöhnlich, sich so zu fühlen, wenn man Hilfe suche, und schlug vor, sie sollten alle zusammen zu Stefan fahren.

Als sie dort ankamen, setzten sie sich ins Wohnzimmer; die Mutter saß auf einem Stuhl an der Tür. Sie wies in den Korridor und auf die Treppe nach unten und deutete mit Gesten an, sie sollten nicht zu laut sprechen. Die Ärztin sagte, es wäre eine gute Idee, Stefan zu rufen, damit er sehen könne, wer gekommen sei. Die Mutter rief ihren Sohn, der halb die Treppe heraufkam, wo er dann aber stehen blieb. Die Ärztin erklärte, dass sie gekommen sei, weil seine Eltern angerufen hätten, um von ihrer Sorge um ihn zu erzählen; sie wüssten nicht, wie sie ihm helfen konnten.

»Ich brauche keine Hilfe.«

»Aber es gibt etwas, das Ihren Eltern so große Sorge bereitet, und Sie selbst scheinen nicht richtig schlafen zu können.«

»Ich brauche nicht viel Schlaf und ich muss für einen Auftritt proben.«

»Aber jeder muss schlafen, vor allem wenn er arbeiten muss.«

»Nein, es ist nicht anstrengend, nur stimulierend.«

»Kann man irgendetwas tun, um Ihnen das Proben zu erleichtern?«

»Nein. Ja. Ich habe Rückenschmerzen.« «

Diese Fallstudie stellt einen ziemlich typischen Bericht jener Schwierigkeiten dar, auf die man trifft, wenn man einen ersten Hausbesuch bei einer Person macht, die am Beginn einer Psychose steht. Die Familie ist paralysiert von der Furcht, etwas falsch zu machen. Man kann auch Stefans Angst spüren, in der Falle zu sitzen, seine Angst, krank zu sein, und davor, was in seiner inneren Welt geschieht. Vielleicht könnten die Rückenschmerzen den Weg für einen engeren Kontakt zu ihm öffnen?

Es stellte sich jedoch heraus, dass er vor dem Kontakt zurückscheute, obgleich weitere Versuche gemacht wurden. Stattdessen brachte ihn die Polizei einige Tage später mit einer voll entwickelten Psychose in die Klinik.

Das Problem formulieren

Im Gespräch mit der Familie fragt man nach den Erfahrungen der Angehörigen, was vor und während der Entwicklung der Psychose passiert ist, und sie werden gebeten zu schildern, worin ihrer Meinung nach das Problem bestehen könnte. Die akute Psychose wird als eine Reaktion einer sehr verletzlichen Person auf eine Krise interpretiert, wobei die Erfahrungen der übrigen Familienmitglieder einbezogen werden. Die dramatische Reaktion aufgrund der Psychose wird dadurch entschärft. So wird auch weniger konfrontativ die Fehlinterpretation der Realität des Betroffenen infrage gestellt. Das kann den Beteiligten helfen, auf das Gesagte zu hören und schließlich stärker das aufzunehmen, was andere sagen.

Zudem besteht das Bedürfnis, klare und doch flexible Pläne für die nähere Zukunft zu machen, unter Nutzung aller verfügbaren Ressourcen: zum Beispiel die Möglichkeit eines engen, kontinuierlichen Kontakts. Das »Kontaktteam«, das mit der Familie arbeiten soll (gewöhnlich zwei Personen), sollte sich im Idealfall gegenseitig vertreten und für Kontinuität sorgen. Ohne definitive Voraussagen machen zu können, muss Hoffnung für die Zukunft geweckt werden. In den Frühstadien muss dafür unter Umständen täglich Kontakt gehalten werden.

Es sollte darauf hingewiesen werden, dass Hausbesuche bei Familien mit einem akut psychotischen Angehörigen oft sehr anstrengend sind, Angst erzeugen und die Toleranz und Kreativität der Betreuer auf eine harte Probe stellen. Gewöhnlich ist es notwendig, individuell zu arbeiten, um den Patienten bei den Treffen mit der Familie zu unterstützen. Welche Maßnahmen auch kombiniert werden, es ist wesentlich, dass der Gesamtplan strukturiert und klar ist. Mit dem Patienten zu sprechen und ihm zuzuhören sollte Priorität haben. Natürlich muss die Kombination der medizinischen und diagnostischen Aufgaben des Arztes mit den anderen Hilfen sorgfältig geplant werden.

Aus meiner eigenen Erfahrung und der vieler anderer kann es oft nützlich sein, in der Akutphase mit sogenannten Genogrammen zu arbeiten. Die Übersicht, in Wahrheit eine erweiterte medizinische Vorgeschichte, kann während der ersten Treffen mit der Familie skizziert werden, auch nachdem der Patient in eine Klinik eingewiesen wurde. Dahinter steht die Idee, sich ein konkretes Bild des emotionalen Umfelds der Familie zu verschaffen, Informationen über wichtige Ereignisse, Krankheiten, psychische Probleme, Todesfälle und andere Katastrophen (»life events«) zu sammeln. Zuerst sollte sie sich auf die Geschwister des Patienten, dann auf die Eltern und ihre Geschwister und schließlich auf die Großeltern konzentrieren (Abbildung 26).

ABBILDUNG 26 Beispiel für ein Genogramm

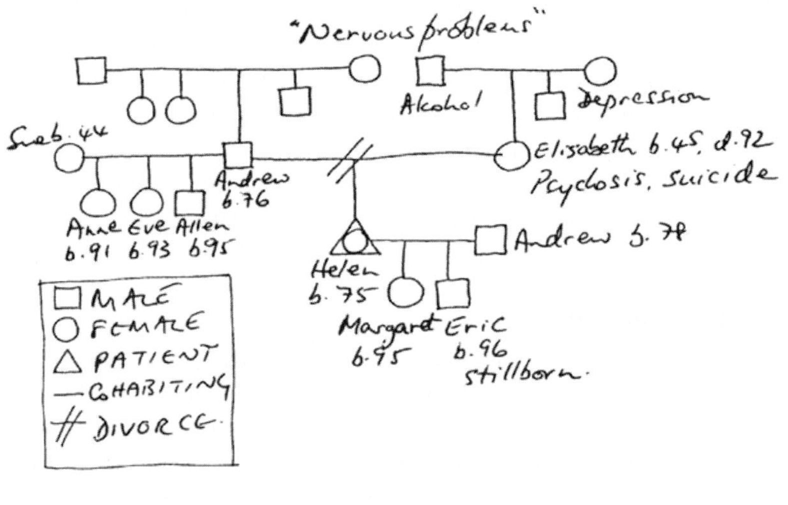

Ein Genogramm hilft dabei, im Rückblick der familiären emotionalen Situation visuelle Struktur zu geben. Die Erfahrung zeigt immer wieder, wie das Erstellen einer solchen Übersicht bei den ersten Treffen vorübergehend das psychotische Verhalten des Patienten abschwächt und den Angehörigen ermöglicht, zusammenzuarbeiten und einander zuzuhören – etwas, was die Familie vielleicht schon lange nicht mehr erlebt hat. Helfer machen sich zuweilen Sorgen, dass das Besprechen von Problemen im Familienkreis den

Betroffenen nur belastet und das psychotische Verhalten forciert. Doch ist dies selten der Fall, vorausgesetzt die Perspektive jedes Anwesenden wird bei den Treffen respektiert. Nach der ersten Krankheitsphase (siehe Kapitel 5) ist der Bedarf an Familienkonferenzen weniger evident und sie sollten nur dann noch stattfinden, wenn Angehörige oder Betreuer um ein Treffen bitten.

Gezeichnet wurde diese Karte mithilfe der Patientin und der Angehörigen während eines der ersten Treffen. Begonnen wurde mit der Patientin Helen, ihrem Mann und ihren Kindern. Als Nächstes wurden ihre Eltern und Geschwister eingezeichnet, dann ihre Großeltern. Wichtige Ereignisse wie Todesfälle oder psychische Krankheiten wurden vermerkt. Solch eine Karte führt zum Verständnis des psychologischen und sozialen Hintergrunds wie auch spezifischer Vulnerabilitätsfaktoren der Patientin. Sie ermöglicht es überdies, der Patientin ebenso wie allen anderen Beteiligten die Beziehungen klarer zu machen. In diesem Falle war die Totgeburt von Helens Sohn von zentraler Bedeutung für die Auslösung der Störung. Die Vulnerabilität der Patientin kann zudem vor dem Hintergrund der Depression und Psychose ihrer Mutter besser verstanden werden.

Kontinuität und Erreichbarkeit

Nach meiner Erfahrung sind die ersten Treffen zentral für den Aufbau einer kooperativen Beziehung sowohl mit dem Patienten als auch mit der Familie. Eines der Risiken bei der Überweisung des Patienten auf eine Station, in eine Reha-Einrichtung oder Tagesklinik ist, dass diese Beziehungen, die eine wertvolle Ressource darstellen, verloren gehen können. Solche Beziehungen aber sind von zentraler Bedeutung für den Genesungsprozess. Bleibt der Patient in der Gemeinschaft, ist es wichtig, dass sowohl der Patient als auch die Angehörigen das Team im Falle einer Krise tagsüber erreichen können. Nächtlicher telefonischer Kontakt sollte ebenfalls verfügbar sein, damit die Patienten, die bereits bekannt sind, so weit wie möglich zu Hause versorgt werden können. In vielen Kliniken besteht die Möglichkeit, Akutpatienten auch nachts zu Hause zu besuchen.

Durch diesen leichten Zugang ist es einfacher, einen Rückfall zu verhindern oder in angemessener Zeit zu behandeln.

Im Prinzip sollte dieselbe Gruppe, die sich mit dem Patienten und der Familie zu Beginn getroffen hat, sie weiter betreuen. Diese Kontinuität ist selbst dann wichtig, wenn eine Langzeitbehandlung nötig ist. Die meisten Rückfälle ereignen sich in den ersten fünf Jahren. Folglich ist dies die Zeit, in der das Bedürfnis nach zugänglicher professioneller Hilfe und Unterstützung am größten ist.

Eine möglichst niedrige neuroleptische Dosis

In der ersten Woche sollte das Ziel sein, sich um die Ängste und Schlafstörungen des Patienten zu kümmern. Neben Gesprächen mit ihm sind Schlafmittel wie Benzodiazepine am besten. Sind die psychotischen Symptome belastend oder deuten sie auf ein signifikantes Risiko hin, dann kann ein niedrig dosiertes Neuroleptikum eingesetzt werden. Die Dosis sollte nur langsam erhöht werden, um Nebenwirkungen zu vermeiden.

Es kann eine große Kunst sein, den Patienten dazu zu motivieren, es mit den Medikamenten auszuprobieren. Vielleicht kann es helfen, ihn an die eigene Beschreibung seines Problems zu erinnern: zum Beispiel dass »der Denkprozess nicht so funktioniert, wie er sollte«. Diese Aspekte werden näher in Kapitel 24 beleuchtet.

Angemessene nächtliche Betreuung

Wie die Erfahrung zeigt, sollte auf Akutstationen dem Bedürfnis nach Vertrauen, Verständnis und einer niedrigen Reizbelastung große Bedeutung beigemessen werden. Wenn möglich, sollte der Patient zu Hause bleiben, in einer vertrauten Umgebung, um diesen Bedürfnissen gerecht zu werden. Manchmal jedoch kann diese Umgebung unangemessen sein. Angehörige können zu besorgt sein oder sich zu sehr auf die Krankheit einlassen, unaufhörlich Vorschläge machen oder Fragen stellen, was das emotionale Niveau erhöht (»expressed emotion«), anstatt es zu senken. Lebt der Patient allein, kann die Wohnung nach einer Krankheitsphase sehr schmutzig oder heruntergekommen sein. Schließlich können Verfolgungsideen, Wahnvorstellungen und Halluzinationen das Leben zu Hause unerträglich machen, wenn das Heim im Mittelpunkt der Ängste steht.

Muss der Patient sich in stationäre Obhut begeben, um dort betreut und behandelt zu werden, ist es am besten, eine spezielle Kriseneinrichtung für Menschen mit akuter Psychose aufzusuchen. Leider gibt es davon in den meisten Ländern nur wenige, aber die Erfahrung zeigt, wie nützlich sie sind. Häufig sind sie in Stadthäusern oder Wohnungen untergebracht. Wichtig ist, dass sie weder zu groß, unpersönlich oder überfüllt noch zu viele chronische Patienten dort untergebracht sein sollten. Jeder Patient sollte einen oder zwei Ansprechpartner oder Therapeuten haben, die auch den Kontakt zur Familie aufrechterhalten können. Die Einweisung in eine solche Einrichtung stabilisiert die Situation gewöhnlich.

Mit diesen unterstützenden Maßnahmen ist es möglich, eine ganztägige Betreuung der meisten akut psychotischen Patienten zu gewährleisten. Eine solche Betreuung ist nicht primär auf die Bedürfnisse der am stärksten gestörten Patienten ausgerichtet, aber für die Mehrheit der psychotischen Patienten angemessen. Man muss als Teil der Aufnahmediagnostik abklären, dass der Patient in der Lage ist, gut auf die relative Offenheit, Verhandelbarkeit und Freiheit in solchen Krisenhäusern zu reagieren. Zu Suizid und gewalttätigem Verhalten kommt es in solcher Umgebung selten (Cullberg u.a. 2000).

Idealerweise sollte man die Zahl der dort Beschäftigten relativ klein halten, was oft die Anspannung in Krisen reduzieren hilft. Doch es muss auch möglich sein, in Krisen auf zusätzliches Hilfspersonal zurückzugreifen. Patienten, die akut suizidgefährdet sind oder deren Psychose zu unkontrollierbarer Aggression führt, müssen in einer psychiatrischen Akutstation versorgt werden, bis diese Probleme gelöst sind. Auch hier können sie eine kontinuierliche Beziehung zu den ihnen zugewiesenen Mitgliedern des Psychoseteams aufrechterhalten.

Die Krisenhäuser sind häufig nicht geeignet für Patienten mit vorwiegend manischen Symptomen.

Formulierung der Diagnose und Untersuchungen

Zum psychiatrischen Management sollte eine vorläufige Beschreibung von Art und Schweregrad einer Psychose gehören (Diagnostik). Die Fähigkeiten des Patienten und seines sozialen Netzwerks, das gestörte, psychotische Verhalten auszuhalten, sollten ebenfalls eingeschätzt werden. Entscheidungen über Krankenhauseinweisung und Medikation müssen getroffen werden. Zudem sollte eine vorläufige Einschätzung zugrunde liegender Ursachen oder Auslöser erstellt werden: ob es sich um Elemente einer affektiven Krankheit, körperlicher Krankheiten oder Folgen eines Substanzmissbrauchs handelt. Jede Diagnose sollte aber nur provisorisch sein, da man so eine größere Variation der Anfangssymptome zulässt und therapeutischen Nihilismus vermeidet.

Eine körperliche Untersuchung ist nicht zu empfehlen, bevor man das Gefühl hat, der Patient akzeptiere sie. In manchen Fällen kann sich der Patient einer Untersuchung verweigern – dann wird es zu einer Frage von Kompromissen; man muss darüber nachdenken, was in der Situation *wirklich* erforderlich ist. Eine körperliche Untersuchung kann meist verschoben werden, es sei denn, es liegen unabweisbare Anhaltspunkte für eine körperliche Krankheitsursache vor.

Auch EEG, CT oder MRT sollten nicht durchgeführt werden, bevor nicht eine gute Beziehung zum Patienten aufgebaut worden ist. In Fällen jedoch, in denen organische Probleme vorliegen könnten, sollten diese Untersuchungen frühzeitig vorgenommen werden, und dann ist es wesentlich, den Patienten zu einem kooperativen Verhalten zu ermutigen.

Der Grund, warum diese relativ lästigen und teuren Untersuchungen durchgeführt werden sollten, liegt darin, dass bei etwa 10 Prozent der Fälle einer psychotischen Erstepisode mehr oder weniger signifikante Befunde im Gehirn festzustellen sind. Diese können oft vernachlässigt werden. Ab und zu sind sie jedoch relevant für die Behandlung. Nach meiner Erfahrung wissen Patienten meistens sorgfältige Untersuchungen zu schätzen und reagieren positiv, wenn sie erfahren, dass nichts Pathologisches entdeckt wurde.

Neuropsychologische Untersuchungen (etwa der Intelligenztest HAWIE) sollten vorzugsweise dann stattfinden, wenn die Psychose abgeklungen ist oder sich der Zustand des Patienten zumindest stabilisiert hat. Solche Tests geben Auskunft über kognitive Defizite, die manchmal zum Verständnis des psychotischen Prozesses beitragen. Sie können auch eine Hilfe bei der Planung der Rehabilitation sein.

Ein spezielles Team für psychotische Erstpatienten

In den letzten Jahrzehnten ist international viel geforscht worden; die Ergebnisse und Erfahrungen wurden gesammelt und ausgewertet. Konsens besteht darüber, dass es von Nutzen ist, Menschen mit einer psychotischen Erstepisode mit einem tragfähigen Umfeld kontinuierlicher Langzeitbetreuung zu versorgen. Die personelle Kontinuität hat wegen des hohen Rückfallrisikos und der Entwicklung funktioneller Behinderungen eine hohe Priorität.

Die Forschung weist darauf hin, dass zusätzliche Probleme aus der gemeinsamen Betreuung von chronisch Kranken und Erstpatienten erwachsen können – das sollte beachtet werden. Chronisch Kranke können ihre Bedürfnisse oft besser zum Ausdruck bringen, zulasten der Bedürfnisse der Ersterkrankten. Bei einem nachhaltigen Kontakt mit Erstpatienten kann die benötigte Unterstützung kontinuierlich neu abgeschätzt und das Wissen über die Ressourcen der Kranken und ihrer Familien besser verankert werden.

Ich stelle jetzt einige Projekte vor, die sich zwar organisatorisch unterscheiden, aber das gleiche zentrale Ziel haben: Die Bedürfnisse des Patienten haben Priorität. Alle wurden wissenschaftlich ausgewertet.

Die Soteria-Projekte

Die Soteria-Projekte (»soteria« griechisch für »Retter«) wurden in den 1970er Jahren in Kalifornien entwickelt (Mosher u.a. 1995). Unter der Leitung des Psychiaters L. Mosher wurden akut psychotische Patientinnen und Patienten überwiegend mit humanistischen und psychotherapeutischen Methoden behandelt. Nur die Hälfte der Beschäftigten war psychiatrisch ausgebildet, die Übrigen wurden aufgrund ihrer persönlichen Eigenschaften engagiert. Neuroleptika wurden nur als letztes Mittel verschrieben. Viele der Ideen waren als Ergebnis der damaligen antipsychiatrischen Welle entstanden. Das ist einer der Gründe, warum die Soteria-Bewegung vom psychiatrischen Establishment skeptisch gesehen wurde.

Das Projekt wurde im Vergleich zu einer auf einer konventionellen psychiatrischen Station behandelten Kontrollgruppe ausgewertet. Das Ergebnis zeigte, dass 67 Prozent der Soteria-Patienten ohne den Einsatz von Neuroleptika in den ersten sechs Wochen erfolgreich behandelt wurden, verglichen mit 0 Prozent der Patientenkontrollgruppe. Die Behandlungsergebnisse unterschieden sich trotzdem nicht. Ein Vergleich der subjektiven Erfahrungen mit den unterschiedlichen Behandlungsmethoden wurde nicht ermittelt, aber man kann sich vorstellen, dass die Unterschiede beträchtlich waren. Die größere Selbstachtung in Verbindung mit den geringeren neuroleptischen Dosierungen ließen die Patienten weniger stigmatisiert erscheinen als diejenigen, die konventionell behandelt wurden.

Mitte der achtziger Jahre gründete der Schweizer Psychiater L. Ciompi das Soteria-Projekt in Bern (Ciompi u.a. 1992). Es basiert auf seinen theoretischen Überlegungen zur psychobiologischen Vulnerabilität und zur psychischen Überstimulierung bei Schizophrenie sowie auf seinen Studien zu Faktoren, die die Langzeitprognose beeinflussen. Die Behandlung wurde auf der Grundlage des Stress-Vulnerabilitätsmodells organisiert.

Die Patienten werden in einer Sechsergruppe in einer Villa mit reizarmer Umgebung betreut. Das Personal wird eher aufgrund persönlicher Qualitäten als der beruflichen Qualifikation wegen ausgewählt. Gearbeitet wird in langen Schichten, um die Kontinuität in der ersten, von der Psychose beherrschten Phase zu gewährleisten. Neuroleptika werden nur minimal eingesetzt. Die Behandlung findet in enger Zusammenarbeit mit den Familien statt, und zwar in drei Phasen, in denen wachsende Ansprüche an die Patienten gestellt werden, aktiv zu partizipieren.

Dieses Projekt wurde sorgfältig mit randomisierten Kontrollgruppen verglichen. Die Anfangsresultate waren sehr gut, 63 Prozent der Patienten wurden in gutem oder sehr gutem psychischen Zustand entlassen, also beinahe oder völlig symptomfrei. In einer Zwei-Jahres-Follow-up-Studie waren die Ergebnisse näher an denen der Kontrollgruppe, die eine qualitativ hochwertige traditionelle Betreuung bekommen hatte. Eine wahrscheinliche Erklärung dafür ist, dass es nicht möglich war, nach der Entlassung aus dem Krankenhaus einen so engen Kontakt aufrechtzuerhalten. Eine andere Erklärung ist, dass die zwei- bis dreijährige Phase nach Beginn der Erkrankung eine weitere Risikophase darstellt, die mit ebenso intensivem Engagement behandelt werden muss wie die erste Phase.

Heute gibt es mehrere ähnliche Soteria-Häuser in Europa (eine Übersicht geben Ciompi/Hoffman 2004). Das Soteria-Paradigma wurde kürzlich in einem Vergleich mit Standardbehandlungen ausgewertet. Man fand einen Vorteil der Soteria mit geringeren Symptomen trotz niedriger dosierter Neuroleptika (Carlton u.a. 2008).

EPPIC

Ein anderes Modell ist das EPPIC (Early Psychosis Prevention and Intervention Centre) unter der Leitung des Psychiaters P. McGorry und der Psychologin J. Edwards in Australien (McGorry u.a. 1996), ein Projekt in einem Teil Melbournes mit 800.000 Einwohnern. In dieses Zentrum werden Patienten mit einer psychotischen Erstepisode überwiesen, deren weitere Entwicklung man höchstens 18 Monate verfolgt. Die Betreuung und Behandlung dieser akut Kranken umfassen Hausbesuche, Psychoedukation und Unterstützung der Familien, eine niedrig dosierte medikamentöse Behandlung, systematische kognitiv-behaviorale Psychotherapie und, falls erforderlich, eine stationäre Behandlung.

Die Evaluierung dieses Projekts hat sehr gute Ergebnisse erbracht. Nach einem Jahr war die Schwere der Symptome reduziert und die Lebensqualität verbessert. Die Hauptschwäche des Studiendesigns war die Benutzung einer historischen Kontrollgruppe. Bisher wurden noch keine kontrollierten, randomisierten prospektiven Langzeit-Follow-up-Studien vorgelegt.

Es ist wesentlich, nicht nach einem einzigen Modell für psychotische Erstpatienten Ausschau zu halten, sondern sich darauf zu konzentrieren, so viel Unterstützung anzubieten, wie die lokalen Ressourcen es zulassen. Im Rahmen von EPPIC wurde auch ein kombiniertes Forschungs- und Behandlungsprojekt für junge Menschen mit frühen Anzeichen einer psychotischen Erkrankung durchgeführt (siehe Näheres in Kapitel 26).

Das Fallschirm-Projekt

Das schwedische Fallschirm-Projekt (die Metapher steht für eine sanfte Landung nach der Psychose) wurde 1996 als zweijähriges multizentrisches Projekt mit 17 beteiligten Kliniken gegründet (Cullberg u.a. 2002; 2006). Es untersuchte und evaluierte die Entwicklung des Betreuungssystems. Das Einzugsgebiet umfasste 1,6 Millionen Einwohner, ein Sechstel der Bevölkerung Schwedens. Das Projekt untersuchte alle identifizierten Fälle psychotischer Erstepisoden bei Patienten zwischen 18 und 45 Jahren. Personen mit einer Hirnschädigung oder einer Vorgeschichte schweren Alkohol- oder Substanzmissbrauchs wurden ausgeschlossen. Die Behandlung war »bedürfnisangepasst«, definiert gemäß den zu Beginn dieses Kapitels skizzierten Kriterien.

Die Prinzipien des Fallschirm-Projekts bei der Behandlung der psychotischen Erstepisode waren:

- frühe Intervention (innerhalb von 24 Stunden),
- Krisenverständnis und psychotherapeutische Orientierung,
- Familienkonferenzen,
- Kontinuität und Zugänglichkeit der Dienste ab der Erstepisode über fünf Jahre,
- die niedrigste effektive Dosis antipsychotischer Medikamente, anfängliche Behandlung wenn möglich ohne Neuroleptika,
- therapeutisches Wohnmilieu (geeignetes Personal, reizarme nichtinstitutionelle Umgebung).

Während der Zweijahresphase erfüllten 253 Patientinnen und Patienten die Kriterien für eine psychotische Ersterkrankung nach dem DSM-IV. Menschen mit einer nichtkongruenten affektiven Psychose wurden ebenfalls einbezogen. Weniger als ein Drittel verweigerte die Teilnahme an der Forschung oder konnte nach einem Jahr nicht weiter

untersucht werden. Damit blieben 175 Teilnehmer übrig. Diese wurden inzwischen über einen Zeitraum von fünf Jahren mit zahlreichen klinischen, sozialen, psychologischen und biologischen Parametern untersucht.
Eine Vergleichsstudie mit einer historischen Kontrollgruppe aus Erstpatienten, die zwischen 1991 und 1992 von drei der Kliniken betreut wurden, liegt vor (Svedberg u.a. 2001). Die Studie mit einer prospektiven (gleichzeitig und von Beginn an untersuchten) Vergleichsgruppe aus einer psychiatrischen Klinik mit hoher Qualität ist noch nicht abgeschlossen. Die Dreijahresresultate bestätigen die Erwartungen (Cullberg u.a. 2006).
Die nach den Prinzipien der Behandlung psychotischer Erstepisoden behandelte Gruppe zeigt eine Verbesserung der Symptomatik im Vergleich zu der historischen Kontrollgruppe, deren Ergebnisse denen der prospektiven Gruppe ähnlich waren. Die Behandlungsgruppe zeigt jedoch weniger funktionelle Behinderungen, trotz des maßvolleren Einsatzes antipsychotischer Medikamente (sehr wenige auf Depotmedikation eingestellte Patienten) und der geringeren Anzahl der Krankenhaustage. Im Ergebnis waren bei den Fallschirm-Patienten die direkten Gesamtkosten der Behandlung um ein Beträchtliches niedriger als bei den Kontrollgruppen.
Mehrere Kliniken, die an dem Fallschirm-Projekt teilnahmen, waren nicht in der Lage, das geforderte Niveau der Betreuung zu leisten, besonders hinsichtlich der Betreuung in Krisenhäusern. Aber selbst wenn man dies in Betracht zieht, kann man schließen, dass eine intensive psychosoziale Behandlung bei akuter Psychose nützlich sein kann. Sie senkt die erforderlichen Neuroleptikadosen, den Bedarf an Depotmedikation und verbessert die Funktionsfähigkeit. Im Übrigen erhielten die Kliniken keine zusätzlichen ökonomischen Ressourcen für diese Reorganisation der Betreuung.

Die OPUS-Studie

Das OPUS-Projekt wurde in Kopenhagen durchgeführt. Es ist methodisch überlegen, da es sich um eine randomisierte multizentrische Vergleichsstudie der integrativen versus der Standardbehandlung von 547 psychotischen Erstpatienten während zwei Jahren handelt (Nordentoft u.a. 2004). Der Behandlungsansatz ähnelt in vielerlei Hinsicht dem des Fallschirm- und des EPPIC-Projekts. Die Ergebnisse integrativer Behandlung sind signifikant besser als die der Standardbehandlung hinsichtlich der Verbesserung der Symptomatik, weniger Krankenhaustagen je Patient und größerer Zufriedenheit mit der Behandlung.
Nachdem die zunächst integrativ behandelten Patienten in den drei Folgejahren mit Standardverfahren behandelt worden waren, fielen die guten Ergebnisse im Fünf-Jahres-Follow-up auf das Niveau der Kontrollgruppe zurück (M. Nordentoft, persönliche Mitteilung). Das bestätigt die Erfahrung, dass psychotische Patienten nach der ersten Episode eine kontinuierliche psychiatrische Unterstützung über mindestens fünf Jahre benötigen – wahrscheinlich sogar noch länger.
Behält man die Ergebnisse dieser Projekte im Hinterkopf, scheint es unethisch und auch unwirtschaftlich, mit dem traditionellen Betreuungssystem für Erstpatienten (und möglicherweise für alle Patienten mit einer Psychose) fortzufahren.

Die Spätphase: den gesunden Anteil der Persönlichkeit stützen

In der Spätphase der Psychose sind die Patienten weniger durch ihre Wahnvorstellungen und Halluzinationen gestört. Oder diese Symptome schwächen sich ab, bis sie langsam verschwinden. »Inseln der Vernunft« werden ausgeprägter (siehe Kapitel 5 zu den verschiedenen Phasen der Psychose). Es sollte deshalb der Versuch unternommen werden, Kontakt mit dem »gesunden Anteil« der Persönlichkeit des Patienten aufzunehmen, um sein Funktionieren zu stärken und zu unterstützen. Um dies zu tun, muss der Betreuer annehmen, dass der Patient über ein Potenzial an gesunden Funktionen verfügt, das neben dem psychotischen Teil existiert – auch wenn dies nirgends ersichtlich ist. Wahnvorstellungen und Halluzinationen sollten respektvoll statt gedankenlos und abwertend infrage gestellt werden.

Oft wird der Patient mit Neuroleptika behandelt. Dauern die psychotischen Symptome an, obgleich die Dosis angemessen ist, kann der Wechsel zu einem anderen atypischen Neuroleptikum angezeigt sein, sonst sollte man es mit einer behutsamen Erhöhung der Dosis probieren. Aber: All dies muss so weit wie möglich in enger Abstimmung mit dem Patienten geschehen.

Kann der Patient die Existenz seiner Psychose akzeptieren, wird ihm das helfen festzustellen, wann sich ein Rückfall nähert. Idealerweise sollte man den Patienten helfen zu reflektieren, was geschehen ist, statt sie dabei zu unterstützen, ihre psychotischen Erfahrungen wegzuschieben (»zu versiegeln«) und später zu verleugnen, dass die Intervention als Ergebnis ihrer psychotischen Erfahrungen nötig geworden ist. Viele Patienten, die gerade von einer psychotischen Episode genesen sind, empfinden es als provozierend, wenn ihr Betreuer sie nach ihren Wahnvorstellungen und Halluzinationen fragt. Dies verstärkt die Tendenz zur »Versiegelung« und daher zur Verleugnung einer künftigen Vulnerabilität.

Es ist oft wertvoll, zur Formulierung des Problems zurückzugehen, die der Patient in der ersten Phase seiner Krankheit geliefert hat, um zu sehen, was geschehen ist und wie er sich verändert hat.

Die Depression, die häufig auftaucht, wenn die Psychose abklingt, ist wenigstens zum Teil eine verständliche Reaktion auf die Krankheit und die mit ihr verbundenen schmerzhaften Erfahrungen. Viele Patienten und Angehörige, die eine akute psychotische Episode (mit)erlebt haben, gewinnen den Eindruck, es handle sich um den ersten Ausdruck einer chronischen psychischen Krankheit. Es ist wichtig, ausführlich darüber zu reden und die positiven Aspekte der Prognose zu betonen ebenso wie auf das Potenzial hinzuweisen, die eigene Verletzlichkeit kompensieren zu können. Wichtig ist zudem, dass die Familie sich daran beteiligt, Zukunftspläne zu schmieden (mit der Einwilligung des Patienten).

Die Genesungsphase: das Ich stärken und die Vulnerabilität reduzieren

Wenn der Patient frei von der Psychose ist

Für die Patientinnen und Patienten, die sich völlig erholt zu haben scheinen, ist es wichtig, den Kontakt zu ihrem zuvor existierenden sozialen Netzwerk neu aufzubauen. Zu diesem Zeitpunkt können gemeinsame Treffen mit Familienangehörigen oder Arbeitskollegen nützlich sein.

Die meisten Menschen, die eine psychotische Episode erlebt haben, werden vermutlich mindestens *einen* Rückfall haben. Aus diesem Grund ist es auch wichtig, frühe Warnzeichen für einen Rückfall durchzugehen und Methoden der Prävention in informativer und anschaulicher Weise zu erörtern. Manchmal sind mehrere Rückfälle »nötig«, bevor der Patient seine Krankheit zu akzeptieren beginnt oder in der Lage ist, ihre Entwicklung zu beeinflussen. Viele gewinnen ein klareres Verständnis ihrer Krankheit erst, wenn man in Begriffen einer spezifischen Vulnerabilität darüber spricht (siehe Kapitel 6 und 7). Man kann dann auch nachforschen, was die Psychose ausgelöst hat (Kapitel 8), was wiederum mit der identifizierten Vulnerabilität in Zusammenhang gebracht werden kann. Vergleiche mit anderen Störungen können nützlich sein.

Ein hohes Niveau der Psychosevulnerabilität kann mit der erhöhten Infektionsanfälligkeit bei Immunschwächekrankheiten verglichen werden. Dieser nicht wertende Ansatz kann helfen, Verleugnung, Schuldgefühle und Selbstvorwürfe durch eine realistischere Erklärung zu ersetzen, die wiederum das Gefühl der Selbstkontrolle des Patienten stärken kann. Dann wird es leichter, jene Dinge rational zu diskutieren, die getan bzw. erlernt werden müssen, um die Verletzlichkeit zu reduzieren: Umgang mit der Medikation, psychologische Hilfe, angepasste Lebensumstände und die Fähigkeit, Frühzeichen der Krankheit zu erkennen.

Welche psychologische Unterstützung gegeben wird, richtet sich nach den Bedürfnissen des Patienten und den verfügbaren Ressourcen der Betreuung. Gruppengespräche mit anderen Patienten mit einer psychotischen Erstepisode ermutigen manche Menschen, sich mit ihrer Vulnerabilität auseinanderzusetzen, und befähigen sie, ihre Erfahrungen der Stigmatisierung und des Ausschlusses zu diskutieren.

Es ist zu diesem Zeitpunkt auch wichtig zu entscheiden, ob und wie lange die Fortsetzung einer regulären Medikation empfohlen werden sollte. Für Patienten in frühen Stadien des Rückfalls ist dies unmittelbar wichtig. Die Dosis sollte nicht so hoch sein, dass sie die Funktionsfähigkeit stört oder Nebenwirkungen hervorruft, und natürlich auch nicht so niedrig, dass sie überhaupt keine Wirkung hat. Die Erfahrung vieler psychiatrisch Tätiger spricht dafür, dass niedrige Dosen eines Neuroleptikums – entsprechend etwa 1–2 mg Haloperidol pro Tag – einen präventiven Langzeiteffekt haben können. Bei Patienten mit guter Einsicht und einem starken Netzwerk ist es oft sogar möglich, noch niedrigere Dosen zu geben. Zuweilen ist es sogar nur dann erforderlich, Medikamente zu verschreiben, wenn es Anzeichen für einen Rückfall gibt.

Bei bestimmten Patienten führen ungelöste Probleme um eine Trennung oder andere entwicklungsgeschichtliche Themen zur Psychose bzw. tragen zu ihrem Ausbruch bei. Die Neuanpassung wird schwierig und erhöht das Rückfallrisiko. In dieser Situation ist es von äußerster Wichtigkeit, Patienten eine angemessene Form der Psychotherapie anzubieten. Man kann zudem wiederkehrende depressive Krisen in der Spätphase der Episode sehen, in denen der Patient sowohl auf psychotherapeutische als auch pharmakologische Unterstützung angewiesen ist.

Viele Patienten, die eine akute Psychose durchgemacht haben, hatten frühe traumatische Erfahrungen, die zu ihrer Vulnerabilität beigetragen haben. Je nach Stärke der Persönlichkeit und Motivation des Patienten (und auch nach den Ressourcen der Klinik) kann eine Psychotherapie hilfreich sein. Der Patient kann dabei oft zum ersten Mal seine Lebensgeschichte überhaupt in Besitz nehmen. Die (nichtpsychotische) Erfahrung von Kohärenz kann bedeutsam für den Heilungsprozess sein.

Nach meiner Erfahrung ist es nicht wesentlich, welcher Denkrichtung oder Therapieschule der Therapeut angehört. Der entscheidende Faktor ist die Qualität der Beziehung zwischen Patient und Therapeut. Sie sollte das Wiedereinlassen fördern und ein Gefühl der Hoffnung wecken, als Gegengewicht zu dem Bewusstsein der eigenen Verletzlichkeit und der Funktionsbeeinträchtigung. Die Basis dafür sind Fachwissen und die Fähigkeit des Therapeuten, psychopharmakologischen Nutzen gegen Risiken abzuwägen. Therapeuten, die mit psychotischen Patienten arbeiten, gleichen sich tendenziell in ihrer psychotherapeutischen Einstellung und Einsicht einander an. Sie brauchen realistische Ziele und einen hohen Grad an Flexibilität.

Viele Patientinnen und Patienten mit einer psychotischen Erstepisode haben eine lange Phase sozialer Probleme hinter sich, ob in Studium oder Beruf. Sobald die klinische Situation es erlaubt, muss man herausfinden, wie die Patienten in der Schule, bei der Arbeit oder im Freundeskreis »funktioniert« haben. Viele Personen, die aus psychiatrischer Perspektive »erholt« wirken, verfügen nicht über eine Ausbildung bzw. Bildung oder sind zu sensibel, um auf dem freien Arbeitsmarkt zu konkurrieren. Deshalb ist es wichtig, den Patienten frühzeitig in seinem Kontakt mit verschiedenen Rehabilitationseinrichtungen zu unterstützen und sicherzustellen, dass sich die Sozialdienste um die Verbesserung der Lebensbedingungen kümmern. Es ist wertvoll, Studium oder Berufsausbildung während einer Langzeiterkrankung zu unterstützen, um die Menschen davor zu schützen, wegen Erwerbsunfähigkeit berentet zu werden und in der Folge jedes Selbstvertrauen zu verlieren.

Anhaltende psychotische Symptome

Etwa ein Drittel der Menschen, die zum ersten Mal erkrankt sind, haben sich nach sechs oder mehr Monaten nicht erholt und leiden immer noch unter hartnäckigen Wahnvorstellungen oder Halluzinationen – oder Rudimenten von beiden. In diesen Fällen sollte das Verschreiben von Medikamenten noch einmal überprüft und entsprechend angepasst oder ergänzt werden.

Es muss außerdem entschieden werden, ob eine spezifische psychologische Behandlung der andauernden Symptome angezeigt ist. In diesen Fällen können Techniken, die auf der kognitiv-behavioralen Therapie (CBT) basieren, zu einer Reduzierung von Halluzinationen, Wahnvorstellungen und depressiven Symptomen führen, was bei vielen Patienten eine erhöhte soziale Anpassung zur Folge hat (siehe Kapitel 25). Diese Form der Therapie kann auch von nichtpsychologischem Personal mit entsprechender Ausbildung und Supervision durchgeführt werden.

22

Psychose und Suizid

Aus metaphorischer Sicht und buchstäblich ist eine psychotische Episode ein Selbsttötungsversuch – das eigene Selbst wird aus dem Verkehr gezogen. Es ist nicht ungewöhnlich, dass eine Person, die eine psychotische Episode hinter sich hat, sagt: »Wäre ich nicht psychotisch geworden, hätte ich mich umgebracht.« Das heißt: Die Psychose ist ein unbewusster Lösungsversuch.
Die Erfahrung einer unlösbaren oder verstörenden Lebenssituation wäre vielleicht zu überwältigend gewesen. Es gibt auch viele dynamische Ähnlichkeiten zwischen den Gedanken an den Tod und einer Psychose. Ob man sein Leben oder den Verstand verliert – beides ist damit verbunden, die eigene Identität aufzugeben. Es gibt jedoch auch viele Unterschiede, etwa dass der suizidale Mensch häufig eine vorherige Neigung zu Suizidgedanken erkennen lässt. Es kann sein, dass sich ein »suizidaler Prozess« bereits vor der Psychose entwickelt hat.

Vorkommen

Es gibt kaum Forschungsarbeiten darüber, wie oft es während der Entwicklung einer Psychose zum Suizid kommt. Allerdings liegen viele Studien zur Häufigkeit von Suizid im Laufe einer schizophrenen Erkrankung vor. Die verlässlichsten Zahlen gehen davon aus, dass 8–12 Prozent aller Menschen mit einer Schizophrenie irgendwann Suizid begehen. Das heißt, dass die Schizophrenie, neben den bipolaren Störungen und dem Alkoholmissbrauch, eine der psychiatrischen Störungen mit der höchsten Mortalität ist.
Wahrscheinlich sind die Psychosen mit ausgeprägteren affektiven Merkmalen – besonders schizophreniforme, schizoaffektive und affektive Psychosen – mit einem noch höheren Suizidrisiko verbunden als die Schizophrenie. In solchen Fällen sieht man eine Kombination aus Psychose und akuten affektiven Problemen, die dazu führen, dass die Abwehr suizidaler Impulse noch mehr geschwächt wird.

» **»Fast eine Hinrichtung«** Vor Jahren hatte Helen an einer lang andauernden depressiven Psychose gelitten (ausführlicher im Kapitel 25 beschrieben). Sechs Monate lang bekam sie eine Zwangsmedikation, die jedoch wirkungslos blieb. Doch als sie zu einer anderen Station überwechselte und dort eine intensive Psychotherapie machte, erholte sich Helen vollständig.
Mehrere Jahre später zeigte sie Anzeichen eines Rückfalls, nachdem sie »Tag und Nacht« gearbeitet hatte, um einen wichtigen Bericht fertig zu stellen. Als dieser abgeschlossen war, schloss sie sich in ihrem Haus ein und ging nicht einmal mehr ans Telefon. Da ich sie zuvor behandelt hatte, wurde ich von den Eltern alarmiert. Ich fuhr zum Haus der Patientin und konnte mir mittels des Schlüssels der Mutter Zutritt verschaffen. Helen hatte von einem Versuch, sich zu erhängen, große Blutergüsse am Hals – der Haken hatte sich aus der Decke gelöst. Das Ausmaß ihrer Wahnvorstellungen war unklar, doch ließ sie tiefe Hoffnungslosigkeit erkennen; sie sagte, sie sei es nicht wert, ins Krankenhaus eingewiesen zu werden. Es stellte sich später heraus, dass sie am Abend zuvor zu einer Polizeistation gegangen war und gesagt hatte, sie wolle sich stellen, da sie wisse, dass man sie verhören wolle, weil sie eine Kriminelle sei. Wegen des hohen Suizidrisikos ließ ich sie zwangseinweisen. Obwohl sie streng beobachtet wurde, gelang es ihr, aus der Station zu entkommen, und sie erhängte sich an einem Baum. «

Helens starke psychotische Depression entwickelte sich sehr schnell, über ein paar Tage nach einer längeren Phase großen Stresses, in der sie kaum geschlafen hatte. Zuvor war ihr psychischer Allgemeinzustand sehr gut gewesen. Sie hatte gut auf die Psychotherapie angesprochen und hatte ihr Leben so verändert, wie es ihr am besten entsprach. Dieser Rückfall wurde durch den mit ihrer Arbeit verbundenen Stress ausgelöst. Furchterregende Erinnerungen an die vorangegangene, lang dauernde Zwangsbehandlung kehrten bei ihrer unvermeidlichen Zwangseinweisung wieder. Sie hatte psychotische Ideen hinsichtlich ihrer Schuld und Schlechtigkeit. Ihr Suizid hatte beinahe den Charakter einer Exekution, bei der sie sich nicht einmal einen »Aufschub« erlaubte, um ihren Psychiater um Hilfe zu bitten. Ihre Großmutter hatte den größten Teil ihres Lebens in einer Psychiatrie verbracht, sodass vielleicht eine genetisch bedingte Vulnerabilität bei dieser sehr begabten Patientin vorhanden war.

Dieser Fall zeigt auch die unglaubliche Macht, die ein Suizidwunsch entfalten kann.

Suizidalität während der Entwicklung der Psychose

Während der prodromalen Phase spürt der Betroffene in der Persönlichkeit diffuse Anzeichen als Vorboten einer möglichen Katastrophe. Er fühlt, dass seine inneren Ressourcen nicht ausreichen, um die Situation zu kontrollieren. In solch einer Situation kann depressive Angst zusammen mit Gefühlen der Hoffnungslosigkeit zu verzweifelten suizidalen Handlungen führen – vielleicht als ein letzter paradoxer Versuch, die Kontrolle zu erlangen. Eine genauere Diagnose lässt sich oft stellen, wenn das Bewusstsein nach einem Suizidversuch mit Medikamenten oder Gift wiedererlangt wird und Wahnvorstellungen – die später geleugnet werden können – auftreten.

» **Plastische Chirurgie an einer normalen Nase** Ein junger Mann wurde nach einem ernsthaften Suizidversuch eingewiesen: eine Überdosis Schlaftabletten. Wenige Monate zuvor hatte er eine Korrektur an seiner Nase vornehmen lassen, die er für zu dick und unansehnlich gehalten hatte. Nach den Notizen des Chirurgen war an seiner Nase nichts Außergewöhnliches festzustellen, aber er wollte sich dem Wunsch des Patienten nicht widersetzen. Nach der Operation war der Patient unzufrieden mit dem Ergebnis. Er sagte, auch seine Ohren wirkten seltsam. Diesmal wurde ihm eine Operation verweigert, und dies schien der Auslöser für seinen Suizidversuch zu sein.

Als er auf der Intensivstation erwachte, erzählte er dem hinzugezogenen Psychiater, kriminelle Gangs hielten nach ihm Ausschau. Er sagte, in den letzten sechs Monaten sei es ihm gelungen, ihnen aus dem Weg zu gehen, um nicht attackiert zu werden. Er glaubte, es habe damit zu tun, dass sie ihn für homosexuell hielten, was nicht stimmte. Das war teilweise der Grund, warum er sein Äußeres ändern wollte.

Als er ein paar Tage danach noch einmal untersucht wurde, schien der Patient über diese Ideen erstaunt, und es war nicht möglich, Symptome einer Psychose oder Depression festzustellen. Auf seine Bitte hin wurde er entlassen.

Zwei Monate später berichtete seine Schwester, dass er Selbstmord begangen habe. Sie sagte, er habe sich am Schluss immer seltsamer benommen. Er hatte das Haus nicht verlassen wollen und gesagt, er werde verfolgt. «

Es ist nicht ungewöhnlich, dass Suizidpatienten beim Erwachen wichtige Informationen hinsichtlich ihrer Psychose enthüllen. Das kann an der Wirkung der Anästhesie liegen.

Später können die Betroffenen dann alles verdrängen und sogar das Gefühl haben, durch Täuschungen zu diesen Enthüllungen gebracht worden zu sein. So wird dies zu einem schwierigen Balanceakt zwischen dem Bedürfnis des Therapeuten, mehr zu erfahren, und der legitimen Forderung des Patienten, seine Privatsphäre und Integrität zu achten. Der Psychiater im Fallbeispiel vermutete, dass sich der Patient in der Prodromalphase einer psychotischen Episode befand, glaubte aber nicht mehr tun zu können, da sich der Patient weigerte, ihm zu erlauben, mit seiner Familie in Kontakt zu treten, und nach außen völlig kontrolliert erschien.

In den ersten Phasen einer Psychose, bis zu ihrem Höhepunkt, sind suizidale Handlungen weniger häufig. Sie können jedoch das Ergebnis akustischer Halluzinationen sein, die Befehle erteilen. Eine oder mehrere Stimmen können den Patienten dazu drängen, sich vom Balkon zu stürzen oder auf eine vielbefahrene Straße zu rennen; diese Erfahrungen können so intensiv erlebt werden, dass es praktisch unmöglich ist, sich dagegen zu wehren. Selbstverbrennung in der Psychose kann eine Form der Selbstbestrafung sein; sie kann als ein Opfer für die Menschheit verstanden werden oder das Ergebnis einer religiösen wahnhaften Identifizierung sein (man glaubt zum Beispiel, man sei Christus; siehe die Fallstudie in Kapitel 15). Bei solchen Psychosen ist häufig eine depressive Komponente zu sehen (siehe auch die Fallbeschreibung zu Szandor in Kapitel 10).

» **Den Widerstand aufgeben** Peter, ein sehr talentierter Künstler, 20 Jahre alt, wurde mit Anzeichen einer schizophrenen Störung ins Krankenhaus eingewiesen, nachdem er zuvor ein Jahr im Ausland verbracht hatte, wo er, mittellos, ein elendes Leben geführt hatte. Sein Vater hatte ihn aufgesucht, als man ihm berichtete, sein Sohn verhalte sich merkwürdig, und hatte um psychiatrische Hilfe nachgesucht.

Anfangs weigerte sich Peter zu kooperieren und legte eine höhnische, ziemlich arrogante Haltung gegenüber dem Personal und den Mitpatienten an den Tag. Noch weniger geneigt war er, Medikamente einzunehmen. Es stellte sich jedoch allmählich heraus, dass er unter akustischen Halluzinationen litt und glaubte, Experimente würden an ihm durchgeführt. Große Bemühungen wurden unternommen, mit ihm in Kontakt zu treten und ihn dazu zu motivieren, es mit Medikamenten zu probieren. Nach mehr als einem Monat sagte er dem Personal, er sei bereit, Medikamente zu nehmen, wenn die Ärztin, mit der er meistens gesprochen hatte, sie ihm verabreichte. Er schien jetzt sehr ruhig und hatte sich sogar Haar und Bart schneiden lassen. Die fragliche Ärztin hatte an diesem Tag frei und man entschied, sie solle am folgenden Tag zu Peter gehen.

In derselben Nacht erhängte Peter sich mit einem Seil, das er aus Handtüchern geknüpft hatte. Alle waren erschüttert und zutiefst entsetzt. Man bemühte sich zu verstehen, warum Peter sich in dieser Situation das Leben genommen hatte. Die plausibelste Interpretation war, dass er, als er seine Abwehrhaltung aufgab und endlich um Hilfe bat, mit seiner schwachen, abhängigen Seite in Kontakt kam, von der er sich zuvor durch seine überlegene Haltung distanziert hatte. Er war nicht in der Lage gewesen, diese Seite zu tolerieren, und dies weckte eine noch größere Hoffnungslosigkeit in ihm. «

Ein weiteres Risiko entsteht in den späteren Stadien einer psychotischen Störung. Die Einsicht in die Krankheit kann zu einer katastrophischen Reaktion führen, da sich die Ideen, die das Leben des Patienten in den vorangegangenen Wochen oder Monaten bestimmt haben, als falsch erwiesen haben. Der Sinn und vielleicht die Grandiositätsgefühle, auserwählt zu sein, die die Psychose dem Leben gegeben hat, erweisen sich als unhaltbar. Das paranoide System bricht zusammen und führt zu Schamgefühlen oder zu dem Gefühl der Entblößung und Demütigung angesichts dessen, was man zu Freunden, Verwandten und Arbeitskollegen gesagt und vor ihnen getan hat. Es kann zu ebenfalls niederschmetternden Schuldgefühlen über Handlungen kommen, die man unter dem Einfluss der Psychose ausgeführt hat, vielleicht verstärkt durch einen hypomanischen Mangel an Urteilskraft.

Zusätzlich muss man sich zwangsläufig mit den Problemen auseinandersetzen, die der Psychose vorausgegangen sind und zu ihr beigetragen oder sie ausgelöst haben. Diese wurden durch die Störung zugedeckt, und ihr Wiederauftauchen lässt den Suizid vielleicht als einen natürlichen Ausweg erscheinen. Es ist von größter Wichtigkeit, dass die postpsychotische Depression vom psychiatrischen Personal erkannt, ernst genommen und entsprechend behandelt wird (siehe Kapitel 21).

Ein weiteres Risiko in der Phase der Genesung besteht darin, dass die Nebenwirkungen eines hoch dosierten Neuroleptikums so belastend sind, dass sie den Betroffenen in den Suizid treiben können. Viele Schilderungen in der Fachliteratur geben wieder, wie leicht Nebenwirkungen von Neuroleptika wie Akathasie (psychische oder muskuläre Ruhelosigkeit) oder Dysphorie (ein Zustand psychischen Unbehagens) vom Personal fälschlich als Residualsymptome der Krankheit wahrgenommen werden. Eine Reaktion darauf in Form einer weiteren Steigerung der Medikation kann zu wachsender Verzweiflung führen, die wiederum die Suizidalität erhöht. Im Ergebnis werden solche Suizide zu selten dokumentiert, da sie für ein Resultat ungenügend behandelter psychotischer Symptome gehalten werden.

Suizidale Handlungen bei schizophrenen Patienten

Viele Personen, vielleicht die meisten, die über lange Zeit an einer Schizophrenie gelitten haben, werden an irgendeinem Punkt daran gedacht haben, sich das Leben zu nehmen. In solchen Fällen aktivieren die sozialen und psychologischen Folgen ihrer Krankheit existenzielle Themen, die sie zum Suizid treiben. Patienten mit paranoiden Symptomen tragen verstärkt dieses Risiko, während suizidale Gedanken und Handlungen bei den Menschen mit autistischen, negativen Symptomen eher ungewöhnlicher sind.

Ich habe eine Studie geleitet, die Suizidversuche bei Schizophrenie untersuchte. In Interviews mit der Kontrollgruppe (Menschen mit Schizophrenie, die nie einen Suizidversuch unternommen hatten) stellte sich heraus, dass all diese Patientinnen und Patienten zwar schon einmal ernsthaft an Suizid gedacht oder entsprechende Pläne gehegt, sie aber nie in die Tat umgesetzt hatten. Das zeigt, wie stark Gedanken an Suizid mit der Schizophrenie verbunden sind. In einer anderen qualitativen Studie wurden Berichte des psychiatrischen Personals und von Angehörigen gesammelt, aus denen hervorging, dass sich Erkrankte nach einer langen Phase schizophrener Störungen das Leben genommen hatten. Es stellte sich heraus, dass viele der Patienten starke Gefühle des Verlusts und der Hoffnungslosigkeit bezüglich zentraler Aspekte ihres Lebens – Familie, Elternschaft und berufliche Aktivitäten – mitgeteilt hatten (Stefenson/Cullberg 1995).

Viele begingen Suizid in einer Phase, als sie nur wenige Symptome zeigten und äußerlich gut zu funktionieren schienen. Sie hatten jedoch auch der Furcht vor einem Rückfall

Ausdruck verliehen; sie sagten, sie würden es nicht noch einmal ertragen, krank zu sein. In manchen Fällen schien es, als wäre der Suizid durch frühe Anzeichen eines Rückfalls ausgelöst worden.

In all diesen Fällen war es in der Phase, die zum Suizid führte, zu einem größeren Lebensereignis gekommen. Ein gemeinsames Merkmal dieser Ereignisse war eine Trennungserfahrung. Der Tod eines Angehörigen oder einer nahestehenden Person (auch eines psychiatrischen Helfers!) fungierte als ein signifikanter Krisenauslöser bei diesen Hochrisikopatienten, deren soziales Netzwerk bereits geschwächt war.

» **Das Leben: ein Fehlschlag** Ursula war 35 Jahre alt, als sie sich durch eine Überdosis Antidepressiva das Leben nahm. 16 Jahre zuvor hatte man bei ihr eine Schizophrenie diagnostiziert und sie hatte eine Reihe von Rückfällen erlebt. Vor der Ersterkrankung lebte sie ein gutes Sozialleben mit Freunden und vielen Interessen. Nach ihrer ersten Psychose hatte Ursula geheiratet und eine Tochter bekommen. Da sie das Baby stillen wollte, wurde vereinbart, die Medikamente abzusetzen. Kurz darauf wurde sie wieder krank, sie litt an Halluzinationen und Wahnvorstellungen.

Die folgenden Jahre waren von wechselnden Phasen des Rückfalls und der Remission gekennzeichnet. Ohne Medikamente kam es schnell zu Rückfällen; mit Medikamenten jedoch war sie müde und hatte neuromuskuläre Nebenwirkungen. Ihr Mann reichte schließlich die Scheidung ein und Ursula, die das Sorgerecht für ihre Tochter verlor, durfte sie nur noch besuchen. Danach drückte sie oft ihre Verzweiflung aus, weil man ihr nicht erlaubte, sich um ihre Tochter zu kümmern. Sie war zunehmend von dem Gedanken besessen, wie sie das Sorgerecht wiederbekommen könne.

Vier Tage vor ihrem Suizid schrieb sie einen gut formulierten Brief an ihren Ex-Mann (der nicht aufgehört hatte, sie zu unterstützen). Darin beschrieb sie, wie sie seit der Scheidung das Gefühl hatte, ihr Leben sei ein Fehlschlag. Sie wünschte in die Zeit zurückkehren zu können, als ihre Tochter gerade zur Welt gekommen war. Dabei erwähnte sie nichts davon, dass sie sich das Leben nehmen wollte. In einem Gespräch mit einer Freundin hatte sie es jedoch angedeutet. «

Ein weiteres Thema, das in unserer Studie zur Sprache kam, war die Unmöglichkeit für viele der Betroffenen, ein unabhängiges Leben zu führen: zum Beispiel unfähig zu sein, die Rehabilitationsmaßnahmen zu bewältigen, oder Angst davor zu haben, einen neuen Job anzunehmen. Drei Frauen begingen Suizid in den ersten drei Monaten nach der Rückkehr in ihr Elternhaus. Alle hatten davon gesprochen, sie hätten »versagt«.

Zu suizidalen Handlungen Schizophrener kann es *jederzeit* im Laufe der Krankheit kommen. Das erste Jahr der Störung gilt gewöhnlich als das riskanteste. Suizide, die mit psychotischen Symptomen zusammenhängen, sind schlechter vorauszusagen als jene, die in der späteren Phase auftreten. Diese Letzteren können oft aus der Schwierigkeit verstanden werden, sich der Realität anzupassen. Die benutzten Methoden sind oft aggressiver (Erhängen, aus großer Höhe springen etc.) als jene, die man gewöhnlich in der Psychiatrie erlebt. Angehörige und Freunde werden vielleicht an gestörtes Verhalten gewöhnt sein und sind erschöpft davon. Infolgedessen können sie die Warnzeichen übersehen oder ihre wahre Bedeutung verkennen.

Das hohe Suizidrisiko bei psychotischen Patienten zeigt, wie wesentlich es ist, dass alle psychiatrisch Tätigen regelmäßig ihre Fälle auf Anhaltspunkte für ein erhöhtes Risiko überprüfen. Sie müssen sich als Teil dieses Prozesses auf kontinuierliche Supervision und Unterstützung bei ihrer Arbeit verlassen können.

Hochrisikopatienten – ethische Probleme

Es gibt eine Gruppe von Hochrisikopatienten mit rezidivierendem und remittierendem Krankheitsverlauf, bei der die nichtpsychotischen Phasen von depressiver Verzweiflung und Suizidgedanken geprägt sind. Angehörige und das Personal auf der Station plagt häufig die begreifliche und äußerst beunruhigende Angst, der Patient werde Suizid begehen. Oft sehen sie keine andere Lösung, als die Dosis der Medikamente zu erhöhen oder Depotinjektionen zu benutzen, um sich gegen einen Suizid »abzusichern«. Dies kann jedoch eine paradoxe Wirkung haben, wenn die psychotischen Symptome bereits voll unter Kontrolle sind. Die Gefahr besteht dann nämlich darin, dass die Lebensqualität durch die sedierende Wirkung höherer Dosen von Antipsychotika verschlechtert wird. Die Sedierung kann gleichzeitig fälschlich als eine positive Reaktion auf die Behandlung interpretiert werden.

Aus der Perspektive des Patienten handelt es sich jedoch um eine unerwünschte Nebenwirkung; bei höheren Dosierungen kann zudem eine der vielen extrem belastenden Nebenwirkungen auftreten. Die resultierende subjektive Belastung (die hinter der Sedierung verborgen ist) in solch einer Situation kann das Suizidrisiko erhöhen.

Es gibt eine unzureichend definierte Gruppe von Patientinnen und Patienten mit einer Persönlichkeitsstörung, die verletzlich für eine Psychose sind, was durch eine Reihe von Faktoren wie Beziehungsschwierigkeiten, Substanzmissbrauch oder das Fehlen sozialen Erfolgs verstärkt wird. In der frühen Kindheit oder im späteren Leben waren sie oft traumatischen Ereignissen ausgesetzt. Bei Ablehnungen und Enttäuschungen kann es zu Suizidversuchen kommen. Von anderen, die an dieser schwächenden Funktionsstörung leiden, kann das Leben aufgrund der vergeudeten Jahre als sinnlos erfahren werden und zu Verzweiflung und zum Suizid führen.

Die Behandlung dieser Patienten ist komplex und herausfordernd. Kurzzeitige Risiken müssen gegen Langzeitnutzen abgewogen werden. Man steht vor schwerwiegenden ethischen Dilemmata mit Implikationen für die Praxis. Diese ethischen Probleme sind nicht einfach spontan zu lösen, sondern müssen auf der Station immer im Auge behalten und reflektiert werden. Themen sind zum Beispiel:

- Konflikte zwischen dem Bedürfnis der psychiatrisch Tätigen, den Patienten zu schützen, und dem Bedürfnis des Patienten, eigene Entscheidungen zu treffen;
- das Risiko, dass sich humanitäres Beschützen zu Paternalismus oder einem destruktiven Machtkampf mit dem Patienten entwickeln kann;
- das Risiko der Betreuer, »auszubrennen« (demoralisiert und unmotiviert zu sein), wenn sie mit einem Patienten arbeiten, der wiederholt ein hohes Angstniveau in ihnen entstehen lässt;
- das Zögern einzelner Therapeuten oder Beschäftigter, Hochrisikopatienten aufzunehmen und zu betreuen – in dieser Situation sind Hilfe von außen und Supervision wesentlich;
- das Ziel der Psychiatrie, Suizide nicht um *jeden* Preis zu verhindern, vielmehr die Risiken zu reduzieren, während gleichzeitig Behandlung und Betreuung durchgeführt werden.

Die Zahl der Todesfälle durch Suizide bei Patienten mit einer Psychose liegt, wie zuvor erwähnt, bei etwa 10 Prozent in den ersten fünf bis zehn Jahren. Gewöhnlich betrifft dies Menschen, die keinen Zugang zu einer Psychotherapie hatten oder keine Hilfe bei der Verarbeitung der Trauer um jenes Leben, auf das sie vor der Erkrankung gehofft hatten. Wir müssen diese hohe, jedoch »normale« Suizidrate im Auge behalten, wenn wir über Risiken urteilen wollen. Gleichgültigkeit und eine »Und wenn schon«-Mentalität müssen vermieden werden. Dies gilt auch für einen gewissen Paternalismus. Nötig ist es vielmehr, dem Patienten das bestmögliche Behandlungsangebot zu machen und sich der Restriktionen psychiatrischer Behandlung bewusst zu sein, die leicht dazu führen können, unabsichtlich zu viel Verantwortung für das Leben des Patienten zu übernehmen. Bei einer »bedürfnisangepassten Behandlung« (siehe Kapitel 21) scheint das Suizidrisiko beträchtlich zu sinken (Cullberg u. a. 2002).

Was bedeutet es, »sein Bestes zu geben«?

»Wenn man sein Bestes gibt, hat man auch das Recht, Fehler zu machen« – dies ist eine Maxime, die dem psychiatrischen Personal helfen soll, wenn es sich um einen suizidgefährdeten Patienten kümmert. »Sein Bestes tun« bedeutet auch, dass der Leiter des klinischen Teams die Verantwortung dafür übernimmt, dass neben der generellen psychiatrischen Behandlung und dem Fachwissen auch die erforderliche Psychotherapie und Supervision zur Verfügung stehen.

Es gibt Patienten, die destruktiv werden, egal ob sie bei ihren Familien, allein oder auf einer psychiatrischen Station leben. Solche Patienten können großen Nutzen aus dem Leben in einem Wohnheim ziehen, das nach psychotherapeutischen Regeln funktioniert, ihr destruktives Ausagieren reduziert und so ihr Suizidrisiko minimiert. Diese teilweise geschützte Umgebung kann den Prozess der langfristigen Genesung und die Rehabilitation in der Gemeinschaft fördern. Der Patient kann in diesem Umfeld unterstützt werden, während er langsam lernt, die Verantwortung für sein Alltagsleben zu übernehmen (siehe Kapitel 14 zu den krischen Phasen der Psychose und möglicher Genesung).

Es kommt häufig zu einem Prozess der Spaltung im Personal, wenn einer oder mehrere Patienten suizidal erscheinen. Manche unterstützen dann eine strikt überwachende, paternalistische Haltung, während andere die Autonomie des Patienten fördern wollen. Die nicht unvernünftige Vorstellung, dass diese scheinbar gegensätzlichen Aspekte durchaus koexistieren könnten, wird dadurch erschwert, dass sich Mitglieder des Teams gegenseitig ihre Kälte oder aber Naivität vorwerfen. Das Personal wird jetzt zur äußeren Arena, in der der innere Kampf des Patienten ausgetragen wird. Das heißt, dem Personal muss eine kompetente Supervision zur Verfügung stehen, um sehen zu können, wie destruktiv die Interaktionen in der Gruppe geworden sind.

Es hilft in solchen Konflikten, zu verstehen, dass sie oft die Störung des Patienten reflektieren. Ein wichtiges Unterscheidungsmerkmal besteht darin, ob die unterschiedlichen Positionen eher unbewusst eingenommen werden oder nach einem Reflexionsprozess in der Gruppe. Im letzteren Fall ist es einfacher, mit der Ungewissheit der Situation und den daraus entstehenden Ängsten umzugehen.

Jede medizinische Intervention, etwa mittels Antidepressiva oder Sedativa, muss gut überlegt sein und vom Patienten wie auch vom Personal als therapeutisch positive Maßnahme wahrgenommen werden. Es ist wichtig, unterscheiden zu können, ob die medizinischen Interventionen zu therapeutischen Zwecken erfolgen oder dazu dienen sollen, die eigenen Ängste oder die anderer zu beruhigen. Den Patienten werden dann häufig mehrere Medikamente auf einmal verschrieben, die sich auf verschiedene Rezeptoren auswirken können. Dann ist ihre Gesamtwirkung schwieriger abzuschätzen und kann aufgrund des erhöhten Risikos von Nebenwirkungen auch negativ sein.

Ähnliche Überlegungen müssen der Frage nach Zwangsbehandlung und Überwachung gewidmet werden. Ein Patient, der akut suizidgefährdet ist, braucht ein gewisses Maß an Überwachung, um zu verhindern, dass er sich selbst schädigt, aber zugleich muss man sich bewusst machen, dass das suizidale Verhalten auch zu einer Waffe in dem verzweifelten Kampf zwischen Patient und Behandlungsteam werden kann. Kompliziert wird dies noch dadurch, dass diese Situationen sich nicht gegenseitig ausschließen; der Patient kann suizidgefährdet, aber auch in einem Kampf mit dem Behandlungsteam gefangen sein.

Es tut sehr weh, wenn ein Patient, der von dem Impuls beherrscht war, sein Leben zu ruinieren oder Suizid zu begehen, trotz aller Versuche anderer Menschen, ihn davon abzuhalten, schließlich »Erfolg« hat. Viele fähige Mitarbeiter verlassen aus diesem Grund die Psychiatrie. Solche Tragödien sollten uns aber nicht glauben machen, dass es keinen Sinn hat, psychologisch mit suizidalen Patienten zu arbeiten, die psychosevulnerabel sind. Tatsächlich habe ich die überzeugendsten psychotherapeutischen Erfolge bei einer Reihe von psychosevulnerablen Patienten mit Persönlichkeitsstörungen erlebt.

Doch die emotionalen und kurzfristigen ökonomischen Kosten für alle an dieser Behandlung Beteiligten sind hoch. Die kurzfristigen ökonomischen Kosten sind jedoch gering verglichen mit dem Aufwand, der um einen chronisch kranken Patienten getrieben werden muss. Hier besteht kein Unterschied zu den Kosten lebensrettender Maßnahmen, die bei körperlich kranken Menschen durchgeführt werden müssen.

Die emotionalen Bedürfnisse des Personals – Schutz vor dem »Ausbrennen«

Die Beziehungen zwischen Patienten, dem Personal und der Institution als Ganzer sind sehr komplex. Beschäftigte, die einen großen Teil des Tages mit psychotischen Patienten oder Menschen mit psychiatrischen funktionellen Behinderungen arbeiten, können demoralisiert und unmotiviert werden. Dies kann das Resultat der täglichen Konfrontation mit dem psychotischen Denken, den »primitiven« Impulsen und dem folgenden destruktiven Verhalten der Patienten sein. Das Engagement der einzelnen Mitarbeiter in der therapeutischen Arbeit wird durch diese Phänomene frustriert. Menschen in dieser Lage brauchen Hilfe und Supervision sowie Gelegenheiten zur Weiterbildung und Arbeit auf anderen Gebieten.

Auf einer traditionellen psychiatrischen Station wird die Erschöpfung, die aus der Arbeit mit psychotischen Patienten resultiert, mithilfe verschiedenster Abwehrmechanismen überspielt, die häufig zum Markenzeichen der Institution werden. Dazu gehört das zunehmende »Distanzieren« von den Patienten (etwa exzessiver Papierkram oder die Benutzung ausschließlich »symptomorientierter« medizinischer Modelle, die die Auseinandersetzung mit emotionalen Themen meidet). Diese Prozesse reduzieren die empathische Komponente und die Intensität der Beziehung zwischen Personal und Patient.

Dies hat eine Reihe von Folgen. Am wichtigsten ist, dass das Potenzial psychologischer Arbeit reduziert wird, was sich negativ auf das Ergebnis der Behandlung auswirkt. Das reduzierte Niveau des Einlassens auf den psychotischen Menschen erfordert weniger emotionales Engagement und weniger organisierte Supervision. Es wird so auch einfacher, den Arbeitsplatz zu verlassen.
Es ist klar, dass dieser Prozess des Distanzierens auf einer bewussten oder unbewussten Ebene den einzelnen Beschäftigten und der Institution viele kurzfristige Vorteile zu verschaffen scheint. Doch auf lange Sicht wirkt er sich negativ auf die Moral des Personals aus, weil die Arbeit ohne innere Anteilnahme und allzu mechanisch verrichtet wird. Die Anwerbung und die langfristige Konstanz des Personals leiden und die Supervision wird reaktiv (auf Krisen gerichtet), statt reflektiert und proaktiv (auf Patienten auch außerhalb von Krisen gerichtet) zu sein.
In diesem Sinne kann diese Form der Arbeitsorganisation als Abwehrmechanismus der Institution betrachtet werden.

23 Menschen mit Langzeitpsychosen in der Gemeinschaft

In der traditionellen psychiatrischen Betreuung Schwedens wurden Menschen mit einer chronischen Psychose in abgelegenen betreuten Wohnheimen untergebracht. Diese Wohnheime wurden durch »Familienpflege« für jene Patienten ergänzt, die am wenigsten Probleme machten. Dabei handelte es sich um eine Art Unterbringung auf dem Land ohne jeden Anspruch auf sinnvolle Beschäftigung. In der Vergangenheit standen diese Methoden der Betreuung für ein notwendiges und humanitäres Bedürfnis nach Sicherheit, Nahrung, Raum und Aufmerksamkeit für die Patienten, die nicht für sich selbst sorgen konnten. Heute ist dies eine veraltete, kontraproduktive psychiatrische Haltung. Sie stärkt die Identität als »chronischer Patient« und hemmt die natürliche Tendenz zur Heilung, die auf angemessene Stimulierung und auf Selbstvertrauen angewiesen ist, unterstützt von spezifischen Behandlungsmethoden.

In den letzten zehn Jahren sind weniger Patienten in diese Heime eingewiesen worden. Die allgemeine Tendenz ist jetzt, so viele Menschen wie möglich zu Hause zu betreuen und jene, die es nicht schaffen, in geschützten Häusern und Wohngemeinschaften mit abgestufter Betreuung unterzubringen, wo sie Hilfe und Stimulation durch sinnvolle Beschäftigung finden. Leider aber ist dieses Ziel bislang vielerorts noch nicht erreicht worden. So sind in großen Städten neue Slumviertel mit obdachlosen ehemaligen Patienten entstanden. Die soziale Isolation der früheren Psychiatrien ist durch Mietwohnungen ersetzt worden, in denen man nicht weniger isoliert lebt. Dieser Mangel, der auf Ignoranz in der Gemeinschaft im Verbund mit der dürftigen Kooperation von Psychiatrie und Sozialdiensten zurückgeht, kann nicht als ein Argument für das Comeback der psychiatrischen Kliniken akzeptiert werden, das jetzt in vielen westlichen Ländern stattfindet.

Eine viel bessere Alternative wäre es, aus guten Ansätzen zu lernen. Hier erwähne ich nur ein paar wenige Beispiele, da sie alle auf demselben Prinzip basieren. Ein früher Meilenstein der Integration der Menschen mit funktioneller Behinderung in die Gemeinschaft war das Wisconsin-Projekt.

Das Wisconsin-Projekt – »Assertive Community Treatment« (ACT)

Während der italienische Psychiater F. Basaglia und sein Kreis in den siebziger Jahren die Psychiatrie Italiens mit großem Getöse geradezu revolutionierten, ereignete sich eine eher leise reformerische Entwicklung an bestimmten Orten der USA und vielerorts in der Welt. In Wisconsin starteten der Psychiater L. Stein und die Psychologin M. A. Test ein sozialpsychiatrisch orientiertes Projekt in einem Gebiet mit 350.000 Einwohnern (Stein/Test 1980). Sie zeigten, dass, wenn man vom dominierenden System der Krankenhausbetreuung bestimmte Methoden übernahm, weit mehr Patienten zu Hause leben und viele von ihnen arbeiten konnten und sich so ihre Lebensqualität deutlich verbesserte.

Die Mittel, die dadurch eingespart wurden, wurden in offene mobile Stationsteams und Akutstationen mit 24-Stunden-Service reinvestiert. Noch Jahre nach der Entlassung von Patienten aus dem Krankenhaus mussten aufgrund des Fehlens effektiver Sozialdienste die mobilen Teams ihre Hilfstätigkeit fortführen, eine Beschäftigung für die Betroffenen finden und dann den Menschen mit funktioneller Behinderung dabei helfen, sich an ihren Arbeitsplatz anzupassen. Sie organisierten neben der Unterbringung auch Hilfen durch Training zur Selbstversorgung und zum Umgang mit Geld, und zwar über die benötigte spezifische psychiatrische Arbeit zu Symptomkontrolle und Suizidprävention hinaus.

Die Prinzipien hinter dem Wisconsin-Projekt sind simpel und sollten in jeder Arbeit mit seelisch Behinderten Anwendung finden:

- Im Umgang mit Menschen, deren funktionelle Behinderung in einem Motivationsmangel und der Tendenz zum Rückzug liegt, sollte eine bestimmende Haltung eingenommen werden. Nötig ist eine beharrliche Einstellung gegenüber den Klienten (man bezeichnete sie nicht als »Patienten«), die ihre Verabredungen nicht einhalten. Die Energie, die für die Arbeit an der Motivation aufgewendet wurde, und die ruhige Toleranz der Mitarbeiter haben sich ausgezahlt: Es hat sich gezeigt, dass die meisten Klienten, manchmal gegen allen äußeren Anschein, in der Lage waren, das Programm durchzuziehen.
- Das Programm ist auf die individuellen Bedürfnisse der Klientinnen und Klienten und das Niveau ihrer Funktionsfähigkeit orientiert. Jeder Person werden zwei Ansprechpartner zugeteilt, die für das Programm verantwortlich sind und für Kontinuität sorgen.
- Das Training findet zu Hause oder bei der Arbeit statt. Menschen mit funktionellen Behinderungen lernen Kochen oder Saubermachen im Rehabilitationszentrum, sind aber oft nicht in der Lage, das Gelernte mit nach Hause zu nehmen. Es ist nicht dasselbe, diese Tätigkeiten in einem Ausbildungszentrum zu erlernen oder an einem Arbeitsplatz auszuführen. Auch müssen Verwandte und Arbeitskollegen oft ermutigt werden, bei dem Training zu helfen.
- Es ist wichtig, auf den Erfahrungen und den Stärken der Person aufzubauen, statt ständig die Symptome der Krankheit in den Mittelpunkt zu stellen. Dem Patienten sollte nicht zu viel Hilfe angeboten werden, da dies zur Verstärkung der Passivität führen kann.
- Ein entscheidender Teil der Arbeit besteht darin, die Rolle des Klienten als verantwortlicher Bürger zu stärken. Es wird betont, dass die Menschen in der Gemeinschaft leben, weil es ihr Recht ist und nicht weil die Gemeinschaft es »erlaubt«. Viele frühere Patienten haben gelernt, dass ihre Krankheit als eine Ausrede für einfach jedes Verhalten herhalten kann. Diese Haltung sollte nicht unterstützt werden, vielmehr sollte gutes Verhalten gelobt werden. Schlechtes Verhalten zieht dieselben Konsequenzen nach sich wie für andere in der Gemeinschaft. Natürlich bezieht sich dies nicht auf Menschen mit akuter Psychose, was der Grund ist, warum eine klinische Einschätzung bei Akutfällen erforderlich ist, um über das angemessene Vorgehen zu entscheiden.
- Das Vorhandensein eines Hilfesystems rund um die Uhr hat den Bedarf nach stationärer Aufnahme deutlich reduziert. Die Zusammenarbeit zwischen dem mobilen Team und den konventionellen psychiatrischen Diensten sichert die benötigte Unterstützung.

L. Stein und M.A. Test haben auch gezeigt, dass die überaus nützlichen Ergebnisse, die durch diese Arbeit erzielt wurden, einige Jahre später, als die Mittel entzogen wurden, in sich zusammenbrachen, sodass man bei vielen der Klienten wieder von vorn anfangen musste. Ein wichtiges Ergebnis war, dass viele Menschen, die aufgrund einer psychischen

Störung funktionell behindert sind, das ganze Leben unterstützt werden müssen, um zu verhindern, dass das Handicap zu groß wird. Die Mittel, die dem Wisconsin-Projekt zur Verfügung standen, waren weit geringer als die schwedischen Ressourcen. Allerdings gibt es in den USA einen zugänglicheren Arbeitsmarkt, der es leichter macht, Arbeitsgelegenheiten zu finden.

Vom Prinzip der Betreuung Kranker zum Prinzip der Normalisierung

Nach der großen Psychiatriereform, die 1994 in Schweden eingeläutet wurde, sollten lokale Gemeinden die Verantwortung für die Langzeitrehabilitation und den Normalisierungsprozess für die Betroffenen übernehmen (Sou 1992), wenn die Psychiatrie glaubte, sie habe das Mögliche in der Behandlung akut psychotischer Patienten getan, und die Priorität auf der Unterbringung und auf Fragen der Erwerbstätigkeit lag. Zur selben Zeit wurden die äquivalenten ökonomischen Ressourcen von den Bezirken zu den Gemeinden transferiert, um ein Netz der Betreuung und Unterstützung für die chronisch Langzeitkranken aufzubauen. Ihre Zahl wird auf 40.000 der 9 Millionen Einwohner Schwedens geschätzt; die Hälfte davon ist signifikant behindert.

Diese wohlmeinende Reform entwickelte sich schleppend, besonders in den Großstädten. Hier haben die Kommunen noch nicht die volle Verantwortung dafür übernommen, beschützten Wohnraum für einzelne oder Gruppen von Patienten mit den erforderlichen stützenden Hilfen einzurichten. Geschützte Arbeitsplätze, an denen die Menschen das selbstwertsteigernde Gefühl erfahren können, Teil der Arbeitsbevölkerung zu sein, und die helfen sollen, den Bedarf an Behandlung und anderen Hilfen zu senken, sind immer noch viel zu wenig eingerichtet. Dafür gibt es viele Gründe:

Fehlendes Wissen: In den kommunalen Diensten und unter Lokalpolitikern fehlt es in erschreckendem Maße an Wissen, zudem herrschen negative und von Vorurteilen geprägte Ansichten über diese Gruppe von Menschen vor. Daher ist es nicht überraschend, dass Mittel vor allem an altbekannte Einrichtungen vergeben werden.

Unmotiviertes Personal: Der mögliche Beitrag der Sozialdienste wird leicht vernachlässigt, begünstigt durch unmotiviertes und psychiatrisch ignorantes Personal, das angesichts von Problemen schnell den Rückzug antritt.

Mangelnde Kooperation: In vielen Fällen verweisen psychiatrische Dienste Patienten an die Gemeinde, ohne dafür zu sorgen, dass ihre Behinderungen angemessen berücksichtigt werden oder aber auch nur eingeschätzt wird, an welchen funktionellen Behinderungen sie leiden. Auch nutzt die Psychiatrie die Gelegenheiten nicht, die Sozialdienste darüber zu informieren, wie die psychiatrischen Klienten zu verstehen sind und mit ihnen zusammenzuarbeiten ist. Haben die Betroffenen einen Rückfall in eine akute Psychose und brauchen intensivere Unterstützung und einfühlsame Hilfe mit Medikamenten, dann muss auch psychiatrisches Personal verfügbar sein, das einschätzen kann, was gebraucht wird, und bereit ist, Hausbesuche zu machen oder die Betroffenen ins Krankenhaus einzuweisen. Dies sollte in Zusammenarbeit mit den Sozialdiensten geschehen. Andernfalls eskaliert die Situation und am Ende verständigen dann besorgte und gestörte Nachbarn die Polizei. Die Einlieferung ins Krankenhaus und die fristlose Kündigung der Wohnung, die dann folgt, können vermieden werden, wenn ein psychiatrischer Dienst rund um die Uhr erreichbar ist.

Persönlicher Ombudsmann

In Schweden stellt die Berufung eines persönlichen Ombudsmanns einen wichtigen Aspekt der Psychiatriereform dar. Jeder Patient, der an einer Behinderung leidet, die ihn in seinen sozialen Fähigkeiten beeinträchtigt, hat das gesetzliche Recht auf Hilfe und auf einen persönlichen Vertreter (Ombudsmann). Die Reform wurde bislang lediglich erprobt, doch die Ergebnisse waren sehr positiv hinsichtlich der Reduzierung von Krankenhausaufenthalten und gesteigerter Lebensqualität.
Ein persönlicher Vertreter ist der »Advokat« der Interessen des Klienten in der Gemeinde und stellt sicher, dass es zwischen den Beteiligten eine effektive Zusammenarbeit gibt. Der persönliche Vertreter sollte dem Klienten jedoch nicht bei der Ernährung oder Hygiene helfen, da dies Aufgabe der Sozialdienste sein sollte. Der Bedarf nach einer Person, die die Rechte des Behinderten im Auge behält, ist inzwischen unstrittig.

Betreutes Wohnen

Manchen Menschen gelingt es trotz der Hilfe der Sozialdienste nicht, allein zu leben, weil ihre Behinderung zu schwerwiegend ist oder sich durch Langzeithospitalisierung verfestigt hat. Für sie muss ein Platz in einer Wohneinrichtung gefunden werden, und zwar mit Personal, das tagsüber oder, in bestimmten Fällen, auch 24 Stunden zu erreichen ist.
Hat die Person, die in einer solchen Einrichtung lebt, eine Vorgeschichte des Substanzmissbrauchs und die Fortsetzung ihres dortigen Aufenthalts wird schwierig, kann eine Unterbringung in einer Spezialeinrichtung nötig sein. Ein anderer Faktor ist eine Hirnschädigung, die zu verstärkten Problemen mit der Impulskontrolle und zu gestörtem Verhalten führen kann und daher eine Unterbringung mit erhöhter Kontrolle nötig macht.

Zur Selbstversorgung unfähige Personen

Die Behinderung mancher Menschen mit Schizophrenie kann sich in der mangelnden Fähigkeit manifestieren, Ordnung und Hygiene einzuhalten. Essen verfault im Kühlschrank oder liegt überall herum, der Abfall häuft sich und die Toilette ist verstopft. Manche Menschen, denen lange Zeit nicht geholfen wurde, müssen durch Staub, alte Zeitungen, Kleider und Müll waten, um sich in ihrer Wohnung bewegen zu können. Die persönliche Hygiene ist oft ein Desaster.
Die regulären Mahlzeiten werden vernachlässigt und ein einseitiger Speisezettel oder Essensmangel verursachen Fehl- bzw. Unterernährung. Viele verlassen nur ihre Wohnung, wenn es dunkel ist, und kaufen so schnell ein wie möglich. Andere nehmen nichts Gewöhnliches zu sich, sondern wählen Alternativen wie eine Schüssel Cornflakes oder in Wasser verrührtes Mehl. Kochen ist viel zu schwierig. Die psychotische Störung wird durch die Vernachlässigung der Ernährung verstärkt. Die Tür des Kühlschranks kann offen stehen, der Elektroherd wird nicht ausgeschaltet oder Zigaretten brennen noch (Brandgefahr).
Die Beziehungen zu Nachbarn werden angespannt. In Zeiten, in denen es dem Betroffenen psychisch nicht gut geht und er seltsam oder beängstigend aussieht, haben die Nachbarn verständlicherweise Angst, besonders um ihre Kinder. Die Furcht kann noch zunehmen, wenn die Person Beleidigungen schreit, im Umhergehen Selbstgespräche führt, vielleicht sogar in dem Glauben, sie werde ausspioniert, gegen die Wände oder Heizkörper schlägt.

Dieses Verhalten ist ein Zeichen von Einsamkeit. Man kann daran erkennen, dass die Betreuung nicht ausreicht und/oder die Person weitere Medikamente braucht. Die Folge kann sein, dass die Nachbarn den Vermieter auffordern, dem Betroffenen zu kündigen. Ist die Situation eskaliert, ist es gewöhnlich sinnlos, psychologisch auf die Parteien einwirken zu wollen. Jedoch kann auf einen kurzen Aufenthalt im Krankenhaus eine Kontaktaufnahme zu den Nachbarn und Hilfe durch die Gemeinde folgen.

Die Probleme, die damit verbunden sind, in der Nähe einer gestörten Person mit Schizophrenie zu wohnen, sollten nicht bagatellisiert werden. Die Nachbarn brauchen vielleicht Hilfe und Rat, wie sie sich verhalten sollen. Informationen zur Erklärung der Behinderung können hilfreich sein, ebenso wie das Angebot telefonischen Kontakts, sollten die Probleme andauern. Ist die Situation schwer zu beeinflussen, dann ist dies ein Zeichen dafür, dass die Betreuung intensiviert werden muss, entweder durch den täglichen Besuch eines Ansprechpartners oder die Verlegung der Person in eine geschützte Einrichtung.

Reaktionen örtlicher Anwohner auf neue Wohneinrichtungen

Wird eine neue Wohneinrichtung eröffnet, sind die Nachbarn oft extrem besorgt (PALMBLAD/CULLBERG 1990). Petitionen, die von einer oder zwei aktiven Familien entworfen wurden, können in Umlauf gebracht werden. Manche Nachbarn können vielleicht nicht widerstehen, die Liste zu unterschreiben; viele beteiligen sich aber in wachsender Verbitterung an der Aktion. Der Vermieter und der Gemeinderat werden hineingezogen und häufig wird die Eröffnung der Einrichtung verhindert. Daher ist es wichtig, die Anwohner vorab mit Informationen zu versorgen. Sie sollten zu einer örtlichen Informationsveranstaltung eingeladen werden, die ausführliche Erklärungen zu den Menschen gibt, die die Einrichtung beziehen sollen.

Die Hauptsorgen, die die Nachbarn zur Sprache bringen, sind die Ängste, dass ihre Kinder sexuell belästigt werden und illegale Drogen im Viertel kursieren. Eine andere verbreitete Sorge besteht darin, dass die psychisch Kranken Störungen verursachen und der Wert der umliegenden Grundstücke durch die Einrichtung sinkt.

Es ist wichtig, sich diese Zweifel respektvoll anzuhören, die von Menschen kommen, die jetzt fürchten, ihre Investitionen in ihre Häuser würden durch die Behörden bedroht. Man kann auch spüren, dass es eine machtvolle irrationale Angst vor dem Wahnsinn gibt, die latent in vielen Leuten schlummert; sie plagt unbewusst das Gefühl, dieser könne »ansteckend« sein. Informationen, die erklären, dass und warum die Betroffenen ungefährlich sind, sollten verbreitet werden. Man sollte versichern, dass keine Gefahr durch Alkohol oder Drogen besteht. Manchmal müssen auch mehrere Treffen abgehalten und muss eine Telefoneinrichtung geschaffen werden, die sich mit Fragen oder Beschwerden befasst.

Das Problem des Substanzmissbrauchs und der Doppeldiagnosen

Substanzmissbrauch ist ein schwerwiegendes Problem vieler Menschen, die an psychischen Behinderungen leiden. Gewöhnlich geht es um einfache Suchtformen mit relativ geringen Auswirkungen auf die psychische Gesundheit (Tabak oder Süßigkeiten). Missbrauch kann aber natürlich auch schwerere Formen annehmen: Starker Alkoholkonsum oder das Rauchen von Marihuana zum Beispiel sind in Großstädten relativ verbreitet.

In manchen innerstädtischen Gebieten hat etwa die Hälfte der Patienten mit Schizophrenie ein Problem mit Alkoholmissbrauch oder anderen Drogen. Die Gründe für den Missbrauch sind vielfältig:

- Funktionelle Behinderungen führen zu Isolation und zu einer reduzierten Sozialkompetenz, die das Risiko der Patienten erhöhen, sich in Kreisen zu bewegen, in denen Drogen benutzt werden und es dafür einen hohen Grad an sozialer Toleranz gibt.
- Neuroleptika haben die Wirkung, Lustgefühle durch die Hemmung der Dopaminrezeptoren zu reduzieren. Diese Wirkung kann durch Nikotin und Alkohol konterkariert werden. Bei einer radikal gesenkten Dosierung des Neuroleptikums und einem Wechsel zu atypischen Neuroleptika sollte dieses Risiko abnehmen. Andererseits können Drogen wie Marihuana und Amphetamine durch die Steigerung der Stimulation Psychosen auslösen, wenn sie von Menschen konsumiert werden, die an der Schwelle zur Psychose stehen.
- Selbstmedikation mithilfe illegaler Drogen und Alkohol ist eine weitverbreitete und gefährliche Folge von Angst und Verstörung während einer unbehandelten Psychose.

Es ist wichtig, auf den Substanzmissbrauch auf Akutstationen zu achten. Medikamente, die Nebenwirkungen bekämpfen, sowie eine niedrigere neuroleptische Dosierung können dem zum Teil vorbeugen. Substanzmissbrauch ist und bleibt ein Problem, solange sich durch einen geschwächten Gesundheitszustand funktionell behinderte Menschen anderen unterprivilegierten Gruppen anschließen.

24 Pharmakologische Behandlung der Psychose

Die französischen Forscher Delay und Deniker entdeckten 1952, dass Chlorpromazin (Propaphenin) nicht nur als eine pharmakologische Methode der Temperaturkontrolle bei Operationen im Kälteschlaf (Hibernation) taugte, sondern auch eine antipsychotische Wirkung hatte. Dies erzeugte neuen Optimismus bei den Betreuern von Menschen mit Schizophrenie. Stück für Stück wurden neue Substanzen mit ähnlichen Wirkungen synthetisiert. Die Entdecker nannten diese Gruppe von Verbindungen Neuroleptika (grch.: lepsis, »in den Griff bekommen«). Heute werden sie normalerweise als »antipsychotische« Medikamente bezeichnet.

In den letzten Jahrzehnten hat die Forschung die Zielorte und Mechanismen der Wirkung dieser Medikamente im Gehirn aufgezeigt. Neue Wirkstoffe wurden entwickelt, die unterschiedliche Zielorte und Wirkmechanismen zum Erzeugen antipsychotischer Effekte haben. Diese Substanzen werden als »atypische« Neuroleptika bezeichnet.

ABBILDUNG 27 **Schema eines neuralen Netzwerks. Es zeigt, wie die Nervenimpulse über Synapsen (a, b, c, x, y) übertragen werden und wie es zu Feedbackschleifen kommt**

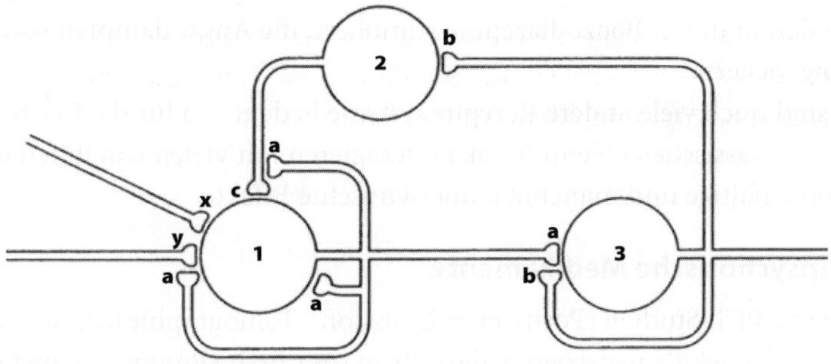

Rezeptorpharmakologie

Das menschliche Gehirn besitzt rund 100.000.000.000 Nervenzellen oder Neuronen, die mittels ihrer Fortsätze (der Dendriten) miteinander in Kontakt treten. An den Kontaktstellen, den Synapsen, wird das Signal mittels eines chemischen Prozesses von einem Neuron zum anderen übertragen. Es kommt zu einem Prozess, durch den sich ein bestimmter Transmitter, gewöhnlich ein aus einer oder mehreren Aminosäuren synthetisiertes Molekül, vorübergehend mit einem Rezeptormolekül verbindet. Dadurch wird das Signal ausgelöst, das das rezeptive (»postsynaptische«) Neuron stimuliert. Der Transmitter kann reabsorbiert und wiederverwendet oder chemisch abgebaut werden.

Heute sind hundert Transmitter und wenigstens 300 Rezeptoren bekannt und identifiziert. Ihre Lokalisation im Gehirn, ihre genetische Entsprechung oder ihre pharmakologischen und physiologischen Funktionen sind immer noch unzureichend erforscht. Einige der Rezeptoren, die in der Psychiatrie der Psychosen von besonderem Interesse sind, seien hier genannt:

Dopaminrezeptoren: Soviel wir gegenwärtig wissen, gibt es fünf Subtypen: Dopamin D1 bis D5. Das Dopaminsystem entspringt der Akkumulation von Zellkernen im Mittelhirn.

Es ist an der Modulation des motorischen Verhaltens im Striatum beteiligt. Verbindungen zum limbischen System werden hergestellt, das die Sinneswahrnehmungen moduliert, und zu den kortikalen, primär den präfrontalen Bereichen, die die kognitiven Prozesse steuern. Das Dopaminsystem ist von zentraler Bedeutung für das Motivations- und Belohnungssystem des Gehirns und reguliert unsere Stimmung. Amphetamine und Kokain verstärken die Dopaminausschüttung im Gehirn, während die klassischen Neuroleptika die Aktivität des ausgeschütteten Dopamins hemmen.

Serotoninsystem: Es verfügt über verschiedene Rezeptortypen, geht ebenfalls vom Mittelhirn aus und verbindet es über verschiedene Wege mit den limbischen und kortikalen Bereichen. Die halluzinogenen Substanzen Meskalin und LSD-25 stimulieren die Serotoninfunktionen, während beispielsweise Clozapin sie einschränkt. Viele der modernen Antidepressiva blockieren die Wiederaufnahme des Serotonins in den präsynaptischen Bläschen, wo diese Transmittersubstanz gespeichert wird, und verstärken so seine Wirkung.

GABA-Rezeptorsystem: Dies ist ein wichtiger hemmender Rezeptor, der über einen großen Teil des Zentralnervensystems verbreitet ist. Unter anderem ist die Amygdala in den Schläfenlappen reich an GABA-Rezeptoren. Die Amygdala ist von zentraler Bedeutung für Emotionen, das Lernen sowie für Reaktionen auf Angst usw. Diese Rezeptoren werden unter anderem durch Benzodiazepine stimuliert, die Angst dämpfen sowie Muskelanspannung lockern.

Gewiss sind noch viele andere Rezeptorsysteme bedeutsam für die Psychiatrie der Psychose. Die »klassischen« Neuroleptika interagieren mit vielen von ihnen und haben als Ergebnis vielfältige und manchmal unerwünschte Effekte.

Antipsychotische Medikamente

Mithilfe von PET-Studien (Positronen-Emissions-Tomographie), die die Radioaktivität bestimmter Moleküle registrieren, die sich an spezifische Rezeptoren im Gehirn heften, konnte gezeigt werden, dass die sogenannten klassischen Neuroleptika – Chlorpromazin (Propaphenin), Haloperidol (Haldol) etc. – sich mit Dopamin-D2-Rezeptoren verbinden. Dadurch behindern sie die Wirkung von Dopamin. Nach Einnahme einer Schwellendosis besteht nach wenigen Stunden die unmittelbare pharmakologische Wirkung in einer Senkung emotionaler Aktivität, einer Störung der extrapyramidalen muskulären Koordination sowie hormonellen Störungen. Kliniker betrachten dies als unerwünschte Nebenwirkungen.

Wie sich die antipsychotische Wirkung, die sich viel später zeigt, aufbaut und verstanden werden kann, ist weniger klar. Für mehrere konventionelle und auch atypische Antipsychotika wurde jedoch gezeigt, dass eine Blockade der D2-Rezeptoren (mit einem antipsychotischen Effekt) mit Dosierungen erreicht werden kann, die keine neuromuskulären Auswirkungen haben (Abbildung 29)

Da die Nebenwirkungen viele Patienten davon abhalten, konventionelle Neuroleptika anzuwenden, wurde intensiv nach Substanzen mit anderen Rezeptorfunktionen gesucht. Die atypischen Neuroleptika, die auch Serotoninrezeptoren binden und hemmen, wurden synthetisiert. Dass sie sehr wenige extrapyramidale Symptome erzeugen, heißt nicht, dass sie frei von Nebenwirkungen sind.

ABBILDUNG 28 **Schema einer Dopaminrezeptorsynapse.**
Im präsynaptischen Teil kommt es zu Synthese, Speicherung und Aufspaltung der Dopaminmoleküle. Diese werden dann von speziellen Rezeptoren des folgenden Neurons empfangen, und das Signal schreitet zur nächsten Synapse fort. Die Dopaminmoleküle verlassen daraufhin den Rezeptor und werden vom präsynaptischen Neuron wiederaufgenommen.

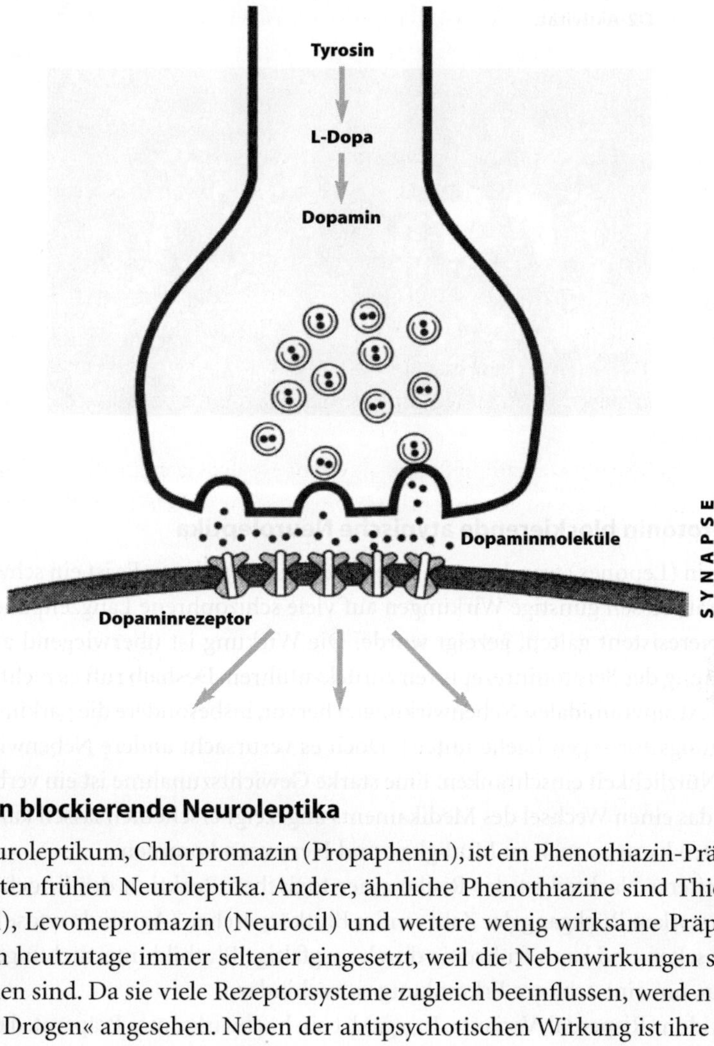

Dopamin blockierende Neuroleptika

Das erste Neuroleptikum, Chlorpromazin (Propaphenin), ist ein Phenothiazin-Präparat, wie die meisten frühen Neuroleptika. Andere, ähnliche Phenothiazine sind Thioridazin (Melleril), Levomepromazin (Neurocil) und weitere wenig wirksame Präparate. Diese werden heutzutage immer seltener eingesetzt, weil die Nebenwirkungen schwer zu beherrschen sind. Da sie viele Rezeptorsysteme zugleich beeinflussen, werden sie als »schmutzige Drogen« angesehen. Neben der antipsychotischen Wirkung ist ihre sedierende und dämpfende Wirkung deutlich.

In der frühen Phase wurden weitere Präparate entdeckt, die auch Dopaminantagonisten waren, aber von anderer molekularer Beschaffenheit waren und in niedrigeren Dosen verabreicht werden konnten und von daher eine große Wirkung hatten. Haloperidol (Haldol), Fluphenazin (Dapotum), Perphenazin (Decentan), Flupentixol (Fluanxol) und Zuclopentixol (Ciatyl-Z) sind verbreitete hochwirksame Präparate.

ABBILDUNG 29 **PET-Aufnahmen des Gehirns in horizontaler Projektion.**
Das linke Bild zeigt D2-Rezeptoren (ohne Medikamente), die besonders in den tiefen zerebralen Kernen lokalisiert sind, dem Corpus striatum. Sichtbar gemacht werden sie durch die radioaktive Substanz C-11-Racloprid, die sich speziell mit D2-Rezeptoren verbindet. Das rechte Bild zeigt das Gehirn derselben Person nach der Vergabe einer Dosis von 6 mg Risperidon. Hier werden die Rezeptoren durch das Medikament blockiert. Die hellen Stellen auf den Bildern markieren eine hohe D2-Aktivität.

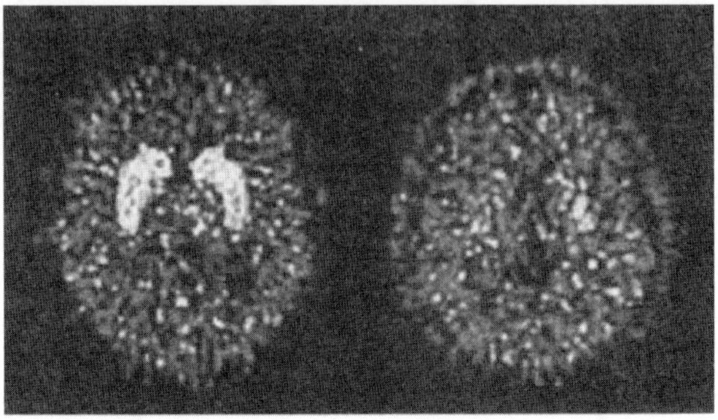

Serotonin blockierende atypische Neuroleptika

Clozapin (Leponex) war das erste atypische Neuroleptikum. Es ist ein schwachpotentes Präparat, dessen günstige Wirkungen auf viele schizophrene Langzeitpatienten, die als therapieresistent galten, gezeigt wurde. Die Wirkung ist überwiegend auf die starke Hemmung der Serotoninrezeptoren zurückzuführen. Deshalb ruft es nicht die gewöhnlichen extrapyramidalen Nebenwirkungen hervor, insbesondere die parkinsonähnlichen Bewegungsstörungen (siehe unten). Doch es verursacht andere Nebenwirkungen, die seine Nützlichkeit einschränken. Eine starke Gewichtszunahme ist ein verbreitetes Problem, das einen Wechsel des Medikaments angezeigt erscheinen lassen kann. Bei vielen Patienten kann es auch zu Müdigkeit und Herzrasen kommen.

Ein weiterer Nachteil ist das Risiko einer toxischen Reaktion des Knochenmarks mit einem starken Rückgang der Zahl weißer Blutkörperchen (Agranulozytose). Das ist aber relativ selten und kann frühzeitig durch sorgfältige Blutbilduntersuchungen festgestellt werden, um eine schwere Erkrankung zu verhindern.

Risperidon (Risperdal, Variante: Invega) ist ein hochwirksames Präparat, das sich sowohl mit Dopamin- als auch mit Serotoninrezeptoren verbindet. Extrapyramidale Symptome sind deshalb weniger ausgeprägt als bei Haloperidol. Die Dosen von Risperidon und Haloperidol sind vergleichbar. Das Muster der Nebenwirkungen ist ähnlich, aber bei Risperidon weniger ausgeprägt.

Olanzapin (Zyprexa) erzeugt ebenfalls keine extrapyramidalen Nebenwirkungen. Die Gewichtszunahme ist oft deutlich – ähnlich wie unter Clozapin – und verursacht häufig Müdigkeit. Unabhängig von der Gewichtszunahme löst Olanzapin (wie Clozapin) auch tendenziell Diabetes Typ II aus.

Zipradison (Zeldox) ist eine neu entwickelte mittelpotente Substanz. Seine Nebenwirkungen werden als mild beschrieben.
Quetiapin (Seroquel) ist ebenfalls ein neues Präparat mit unbedeutenden extrapyramidalen Nebenwirkungen und wenig Gewichtszunahme. Neben den hohen Kosten sind bislang keine negativen Aspekte bekannt. Allerdings tauchen diese ja immer erst nach mehrjähriger Nutzung auf.
Aripiprazol (Abilify) ist die bislang jüngste atypische Substanz. Wegen einer »dualen«, teils hemmenden, teils verstärkenden Wirkung auf Dopaminrezeptoren soll es besonders gut verträglich sein.
Es wird oft behauptet, dass atypische Neuroleptika eine bessere Wirkung auf die Negativsymptome haben (Apathie, fehlende Willenskraft, Sprachverlust) als die typischen, aber das ist nicht zwingend der Fall. In mehreren Studien wurden ihre Wirkungen mit denen des sehr viel preiswerteren Haloperidol verglichen. Die Dosen des Haloperidol waren zu hoch – 15 mg am Tag oder mehr – und so ist der Vergleich mit den neuen Substanzen »unfair«. Viele der sogenannten Negativsymptome bei Haloperidol sind eher Nebenwirkungen infolge von *Über*dosierungen.
Neuroleptika sind als Tabletten und als Tropflösungen erhältlich sowie zur Injektion. Einige werden auch als Depotinjektionen verabreicht. Das heißt, das Mittel wird langsam vom Injektionsort im Muskel an den Körper abgegeben und kann nützlich für Patienten sein, denen es schwerfällt, regelmäßig ihre Medikamente einzunehmen. Die Wirkung der Injektion kann drei bis sechs Monate anhalten, auch wenn empfohlen wird, die Injektion in Intervallen von zwei bis vier Wochen zu verabreichen. Für die meisten atypischen Neuroleptika gibt es noch keine Depotform (siehe Tabelle 4).

TABELLE 4 **Wirkungen und Dosisrelationen gebräuchlicher Neuroleptika (3 = stark, 2 = mittelstark, 1 = schwach wirksam)** (Ödegard 1964)

Präparat	antipsychotisch	sedierend	EPS	vegetative Nebenwirkungen	Depotpräparate	Dosisverhältnis (Haloperidol-Äquivalente)
Chlorpromazin (Propaphenin)	3	3	1	3	D	50
Fluphenazin (Dapotum)	3	1	3	1	D	5
Flupentixol (Fluanxol)	3	1	2	1	D	1
Haloperidol (Haldol)	3	1	3	1	D	1
Perphenazin (Decentan)	3	1	2	1	D	5
Zuclopentixol (Ciatyl-Z)	3	2	2	2	D	5
Clozapin (Leponex)	3	3	1	3	–	50
Olanzapin (Zyprexa)	3	1	1	2	–	5
Risperidon (Risperdal)	3	1	1	1	D: langsame Abgabe, nicht ölbasiert	1
Ziprasidon (Zeldox)	3	2	1	3	–	10–15
Quetiapin (Seroquel)	3	2	1	3	–	50

Studien zu Dosis-Wirkung-Beziehungen

Im Gegensatz zur Behandlung mit Antidepressiva zeigen Behandlungen mit Neuroleptika kein klares Verhältnis zwischen dem Serumspiegel des Medikaments und seiner therapeutischen Wirkung. Allerdings kann man sehen, ob die Substanz im Blut auftaucht oder nicht – mit anderen Worten: ob der Patient die Medizin eingenommen hat – und ob der Gehalt im Plasma signifikant niedrig oder hoch ist im Vergleich zu einer normalen Dosis. Dies weist darauf hin, ob die Person ein langsamer im Gegensatz zu einem schnellen »Metabolisierer« der Substanz ist. Je langsamer in Abhängigkeit von genetischen Bedingungen der Metabolismus, desto höher der Serumspiegel, der die Rezeptoren beeinflusst. In etwa 5 Prozent der Fälle treten bei niedrigen Dosierungen aufgrund eines langsamen Metabolismus Nebenwirkungen auf. Etwa 1–2 Prozent haben einen sehr schnellen Metabolismus und brauchen höhere Dosierungen, als der Standard es vorsieht.

In Fällen wirkungsloser Behandlung bei ausreichender Konzentration im Plasma ist ein Wechsel zu einem atypischen Neuroleptikum angezeigt. Alternativ, wenn die Situation es erlaubt, kann das Risiko eines Absenkens der Dosis eingegangen werden, um zu sehen, ob die Symptome sich verändern. Paradoxerweise kommt es dann relativ oft zu einer Verbesserung. Die Vitalität steigert sich, was wiederum eine größere Empfänglichkeit für psychologische Behandlungsmethoden mit sich bringt. Heutzutage empfehlen die meisten Richtlinien die Anwendung atypischer Neuroleptika als Mittel der ersten Wahl sowie Clozapin erst nach zwei verschiedenen Versuchen mit anderen Medikamenten.

Eine verlässlicherer Weg, das Verhältnis zwischen Dosis und Wirkung zu messen, ist die Überprüfung der Rezeptorbindung mittels einer PET-Kamerauntersuchung (Nyberg u.a. 1999; Sedvall/Farde 1995). Mit dieser Methode wurde gezeigt, dass die empfohlenen Anfangsdosierungen von Neuroleptika hoch waren und aufgrund von Nebenwirkungen oft kontraproduktiv sind (Farde u.a. 1992).

Eine maximale antipsychotische Wirkung wird bei einer Sättigung der Dopamin-D2-Rezeptoren von 70 bis 80 Prozent festgestellt. Dies entspricht einer Dosis von 2 bis 4 mg Haloperidol oder Risperidon pro Tag. Die antipsychotische Wirkung erhöht sich nicht mit einer höheren Dosis. Allerdings kommt es ab einem Sättigungsgrad von 80 Prozent zu extrapyramidalen und anderen Nebenwirkungen. In der britischen und nordamerikanischen Literatur wurden bis vor kurzem Dosen empfohlen, die fünf- bis zehnmal *über der optimalen Dosis* lagen. Eine Reihe klinischer Studien vorwiegend bei Erstepisoden der Erkrankung zeigen, dass eine Behandlung mit niedrigen Dosierungen akzeptabel ist und die therapeutischen Wirkungen vermutlich besser sind als bei der gewöhnlichen Dosierung (Kopala u.a. 1996; 1997; McEvoy u.a. 1991).

Nicht alle Patienten mit einer Schizophrenie werden durch eine Behandlung mit Neuroleptika von der Psychose befreit. Manche reagieren besser auf ein atypisches Präparat, aber auch dann bleiben manche noch krank. In kontrollierten Placebostudien wurden Patienten, denen Neuroleptika verschrieben wurden, mit Patienten verglichen, die keine erhielten. Man fand insgesamt Nettoeffekte mit Neuroleptika gegenüber Placebo von 20 bis 40 Prozent. Das bedeutet, dass es zwar eine statistisch verbesserte Wirkung hinsichtlich der Rückfallraten gab. Selbst wenn Neuroleptika aber einen unverzichtbaren Bestandteil der derzeitigen Psychosebehandlung darstellen, sollte man auch die Grenzen und negativen Aspekte dieser Substanzen erkennen.

ABBILDUNG 30 Dosierungen antipsychotischer Behandlung und extrapyramidale Symptome bei der Behandlung mit klassischen antipsychotischen Medikamenten. Aufgrund der hyperbolischen Kurve der D2-Rezeptoren, die ab einer bestimmten Dosis von dem antipsychotischen Medikament besetzt sind, zeigt das Intervall einen recht schmalen Bereich der optimalen Behandlung an. Dieses Intervall (»das therapeutische Fenster«) liegt bei den meisten Fällen zwischen 2 und 4 mg Haloperidol oder Risperidon. Doch in 5 Prozent der Fälle ist die Verstoffwechselung des Medikaments langsam, was die Nebenwirkungen verstärkt und eine niedrigere Dosis erforderlich macht. Wenige, 1 – 2 Prozent, haben einen schnelleren Metabolismus und brauchen daher eine höhere Dosis.
(Dahl/Sjöqvist 1997)

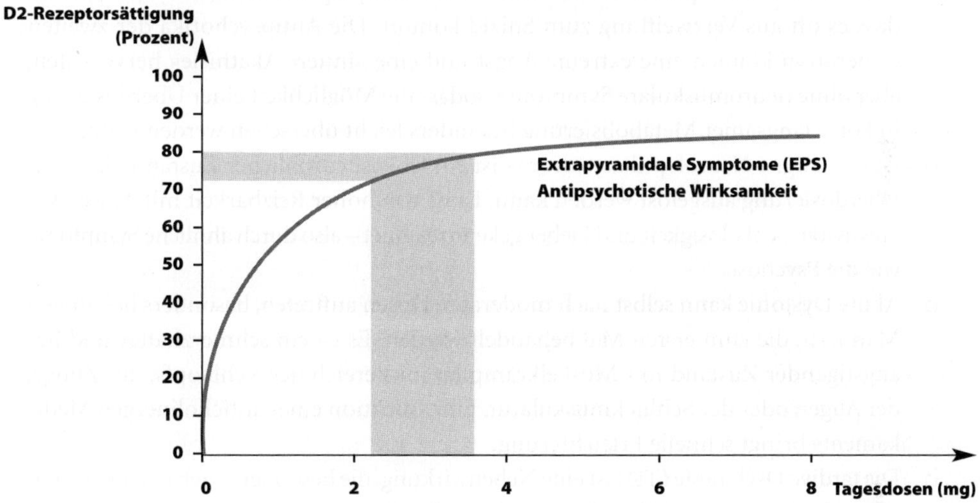

Direkte Wirkungen von Neuroleptika

Die Gruppe der Neuroleptika wurde von den sedierenden Präparaten getrennt, weil ihre psychotropen Eigenschaften nicht mit denen vergleichbar sind, die für sedierende Pharmazeutika festgestellt wurden.

Das Gefühl, nicht gesund zu sein, emotionale Leere, Schwierigkeiten, sich zu etwas aufzuraffen, und Probleme im Vorausplanen sind die gewöhnlichen Folgen von Neuroleptika, wenn sie versuchsweise gesunden Menschen gegeben werden, und zwar in Dosen, die wenigen Milligramm Haloperidol entsprechen. Etwa ein Drittel gab Erfahrungen der Verwirrung, Probleme, etwas zu tun, und manchmal Schlafstörungen zu Protokoll. Die Wirkungen können nach einer einzigen Dosis mehrere Tage anhalten (Healy/Farquhar 1998). In diesen Fällen werden ein Gefühl der Einengung und ein Mangel an Initiative empfunden, also negative Erfahrungen, die sich deutlich von Wirkungen der Sedativa, beispielsweise der Benzodiazepine, unterscheiden. Dieser Zustand wird als das Neuroleptika-induzierte Defizitsyndrom (NID) bezeichnet (Lewander 1994).

Einige Neuroleptika haben neben der einengenden auch eine stärker sedierende Wirkung. Patientinnen und Patienten, die über eine längere Zeit Neuroleptika eingenommen haben, werden bei niedriger Dosierung wahrscheinlich seltener unter Nebenwirkungen leiden. Sie brauchen aber auch höhere Dosen, um die gleichen Behandlungsresultate zu erzielen.

Extrapyramidale Bewegungsstörungen (EPS) sind:

- parkinsonähnliche Symptome mit Muskelsteifigkeit, dem »Zahnradphänomen« (ein ruckhafter Widerstand wird empfunden, wenn man die Ellbogen beugt und streckt) und einer Tendenz zu zittern,
- Akinesie, das heißt herabgesetzte motorische Aktivität,
- Akathisie, das ist ein unangenehmes inneres Gefühl der Angst, das die Betroffenen zwingt, sich zu bewegen und in charakteristischer Weise umherzugehen. Unerfahrene Mitarbeiter können Akathisie als eine psychotische Störung interpretieren und daraufhin die neuroleptische Dosis erhöhen. Dieses Symptom kann so belastend sein, dass es oft aus Verzweiflung zum Suizid kommt. Die Antipsychotika der zweiten Generation können eine extreme Angst und eine »innere Akathisie« hervorrufen, aber ohne neuromuskuläre Symptome, sodass die Möglichkeit einer Überdosierung in Folge langsamer Metabolisierung besonders leicht übersehen werden kann.
- Das »maligne Neuroleptikasyndrom« ist ein lebensbedrohlicher Zustand, der nach Überdosierung ausgelöst werden kann. Es ist von hoher Reizbarkeit mit Angst, Aggressivität, Schlaflosigkeit und Fieber gekennzeichnet – also durch ähnliche Symptome wie die Psychose.
- Akute Dystonie kann selbst nach moderaten Dosen auftreten, besonders bei jungen Männern, die zum ersten Mal behandelt werden. Es ist ein schmerzhafter und beängstigender Zustand mit Muskelkrämpfen im Bereich des Kehlkopfs, der Zunge, der Augen oder der Schluckmuskulatur. Eine Injektion eines anticholinergen Medikaments bringt schnelle Erleichterung.
- Die tardive Dsykinesie (TD) ist eine Nebenwirkung, die besonders nach einer längeren Phase der Einnahme niedrig dosierter Neuroleptika auftritt. Zwanghaftes Grimassieren, Schlucken oder kreisförmige Bewegungen der Zunge, die dabei aus dem Mund gestreckt wird, sind unangenehm für die Menschen im Umfeld des Patienten und sorgen für Probleme bei der sozialen Anpassung. Darunter leiden 10–40 Prozent der Menschen, die seit mehreren Jahren in Behandlung sind; häufig kommt es dazu, nachdem die Dosis reduziert wurde.

  Die TD ist dosisabhängig, was bedeutet, dass sie seltener bei niedrigeren Dosen auftritt. Auch scheinen atypische Neuroleptika seltener TD zu erzeugen als die traditionellen Antipsychotika. Bei der TD wurden bestimmte extrapyramidale (muskelkoordinierende) Zentren im Gehirn durch die Anwendung von Neuroleptika sensibilisiert, sodass ihre Funktion sich geändert hat. Gewöhnlich verschwinden die Symptome, wenn die Dosis erhöht wird, aber man kann oft schwer damit umgehen, wenn ein Absetzen der Medikamente gewünscht wird. Erlaubt es der Zustand des Patienten, dann führt das völlige Absetzen der Neuroleptika zur graduellen Abschwächung bei den meisten, aber nicht bei allen Patienten.

Viele Neuroleptika führen zu einer Erhöhung des Hormons Prolaktin, das unter anderem die Milchproduktion der Brustdrüse anregen kann. Hungergefühle und eine deutliche Gewichtszunahme sind andere lästige Nebenwirkungen. Das ist besonders deutlich bei der Behandlung mit Clozapin und Olanzapin und kann zum Absetzen des Medikaments führen. Vegetative Störungen wie Herzrasen, Schwitzen oder eine intensivierte Speichelproduktion können auftreten, je nachdem welcher Rezeptor beeinflusst wird.

Der antipsychotische Effekt: Sorgt die Rezeptorhemmung für eine psychologische »Atempause«?

In Kapitel 17 habe ich darauf hingewiesen, dass wir kein biologisches Korrelat des Konzepts der Psychose kennen. Die Psychose wird nur phänomenologisch und psychologisch definiert. Die nichtpsychotische Erfahrung der Realität ist ein Produkt der fortgesetzten Integrationsarbeit von innerer und äußerer Wahrnehmung durch das bewusste Ich. Dank unserer frühen Erfahrungen (Erinnerungen) schaffen wir daraus eine integrierte sinnvolle »Gestalt« der inneren und äußeren Realität. Es ist eine unverzichtbare Voraussetzung des Überlebens, dass diese Realität korrekt interpretiert wird – zumindest auf lange Sicht. Damit meine ich, dass das grundlegende Verständnis der Phänomene der umgebenden Welt, also eine Vereinbarung bezüglich der Gründe, warum etwas passiert, und der wechselseitigen Einstellungen von Menschen, eben von all jenen Menschen geteilt werden muss, die derselben kulturellen Gruppe angehören. Aufgrund ihres Werts für das Überleben können wir annehmen, dass es einen starken genetischen Hintergrund dieser integrativen Funktion des Ichs gibt.

Unser Sinn für die Realität wird konstant attackiert. Wir fantasieren im Wachzustand und wir träumen, wenn wir schlafen. Beide Aktivitäten sind psychologischer Natur, sind aber durch die Leichtigkeit unterschieden, mit der sie unterbrochen werden können. Stehen wir psychologisch unter Stress oder sind wir bedroht oder ist unsere Hirnfunktion gestört, dann leidet die integrative Fähigkeit des Ichs. Wir können regressive bedrohliche Fantasien oder Wunschträume nicht mehr daran hindern, alles beherrschende persönliche Erklärungen für Ereignisse bereitzustellen, die wir normalerweise zurückweisen würden.

Gleichzeitig wissen wir, dass eine Person mit einer Tendenz zur Psychose sich bis zu einem gewissen Punkt mit Konzentration und psychischem Training einen kritischen, nichtpsychotischen Verstand bewahren kann. Mittels psychischer Arbeit kann das Risiko, sich den eigenen Fantasien zu überlassen, umgangen werden, sodass man nicht einer unkontrollierbaren Psychose verfällt. Dies ist der Grund für psychotherapeutische Erfolge.

Wie ich erwähnt habe, treten die Nebenwirkungen etwa innerhalb einer Stunde nach Injektion eines Neuroleptikums auf (streng genommen die unmittelbaren pharmakologischen Wirkungen des Medikaments). Die gewünschte antipsychotische Wirkung hingegen lässt sich in bestimmten Fällen schwer voraussagen und braucht gewöhnlich Tage bis Wochen, um einzutreten – wenn überhaupt. Wir wissen heute, dass für bis zu 50 Prozent aller an einer Psychose Ersterkrankten keine Neuroleptika erforderlich sind, wenn die optimalen psychosozialen Voraussetzungen erfüllt sind (Cullberg 1997). Es gibt eine starke »natürliche« Tendenz, sich von einer Psychose zu erholen, die jedoch durch die behutsame Verordnung von Antipsychotika unterstützt werden kann.

Es ist wohl wenig wahrscheinlich, dass wir eine gänzlich pharmakologische Erklärung dafür finden, dass die antipsychotischen Wirkungen so viel später als andere klinische Effekte auftreten. Es lässt sich nachweisen, dass psychologische und pharmakologische Prozesse integriert miteinander verlaufen. Übrigens kann dieselbe Logik auch auf antidepressive Medikamente angewendet werden.

Nach der Lerntheorie kann die Psychose als ein Zustand psychischer Überaktivität betrachtet werden, der in einer ungewöhnlich starken Vorherrschaft solcher Prozesse wie Fantasien, Erinnerungen und Gedanken resultiert (MILLER 1987). Das Dopaminsystem ist ein Belohnungssystem, das Motivation und Lernen anregt, unabhängig davon, ob das, was gelernt wird, richtig ist oder falsch. Dopaminantagonisten (wie Antipsychotika) reduzieren bei Labortieren die Tendenz, konditionierte Reflexe zu entwickeln. Aus dieser Perspektive können Antipsychotika das Neuerlernen psychotischer Fantasien bei Menschen verhindern, sodass diese Fantasien nicht solche Lernwirkung entfalten können. So wird eine psychologische »Atempause« geschaffen, die wieder ein größeres Potenzial für die Genesung des normalen Denkens eröffnet.

Vom phänomenologischen Standpunkt aus können wir sehen, dass Antipsychotika nicht so sehr Frieden im Verstand schaffen als vielmehr Indifferenz (HEALY 1989). Diese Indifferenz impliziert, dass emotionale Stimuli (der Umwelt oder aus inneren Fantasien) nicht so intensiv erlebt werden und daher keine Konflikte schaffen können. Das Kritikvermögen und die Realitätsprüfung des Ichs funktionieren besser und Illusionen können leichter vermieden werden. Begreift man die Psychose ausschließlich und primär als eine biologische Störung der Hirnfunktionen, ist es nahe liegend, jeden Patient mit psychotischen Symptomen sofort mit Medikamenten zu behandeln und die Medikation über einen längeren Zeitraum fortzusetzen, in der Annahme, dass diese Behandlung effektiv sein wird, ohne sich mit einer psychosozialen Behandlung beschäftigen zu müssen. Derzeit ist solch eine Haltung sehr verbreitet in der Psychiatrie. Sie gründet auf der Idee, dass psychische Prozesse ein Produkt des biologischen und molekularen Kontextes und darum diesen gegenüber sekundär sind. Dieser Denkweise wird von den meisten modernen Wissenschaftstheoretikern und Neurophysiologen widersprochen, die stattdessen behaupten, psychische Phänomene implizierten eine (bewusste und unbewusste) Wahrnehmung von Prozessen in und zwischen unseren Innen- und Außenwelten. Das psychische System sichert das Überleben durch die Optimierung unserer Anpassung an die Anforderungen des Lebens. Die psychologischen Prozesse beeinflussen und verändern die neuropsychologischen Prozesse. Mit anderen Worten: Das Psychische ist weder primär noch sekundär gegenüber dem Molekularen, vielmehr tritt es gleichzeitig auf und drückt einen anderen Aspekt biologischer Aktivität aus. Die Psychologie in ihrer exakten Bedeutung ist ebenso Biologie (Theorie des Lebens) wie Neurophysiologie.

Man muss jedoch sehen, dass Antipsychotika, durch eine Reihe interaktiver psychologischer Prozesse, nicht nur Illusionen oder Halluzinationen bekämpfen, sondern auch zu klinischen Auffälligkeiten führen, ob wir die Situation nun von einem dynamischen Standpunkt oder vom Standpunkt der Lerntheorie betrachten. Wie ich zuvor festgestellt habe, verschwinden viele Episoden der akuten Psychose über einen angemessenen Zeitraum ohne eine antipsychotische Behandlung, deshalb ist es sinnvoll, mit der Behandlung ein oder zwei Wochen zu warten, sofern die Situation es zulässt. Dann sollten Antipsychotika anfangs möglichst in einer niedrigen Dosis gegeben werden, die keine Nebenwirkungen erzeugt, um künftige Probleme zu vermeiden. Der Rezeptorhemmung sollte Zeit gegeben werden, um auf die Ich-Funktionen einwirken zu können, und zwar während einer parallelen psychosozialen Behandlung – bevor die Dosis erhöht wird.

Ist die Psychose nach langer Behandlung verschwunden, sollte die Medikation über eine Phase von Wochen oder Monaten schrittweise abgesetzt werden. Es wurde gezeigt, dass sich das Rückfallrisiko erhöht, wenn die Antipsychotika abrupt abgesetzt werden, vermutlich weil die Rezeptoren durch den plötzlichen Wechsel gestört sind. Ist das Rückfallrisiko sehr hoch, ist es geboten, die Motivation des Patienten zu einer längeren Behandlung zu stärken.

Diese Einschätzung gilt für die Psychosebehandlung. In Fällen der Manie oder anderer destruktiver Exaltationen mit starker Aggression oder Agitiertheit kann natürlich der Umstand, dass die Medikamente eine spezifische einengende Wirkung haben, zu einer weiteren Erhöhung der Dosis motivieren.

Die Behandlung extrapyramidaler Symptome (EPS) sollte folgende Punkte beinhalten:

- Bei moderaten EPS ist die erste Maßnahme, die ergriffen werden muss, die Dosisreduktion des Neuroleptikums. Reicht dies nicht aus, sollte eine anticholinerge Substanz wie Biperiden (Akineton) in Tablettenform verschrieben werden.
- Bei akuter Dystonie ist eine intramuskuläre Injektion eines Anticholinergikums wie Biperiden (4–8 mg) erforderlich. Die Erleichterung tritt sofort ein.
- Bei einer modernen niedrig dosierten antipsychotischen Behandlung sind EPS normalerweise ein relativ geringes Problem. Wichtig ist, dass die anticholinergen Parkinson-Mittel ebenfalls kognitive Nebenwirkungen haben, unter anderem erzeugen sie Konzentrationsschwierigkeiten. Dennoch bekommen allzu viele, hauptsächlich ältere Langzeitpatienten eine zu hohe neuroleptische Medikation, wobei die Nebenwirkungen unangemessen mit hochwirksamen Antiparkinson-Medikamenten bekämpft werden. Die verzweifelte Erfahrung einer leeren Existenz und des Motivationsmangels, die die Behandlung zusammen mit der zugrunde liegenden Krankheit mit sich bringt, wird sehr oft durch Cannabismissbrauch und/oder starkes Trinken kompensiert. Generell besteht ein erhöhtes Risiko des Missbrauchs der meisten Substanzen.

Sedierende und schlaffördernde Medikamente

Um nicht dem Wunsch, zu schnell Neuroleptika zu verschreiben, nachzugeben, hilft es, in den ersten Stadien einer Psychose großzügig mit sedierenden Medikamenten umzugehen.

Ein schmerzhaftes und störendes Problem für die Patientinnen und Patienten mit einer akuten Psychose ist vor allem Angst. Bei jeder akut psychotischen Person treten auch Schlafprobleme auf, die die Psychose verschlimmern. Deshalb ist es besonders wichtig, den Schlaf zu regulieren. Angst und Schlafprobleme reagieren oft gut auf Benzodiazepine, die in normalen Dosierungen vergeben werden können, doch manche akut psychotische Patienten brauchen eine signifikant höhere Dosierung. All dies kann dazu führen, dass eine antipsychotische Behandlung nie erforderlich wird. Leider haben Benzodiazepine keine signifikante antipsychotische Wirkung, weshalb eine Psychose, die nicht nach einer oder zwei Wochen verschwindet, normalerweise mit Antipsychotika behandelt werden muss. Als ein alternatives schlafförderndes Medikament kann Zopiclon (Ximovan 3,75–7,5 mg) oder Zolpidem (Stilnox 10 mg) verschrieben werden.

Psychosepatienten entwickeln wohl nicht weniger als andere Patientengruppen Entzugssymptome und Abhängigkeit nach einer Phase der Einnahme von Benzodiazepinen und ähnlichen Präparaten. Deswegen ist es wichtig, die Verschreibung zu begrenzen oder die Dosis so früh wie möglich zu reduzieren. Besonders relevant ist dies natürlich bei Menschen mit einer Vorgeschichte des Substanzmissbrauchs.

Antidepressiva und die Lithium-Behandlung

Die Behandlung von Depressionen

Depressive Symptome sind gewöhnlich bei jenen Patientinnen und Patienten zu beobachten, die von einer Psychose genesen. Wie in Kapitel 14 dargelegt, ist dies oft mit Reaktionen auf die Erfahrung einer Psychose verbunden. Die Erfahrung, »verrückt geworden zu sein« und auf einer psychiatrischen Station untergebracht zu werden, unterminiert das Selbstvertrauen der Betroffenen. Diese verständlichen Reaktionen sollten zuerst psychotherapeutisch behandelt werden. Andere Ursachen depressiver Reaktionen können aus einer übermäßigen Verschreibung von Neuroleptika herrühren.

Nach einer längeren Phase, wenn sich etwa herausstellt, dass sich bei einer schizophrenen Erkrankung eine Behinderung entwickelt hat, oder wenn die Verluste, die unweigerlich in Verbindung mit der Krankheit auftauchen, offenbar werden, entwickeln viele eine lang andauernde depressive Störung, die bekanntlich mit einem hohen Suizidrisiko verbunden ist. In diesen Situationen kann ein antidepressives Medikament in Verbindung mit psychotherapeutischer Unterstützung die Symptome reduzieren. Natürlich müssen Menschen mit Schizophrenie genauso wie alle anderen Personen mit einer Depression anderer Ursache rechnen; Medikamente sind dann ebenfalls angezeigt.

Es gibt keinen Grund, warum Neuroleptika nicht mit Antidepressiva kombiniert werden sollten. Jedoch liegen klinische Beobachtungen vor, die nahelegen, dass Antidepressiva die Psychoseschwelle in gewissen Fällen reduzieren können. In wissenschaftlichen Studien wurde dies allerdings bisher noch nicht bestätigt.

Die Behandlung mit Lithium und anderen »Stimmungsstabilisierern«

Bei wiederkehrenden schizoaffektiven Psychosen, wie bei anderen Psychosen auch, die durch affektive Schwankungen charakterisiert sind (etwa häufig wiederkehrende kurze psychotische Störungen), bringt eine Behandlung mit Lithium häufig eine verbesserte Prognose mit sich. Lithium wird in Form einer einfachen Salzlösung verschrieben. Die Wirkmechanismen sind zum großen Teil unbekannt. Das Serotoninsystem wird durch Lithium gedämpft, und es ergeben sich auch Wirkungen auf die intrazelluläre Signalübertragung. Das Hauptanwendungsgebiet sind wiederkehrende bipolare, insbesondere manische Störungen. Die Behandlung mit Lithium führt zu einer deutlichen Reduzierung der Häufigkeit von Rückfällen oder erleichtert den Umgang mit Rückfällen.

Leider ist eine Depotbehandlung noch nicht verfügbar, deshalb muss das Medikament mehrmals am Tag gegeben werden. Eine Behandlung mit Lithium erfordert eine definitive Motivation des Patienten, der Bluttests machen lassen muss, um den Serumspiegel zu überwachen. Während der ersten Monate muss dies wöchentlich gemacht werden, bis der Spiegel sich stabilisiert hat, dann in größeren Abständen.

Die wirksamen (therapeutischen) Lithium-Serumspiegel bewegen sich in engen Grenzen. Ist die Konzentration zu hoch, kann es zu starken Nebenwirkungen wie Schwindel, Zittern und Diarrhö kommen. Ein sehr hoher Spiegel kann Nierenversagen und ein Koma erzeugen. Manche Menschen können unter Hautausschlägen und Gewichtszunahme leiden. Manchmal treten diese Nebenwirkungen so unangenehm stark auf, dass die Behandlung gestoppt werden muss.

Etwa ein Viertel der Patienten beklagt sich über die subjektive Wirkung, dass das Leben weniger farbig erscheint als zuvor und weniger sinnvoll; nicht zuletzt Künstler können darunter leiden. In diesen Fällen muss darüber diskutiert werden, ob die mit dem Absetzen des Medikaments verbundenen Risiken eingegangen werden sollten und es durch einen häufigeren therapeutischen Kontakt über einige Jahre ersetzt werden kann. Angehörige müssen einbezogen und beraten werden, wie sie rechtzeitig reagieren können, wenn sie bemerken, dass die Symptome wiederkehren. Die Behandlung sollte mehrere Jahre andauern, bevor eine solche Entscheidung gefällt wird. Viele Patienten – und ihre Angehörigen – ziehen es vor, die Behandlung ein Leben lang fortzusetzen, anstatt einen Rückfall zu riskieren.

Heute gibt es Alternativen zur Lithium-Behandlung (vor allem antiepileptische Medikamente). Es wird behauptet, Valproinsäure sei ungefähr ebenso wirksam. Carbamazepin macht nach einiger Zeit oft eine Steigerung der Dosis erforderlich.

Zusammenfassung

Zusammenfassend lässt sich zu den Direktiven der pharmakologischen Behandlung von Psychosen Folgendes sagen:

- Besonders wenn Angstsymptome auftreten, werden zu Beginn Benzodiazepine verschrieben.
- Schlafprobleme sollten so schnell wie möglich behoben werden.
- Erwarten Sie keine Wirkung der Neuroleptika in den ersten Tagen nach Beginn der Behandlung.
- Liegt eine schwere und destruktive Psychose vor, sollte die Behandlung mit Neuroleptika früher begonnen werden.
- Benutzen Sie anfangs niedrig dosierte Neuroleptika. Wenn Patienten zum ersten Mal behandelt werden, sollten einmal oder zweimal täglich 0,5–1 mg Haloperidol-Äquivalente verschrieben werden.
- Bei Patienten, die bereits zu früheren Gelegenheiten mit Neuroleptika behandelt wurden, ist anfangs manchmal eine höhere Dosis erforderlich.
- Treten EPS auf, versuchen Sie erst die Dosis zu reduzieren und verschreiben Sie dann ein atypisches Neuroleptikum.
- Depotpräparate sind nur eine Alternative bei Fällen lang andauernder Psychose, wenn der Patient nicht mit der Behandlung in Tablettenform umgehen kann.
- Setzen Sie nicht mehrere Neuroleptika gleichzeitig ein.
- Ist der Patient frei von der Psychose, sollte eine langsame Reduzierung oder Umstellung der Neuroleptika versucht werden.
- Spricht der Patient binnen einem bis zwei Monaten trotz einer Erhöhung der Dosierung nicht auf die Behandlung an, sollte die Serumkonzentration überprüft werden. Ist diese zufriedenstellend, sollte ein Wechsel zu einem (anderen) atypischen Neuroleptikum vollzogen werden. Ist immer noch keine Reaktion festzustellen, reduzieren Sie die Dosis gegen null, um zu sehen, ob die Symptome sich ändern.
- Ältere Patienten brauchen oft erheblich niedrigere oder minimale Dosen.
- Nachdem Neuroleptika viele Jahre angewendet wurden, sollte ein Versuch, sie auszuschleichen, sehr langsam stattfinden, vielleicht über eine Phase von sechs Monaten bis zu einem Jahr.

- Im Falle einer häufigen Wiederkehr von Psychosen mit affektiven Merkmalen sollte man es mit Lithium probieren.
- »Verhandeln« Sie mit dem Patienten und lassen Sie ihn bei der Behandlung mitreden. Nach den Erfahrungen von Rückfällen lernen die meisten Menschen mit Neuroleptika umzugehen.
- Seien Sie der Berater des Patienten, nicht sein Bewacher. Ist der Patient überhaupt nicht fähig zu kooperieren und droht eine gefährliche Situation, dann müssen die Medikamente zwangsweise verabreicht werden. Dies sollte »sanft, aber bestimmt« erfolgen und von einer Erklärung begleitet sein, warum die Zwangsmedikation notwendig ist.

25

Die psychologische Behandlung der Psychose

Viele schizophrene Menschen erlangen ihre Gesundheit ohne medizinische Behandlung wieder. Die Diagnose einer Schizophrenie ist nicht an sich ein Grund, sofort zu Medikamenten zu greifen. [...] Die Behandlung einer schizophrenen Person ohne Medikamente ist eine besondere Kunst – die aber oft dem Patienten zum Nutzen gereicht.
Manfred Bleuler, Lehrbuch der Psychiatrie, 1979

Wenige Themen sind so kontrovers diskutiert worden wie die Rolle des Psychotherapeuten bei der Psychosebehandlung. Obwohl dieses Thema in meiner Laufbahn als Psychiater immer eines meiner Hauptanliegen war, bin ich noch nicht in der Lage, eine umfassende Antwort auf die damit verbundenen Fragen zu geben.

An Behauptungen, was die effektivste oder ineffektivste Behandlungsmethode sei, herrscht kein Mangel. Wie immer, wenn es um Psychotherapie geht, müssen wir uns fragen, welcher psychotische Patient behandelt werden und in welcher Phase seiner Krankheit die Behandlung stattfinden sollte. Welches Ziel kann man verfolgen und wer sollte die Behandlung durchführen? Diese Fragen beziehen sich vorwiegend auf die Fähigkeit, eine therapeutische Beziehung aufzubauen, die den Patienten auffängt. Technisches und theoretisches Wissen sind wichtige Instrumente, müssen jedoch der Fähigkeit untergeordnet sein, ein empathisches Verständnis des Dilemmas des Patienten zu entwickeln, der sich abwendet und zugleich Kontakt zu benötigen scheint.

Ich werde in diesem Kapitel wissenschaftliche Studien erörtern, die die dynamische der kognitiven Behandlungsmethode gegenüberstellen, um dann auf der Basis meiner eigenen Erfahrung eine zusammenfassende Einschätzung zu geben. Zugleich möchte ich betonen, dass es nicht Ziel dieses Buches ist, ein Manual zur Behandlung in der Praxis vorzulegen.

Die psychoanalytische Tradition

Zwei Fallgeschichten machten Hoffnung auf eine Heilung durch psychoanalytische Behandlung bei schizophrenen Zuständen. Die Schweizer Psychoanalytikerin Marguerite Sechehaye hat schon 1947 das Buch *Die symbolische Wunscherfüllung* (deutsch 1955) vorgelegt. Darin beschreibt sie die Behandlung Renées, eines sehr kranken, stark regredierten psychotischen Mädchens, das im Krankenhaus betreut wurde und langsam ihre Gesundheit wiedererlangte mithilfe einer Therapie, die sich darauf konzentrierte, symbolisch ihr zutiefst frustriertes Bedürfnis nach der Liebe ihrer Mutter zu befriedigen. Renée, die nach der Behandlung von ihrer Analytikerin adoptiert wurde, wurde schließlich eine prominente Akademikerin. Die deutsche Ausgabe des Buches enthält das Tagebuch der Patientin.

Im zweiten Beispiel dokumentierte Hannah Green 1964 in Form eines Romans ihre dramatische Behandlung durch die Psychoanalytikerin Frieda Fromm-Reichmann in *Ich hab dir nie einen Rosengarten versprochen*. Es war ein Bestseller und wurde verfilmt. In einer Studie zu ihrem Tagebuch in Verbindung mit einer Follow-up-Untersuchung dreißig Jahre nach der Therapie, konnten die Forscher ermitteln, dass ihre Ursprungsdiagnose eine »Schizophrenie« nach dem DSM-III darstellte, doch wurde das Bild ihrer Erkrankung

für ungewöhnlich und affektiv gehalten (McGlashan/Keats 1989). Zu fragen wäre, in welchem Grade es sich um einen dissoziativen Zustand gehandelt hat.
Später war Green als Autorin erfolgreich und brauchte nach ihrer Psychotherapie keine psychiatrische Hilfe mehr. In beiden Behandlungen, die ohne Neuroleptika durchgeführt wurden, spielte die Kreativität der Patientinnen – sie zeichneten und malten regelmäßig – eine wichtige Rolle.
In den relativ langen Zeiträumen, in denen die Therapien stattfanden, spielten die Jugend der Patientinnen, ihre hohe Intelligenz, Episoden stürmischer Regression, Wahnvorstellungen und selbstzerstörerisches Verhalten eine Rolle. Beide gehörten einer sozial privilegierten Gruppe an. Seither sind viele ähnliche Bücher veröffentlicht worden, die überzeugende Anhaltspunkte dafür liefern, dass ohne eine so intensive und lang andauernde Behandlung kein Erfolg möglich gewesen wäre. In Schweden ist die Psychotherapeutin Barbro Sandin für ihre ähnlich intensive, persönlich strukturierte Arbeitsmethode bekannt geworden. Die Beschreibung ihrer Methode (Sandin 1986) wurde durch eine autobiografische Darstellung eines ihrer Patienten ergänzt (Jonsson 1986).
Ich habe diesen Patienten, der ursprünglich nach dem DSM-III als schizophren diagnostiziert wurde, sowie sieben weitere schizophrene Patienten, die erfolgreich behandelt wurden und erreichbar waren, durch Auswertung der Krankenhausberichte und Interviews mit den Patienten und ihren Therapeuten nachuntersucht (Cullberg/Levander 1991). Die Genesung ist eindeutig mit der Psychotherapie verbunden, die in den meisten Fällen einen verfestigten chronischen Prozess beenden konnte (siehe dazu auch das Kapitel 16).

Die Wirkung psychoanalytisch orientierter Therapien

Es war ein Schock für die psychoanalytisch orientierte Psychotherapie, als Thomas McGlashan, der Forschungsleiter am Chestnut Lodge Hospital, 1984 eine detaillierte Folgestudie zu jenen Patienten veröffentlichte, die in diesem Krankenhaus behandelt worden waren. Von über 100 Patientinnen und Patienten mit chronischer Schizophrenie (DSM-III) konnte nur ein Zehntel als völlig wiederhergestellt betrachtet werden. Die Mehrheit lebte mit verschiedenen Graden der Behinderung und Abhängigkeit, trotz der langen und intensiven Psychotherapie, die sie durchlaufen hatten – auch wenn es ihnen besser ging und sie oft eine höhere Lebensqualität erreicht hatten.
Im folgenden Jahr erschien eine Studie in Boston, in der die Psychoanalyse und die supportive Psychotherapie schizophrener Patienten verglichen wurden (Gunderson u.a. 1984). Das Ergebnis gab der supportiven Therapie den Vorzug. Allerdings hatten die Patienten der Therapeuten, die vor der Behandlung als diejenigen mit dem besten psychodynamischen Verständnis gegolten hatten, die besten Ergebnisse (Glass u.a. 1989). Wenn die Ergebnisse auch mit Vorsicht betrachtet werden müssen – nur die Hälfte der Patienten konnte nachuntersucht werden –, war ziemlich klar, dass die Idee einer Psychotherapie bei Schizophrenie überdacht werden musste.
Die Studien sind schwer zu vergleichen, in den frühesten Untersuchungen sind die diagnostischen Kriterien unklar. Einige Studien wurden mit Menschen durchgeführt, die zum ersten Mal über eine kurze Zeitspanne erkrankten; in anderen Fällen setzte sich die Krankheit über mehrere Jahre fort. Die Kompetenz der Therapeuten und die Intensität der Behandlung schwankten. In den Follow-up-Studien war die Abbruchquote in man-

TABELLE 5 Systematische Studien psychodynamischer Behandlung wegen Psychose / Schizophrenie

Autor	Methode	Ergebnisse	Kommentar
May u. a. (1968)	Randomisierte Studie mit vier Gruppen von Erstpatienten: Neuroleptika – Psychotherapie – eine Kombination von beidem – keine Behandlung.	Die Kombination aus Neuroleptika plus Psychotherapie war am effektivsten, die Psychotherapie allein nicht effektiver als keine Behandlung.	Niedrige psychotherapeutische Kompetenz. Psychotherapeutische Methode unangemessen nach modernen Standards. Nur stationäre Betreuung.
Karon u. a. (1972)	Randomisierte Studie mit drei Gruppen je 12 akut schizophrener Patienten, die entweder eine dynamische Psychotherapie, Psychotherapie + Medikamente oder Standardbehandlung erhielten.	Der Gruppe mit Psychotherapie ohne Medikation ging es nach zwei Jahren signifikant besser als den anderen Gruppen.	Unklare diagnostische Kriterien, kleine Gruppen, Kontrollgruppe nicht ganz vergleichbar.
Sjöström (1985)	14 schizophrene Langzeitpatienten (nach DSM-III) erhielten eine dynamische Langzeittherapie. Eine vergleichbare Kontrollgruppe erhielt eine Standardbehandlung.	Nach sechs Jahren signifikant bessere Ergebnisse der Psychotherapie-Gruppe – weit weniger neuroleptische Medikamente.	Kontrollgruppe und experimentelle Gruppe waren vergleichbar, aber nicht randomisiert. Die Behandlung wurde von einem formal unausgebildeten, aber begabten Therapeuten durchgeführt oder supervidiert.
McGlashan (1984)	163 chronisch schizophrene (nach DSM-III) stationäre Patienten erhielten 4–5 mal pro Woche eine intensive psychoanalytische Psychotherapie.	14 Prozent gebessert oder genesen.	Vorwiegend eine chronische Gruppe. Keine systematische soziale Rehabilitation. Kein Versuch, neuroleptische Medikation zu integrieren.
Gunderson u. a. (1984)	95 Erstpatienten mit Schizophrenie (DSM-III) erhielten entweder eine psychoanalytische klärungsorientierte Psychotherapie oder eine supportive dynamische Psychotherapie.	Die supportive dynamische Psychotherapie schnitt ein wenig besser ab. Die angesehensten dynamischen Therapeuten hatten bessere Resultate.	Die Abbruchquote betrug über 50 Prozent.
Stone (1986)	72 Patienten mit Schizophrenie (nach DSM-III) erhielten 12 Monate (im Mittel) psychoanalytische Psychotherapie	10 Prozent genasen, 20 Prozent mit niedriger Symptomatik, über 50 Prozent hatten Residualsymptome, 20 Prozent begingen Suizid.	Kurze Behandlungsdauer, unklare Behandlungsdokumentation.
Cullberg / Levander (1991)	Eine Fallstudie mit vollständig remittierten schizophrenen Patienten (DSM-III), die mit dynamischer Langzeittherapie behandelt wurden. Verglichen wurden sie mit 10 nicht genesenen Patienten nach einer Psychotherapie des gleichen Typs.	Acht Fälle dauerhafter Genesung wurden gefunden. Zwischen den Gruppen gab es Unterschiede, insbesondere persistierende akustische Halluzinationen bei den nicht genesenen Patienten und Anhaltspunkte für frühe Persönlichkeitsstörungen bei denen, die genasen.	Sieben der acht genesenen Patienten wurden von Therapeuten behandelt, die von derselben Therapeutin wie bei Sjöström (1985) supervidiert wurden, ein Hinweis darauf, wie wichtig Auswahl und Technik sind.

chen Fällen sehr hoch. Zudem wurden die therapeutischen oder antitherapeutischen Wirkungen des Stationsumfelds nicht kontrolliert.
Eine klassische psychoanalytische Behandlung, wie sie in vielen Privatkliniken in den USA durchgeführt wurde, wird den Bedürfnissen schizophrener Patienten nicht gerecht. Wir wissen heute, dass das psychoanalytische Setting eine kontratherapeutische Wirkung ent-

falten kann, und zwar aufgrund des relativ unpersönlichen Ansatzes, der nichtdirektiven Gespräche, des Mangels an Kontakt mit dem Netzwerk des Patienten oder denen, die an seiner Rehabilitation beteiligt sind; hinzu kommt das geringe Interesse, die Symptome des Patienten durch Medikation abzuschwächen. Diese strenge Arbeitsmethode, die für bestimmte Menschen mit Persönlichkeitsstörungen angemessen sein kann, ist in der Psychosebehandlung fallengelassen worden.

Nachdem ich viele Jahre Patienten mit Psychose mit verschiedenen psychodynamisch und kognitiv orientierten Methoden behandelt habe und in der Lage war, die Arbeit vieler Kollegen aus der Nähe zu verfolgen, lautet meine Erfahrung wie folgt: Die relativ große Gruppe der Patienten mit affektiven Merkmalen in der Psychose – also schizophreniformen oder depressiven Psychosen – sowie jene, die nur eine kurze psychotische Episode hatten, empfinden gewöhnlich die psychodynamisch orientierte Therapie als sehr hilfreich, wenn die Familie und die Medikation in die Arbeit einbezogen werden.

Wenn ich den Begriff »psychodynamisch orientierte« Psychotherapie benutze, meine ich damit jene Methode, die das psychologische Verständnis der Patienten hinsichtlich der Beziehung zwischen ihrer Psychose und spezifischen Vulnerabilitäten erhöht. Diese Art der Psychotherapie versucht die Stressquellen im Alltag des Patienten zu identifizieren, die eine weitere Episode auslösen können. Es geht nicht in erster Linie darum, dass der Therapeut unbewusste Konflikte des Patienten deutet oder symbolische Erklärungen verschiedener Aspekte der Psychose anbietet. Der wesentliche Faktor besteht darin, dass eine realistische Sicht auf interne und externe Erfahrungen wiederhergestellt und die Einsicht in das Selbst vertieft wird. Ferner möchte ich behaupten, dass jedem Patient, der zum ersten Mal eine akute psychotische Episode durchgemacht hat, eine kurze Psychotherapie angeboten werden sollte, um sein Verständnis der gegenwärtigen Situation und wie er dazu kam, mit einer Psychose zu reagieren, zu intensivieren.

Natürlich kann sowohl ein kognitiv wie auch ein dynamisch geschulter Therapeut diesem Bedürfnis gerecht werden, und ich kann diese klinische Erfahrung auch nicht mit kontrollierter Forschung unterstützen, da solche Studien bislang nicht vorliegen.

Allerdings habe ich nie Fortschritte bei der »Kraepelin'schen« Art der Schizophrenie mit psychischem Rückzug, fortgesetzten akustischen Halluzinationen und/oder desorganisiertem Verhalten gesehen, wenn nur psychodynamisch gearbeitet wurde.

Zu denen, die psychoanalytische Theorien mit metapsychologischen Formulierungen der Schizophrenie erarbeitet haben, gehören W. Bion (1967) und D. Meltzer (2005). Bisher handelt es sich dabei eher um theoretische Weiterentwicklung als um eine Ergänzung von klinischer Bedeutung. Die wichtigsten Vertreter moderner integrativer psychoanalytischer Tradition sind M. Robbins (1993), M. Jackson/P. Williams (2007) und Y. Alanen (2001). Ihre Sichtweise stützt sich auf die Theorie der Objektbeziehungen (siehe Kapitel 4), häufig in Zusammenhang mit Familienarbeit, und berücksichtigt sowohl psychologische als auch biologische Vulnerabilitätsfaktoren, wobei die Ziele der Behandlung auf die psychologische Verletzlichkeit des Patienten bezogen sein müssen.

Ein wichtiges Merkmal dynamischen Denkens ist, dass der Mensch ein Schöpfer von Bedeutungen ist. Folglich werden Symptome, wenn sie auch dysfunktional sind, als sinnstiftend betrachtet. Das ist gleichermaßen wichtig, egal ob die Verletzlichkeit der Einzelperson nun auf einer organischen Störung beruht oder nicht. Gegenwärtig werden die Behandlungsmethoden erweitert, der Praxisbezug und ihr klinischer Nutzen werden größer.

Die Tradition der kognitiv-behavioralen Therapie

»Die Hinweise darauf, dass die Gesprächstherapie psychotischer Symptome effektiv und für den Patienten befriedigend ist, sollten denen, die psychotisches Denken nur als eine quasi-epileptische Aktivität betrachten, zu denken geben.« (Birchwood 1999)

In der zweiten Hälfte des 20. Jahrhunderts ist eine einflussreiche kognitiv-behaviorale therapeutische Tradition (cognitive-behavioural therapy, CBT) entstanden, die sich vom psychoanalytischen Denken unterscheidet. Zentral ist hier, die Symptome unabhängig von ihrem Ursprung als einen Ausdruck nichtfunktionalen Denkens und Verhaltens zu betrachten. In der Behandlung wird der Patient dazu eingeladen, auf sein Denken und Handeln (und in den letzten Jahren besonders seine Gefühle) zu achten. Systematische Methoden der Veränderung werden auf der Basis des Berichts des Patienten vorgeschlagen.

Von Beginn an ist die CBT, basierend auf der Einschätzung von Symptomen vor und nach der Behandlung in kontrollierten Studien, auf relativ hohe Akzeptanz in der Psychiatrie gestoßen. In den letzten Jahrzehnten haben sich die Methoden stark weiterentwickelt, nicht zuletzt im Bereich der Schizophrenie. Eine Konkurrenz zu pharmakologischen Behandlungsformen wurde dabei vermieden.

Einfach ausgedrückt, hat es zwei Hauptrichtungen in der CBT gegeben: einmal das definitive Aufgeben aller psychoanalytischen Aspekte hinsichtlich unbewusster Intentionen, der Relevanz frühkindlicher Entwicklungen usw. In der neueren, unter anderem von A. Becks und J. Bowlbys Werken inspirierten Richtung drückt sich eine dynamischere Denkweise aus, in der die Bedeutung von Symbolen und einer unbewussten Motivation nicht geleugnet wird (Perris 1988; Fowler u. a. 1995).

Verglichen mit den psychoanalytischen Methoden ist die CBT aktiver. Es geht um eine höchst systematische und stützende Arbeit mit den Menschen, um ihre dysfunktionalen (psychotischen, depressiven usw.) Denkprozesse zu identifizieren und Wege zu suchen, diese zu verändern. Ohne die Wichtigkeit der Übertragung (und Gegenübertragung) zu leugnen, wird der Versuch gemacht, eine entspannte und sichere Therapiesituation zu schaffen, die offen und klar ist und in der der Patient soweit wie möglich als aktiver Mitarbeiter behandelt wird.

Forschungsschwerpunkte

Die Forschung von H. Jackson u. a. (1999) hat drei Bereiche der Dysfunktion identifiziert, die auf CBT reagieren, was sich stark auf die klinische Praxis ausgewirkt hat:

- die Fähigkeit zur Problemlösung und zu funktionellem Denken,
- Wahnvorstellungen und Halluzinationen,
- negative Auswirkungen auf das Selbst.

Die Stärkung rationalen Denkens und Problemlösens ist ein traditioneller Bereich der CBT. Eine solche Unterstützung wurde auch bei Familien mit jungen Leuten in einer prodromalen Phase geleistet, um die Angehörigen zu befähigen, einen Teil des Stresses aufzufangen, dem sie begegnen (Falloon u. a. 1985). Die Methode ist ebenso wertvoll bei der nichtpharmakologischen Behandlung von Depressionen oder Angst, die man oft bei der Psychose beobachtet.

Die CBT-Methoden sind oft vom dynamischen Denken beeinflusst, da die therapeutische Beziehung das Verstehen des Sinns von Wahnvorstellungen hinsichtlich der Persönlichkeit und der Lebensumstände erleichtern kann (Fowler u. a. 1998). Das systematische, beharrliche und nicht bedrängende Infragestellen der Wahnvorstellungen, die als ein Abwehrmechanismus verstanden werden können, weicht von der traditionellen dynamischen Behandlung ab. Zudem wird versucht, die positive Sicht des Selbst zu stärken. Es ist oft schwer, eine Distanzierung von den Wahnvorstellungen zu schaffen, doch eine Reihe von Fällen zeigt, dass die Methode produktiv ist (siehe die Fallbeschreibung von Chris in Kapitel 16).

Das dritte kognitive Interessengebiet fokussiert die Wirkung der Erkrankung auf das Selbst und seine Anpassungsfähigkeit. Hier ist der Einfluss des dynamischen Denkens klarer zu erkennen. Der schwedische Psychiater C. Perris war international einflussreich durch die Anwendung der psychotherapeutischen Theorien A. Becks und der Theorien des Psychoanalytikers J. Bowlby zu Bindung und Trennung in der frühen Kindheit. Die frühe Bindung (»attachment«) der Person an die Eltern und die Fähigkeit, sich ohne Traumatisierung von ihnen zu trennen, werden kompliziert, wenn biologische Vulnerabilitätsfaktoren vorhanden sind. Zudem machen diese biologischen Verletzlichkeiten den Einzelnen empfindlicher für Störungen in frühen Beziehungen (Bowlby 1969–80, deutsch 2006).

Die Amerikaner J. Strauss und G. Hogarty (Hogarty u. a. 1997) wie auch der Australier P. McGorry (McGorry/Jackson 1999) spielen eine wichtige Rolle bei der Wiederbelebung dieser Tradition der Bedeutsamkeit des Selbst, insofern sie betonen, wie eine passive Sicht der Krankheit zur »Konstruktion« einer chronischen Identität beiträgt (siehe Kapitel 16). Sie haben sorgfältig getestete, an die Krankheitsphasen der Betroffenen angepasste Psychotherapiemodelle veröffentlicht. G. Hogarty weist darauf hin, dass nicht nur frühe psychotherapeutische Interventionen, sondern auch solche, die zwischen dem zweiten und dritten Jahr stattfinden, sehr wichtig für die künftige Anpassung sind. Diese Frage wurde von anderen Studien nicht behandelt, bestätigt aber, was M. Bleuler und andere über den entscheidenden Charakter der ersten fünf Jahre nach Beginn der Krankheit geschrieben haben.

Zusammenfassend hat die CBT signifikant günstige Wirkungen bei nicht ausgewählten Psychosegruppen, auch wenn die Behandlung bei manchen Patienten nicht angemessen ist. Bezüglich der allgemeinen Wirksamkeit der Behandlung und der Frage, inwiefern die statistischen Besserungen klinisch relevant sind, ist es noch zu früh für ein abschließendes Urteil. Es kann jedoch festgehalten werden, dass die Mitarbeiterinnen und Mitarbeiter der Teams zur Psychosebehandlung sowohl über eine medizinische als auch eine psychotherapeutische Ausbildung verfügen sollten.

Auf dem Weg zu einer Synthese von dynamischer Psychologie und kognitiven Methoden

Mir ist aufgefallen, dass die entweder dynamisch oder in der CBT geschulten, erfahrenen Therapeuten zunehmend Ähnlichkeiten in ihrem Arbeitsansatz aufweisen. Sie schaffen und stützen aktiv Kontakt und Vertrauen, was bedeutet, dass man je nach den Signalen der Patienten auf den Wechsel zwischen Nähe und Distanz achtet. Eine konkrete, stützende Einstellung mit einem starken kognitiven Aspekt dominiert von Beginn an. Bei dynamischen Therapeuten findet dies oft Ausdruck in der Formulierung des Problems.

TABELLE 6 Kontrollierte Studien zu kognitiv-behavioraler Therapie vs. anderen psychosozialen Interventionen bei Patienten mit Schizophrenie

Autor	Methode	Ergebnisse	Kommentar
Drury u.a. (1996)	40 akut psychotische Patienten erhielten CBT oder supportive Behandlung.	CBT führt zu einer signifikant besseren Reduktion positiver Symptome und einer kürzeren Genesungsphase.	CBT nicht angemessen bei 33 Prozent.
Hogarty u.a. (1997)	151 Patienten mit Schizophrenie wurden mit »personaler Therapie«, Familientherapie oder einer supportiven Therapie behandelt.	»Personale Therapie« reduziert die Rückfälle um ein Zweifaches in drei Jahren verglichen mit anderen Methoden	Nur bei Patienten mit Familie produktiv; weniger wirksam bei sozioökonomisch deprivierten Patienten.
Kuipers u.a. (1998)	60 Patienten mit einer chronischen behandlungsresistenten Schizophrenie erhielten CBT oder soziale Unterstützung.	Nur der CBT-Gruppe ging es signifikant besser. Nach 18 Monaten hatte sich der Zustand von 65 Prozent gegenüber 17 Prozent in der Kontrollgruppe gebessert.	Neuroleptische Dosierungen nicht angegeben, Symptomverbesserungen »beglichen« die Behandlungskosten.
Tarrier u.a. (1999)	70 Patienten mit chronischer behandlungsresistenter Schizophrenie erhielten CBT, Unterstützung und Beratung bzw. eine konventionelle Behandlung.	Bei Behandlungsende war die CBT-Behandlung überlegen. Nach 12 Monaten war die Wirkung weniger klar. Stützende Behandlung besser als Routinebehandlung.	Strenge Methode; die neuroleptischen Dosierungen waren nicht kontrolliert; keine Wirkung auf die Rückfallhäufigkeit. Sozioökonomische Deprivation reduzierte die Wirkung der Behandlung.

In diesem Buch betone ich die Wichtigkeit der Formulierung der Probleme durch den Patienten selbst. Indem man den Patienten bittet, mit eigenen Worten auszudrücken, wie er das Problem versteht, das ihn in Kontakt mit der Psychiatrie bringt, bittet man nicht einfach nur um Informationen. Fasst der Patient dies als eine sinnvolle Bitte auf, kann man davon ausgehen, dass er versuchen wird, so gut er es vermag, sein Denken und Ausdrucksvermögen zu mobilisieren: also genau die Fähigkeiten, die durch den psychotischen Mechanismus gestört sind. Nichts fördert das Streben nach einer verstehbaren Formulierung so sehr wie ein interessierter, aufmerksamer und kenntnisreicher Partner.

» **Helen – eine Trennung auf Raten** Helen, 31 Jahre alt, hatte einen verantwortungsvollen Posten in einer großen Organisation inne. Sie war ausgesprochen begabt, aber es fehlte ihr an Durchsetzungsvermögen. Zehn Jahre zuvor, als sie im Ausland als Au-pair-Mädchen beschäftigt gewesen war, wurde sie depressiv und hatte suizidale Impulse. Acht Jahre lang hatte sie mit ihrem Partner zusammengelebt, einem Mann, der sie nach ihrem Gefühl ausnutzte und sie auch physisch bedrohte. Angeregt durch die kürzliche Trennung einer Freundin, wollte sie ihr Zuhause ebenfalls verlassen, hatte jedoch nicht die Energie, eine endgültige Entscheidung zu treffen. Erschöpfende nächtliche Streitigkeiten über einen Zeitraum von sechs Monaten brachten Helen schließlich dazu, ihren Entschluss aufzugeben.

Sie reagierte mit einmonatiger, fast völliger Schlaflosigkeit. Bei der Arbeit hatte sie das zunehmende Gefühl, beobachtet zu werden. Sie glaubte, ihre Kollegen machten ein Experiment mit ihr und Ereignisse würden so arrangiert, dass sie schließlich zusammenbrechen und kündigen würde. Unter Halluzinationen litt sie nicht. Sie schloss sich in ihrem Haus ein. Ihr Partner rief die Polizei und sie wurde zwangsweise in eine psychiatrische Klinik eingewiesen. Von Beginn an dominierte ihre Depression das Bild; es bestand große Suizidgefahr. Antidepressiva zeigten keine Wirkung. Stück für Stück brachen sich paranoide Vorstellungen Bahn: Helen erlebte die Klinik als eine Polizeiorganisation, die sie eines Verbrechens beschuldigen wollte, das sie nicht begangen hatte. Personal wie Patienten waren Geheimagenten. Als Helen sich weigerte, Antipsychotika auszuprobieren, gab man ihr die Wahl zwischen Depotneuroleptika und einer EKT. Sie »wählte« die Depotneuroleptika, wurde damit aber drei Monate lang letztlich zwangsbehandelt. Die Medikamente hatten jedoch keine Wirkung auf die Wahnvorstellungen, sondern erzeugten eine ausgeprägte Apathie.

Jetzt wurde sie zum ersten Mal in die Abteilung der Klinik für psychotische Erstepisoden überstellt. Und dort begann ihre vorläufige Genesung. Dazu trugen das Schreiben eines Tagebuchs über das Erlebte sowie systematische Diskussionen bei, die ihr halfen, ihre Interpretation des Verhaltens der anderen – einschließlich der Therapeuten – zu überprüfen. Nach drei Monaten (ohne Medikamente) waren ihre Wahnvorstellungen verschwunden. Ihr Freund und eine wichtige Arbeitskollegin wurden zu Gesprächen eingeladen, in denen Helen ihre vorherigen psychotischen Gedanken der Realitätssicht ihrer Umgebung gegenüberstellen konnte.

Danach nahm Helen ihre erfolgreiche Laufbahn wieder auf. Sie fand eine eigene Wohnung, trennte sich von ihrem Freund und hatte das Gefühl, die Freude am Leben wiederzuentdecken. Da sie auch weiterhin eine Psychotherapie brauchte, wurde sie an einen privaten Psychotherapeuten überwiesen. «

Helens Diagnose lautete: depressive Psychose. Hätte man ihr vom ersten Kontakt an psychotherapeutisches Verständnis entgegengebracht, wäre die Entwicklung ihrer Krankheit vermutlich weniger kompliziert verlaufen. Die Behandlung richtete sich jetzt darauf, neues Vertrauen herzustellen und die traumatischen Wirkungen der anfänglichen Zwangsbehandlung zu verringern. Ihre paranoiden Wahnvorstellungen konnten systematisch beobachtet und untersucht werden. Die Klärung der Konflikte in ihrem Leben, die die psychotische Krise ausgelöst hatten, führte Helen zu einem merklich verbesserten Selbstverständnis. Dennoch blieb ihre persönliche Vulnerabilität bestehen und sie wollte weiter psychotherapeutisch behandelt werden. Aber nach einer Phase der Überarbeitung und Schlaflosigkeit mehrere Jahre später verfiel sie schnell wieder in eine Depression. Das Ende war tragisch (dargestellt in Kapitel 22).

Die frühere Konkurrenz zwischen den Therapieschulen sollte inzwischen Geschichte geworden sein. Stattdessen sollten wir eine breitere Spezialisierung der psychologischen Behandlung von Schizophrenie und anderen Psychosen erwarten. Das dynamische Wissen über die psychologischen Prozesse im Allgemeinen und psychotische Zustände im Besonderen sollte je nach den Bedürfnissen der Patienten in verschiedenen Phasen der Krankheit mit kognitiven Techniken und einer lebenspraktischen Haltung kombiniert werden. Offenbar neigen manche Therapeuten (wie auch Patienten) persönlich eher zu einem dynamischen (besonders in der Frühphase) und andere zu einem eher kognitiven Verständnis (oft in der Spätphase). Ein wesentlicher Faktor ist unsere Einsicht, dass *eine* Methode nicht ausreicht und die Methoden einander oftmals ergänzen.

»Personale Therapie«

Ausdruck einer solchen Haltung ist die »personale Therapie«, die die Hogarty-Gruppe in Pittsburgh, USA, speziell für Patienten mit schizophrenen Behinderungen entwickelt hat (Hogarty u.a. 1995). Sie findet in drei Phasen statt, wobei die erste darin besteht, den Patienten dabei zu unterstützen, sich die Krankheit bewusst zu machen, kombiniert mit der Vermittlung von Hoffnung. Der Gedanke der Stressvulnerabilität wird eingeführt; der Therapeut schließt einen »Vertrag« mit dem Patienten ab, wie er die Zukunft bewältigen kann, um so das Risiko eines Rückfalls zu vermindern.
In der zweiten Phase geht es darum, eine größere Bewusstheit der Gedanken und Gefühle zu entwickeln, ein grundlegendes Training der Selbstreflexion findet statt. Auch Entspannungstechniken werden vermittelt. Diese Phase erstreckt sich über etwa ein Jahr, variiert aber stark.
Die Patienten, die dieses Ziel erreichen, treten in die dritte Phase ein. Hier geht es darum, dem Patienten beizubringen, den Zusammenhang zwischen den Ereignissen in der äußeren Welt und seinen inneren Gefühlen zu erkennen. Besonderes Gewicht wird darauf gelegt, zu erlernen, wie man mit kritischen Bemerkungen umgehen und Konflikte lösen kann. Dazu werden spezielle Protokolle angefertigt und »Hausaufgaben« gestellt.
Eine dreijährige Follow-up-Studie mit 151 Patientinnen und Patienten mit Schizophrenie oder einer schizoaffektiven Störung, die zum ersten Mal so behandelt wurden, zeigte, dass die bei ihren Familien lebenden Patienten von der Behandlung am meisten profitierten, während die allein lebenden Personen oft einen Rückfall erlebten. Womöglich waren sie aufgrund ihrer sozialen Deprivation weniger gut in der Lage, die Therapie zu nutzen.
Natürlich ist es nicht möglich, die Genesungsphasen aus der Nähe zu betrachten. Die Patienten sind häufig schwer zu motivieren, sie brechen die Behandlung schnell ab, ihr Zustand verschlechtert sich plötzlich oder sie verlangen aus anderen Gründen andere Lösungen.

Training sozialer Fertigkeiten

Diese Methode von R. Liberman richtet sich besonders an jene Patienten, die eine kognitive funktionelle Störung entwickelt haben. Sie soll andere Methoden ergänzen: dynamische oder kognitive Psychotherapie, Medikation oder Rehabilitation. In vielen Ländern ist sie sehr populär geworden. Die Betonung liegt auf dem Schaffen eigener Ziele aufseiten der Patienten. Ein positiver und stützender Ansatz wird mit dem Versuch kombiniert, die Ergebnisse zu messen.
Weiterentwickelt wurde die Methode durch die Vermittlung von Wissen über Medikation, Möglichkeiten der Verringerung des Rückfallrisikos, Symptomkontrolle, Konfliktlösungen, Alltagsverhalten usw. Die Behandlung wird häufig individuell angeboten oder in einer Gruppe aus vier bis acht Personen, mit zwei Gruppenleitern. Die Betonung liegt auf der Aktivierung der Mitglieder und in ihrer Teilnahme an der Arbeit. Hausaufgaben, Rollenspiele und Videoaufnahmen werden benutzt, um die Einsichtsfähigkeit zu fördern.
Kontrollierte Studien haben gezeigt, dass die allgemeine Fähigkeit, ein unabhängiges Leben zu führen, zunimmt, obgleich es keine klaren Hinweise darauf gibt, dass die Symptome nachlassen (Liberman u.a. 1998).

Kunsttherapie

Ein anderer Weg, das Angebot an Psychotherapie zu erweitern, besteht darin, die Patienten einzuladen, Bilder zu malen, und anschließend mit ihnen darüber zu reden. Viele psychotische Patienten können ihre Notlage kreativ ausdrücken und fühlen sich erleichtert, wenn sie malen können. Über den Inhalt des Dargestellten reden zu können, ohne sich zu sehr auf eine Interpretation festzulegen, kann oft eine Ergänzung der gesprächstherapeutischen Arbeit sein.

Wohneinrichtungen mit psychotherapeutischer Betreuung

In Kapitel 14 und 16 wurde das häufige Bedürfnis der Betroffenen angesprochen, eine Zeit lang in einer geschützten Umgebung zu leben, die den Genesungsprozess fördert und die Arbeit an der persönlichen Weiterentwicklung unterstützt. In der Praxis ergeben sich Probleme aus den Krankenhauseinweisungen, die von vielen Betroffenen als kontraproduktiv für die Langzeitgenesung erlebt werden. Außerdem kann das häusliche Umfeld unangemessen sein – nicht zuletzt deswegen, weil die Familie unter Umständen nicht fähig ist, auf längere Sicht mit dem Stress umzugehen. Selbstständiges Wohnen, kombiniert mit ambulanter medizinischer und sozialer Betreuung, ist aber häufig unzureichend, um weitere Rückfälle zu verhindern.

Das Ergebnis kann Obdachlosigkeit sein, besonders wenn die Unterstützung durch Freunde und Verwandte erschöpft ist. Substanzmissbrauch und Suizid sind in dieser Phase ernste Risiken.

Eine wichtige Ressource für junge Erwachsene, die nicht völlig von der Psychose genesen sind, ist deshalb ein therapeutisches Umfeld, in dem sie psychologisch behandelt werden können. Manche Wohneinrichtungen sind eher psychodynamisch orientiert, andere legen den Schwerpunkt auf kognitive Behandlung. Beide Methoden wurden wissenschaftlich evaluiert und zeigen bei dieser Patientengruppe gute Ergebnisse (Werbart 1997; Svensson 1999). Bei der Auswahl einer Wohneinrichtung sollte man die Bedürfnisse der Patienten, die Fähigkeiten des Personals, ihr potenzielles Niveau des Engagements und die interne Struktur der Einrichtung aufeinander abstimmen.

Wissen über den Körper und Physiotherapie

Das Verhältnis psychotischer Langzeitpatienten zu ihrem Körper, seinen Grenzen, den körperlichen Bedürfnissen und der Körperpflege ist oft problematisch. In den letzten Jahrzehnten sind Physiotherapeuten immer wichtiger in der Betreuung psychotischer Patienten geworden, nicht zuletzt indem sie den Patienten dazu verhelfen, eine intensivierte Erfahrung der inneren Repräsentanzen des eigenen Körpers zu entwickeln. Dazu gehören bewusste oder unbewusste Erinnerungen an Freude und Lust wie auch an Leid und Verletzlichkeit, die eng mit dem Körper verbunden sind.

Viele Menschen mit einer Psychose, besonders solche mit Persönlichkeitsstörungen, waren in der Jugend Opfer von Missbrauch oder verschiedenen Misshandlungen. Andere haben aus unbekannten, vielleicht genetischen Gründen ein gestörtes Körperempfinden mit unscharfen Grenzen. Manchmal wissen Patienten mit Schizophrenie nicht, was sie an Kleidung tragen, ob die Schuhe passen, ob sie ihr Hemd richtig herum angezogen haben oder ob ihre Hose mit einem Gürtel festgehalten werden muss. Viele achten nicht

darauf, sich nicht schmutzig zu machen oder sich nicht mit Essen zu bekleckern. Solche Probleme können durch die Institutionalisierung sogar noch verschlimmert werden oder gar erst entstehen.
Mehr über den Körper zu lernen verbessert die Fähigkeit, den Körper in die Gesamterfahrung des Selbst zu integrieren: zu lernen, »mit den Füßen fest auf dem Boden zu stehen«.

Arbeit mit Familien und Angehörigen

Familientreffen

Wenn möglich, sollte die Familie in die Behandlung jedes ersterkrankten Patienten einbezogen werden, das ist in diesem Buch an vielen Stellen betont worden. Das Interesse der Familie wird je nach dem Stadium der Störung variieren. In der Akutphase haben die Familienangehörigen oft das Bedürfnis, ihre Sicht der Vergangenheit zu formulieren und mitzuteilen. Der Schwerpunkt kann dabei auf den Problemen innerhalb der Familie liegen, auf ihren Stärken und unterstützenden Kräften sowie darauf, wie die Psychose in diesem Moment in der Geschichte der Familie begriffen werden könnte.
Aus diesem Grund können die engsten Verwandten zu einer Reihe von Treffen mit dem Patienten (wenn dies möglich ist und der Patient sich nicht weigert) und zwei erfahrenen Therapeuten eingeladen werden. Dies kann mithilfe eines »Genogramms« stattfinden, das von den Angehörigen unter der Supervision der Therapeuten angefertigt wird - was auf unterschiedliche Weise geschehen kann (siehe Abbildung 26 im Kapitel 21).

Familientherapie

Die Familientreffen sind nicht als Behandlung konzipiert, sondern sollen informativ sein und eine Möglichkeit zur Kontaktaufnahme eröffnen. Die meisten Menschen würden es als Übergriff empfinden, »behandelt« zu werden, ohne das Bedürfnis danach zu empfinden. Sollte der Therapeut allerdings Spannungen in der Familie beobachten, die eine Genesung behindern, ist es sinnvoll, dass er Familientreffen anbietet, um die Probleme anzugehen, sie zu diskutieren und zu verarbeiten. Ein stützender Ansatz, der Schuldzuweisungen und Provokation vermeidet, fördert das Engagement und die Mitteilung sensibler Informationen.
Auch die Familientherapie fußt auf einer eigenen Theorie. Ein traditionell psychoanalytischer Ansatz wird – trotz aller Bemühungen, ihn zu modifizieren – höchstwahrscheinlich die Schuldgefühle verstärken, die viele Eltern eines kranken Kindes empfinden bzw. gegen ihren Partner richten. So wurde dieses Modell für die Familientherapie zum großen Teil aufgegeben.
Systemische Modelle können nützlicher sein, wenn man die familiären Spannungen verstehen will. Hier wird die Familie als ein dynamisches System betrachtet, in dem jeder mit den anderen interagiert. Die Persönlichkeiten der verschiedenen Mitglieder und ihre persönlichen Strategien beeinflussen alle anderen, die sich daraufhin unterschiedlich verhalten. Wird jemand krank, können die anderen sich konkret oder emotional zurückziehen oder greifen alternativ auf starke Abhängigkeiten oder Allianzen zurück. Auch zeigt das systemische Modell auf, wie sich Ausschluss verfestigen kann und wie

sich das Risiko eines Rückfalls bei verletzlichen Personen durch die Einstellung anderer Menschen erhöhen oder verringern kann.
In einer naturalistischen Follow-up-Studie untersuchte K. LEHTINEN (1993) Patienten mit einer psychotischen Erstepisode bezüglich des Rückfallrisikos. Eine Gruppe war mit dem systemischen Modell behandelt worden, eine andere mit krisenorientierter Familientherapie. Im ersten Jahr wurde kein Unterschied zwischen den Gruppen festgestellt. In den darauffolgenden vier Jahren zeigte die systemisch behandelte Gruppe eine deutlich niedrigere Rückfallrate.
Geeigneten Familien können Sitzungen angeboten werden, die das Ziel haben, das Niveau des Gefühlsausdrucks zu reduzieren (EE, siehe Kapitel 7). J.P. LEFF u.a. (1985) haben gezeigt, wie systemische Arbeit zur Senkung des EE-Niveaus zu einer reduzierten Rückfallrate geführt hat (siehe Abbildung 7.1, Kapitel 7). G. HOGARTY und seine Gruppe (1991) haben zudem gezeigt, dass eine Familienbehandlung die Häufigkeit der Rückfälle, im Vergleich zur alleinigen Verschreibung von Neuroleptika, deutlich reduziert (siehe Tabelle 7).
Die Effektstärke der Familienintervention ist nicht geringer als die Wirkung von Neuroleptika. In die stützende Information sind Angaben zu verschiedenen Aspekten der Schizophrenie und ihrer Behandlung inbegriffen. Die zentrale Botschaft ist, dass es sich bei der Schizophrenie um eine Krankheit handelt, die das Gehirn beeinflusst. Das kann dazu beitragen, dem Glauben entgegenzutreten, dass die »Schuld« bei den Eltern zu suchen sei. So lassen sich Schuldgefühle abbauen. Die Änderung dysfunktionaler Interaktionen innerhalb des familiären Systems kann ebenfalls die Rückfallvulnerabilität reduzieren (KUIPERS u.a. 1992). Es werden klare Leitlinien gegeben, wie man dies angehen sollte.

TABELLE 7 Wirkungen von Familienintervention (Hogarty u.a. 1991)

Behandlungsform	Anzahl Patienten	Prozent der Rückfälle im ersten Jahr	Prozent der Rückfälle im zweiten Jahr
Familientherapie + Neuroleptika	21	19	20
Sozialtraining + Neuroleptika	20	20	50
Familienbehandlung + Sozialtraining + Neuroleptika	20	0	25
nur Neuroleptika (Kontrollgruppe)	29	38	62

Psychoedukation

Für Fälle einer niedrigen Rückfallschwelle oder bei unvollständiger Genesung sind verschiedene Modelle entwickelt worden, um der Familie bei der Bewältigung zu helfen. Das Ziel ist es, das Wissen über psychotische Störungen, ihre Ursachen, über die Behandlung und Prognose zu erhöhen. Vermittelt wird dies in einer Reihe von Vorträgen, kombiniert mit Diskussionen in der Gruppe. Mehrere Familien werden zur Teilnahme eingeladen. Dies ähnelt sehr dem Verfahren der Liberman-Methode des Trainings sozialer Fertigkeiten. Die Angehörigen können auch individuell eingeladen werden.
All diese Ansätze sind nicht einfach »edukativ«, sondern sollten auch zum Erkennen neuer Probleme und möglicher Lösungen befähigen. In Familien, in denen eine oder mehrere Personen eine signifikante Persönlichkeitsstörung aufweisen, kann die Kommunikation

sehr schwer zu verstehen sein. Ein systemischer psychotherapeutischer Ansatz ist hier unter Umständen nützlich.

Es stehen jetzt Methoden zur Verfügung, bei denen systematische Vorträge, Gruppendiskussionen und individuelle Familiengespräche Hand in Hand gehen. Sie unterstützen die Familie dabei, einen Weg zu finden, um mit dem Patienten zusammenzuleben, die Kommunikation zu erleichtern und das emotionale Klima zu stabilisieren. Dahinter steht das Wissen, dass durch Verringerung feindseliger Kommunikation Rückfälle in Familien reduziert werden können, in denen Kritik und Irritationen offen zum Ausdruck gebracht werden. Oft sind diese Probleme ein Hinweis auf das Maß, in dem die Familie durch die Situation belastet wird und in dem die Angehörigen ebenso Hilfe und Unterstützung brauchen, um sich verändern zu können. Der Kontakt mit Selbsthilfegruppen kann ausgesprochen hilfreich sein. In Deutschland sind dies der Bundesverband Psychiatrie-Erfahrener und der Bundesverband der Angehörigen psychisch Kranker – Familienselbsthilfe Psychiatrie – mit ihren Landesverbänden und örtlichen Selbsthilfegruppen. Ähnliche Organisationen existieren in vielen Ländern, sie nehmen Einfluss auf die Politik ebenso wie auf die psychiatrischen Institutionen und damit letztlich auf die Lebensqualität der psychisch Kranken.

Die Psychose verhindern

Die folgenden Bereiche der Prävention sind zentral und sollen in diesem Kapitel genauer betrachtet werden:

- primäre Prävention – dem Auftreten einer Krankheit zuvorkommen,
- sekundäre Prävention – die Dauer der Störung abkürzen, eine effektive Behandlung sicherstellen,
- tertiäre Prävention – weitere Manifestationen der Krankheit verhindern oder reduzieren, das heißt: Rehabilitation.

Bei schwerwiegenden und behindernden psychotischen Erkrankungen ist der präventive Aspekt in jeder Phase der Erkrankung von höchster Wichtigkeit.

Primäre Prävention: dem Auftreten der Krankheit zuvorkommen

Um Prävention wirksam werden zu lassen, ist es erforderlich, die Ursachen der Störung zu kennen. Schizophrene und andere Psychosen sind eine überaus heterogene Gruppe von Störungen, bei denen sich Hintergrundfaktoren und die entsprechende Prävention stark unterscheiden. Der essenzielle genetische Faktor kann in einer Verletzlichkeit bestehen, die ein Vorteil, aber auch ein Handicap sein kann. Persönlichkeitsmerkmale, die zum Teil genetisch determiniert sein können, verstärken unter Umständen ein introvertiertes Denken, das auf der einen Seite ein Risikofaktor für Psychosen sein kann. Auf der anderen Seite können diese Merkmale in Zusammenhang mit einer künstlerischen Fähigkeit die kreative Begabung stärken.

Ein spezifisches Gen ist einstweilen nicht mit der Krankheit in Verbindung gebracht worden, und es ist schwer zu glauben, dass ein spezielles Gen oder auch mehrere Gene irgendwann die meisten Aspekte der Psychose erklären können. In P. Tienaris Studie (1991) zu Hochrisikopersonen wurden weniger Kinder mit Psychosen in Familien mit einem niedrigen Grad an Konflikten gefunden. Das heißt, der Ausdruck einer genetischen Vulnerabilität (Phänotyp) kann positiv von einem stützenden familiären Netzwerk beeinflusst werden – allerdings berücksichtigte Tienari keine anderen Risikofaktoren wie pränatale und perinatale Schädigungen.

Ein präventiver, aber vielleicht etwas idealistischer Schritt wäre es, die Eltern verletzlicher Kinder dazu zu ermutigen, ein möglichst günstiges Umfeld für deren Entwicklung zu schaffen, vielleicht durch einen leichteren Zugang zu Beratung, Verbesserungen in der Bildung usw.

Pränataler und perinataler Stress erhöhen das Risiko für die Schizophrenie signifikant – besonders bei familiären Störungen. Leider wurde diese faktische Beobachtung noch nicht erklärt, das heißt ein kausaler Wirkmechanismus identifiziert. Eine bedauerliche Folge der allgemein erhöhten Überlebensrate sehr früh geborener Babys (verbunden mit dem Risiko geringfügiger Hirnverletzungen) mag ein Anstieg des folgenden Psychoserisikos sein. Man geht natürlich davon aus, dass sich eine bessere Gesundheitsversorgung der Mutter und eine gute vorgeburtliche Versorgung günstig auswirken können. Auch eine intensivierte psychologische Betreuung von »Risikoeltern« sollte die künftige Prognose verbessern. Doch da die Inzidenz der Schizophrenie so gering ist, wäre die Wirkung solch intensiver perinataler psychologischer Betreuung schwer zu evaluieren.

Insgesamt spielen Programme der primären Prävention heute keine große Rolle. Die sekundäre Prävention ist viel wichtiger.

Sekundäre Prävention: frühe wirksame Unterstützung bei Krankheitsbeginn

Die ersten Anzeichen einer schweren mentalen Störung wurden oben dargestellt, und es ist wichtig, die betreffende Person zu erreichen, bevor die Symptome zu ausgeprägt werden, eingefahren sind und bevor der Prozess des Ausschlusses begonnen hat. Die Abbildung 14 in Kapitel 14 zeigt ein Modell einer psychotischen Erkrankung von der prämorbiden Phase zur Prodromalphase, in der sich die frühen Symptome bemerkbar machen.

In manchen Fällen ist es nicht möglich zu erkennen, ob unspezifische Symptome Anzeichen einer Psychose sind oder nicht. Eine Untersuchung enthüllte, dass, als ein Fragebogen an Kinder der Sekundarstufe verteilt wurde, in dem Prodromalsymptome für Schizophrenie nach DSM-III abgefragt wurden, diese Diagnose für fast die Hälfte infrage kam (Yung/McGorry 1996). Das weist darauf hin, dass die Methode, solch einen Fragebogen zu formulieren, nicht akzeptabel ist, unter anderem weil es erforderlich ist, einen weit engeren Kreis von Merkmalen zugrunde zu legen, um eine wenigstens minimale Präzision in der Suche nach Prodromalsymptomen zu erreichen. Die prodromalen Merkmale nach DSM-III sind jetzt fallengelassen worden.

Daher ist man erst dann in der Lage, von einem hohen Risiko zu reden, wenn kurzzeitig psychoseähnliche Symptome auftauchen. Die »Dauer der unbehandelten Psychose« (DUP) oder der »Risikozustand« ist mit einer erhöhten Isolation der Person verbunden, die die Symptome erlebt. Ihr Denken basiert zunehmend auf Missverständnissen und Misstrauen. Die Fähigkeit, zu arbeiten oder zu lernen, leidet stark. Etwa die Hälfte aller Patientinnen und Patienten mit einer psychotischen Erstepisode haben eine DUP, die länger ist als ein Monat, und die Betroffenen würden vermutlich sehr von einer intensivierten frühen psychiatrischen Intervention profitieren. Viele größere Forschungsprojekte konzentrieren sich darauf, wie Betroffene frühzeitig identifiziert werden können, wie man entscheiden soll, ob bei ihnen ein hohes Psychoserisiko besteht und, wenn ja, wie dies verhindert werden sollte (siehe Abbildung 32).

Ein australisches Forschungsprojekt (Yung u. a. 1996) hat den »Risikozustand« wie folgt definiert:

- »milde« oder subklinische psychotische Symptome – gemäß den schizotypischen Persönlichkeitsmerkmalen,
- kurzzeitige, vorübergehende psychotische Symptome, unter Umständen zusammen mit Drogenmissbrauch oder anderen Formen der Belastung,
- eine Abnahme der Arbeits- oder Lernfähigkeit ist ein wichtiger Hinweis, wenn sie mit den anderen Zeichen zusammenfällt,
- das Auftreten einer Psychose bei anderen Familienangehörigen.

Ein Drittel der ersten zwanzig jungen Leute, die diesem australischen Projekt zugewiesen wurden, entwickelte innerhalb von sechs Monaten eine Psychose. Anschließend wurde ein Behandlungssystem geschaffen, in dem junge Leute, die als Angehörige der Hochrisikogruppe identifiziert wurden, nach dem Zufallsprinzip in zwei Gruppen unterteilt wurden. Einer Gruppe wurde eine Psychotherapie angeboten und, falls erforderlich,

ABBILDUNG 31 **Dauer der unbehandelten Psychose (DUP) bei 208 Ersterkrankten im Fallschirm-Projekt** (Cullberg u.a. 2002)

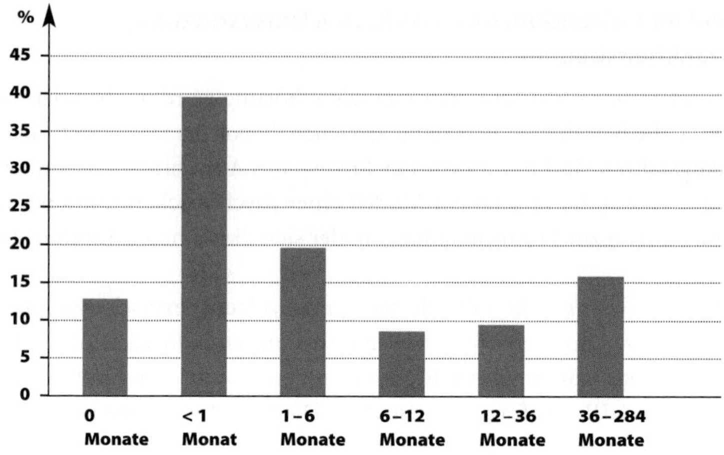

ein niedrig dosiertes Neuroleptikum. Die andere Gruppe wurde ohne eine spezifische Behandlung beobachtet. Die vorläufigen Ergebnisse zeigten, dass die jungen Leute mit Behandlung weniger gefährdet waren bezüglich eines psychotischen Zusammenbruchs. Später gewonnene Resultate waren weniger aufschlussreich.

Ein Großprojekt in Stavanger, einer Stadt an der Westküste Norwegens, wurde durchgeführt, um die Menschen durch intensive Medienberichterstattung auf die ersten Anzeichen einer Psychose aufmerksam zu machen (Larsen u.a. 1998). Parallel dazu wurden große Gebiete um Oslo und in Dänemark verglichen, um zu sehen, ob es möglich ist, mittels mediengenerierter Botschaften die Dauer unbehandelter Psychosen abzukürzen und auch die Inzidenz der Schizophrenie zu reduzieren. Das erste Ziel wurde erreicht, aber bezüglich des letzteren ist es noch zu früh, ein Urteil zu fällen.

Ethische Aspekte

Kann ein Betroffener vor der Entwicklung der Schizophrenie bewahrt werden, lohnt sich die Arbeit, die investiert wurde – sowohl unter humanitärem wie auch unter ökonomischem Gesichtspunkt. Es ist noch zu früh, um zu sagen, wie eine frühe Intervention aussehen sollte, um dies bestmöglich zu erreichen. Die Phase nach der Pubertät bis etwa zum 25. Lebensjahr wird oft von Problemen wie Depressionen und Unsicherheiten bezüglich der Identität beeinträchtigt. Viele Personen brauchen psychotherapeutische Unterstützung, doch muss diese geleistet werden, ohne das Psychoserisiko zu erhöhen.

In Forschungsprojekten zur Psychoseprävention kann es dem Personal schwerfallen, die Sorge um ein Psychoserisiko zu beherrschen, selbst wenn junge Leute und ihre Familien motiviert sind, Hilfe zu suchen. Wie uns die Erfahrung zeigt, haben die jungen Menschen Angst davor, ihr Integritätsgefühl zu verlieren, und neigen daher häufig dazu, sich von therapeutischem Kontakt zurückzuziehen. »Falsch positive« Annahmen, nämlich die Fehlidentifikation von Personen mit »normalen« Entwicklungskrisen, sind eine Hauptsorge in diesem Arbeitsfeld. Die Menschen, die als Risikogruppe identifiziert werden, können

stigmatisiert und unnötig belastet werden. Naturgemäß ist es bei der Präventivarbeit nicht möglich, diese Menschen zu identifizieren oder zu wissen, in welchen Fällen die Entwicklung einer Psychose verhindert wurde.
Ein weiteres ethisches Problem besteht darin, dass noch nicht bewiesen wurde, dass die Behandlung mit Neuroleptika in diesen frühen Fällen risikolos ist. Möglicherweise haben Neuroleptika sowie die neuen Antipsychotika eine bleibende Wirkung auf die Rezeptorsysteme. Ihre Verwendung bei der Psychoseprävention muss daher sorgfältig geprüft werden.
Aus diesen Gründen glaube ich, wir sollten nicht mit breit angelegten Früherkennungs- oder Screening-Projekten beginnen, bevor uns mehr Erkenntnisse aus der wissenschaftlichen Forschung zur Verfügung stehen. Allerdings gilt dies nicht für die Verbesserung von Interventionen für Menschen, die an einer psychotischen Erstepisode erkrankt sind. Es liegt auf der Hand, dass die Patienten an Orten, an denen optimale Dienste für psychotische Erstpatienten etabliert sind, im Verlauf ihrer Krankheit viel eher um Hilfe bitten. So wird die DUP-Phase »automatisch« verkürzt.

Frühintervention für Ersterkrankte

Die Prinzipien, die in diesen Fällen gelten, sind oben bereits beschrieben worden. Heute scheint es eine etablierte Tatsache zu sein, dass spezielle Interventionseinrichtungen für psychotische Erstpatienten, in denen sie Hilfe finden können, ohne stigmatisiert zu werden (McGorry/Jackson 1999), große Vorteile bieten. Das therapeutische Umfeld psychiatrischer Abteilungen und Kliniken muss ebenfalls so entwickelt werden, dass diesen Patientinnen und Patienten eine optimale Betreuung angeboten werden kann.

Tertiäre Prävention: Behinderungen reduzieren

Die tertiäre Prävention hängt eng mit den Bemühungen um eine sekundäre Prävention zusammen. Besonders wichtig ist es, den Zugang zu und den Kontakt zwischen dem Patienten und den Diensten in den ersten fünf Jahren nach einer psychotischen Erstepisode zu optimieren. Nach dieser Phase besteht ein kleineres Rückfallrisiko. Je eher die Patienten lernen können, gegen ihre Krankheit anzugehen, und die Natur ihrer Behinderungen erkennen, umso weniger wahrscheinlich ist es, dass der soziale Ausschluss folgt. Das heißt: Zeigen Patienten Anzeichen, nicht rasch und vollständig zu genesen, müssen sie lernen, die Wiederkehr der Krankheit und auch ihre Behinderungen zu verstehen und damit umzugehen. Die Angehörigen müssen in diesen Prozess einbezogen werden und daran teilnehmen.
Eine möglichst unabhängige Lebensführung sowie die Möglichkeit der Beschäftigung oder einer sinnvollen Tätigkeit für diejenigen, die sich nicht auf dem freien Arbeitsmarkt behaupten können, sind nicht weniger wichtig als Medikation oder andere Behandlungsformen. Schließlich müssen psychisch behinderte Menschen trotz einer Residualbehinderung auch in der Lage sein, ein soziales Leben mit anderen Menschen zu führen, um ihre Lebensqualität zu verbessern.

Die Angehörigen: Betreuer und das Netzwerk für Soforthilfe

Die Probleme enger Bindungen stellen sich in den verschiedenen Phasen der psychotischen Erkrankung verschieden dar, und sie unterscheiden sich natürlich auch für die Angehörigen, je nachdem, ob man ein Elternteil ist, der Lebenspartner, Schwester, Bruder oder auch ein Kind des Patienten.

Erwachsene Angehörige oder Geschwister

Für Eltern dominiert in der ersten Phase der Krankheit ein Gefühl der Ohnmacht – keinerlei Einfluss auf die beängstigenden und destruktiven Ereignisse zu haben – und auch des Schmerzes, weil man nicht versteht, was geschieht. Man fragt sich: Ist das seltsame Verhalten ein Zeichen der Faulheit oder schlechter Erziehung? Wie streng sollte man sein? Und es gibt oft verschiedene Ansichten darüber, warum es zu dieser Situation gekommen ist. Die Schuldzuweisungen bezüglich der Erkrankung oder der resultierenden Probleme erzeugen Konflikte und intensivieren die Spannungen zwischen den zusammenlebenden Personen.

Ist es nicht mehr möglich, die Symptome der Psychose zu ignorieren, kann die Wirkung der Ereignisse schockierend sein. Manchmal ist ein Angehöriger gezwungen, die Polizei zu rufen, was ihm später vom Betroffenen vorgeworfen werden kann. Die Familie befindet sich in einer akuten Krise, das Bedürfnis nach professioneller Unterstützung ist groß. Was ist passiert und was wird weiter geschehen? Gibt es Hoffnung? Gibt es irgendwelche begreiflichen Gründe für den Zusammenbruch? Oftmals geben Vertreter der psychiatrischen Hilfen nur dürftige Informationen und niemand scheint wirklich Interesse zu haben oder die Verantwortung übernehmen zu wollen. Die Interaktion mit dem kranken Familienangehörigen ist eine zusätzliche Last. Wie sollte man reagieren? Wie soll ich mit meinem Sohn sprechen? Viele müssen feststellen, dass nur eines passiert: Medikamente werden verschrieben.

Remittiert die Psychose nicht vollständig oder wird sie über Jahre mit hoch dosierten Medikamenten behandelt, verstärkt sich die Furcht, dass die Erkrankung chronisch wird. In dieser Phase kommt es oft zur Suche nach alternativer Hilfe, möglicherweise aus Bitterkeit gegenüber der Psychiatrie. Diese Bitterkeit kann zu dem Gefühl führen, als Patient oder Familie nicht wirklich Hilfe zu bekommen, missverstanden zu werden und daher zu viel Verantwortung tragen zu müssen. Der Schaden, der im Familienleben angerichtet ist, wird in diesem Stadium unübersehbar; die Beziehungen zwischen den Familienangehörigen werden vernachlässigt. Ein Elternteil übernimmt häufig die Verantwortung, während der andere und/oder die anderen Kinder das Gefühl haben, sie würden übersehen.

Nach ein paar Jahren kann die Hoffnung auf Genesung zusammengeschmolzen sein. Ist es zu einem mehr oder weniger traumatischen Rückfall gekommen, zeichnet sich das nächste Stadium durch großen Kummer oder Verbitterung aus: Trauer über den erlittenen Verlust, darüber, dass ein Familienangehöriger sich so stark verändert hat, und Bitterkeit über den Mangel an Verständnis, auf den man gestoßen ist. In diesem Stadium nehmen die Menschen zumeist mit einer Angehörigenorganisation Kontakt auf, was für den künftigen Verlauf der Ereignisse entscheidend sein kann. Früher oder später wird der Kummer – zumindest an der Oberfläche – durch die Akzeptanz der Situation geheilt.

Viele Eltern stellen fest, wie sehr sich ihre soziale Welt durch diesen Prozess reduziert hat. Für sie besteht immer das Risiko, dass der kranke Familienangehörige das Zusammenleben stört, und ihr Gefühl ist, dass ihre Energie nicht mehr ausreicht, um sich noch mit anderem zu beschäftigen. Die emotionale Anspannung ist so groß, dass es zu psychosomatischen Störungen kommt; viele müssen sich regelmäßig krankschreiben lassen, um die Situation bewältigen zu können. Geschwister können reagieren, indem sie sich zu sehr auf den Kranken einlassen oder aber sich von der Familie zurückziehen.

Viele quält die Furcht, selbst zusammenzubrechen, wenn sie sich auf ihn einlassen, oder sie ängstigen sich, die Krankheit könne erblich sein und an ihre Kinder weitergegeben werden. Hier besteht ein Bedarf an Informationen, um ihre Ängste zu beschwichtigen. Das Risiko, dass ein Kind die Krankheit erbt, ist nur leicht erhöht bei jemandem, der einen Elternteil oder Geschwister mit einer schizophrenen Störung hat, und ist kein Grund, von Kindern abzuraten.

Überengagierte Eltern

Eine verbreitete Entwicklung bei Familien mit einem Kind mit einer schizophrenen Behinderung ist, dass ein oder beide Elternteile (und gelegentlich Geschwister) sich mehr und mehr mit dem Betroffenen identifizieren. Das normale Leben hört auf, von Interesse zu sein. Nur das Leben des kranken Familienangehörigen spielt jetzt noch eine Rolle. Der Betroffene selbst wird allmählich immer schwächer und seine Beziehungen zu anderen Personen im Familienkreis verlieren an Lebendigkeit und Bedeutung. Die zur Verfügung stehende Zeit kann dafür verwendet werden, für den Kranken saubermachen, zu waschen, zu kochen oder geplante Ausflüge zu machen. Auf lange Sicht hilft dieses Engagement nur wenig.

Auch oder vielleicht besonders Personen, bei denen eine Schizophrenie diagnostiziert wurde, haben das Bedürfnis nach Unabhängigkeit, um ihre Integrität zu wahren. Ist es wirklich erforderlich, dass ein Besucher vor dem Besuch anruft? Ein bestimmtes Maß an unorganisierter Freiheit muss toleriert werden. Grenzziehungen können gemeinsam beschlossen werden.

Das Problem mit »überengagierten« Eltern ist, dass der Zustand des Sohnes oder der Tochter sich aufgrund des Niveaus emotionaler Erregung, den dieses Überengagement erzeugt (wie wissenschaftlich belegt wurde), paradoxerweise oft klinisch sogar verschlechtert. Es kann auch bedeuten, dass das Engagement anderer Familienmitglieder schrumpft oder dass der Versuch der Behörden, Hilfe zu leisten, erschwert wird. Der Elternteil weiß immer am besten, was vonnöten ist, und kann eine überkritische Haltung einnehmen, die bei anderen zu Irritationen und Ärger führt. Was kann man dagegen tun?

Die Selbsthilfegruppen Angehöriger haben begonnen, sich mit solchen Situationen auseinanderzusetzen. Sie können die Mitglieder individuell oder in Gruppen beraten, damit diese von ihrem Überengagement Abstand nehmen und stattdessen Professionelle helfen lassen. Der Familienangehörige, der so vollständig mit dem Kranken beschäftigt war, muss dann andere Betätigungsfelder finden. Wichtig ist zu akzeptieren, dass es nicht möglich ist, das Leben des Betroffenen gänzlich zu kontrollieren. Oft kann es hilfreich sein, an einem Kurs teilzunehmen, um herauszufinden, wie man die psychischen Beeinträchtigungen eines Angehörigen besser verstehen und damit arbeiten kann. Solche Kurse werden gewöhnlich von lokalen Organisationen angeboten.

Wenn man das Kind eines psychisch Erkrankten ist

Die Probleme von Kindern eines psychotisch erkrankten Elternteils haben in den letzten Jahren vermehrt Aufmerksamkeit gefunden. Obgleich die Aufmerksamkeit, die in der Psychiatrie dieser Situation geschenkt wird, nach wie vor unzureichend ist, wird jetzt in der Erwachsenen- wie auch in der Kinder- und Jugendpsychiatrie erwartet, an die Familie zu denken und mit ihr zu arbeiten.

Ein Drittel der Patienten mit einer psychotischen Erstepisode hat eigene Kinder. Eine unbekannte Anzahl von Kindern unter 18 Jahren hat einen Elternteil mit einer Langzeitpsychose. Dies wird eine besonders große Auswirkung auf Kinder mit nur einem alleinerziehenden Elternteil haben, denen es schwerfällt, sich in der Freizeit mit Freunden zu treffen, weil der Elternteil vielleicht sozial isoliert ist. Sie haben auch das Risiko, in das Wahnsystem des Kranken hineingezogen zu werden, und können manchmal körperlich verwahrlosen.

Eine noch schlimmere Erfahrung ist es für das Kind, wenn es nur schwer emotionalen Kontakt zu dem Elternteil aufnehmen kann und dieser auf seine innere Gedankenwelt konzentriert bleibt. Das Gefühl des Alleinseins ist für diese Kinder häufig übermächtig. Gleichzeitig empfinden sie ein tiefes Gefühl der Loyalität zu den Eltern und finden es schwierig, mit jemandem über diese Probleme zu sprechen, dem sie nicht völlig vertrauen.

Die Probleme können dazu führen, dass das Kind die Schule schwänzt, was schwer zu verstehen ist, wenn man nichts von der Krankheit des Elternteils weiß. Depressionen können eine Folge der Vernachlässigung sein. Das fehlende Engagement des Elternteils in Schulaktivitäten kann ein unspezifisches Warnzeichen für Lehrer sein.

Wichtig ist, dass Pädagogen bewusst ist, dass solche Probleme nicht unüblich sind. Unterstützungsprojekte, die sich vielerorts finden, sind ebenso wichtig. Kindern wird so die Gelegenheit gegeben, mit anderen Kindern in der gleichen Lage über die Situation zu Hause zu sprechen. Ihr gesteigertes Bedürfnis nach Unterstützung muss erkannt werden. Sie brauchen Informationen, um die Krankheit des Elternteils zu verstehen und damit umzugehen, aber so, dass sie sich nicht als illoyal gegenüber dem Elternteil empfinden. Solche Ressourcen zur Unterstützung von Kindern müssen in allen Großstädten vorhanden sein.

Darüber hinaus besteht die Notwendigkeit nach einer engeren Zusammenarbeit zwischen Kinder- und Jugendpsychiatrie und Erwachsenenpsychiatrie, um den Kindern adäquate Hilfen in den Akutphasen der Psychose eines Elternteils zuteil werden zu lassen. Das Risiko eines Kindes mit einem psychotischen Elternteil, als Erwachsener ebenfalls eine Psychose zu entwickeln, wird gewöhnlich mit etwa 10 Prozent angegeben, ich möchte jedoch einwenden, dass dieser Prozentsatz signifikant reduziert werden kann, wenn man auf seine psychosoziale Umgebung achtet.

Wenn eine psychotisch erkrankte Mutter ihr Kind stillt, ist entscheidend, wie man sie unterstützen kann und wie sie mit dem Personal der Geburtsklinik und der Psychiatrie zusammenarbeitet. In der postnatalen Phase stellt die stillende Mutter mit einer psychotischen Erkrankung das Personal der Geburtsstation und das psychiatrische Team vor so manche Herausforderung. Gibt es Angehörige, die helfen können? Sind die Symptome unter Kontrolle und hat die Mutter Einsicht in ihre Hilfebedürftigkeit? Die meisten können mit der Mutterschaft zufriedenstellend umgehen, brauchen oft aber zusätzlichen Halt.

Eine sorgfältige Balance muss bei Neuroleptika gewahrt werden: Die Dosierung antipsychotischer Medikamente sollte nicht so hoch sein, dass die psychologischen und neurologischen Nebenwirkungen auffällig werden, während andererseits ein ausreichender Rückfallschutz gewährleistet sein muss. Ist die Dosis zu hoch, wird es der Mutter schwerfallen, adäquat und sensibel auf ihr Baby zu reagieren. Auch können Spuren der Medikamente in der Milch das Baby sedieren und die Interaktion zusätzlich reduzieren. Das Risiko bei geringeren Dosierungen kann durch eine engmaschige Überwachung der Symptome und des Verhaltens der Mutter durch die Familie und professionelle Helfer ausgeglichen werden. Sowohl die Mutter als auch die Familie benötigen ein hohes Maß an psychologischer und sozialer Unterstützung von diesen Helfern. Auf diese Weise genügt manchmal eine sehr geringe Erhaltungsdosis, die bei Bedarf erhöht werden kann.
Die emotionalen Bedürfnisse des Babys dürfen nicht vergessen werden. Das Baby wegzugeben sollte nur dann in Erwägung gezogen werden, wenn alle anderen Versuche, der Mutter zu helfen, gescheitert sind und andere Hilfen nicht angemessen erscheinen.

Epilog

Mitte der fünfziger Jahre entwickelte mein Bruder Erland, der drei Jahre älter ist als ich, eine schizophrene Psychose, als er an der Königlichen Akademie der Schönen Künste Malerei studierte. Viele Jahre lang hatte er mit Insulinkomata, EKT und dem Ausschluss vom normalen menschlichen Leben zu kämpfen. Die professionelle Betreuung regierte, und ich erinnere mich an die irritierte Reaktion des Arztes auf die Beschwerden meiner Eltern, dass Erland körperlich misshandelt worden sei. Schließlich wurde er in ein anderes Krankenhaus verlegt, das zugunsten einer Medikation auf die EKT und die Insulinbehandlung verzichtete.

In diesem Umfeld gab es aufgeklärte Elemente. Herr Härsing, Leiter der Insulinabteilung und ein seriöser, aufmerksamer Mann, gab den Menschen das Gefühl, respektiert zu werden. Der Kunsttherapeutin Johanne Grieg-Cederblad gelang es, Erland die Gelegenheit zu verschaffen zu malen. Dr. Segnestam, Arzt am Sundby Krankenhaus, fand Zeit, mit uns, den Angehörigen, zu reden, wann immer wir Fragen hatten. Schließlich wurde Erland »auf eigene Gefahr« entlassen. Er litt und leidet immer noch an seiner Krankheit und den Krankenhauserfahrungen, aber er hat es seither mehr oder weniger geschafft, in der Außenwelt zu leben. Aufgrund seiner unglaublichen Geistesstärke war er auch als Künstler kreativ und erfolgreich.

Ich erzähle die Geschichte meines Bruders, weil es dieses Buch ohne Erland nicht geben würde, der mir so viel darüber beibrachte, was es heißt, an einer schizophrenen Störung zu leiden. Zugleich kann ich sehen, wie die Bedingungen in der Psychiatrie sich in den fast fünfzig Jahren verändert haben, in denen ich sie aus der Nähe, als Verwandter und Psychiater, verfolgt habe. Als Erlands Bruder habe ich das Gefühl der Ohnmacht erlebt, das Angehörige empfinden, wenn sie die erniedrigenden Auswirkungen eines Betreuungssystems sehen, das nicht auf die Bedürfnisse der Patienten eingestellt ist. Aber ich muss auch zugeben, dass ich als Arzt oft die gleichen Fehleinschätzungen begangen habe, für die ich, als Verwandter, meine Kollegen kritisiert habe.

Die Arbeit in der medizinischen Betreuung bringt eine fast unwiderstehliche Tendenz der Praktiker mit sich, gegen die Einsicht abzustumpfen, dass sie es mit der Behandlung und Pflege von Individuen zu tun haben, die ebensolche Menschen sind wie sie selbst. Viele behaupten, dass es notwendig sei, sich von den eigenen Gefühlen zu dissoziieren, um auf den Stationen zu funktionieren – das aber ist ganz einfach nicht wahr. Zu einer guten Betreuung gehören mehr als ethische Prinzipien und gute Ausbildung. Ebenso ist eine Organisation erforderlich, die der Empathie und Humanität Priorität einräumt, ohne die beruflichen Standards einzubüßen. Ich habe viele Orte gesehen, an denen dies verwirklicht ist. Es geht in einem hohen Maß um die Frage, ob man willens und mutig genug ist, mit eingefahrenen Einstellungen zu brechen. Eine Organisation, in der eine wahrhaft humane Betreuung nicht möglich ist, ist eine schlechte Organisation. Es geht also um die Behandlung und Pflegepolitik im weitesten Sinne des Wortes.

Chancen für eine integrative Psychosentherapie in Deutschland

Nils Greve und Volkmar Aderhold

Die Leserinnen und Leser dieses Buches könnten zwischen Bewunderung und Mutlosigkeit schwanken: Bewunderung für die umfassende Betrachtung und gleichzeitige Stringenz des Autors, Mutlosigkeit angesichts der ungünstigen Rahmenbedingungen hier zu Lande für eine integrative Therapie, die alle Hilfearten aus einer Hand anbietet und ausgerechnet die Pharmakotherapie als *ergänzende* Maßnahme handhabt.

Die vor allem im zweiten Teil zitierten Studien zeigen deutlich: Eine konsequente psychotherapeutische und rehabilitative Ausrichtung sowie eine flexibel und niederschwellig gehandhabte Ambulantisierung der Behandlung führen zu Ergebnissen, die der bei uns üblichen Standardbehandlung überlegen sind. Hinzu kommt die – in Skandinavien sehr erleichterte – Integration aller Hilfearten. Besondere Aufmerksamkeit verdienen außerdem die im schwedischen »Fallschirm«-Projekt als Alternative zur Krankenhausstation eingeführten Krisenwohnungen.

Neben die wissenschaftlichen Argumente für eine entsprechende Umsteuerung tritt aber auch Johan Cullbergs leidenschaftliches Plädoyer für eine »wahrhaft humane Betreuung«. Es geht ihm um mehr als um die Beseitigung von Symptomen einer Krankheit und Behinderung – als professionelle Helferinnen und Helfer bringen wir nicht nur unser Können und unsere Erfahrung ein, sondern begegnen gleichzeitig leidenden und um persönliche und soziale Integration ringenden Menschen, die es zu verstehen und zu respektieren gilt. Von einer solchen Arbeit sind wir in Deutschland – unverkennbar – weit entfernt, von wenigen »Leuchtturm«-Projekten abgesehen, die zumindest einzelne Aspekte verwirklichen. Weitere Annäherungen sind aus unserer Sicht aber trotz widriger ökonomischer, sozialrechtlicher und fachpolitischer Rahmenbedingungen durchaus möglich.

Zu einer Einführung einer bedürfnisangepassten Behandlung könnten folgende Schritte gehören:

- eine Umsteuerung der Ressourcen von (teil)stationären zu intensiven, entsprechend gut auszustattenden ambulanten Hilfen (mobile Teams),
- Behandlung und Begleitung in möglichst mehrjähriger Beziehungskontinuität und kontinuierlicher Einbezug des bedeutsamen sozialen Kontextes von Anfang an,
- eine modulförmige Organisation aller übrigen Hilfen um diese ambulanten Teams herum,
- eine möglichst weit gehende Regionalisierung aller Hilfen,
- eine Finanzierung integrierter Hilfen und eine Zusammenführung aller Hilfearten zu Gemeindepsychiatrischen Verbünden,
- eine psychotherapeutische Konzipierung der Hilfen,
- eine intensive psychotherapeutische Fort- und Weiterbildung aller beteiligten professionellen Helfer sowie
- eine wissenschaftliche Begleitung zur Überprüfung der skandinavischen Evaluationsbefunde.

Zwar sind nach unserer Kenntnis in keiner Versorgungsregion alle genannten Schritte realisiert, aber für die meisten davon gibt es mittlerweile Beispiele in Deutschland, die sich für eine systematische Fortentwicklung eignen würden.

Ambulantisierung und Mobilisierung

Eine bedürfnisangepasste Behandlung wird im Kern durch kleine, multiprofessionelle mobile Teams geleistet. Sie organisieren die Therapieversammlungen zu Beginn und während der gesamten Behandlung, sie gewährleisten die persönliche Kontinuität und sind für den »Fall« während der gesamten Behandlungsdauer verantwortlich. Alle übrigen Hilfen werden je nach dem individuellen Bedarf und der momentanen Situation als ergänzende Module eingesetzt.
Die hierfür erforderliche Umstrukturierung der regionalen Versorgung hat Peter Kruckenberg einmal in dem folgenden Schaubild dargestellt.

ABBILDUNG 32 Integriertes regionales Hilfesystem für Menschen mit schweren psychischen Erkrankungen (Kruckenberg 2006)

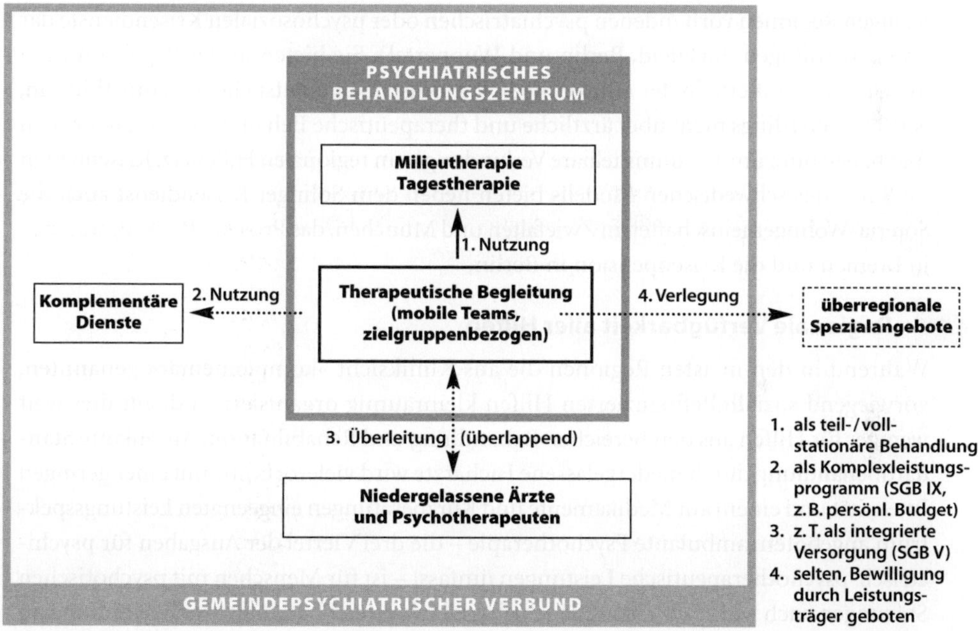

Da die therapeutische Begleitung durch mobile Teams aufwendig ist – schon ein Hausbesuch von zwei Stunden Dauer durch zwei Personen verursacht Kosten in der Größenordnung eines stationären Behandlungstages! –, bedarf sie der Finanzierung durch Krankenkassen (und ggf. ergänzende Leistungsträger) weit über den bisher üblichen Rahmen der psychiatrischen Institutsambulanzen hinaus. Ansätze hierzu bot bisher schon die »aufsuchende Krankenhausbehandlung« *(home treatment)* zu stationären oder teilstationären Tagessätzen, die in unterschiedlichen Versionen in Hamburg (Universitätspsychiatrie), Frankfurt/Main (Bamberger Hof), Krefeld (Alexianer-Krankenhaus), Bielefeld (Bethel) und Günzburg (Bezirkskrankenhaus) angeboten wird. Neuerdings hat die Universitätspsychiatrie in Hamburg-Eppendorf einen Vertrag der Integrierten Versorgung mit einigen Kassen abgeschlossen, der die vollständige Integration intensiver ambulanter Behandlung mit allen übrigen kassenfinanzierten Hilfeformen auf der Finanzierungsbasis von Jahres-Fallpauschalen ermöglicht. Die Pinel-Gesellschaft in Berlin realisiert ein ähnliches Modell über ihr Medizinisches Versorgungszentrum.

Zur Integration der kassenfinanzierten Behandlungsleistungen wäre eine Refinanzierung als »intermittierende tagesklinische Behandlung im häuslichen Milieu« mit einem Satz von rund 180 Euro für den Tag der Intervention ausreichend. Es gibt Tageskliniken in Deutschland, die mit Tagessätzen in dieser Höhe refinanziert werden. Bei niedrigeren Pflegesätzen könnten eventuell Zulagen für Wegezeiten vereinbart werden. Die intermittierende Abrechnung macht diese Intervention durchschnittlich preiswerter als eine tagesklinische Behandlung. Durch Vermeidung von stationären und teilstationären Behandlungen würde sie insgesamt zu Ersparnissen führen. Mit einem Absinken der Belegung vollstationärer Krankenhauseinrichtungen und der Reduktion von Krankenhausbetten wäre außerdem zu rechnen.

Einen weiteren Zugang zu niederschwelligen ambulanten Soforthilfen stellen die nur in wenigen Regionen vorhandenen psychiatrischen oder psychosozialen Krisendienste dar (etwa in Solingen, Bielefeld, Berlin und Wuppertal). Sie bieten in der Regel rund um die Uhr oder außerhalb der »Bürozeiten« telefonische und aufsuchende Soforthilfe an, verfügen allerdings nicht über ärztliche und therapeutische Behandlungsmöglichkeiten und haben nur zum Teil unmittelbare Verbindung zum regionalen Hilfenetz. Krisenbetten im Sinne des schwedischen Modells bieten neben dem Solinger Krisendienst auch die Soteria-Wohngemeinschaften in Zwiefalten und München, das Projekt »Rückzugsräume« in Bremen und die Krisenpension in Berlin.

Regionale Verfügbarkeit aller Hilfen

Während in den meisten Regionen die aus Kliniksicht »komplementär« genannten, vorwiegend sozialhilfefinanzierten Hilfen kleinräumig organisiert sind, gilt dies weit weniger für Hilfen aus den Bereichen Behandlung und Rehabilitation. Ambulante Standardbehandlung durch niedergelassene Fachärzte wird vielerorts nur mit einer geringen Intensität und einem auf Medikamente und Kurzberatungen eingeengten Leistungsspektrum angeboten, ambulante Psychotherapie – die drei Viertel der Ausgaben für psychiatrisch-psychotherapeutische Leistungen umfasst – ist für Menschen mit psychotischen Störungen nach wie vor nicht als Regelbehandlung erreichbar. Intensive Behandlung, in Deutschland Sache der Fachkrankenhäuser und Krankenhaus-Fachabteilungen, ist auch nach mehr als drei Jahrzehnten Psychiatriereform nicht überall »gemeindenah« verfügbar und daher in regionale Versorgungsstrukturen oft nur schwer einzubeziehen.

Weitere konzeptionelle Schwierigkeiten kommen oft hinzu.

Unverkennbar nehmen aber die Bemühungen zu, intensive Krankenhausbehandlung näher an die Lebensräume der Patientinnen und Patienten und an regionale Hilfestrukturen heranzuführen und dort einzubetten. Zu nennen wären etwa die zunehmende Zahl psychiatrischer Fachabteilungen an Allgemeinkrankenhäusern sowie die Dezentralisierung von Tageskliniken und Institutsambulanzen durch große Fachkrankenhäuser, außerdem die ersten Ansätze zu aufsuchender Behandlung durch das sogenannte »Home Treatment«.

Rehabilitation ist dagegen nur in wenigen Regionen vor Ort verfügbar, obwohl die RPK-Richtlinien seit einigen Jahren die Einrichtung kleinräumiger, ambulanter Reha-Angebote vor Ort erlauben würden. Da die skandinavischen Länder stark rehabilitativ ausgerichtet sind, wäre es wünschenswert, diese Versorgungslücke zu schließen.

Personenzentrierte Integration

Um ähnlich wie in den skandinavischen Vorbildern alle erforderlichen Hilfen »aus einer Hand« anbieten zu können, sind unverkennbar große strukturelle Hürden zu überwinden. Sowohl sozialrechtliche als auch institutionelle Aufsplitterungen der psychiatrischen Landschaft begünstigen hier zu Lande eine »institutionszentrierte« und kostenträgergerechte Konzeption jeweils einzelner Hilfen.

Immerhin sind die sozialrechtlichen Voraussetzungen für integrierte Hilfen in den letzten Jahren deutlich besser geworden. Dadurch ist der Weg frei geworden für eine bunte Vielfalt von Projekten, die wenigstens einen Teil der psychiatrischen Hilfen integrieren. So werden beispielsweise regionale Gesamtbudgets erprobt: im Kreis Steinburg für Behandlungsleistungen oder in Rostock für Leistungen der Eingliederungshilfe. Auch einige der bisher in der Psychiatrie spärlichen Modelle der Integrierten Versorgung bieten neue strukturelle Ansatzpunkte, etwa in Mainz (»Netz für seelische Gesundheit«) oder in Bremen (»Rückzugsräume«).

Das persönliche Budget könnte sich für eine Anpassung der Hilfen an individuelle Bedürfnisse ebenfalls eignen. Es ist allerdings bisher kaum eingeführt und nahezu nirgends kostenträgerübergreifend erprobt worden.

Eine Öffnung für integrierte Behandlungsansätze sollte ein Ziel der laufenden Diskussion zur Fortentwicklung der Finanzierung psychiatrischer Krankenhausleistungen sein (Novellierung der Psychiatrie-Personalverordnung).

Die institutionszentrierte Zersplitterung der Leistungserbringer ist durch die nahezu flächendeckende Einführung personenzentrierter Hilfeplanung in Bewegung geraten. Abgesehen davon, dass bisher praktisch nur Leistungen der Eingliederungshilfe mit diesem Verfahren erfasst sind, also von »Integrierten Behandlungs- und Rehabilitationsplänen« noch nicht die Rede sein kann, unterscheidet sich der Ansatz auch grundlegend von einer Planung bedürfnisangepasster Behandlung nach skandinavischem Vorbild: hier die Ermittlung von individuellen »Bedarfen« und die Planung von Maßnahmen in Hilfeplangesprächen und -konferenzen, dort der fortlaufende, ergebnisoffene, um psychotherapeutisches Verstehen bemühte Dialog aller Beteiligten, den sozialen Kontext des Betroffenen mit einschließend.

Immerhin sind sich die an Hilfeplanungen beteiligten Leistungserbringer wohl überall deutlich nähergekommen, sodass sich dadurch die Voraussetzungen einer wirklichen Integration aller Hilfen verbessern. Das zeigt sich unter anderem in der Gründung der Bundesarbeitsgemeinschaft Gemeindepsychiatrischer Verbünde, die sich die Verwirklichung dieser Konzeption zum Ziel gesetzt hat.

Psychotherapeutisch-rehabilitative Konzepte

Die Vorstellung akuter und langzeitiger Psychosen als Reaktion auf ungelöste Lebens- und Beziehungsprobleme ersetzt das klassische Krankheitsverständnis durch eine Perspektive, die das Geschehen als einen Prozess von Krisen und Bewältigungsversuchen versteht und in der therapeutischen Arbeit die sozialen Kontexte der Klienten, ihre Lösungspotenziale auch in psychotischen Krisen sowie – bedürfnisabhängig – ihre langfristige innere

Entwicklung in den Mittelpunkt stellt. Die Behandlung akuter Psychosen ist dann nicht fokussiert auf Symptomverminderung, sondern auf Unterstützung von Menschen (Patienten und Angehörigen) in schweren Krisensituationen. Diese gilt es zu verstehen und aus diesem Verständnis leiten sich die im Einzelfall hilfreichen Schritte der Behandlung und Begleitung ab. Hilfen für Menschen, die über lange Zeitstrecken mit ihrer Vulnerabilität sowie mit den psychischen und sozialen Folgen psychotischer Krisen und psychiatrischer Behandlung kämpfen, erfordern ebenfalls ein Verstehen individueller Lebensgeschichten, weit mehr, als standardisierte Maßnahmenprogramme dies anstreben.

Gegenüber den üblichen medizinischen und sozialarbeiterischen Konzeptionen psychiatrischer Versorgung bedeutet dieses psychotherapeutische Verständnis ein erhebliches Umdenken. Nicht die Symptomatik oder der lebensweltbezogene Unterstützungsbedarf sind primäre Ausgangspunkte der Hilfen, sondern persönliche Bedürfnisse der an der Krise Beteiligten sowie die ihnen zugrunde liegenden Lebensprobleme oder aktuellen Konflikte und Ereignisse. Medizinische Behandlung, Rehabilitation, Eingliederungshilfe usw. sind zwar integrale Bestandteile der gesamten Hilfe, sie sind aber in dem Sinne nachrangig, dass sie als ergänzende Module eingesetzt werden und nicht zum Selbstzweck werden. Das verändert besonders deutlich den Umgang mit antipsychotischen Medikamenten, die nur noch in einem Teil der psychotischen Situationen verordnet werden.

Psychotherapie soll als eigenes Behandlungsverfahren – über das psychotherapeutische Verstehen als Grundlage aller Hilfen hinaus – dagegen regelhaft den Patienten und ihren Angehörigen zugutekommen. Auch hierin sehen wir einen erheblichen Unterschied zur deutschen Wirklichkeit, in der zwar geeignete Verfahren inzwischen von allen psychotherapeutischen Schulen entwickelt wurden, aber den meisten Menschen mit Psychoseproblemen in der Praxis nicht zugänglich sind.

Die Verbindung der konsequenten Einbeziehung des sozialen Netzwerks mit Psychotherapie als wichtigstem Behandlungselement sowie mit selektiver Anwendung von Neuroleptika scheint vor allem bei Ersterkrankten bereits für einen großen Teil der überlegenen Behandlungsergebnisse dieser skandinavischen Ansätze verantwortlich zu sein.

Psychotherapeutische Qualifizierung aller Mitarbeiter

Neben der Entwicklung psychotherapeutisch-systemischer Konzeptionen ist somit die Einbeziehung entsprechend qualifizierter Psychotherapeutinnen und -therapeuten in den Behandlungsverbund erforderlich. Außerdem bedarf es einer umfassenden psychotherapeutischen Fort- und Weiterbildung für alle professionellen Helfer, die am Behandlungsgeschehen, insbesondere an den mobilen Teams und den Therapieversammlungen, beteiligt sind.

In Deutschland gab und gibt es einige Vorbilder für entsprechende Fort- und Weiterbildungsmaßnahmen. Neben den Angeboten psychotherapeutischer Institute in »therapeutischer Gesprächsführung« für Nicht-Akademiker existieren bereits einige Curricula, die unmittelbar auf Beschäftigte psychiatrischer Einrichtungen abzielen und zumindest Grundlagen vermitteln wollen. Uns sind entsprechende Projekte aus Hamburg, Hannover, Nauen, Günzburg, Solingen/Langenfeld, Paderborn, Wunstorf und Gummersbach sowie neuerdings ein bundesweites Angebot der Deutschen Gesellschaft für Soziale Psychiatrie (DGSP) bekannt.

Auf der Grundlage dieser Qualifizierung gilt es sodann, eine therapeutische Kultur der Beziehungen zwischen Patienten und Angehörigen einerseits und Helferteams andererseits zu entwickeln, also den Transfer psychotherapeutischer Konzepte und Weiterbildungen in den Arbeitsalltag zu gewährleisten (durch Arbeit in Kleinteams, Therapieversammlungen, gemeinsame Fallbesprechungen, Supervision usw.)

Eine Modellvorstellung der psychotherapeutisch-systemischen Arbeit mit ersterkrankten Psychosepatienten bietet das Präventions- und Therapiezentrum Nienhof in Gelsenkirchen.

Bausteine nutzen und verbinden

Bisher konnte in keiner deutschen Versorgungsregion eine integrative, bedürfnisangepasste Behandlung im umfassenden Sinne verwirklicht werden, eine Zusammenführung der genannten strukturellen, ökonomischen, konzeptionellen und qualifizierenden Bausteine steht aus. Die Vision wäre ein Gemeindepsychiatrischer Verbund aus allen Hilfearten mit einer ganzheitlichen Finanzierung, mobilen Kleinteams im Zentrum der Angebote, jederzeitiger niederschwelliger Erreichbarkeit, einem psychotherapeutisch-systemischen Grundkonzept und umfassender Qualifizierung und Supervision aller Mitarbeiterinnen und Mitarbeiter.

Angesichts der vielfältigen, für diesen Ansatz nutzbar zu machenden Modellprojekte bieten sich in nächster Zeit aber durchaus Möglichkeiten, eine an das skandinavische Modell zumindest angenäherte bedürfnisangepasste Behandlung für Menschen mit Psychosen und ihre Angehörigen in Deutschland aufzubauen – vermutlich in vielen kleinen Schritten und zunächst in solchen Regionen, die zumindest über einen Teil der erforderlichen Bausteine verfügen. Sie sollte ähnlich wie in den nordischen Ländern möglichst Teil der Regelversorgung sein, um auch langfristig zu bestehen. Erforderlich und hilfreich wäre ein multizentrischer Benchmarking-Prozess mit evaluativer Begleitforschung, wünschenswert ein deutschlandweites Netzwerk, das an die jährlich stattfindenden nordeuropäischen Netzwerktreffen zum »Need Adapted Treatment« und »Offenen Dialog« anknüpfen könnte.

Wir sollten damit beginnen.

Klassifikation

ICD-10 und DSM-IV

Es existieren heute zwei internationale diagnostische Systeme, die in der Psychiatrie benutzt werden. Eines ist das Kapitel F (Psychiatrie) der ICD-10 (International Classification of Mental and Behavioural Disorders, 10. Ausgabe), 1994 herausgegeben von der Weltgesundheitsorganisation. Das andere ist das DSM-IV (Diagnostic and Statistical Manual of Mental Disorders, 4. Ausgabe), 1995 von der American Psychiatric Association herausgegeben. Die beiden Systeme entsprechen sich in den meisten wichtigen Merkmalen.

Sowohl ICD-10 als auch DSM-IV führen eine Reihe von Kriterien zur Diagnose jeder Störung auf, und zu jeder Diagnose liegt ein Manual zu Forschungszwecken vor. Die Klassifikationen sind absichtlich nicht theoretisch fundiert: Das heißt, sie legen sich nicht auf eine spezifische Sichtweise bezüglich der Ätiologie psychiatrischer Störungen fest. Die Klassifikation beschränkt sich auf das direkt Beobachtbare und befasst sich nicht damit, was nach einer bestimmten Theorie interpretiert werde könnte – zumindest ist das die Intention. Daher können verschiedene Symptome und Zeichen operationalisiert werden, also quantifiziert und dann mittels Bewertungsskalen verschiedener Art »gemessen« werden.

Das impliziert, dass die Reliabilität, das heißt die Übereinstimmung der Urteile, zu denen verschiedene Beobachter gelangen, hoch ist. Die Validität ist da schon geringer: Ob es klinisch möglich oder nützlich ist, verschiedene psychiatrische Störungen präzise festzulegen oder voneinander zu trennen, wird heftig diskutiert. Ein Psychiater, der an der Dynamik der Störungen interessiert ist, wird das System lückenhaft finden und es um ein diagnostisches System ergänzen müssen, das Entwicklungs- und Intentionsaspekte hinzufügt (etwa die Hintergrundbedingungen, die psychologische Bedeutung des Symptoms). Zudem hängen Verhaltens-, Angst-, affektive, psychotische und Persönlichkeitsstörungen zusammen und beeinflussen einander im Angesicht verschiedener äußerer und innerer Bedingungen.

Die Systeme vermitteln den fälschlichen Eindruck, dass sich die Störungstypen klar voneinander unterscheiden. In Wahrheit aber werden Übergangsformen häufiger beobachtet als »typische« Formen.

Das bedeutet nicht, dass phänomenologisches Denken in der wissenschaftlich orientierten Psychiatrie nicht nützlich wäre. Operationalisierte Klassifikationssysteme sind besonders für die Entwicklung der Forschung unverzichtbar.

Psychosen in Bezug zu anderen psychischen Störungen

Viele psychische Störungen können als Reaktionen auf innere oder äußere Bedingungen oder als misslungene Strategien der Anpassung an Probleme des Lebens aufgefasst werden. Der Begriff »Krankheit« lenkt von der Möglichkeit ab, dass die Phänomene Anpassungsversuche oder biologisch »natürliche« Reaktionen auf die Verletzbarkeit sind. Stattdessen wird das Abweichende und »Pathologische« in Form abstrahierter Symptome betont. So wird schnell jedes Interesse an den zugrunde liegenden psychodynamischen und intentionalen Faktoren abgeschwächt. Jeder Versuch, sich mit diesen grundlegenden

Prozessen zu befassen, um eine natürliche Genesung oder Heilung zu ermöglichen oder zu erleichtern, wird so unterminiert.

Der Begriff »Störung« wird sowohl in der ICD-10 als auch im DSM-IV benutzt. Die Verwendung des Begriffs »Krankheit« in der Psychiatrie wird leicht mit Ursache- und Wirkungsbedingungen und einer medikalisierten Kultur verknüpft. Dabei ist die psychiatrische Realität weit komplexer, und humanistische Theorien des Verstehens sowie psychosoziale Methodologien sind unverzichtbar. Der Begriff des Syndroms, das heißt einer Gruppe von Symptomen, die tendenziell gemeinsam auftreten, ist flexibler in der klinischen Praxis. Zum einen ist offenbar geworden, dass die Aufmerksamkeit, die in der Mitte des 20. Jahrhunderts den psychodynamischen Faktoren zukam, zu einem verminderten Interesse am Studium und der Erforschung biologischer Faktoren psychischer Krankheiten führte. Zum anderen jedoch hat der Fortschritt, der in den letzten Jahrzehnten in der Neuropsychiatrie und im biomedizinischen Bereich erzielt wurde, diese Situation umgekehrt. Die starke ökonomische Unterstützung, die biomedizinisch orientierte klinische Forscher von der pharmazeutischen Industrie erhalten, hat das Interesse an humanistischer Forschung und an psychosozialen Einstellungen tendenziell marginalisiert. Mancherorts wird ihnen ein »Status ehrenhalber« zugewiesen, sie werden aber als eindeutig zweitrangige Phänomene angesehen.

Deshalb sprechen wir manchmal von »psychischen Problemen«, manchmal von »Störungen«, »Krankheiten«, »Beeinträchtigungen« oder »Behinderungen«. In diesem Buch benutze ich jeweils den Begriff, den ich für das, was ich beschreibe, am relevantesten halte. Gewöhnlich bedeutet dies, dass ich von »Störungen« oder von einem »Syndrom« spreche. In Fällen, in denen die Umstände eine vorwiegend biologische Behandlung erfordern oder wir die Dominanz der Hirnpathologie anerkennen, benutze ich den Begriff der Krankheit. Die »psychologische Beeinträchtigung« bezieht sich auf Verhaltens- oder Denkstörungen, die dazu führen, dass der Betroffene Probleme damit hat, den grundlegenden psychosozialen Anforderungen zu entsprechen. Kann eine Beeinträchtigung durch den Betroffenen selbst oder mittels sozialer Unterstützung nicht mehr ausgeglichen werden, wird sie als Behinderung bezeichnet. Eine Analogie im somatischen Bereich könnte eine Beeinträchtigung des Sehvermögens sein, die nicht als Behinderung bezeichnet wird, solange sie durch eine Brille ausgeglichen werden kann.

Die psychiatrischen Diagnosegruppen

In der Tabelle 8 sind die psychiatrischen Diagnosegruppen nach der ICD-10 aufgeführt.

F0: Die erste Gruppe besteht aus Störungen, die sich aus einer organischen Schädigung oder aus Entwicklungsstörungen des Zentralnervensystems (also Gehirn und Rückenmark) herleiten, die zu verschiedenen Formen der Demenz (einer permanenten, fortschreitenden Reduzierung der Denkfähigkeit des Gehirns gegenüber einer früheren größeren Fähigkeit) und zu kognitiven Störungen anderer Art führen. Inbegriffen sind hier auch Störungen nach einer Hirnschädigung, die Halluzinationen (etwa bestimmte Formen der Epilepsie) oder Wahnvorstellungen (z.B. in Frühstadien der Demenz) verursachen.

F1: Es gibt viele psychotische Störungen, die durch psychoaktive Substanzen (darunter Alkohol) in Rauschzuständen und während des Entzugs hervorgerufen werden.

TABELLE 8 **Psychiatrische Diagnosegruppen nach der ICD-10**

F00–09 Organische, einschließlich symptomatischer psychischer Störungen	**F10–19** Psychische und Verhaltensstörungen durch psychotrope Substanzen
F20–29 Schizophrenie, schizotype und wahnhafte Störungen	**F30–39** Affektive Störungen
F40–49 Neurotische, Belastungs- und somatoforme Störungen	**F50–59** Verhaltensauffälligkeiten mit körperlichen Störungen und Faktoren
F60–69 Persönlichkeits- und Verhaltensstörungen	

F2: Die Gruppe, die schizophrene und andere psychotische Störungen umfasst, zeichnet sich durch den Umstand aus, dass wir noch nicht über eine Kenntnis ihrer möglichen organischen Ursachen verfügen. Manchmal werden sie als »funktionelle« Psychosen in Gegenüberstellung zu den organischen Psychosen bezeichnet. Von der Forschung der kommenden Jahrzehnte werden Befunde erwartet, die die grundlegenden und charakteristischen organischen Merkmale vieler Störungen beschreiben, die derzeit unter die Gruppe der funktionellen Psychosen fallen.

F3: Affektive Syndrome oder Stimmungsstörungen umfassen verschiedene Grade depressiver oder manischer Zustände. Viele der Betroffenen können auch an vorübergehenden psychotischen Symptomen unterschiedlicher Schwere leiden. Es ist wesentlich, die zugrunde liegenden affektiven Merkmale in diesen Fällen zu identifizieren, um Möglichkeiten der Behandlung nicht zu übersehen. Darüber hinaus sind viele nichtaffektive Psychosen mit sekundären depressiven Störungen verbunden, die eine Folge der psychotischen Erkrankung sind.

F4: Eine große Gruppe besteht aus verschiedenen Angststörungen oder -syndromen. Zu dieser Gruppe gehören außerdem neurotische und stressbedingte Anpassungsstörungen, somatoforme (durch körperliche Symptome ausgedrückte) und dissoziative Störungen.

F5: Essstörungen, sexuelle Probleme usw. fallen unter die Gruppe der mit körperlichen Störungen verbundenen Verhaltensstörungen.

F6: Persönlichkeitsstörungen können ein Verhalten und ein Erlebensmuster beinhalten, die von dem abweichen, was im kulturellen Umfeld erwartet wird. Für eine Diagnose muss ein klinisch signifikanter Leidensdruck des Betroffenen oder der Personen in seinem Umfeld vorliegen (siehe Kapitel 7 zum Zusammenhang zwischen Psychose und Persönlichkeit).

Übersicht und Vergleich der Klassifikationssysteme

Es muss festgehalten werden, dass diese Systeme für psychiatrisch Tätige, die mit Patienten im Frühstadium der Psychose arbeiten, nicht von großem Nutzen sind. Inhalt und Form der akuten Psychose können sich rasch verändern und sogar den erfahrensten Diagnostiker überraschen (siehe Kapitel 5 zu einem umfassenderen Bild der Entwicklung akuter Psychose).

Die in diesem Buch beschriebenen diagnostischen Systeme werden benutzt, solange wir noch auf ein klareres, umfassenderes System warten. Ich bin sicher, dass sie in einigen

Jahren durch andere Systeme ersetzt oder ergänzt werden, die auf biologischen *und* psychologischen Erkenntnissen basieren.

Definitionen

Psychotisch zu sein wird nach DSM-IV definiert als an Wahnvorstellungen und Halluzinationen zu leiden, ohne gleichzeitig über die Einsicht in ihre pathologische Natur zu verfügen. Es gibt auch eine weiter gefasste Definition, die auch Zustände einschließt, bei denen Halluzinationen bestehen, sich der Betroffene aber des halluzinatorischen Charakters der Empfindungen bewusst ist (Einsicht hat). Eine zusätzliche Dimension der Definition sind wirres Reden und akut desorientiertes oder katatones Verhalten. Außerdem wird im DSM-IV eine mehr dynamisch orientierte Definition vorgeschlagen, mit einem Verlust der Ich-Grenzen und einer tief reichenden Verschlechterung der Fähigkeit zur Realitätsprüfung.

Die ICD-10 benutzt eine breite Definition des Konzepts der Psychose mit Halluzinationen, Wahnvorstellungen oder anderen ausgeprägten Verhaltensstörungen wie Erregung und Hyperaktivität, einer ausgeprägten psychomotorischen Verlangsamung oder katatonem Verhalten.

In diesem Buch stimme ich mit der Kombination deskriptiver und dynamischer Definitionen überein, nach denen sich ein größerer oder geringerer Verlust der Ich-Grenzen (eigentlich der Grenzen des Selbst!) gegenüber der Welt in Wahnvorstellungen und Halluzinationen ohne Einsicht in ihre wahre Natur ausdrückt. Das bedeutet, dass die Realitätsprüfung klar begrenzt und die Einsicht reduziert ist. Halluzinatorisches Erleben, das von der vollen Erkenntnis seiner halluzinatorischen Natur begleitet ist – etwas, was zum Beispiel manche Schizophrene nach vielen Jahren erleben können –, kann nicht als Psychose bezeichnet werden. Es handelt sich vielmehr um eine *Wahrnehmungs*störung. Das Selbst wäre dann intakt und der Patient hätte einen Paradigmenwechsel bezüglich seiner Halluzinationen und der Abhängigkeit von der Krankheit erreicht.

Obgleich die Kriterien für die Schizophrenie sich in den beiden Systemen ein wenig unterscheiden, stützen sich beide auf Symptome und die Dauer der Erkrankung. Die ICD-10 (F20) stützt sich auf K. Schneiders »Symptome ersten Ranges« (siehe Kapitel 11) und schließt Manifestationen des Gedankenentzugs, der Gedankeneingebung und der Gedankenübertragung (andere können die eigenen Gedanken im Radio hören) ein. Das DMS-IV betont das gleichzeitige Auftreten mehrerer psychotischer Symptome mit einer bizarren Komponente.

Beide setzen mindestens eine einmonatige aktive Phase der Krankheit voraus. Das DSM-IV verlangt darüber hinaus, dass der gesamte Krankheitsverlauf wenigstens sechs Monate angedauert haben muss, wenn sowohl Prodromal- (Kapitel 5) als auch Residualsymptome (Kapitel 11) einbezogen werden. Das bedeutet, nach dem DSM-IV ist es nicht möglich, vor dem Ablauf von sechs Monaten eine Schizophrenie-Diagnose zu stellen. Zudem setzt das DSM-IV voraus, dass es zu einer Reduktion der Funktionsfähigkeit in wichtigen Lebensbereichen gekommen sein sollte.

Trotz seiner ausdrücklich nicht theoretischen Ausrichtung neigt das DSM-IV, mehr als die ICD-10, zu der Annahme eines zugrunde liegenden Degenerationsprozesses. Daher ist die Diagnose der Schizophrenie nach der amerikanischen DSM-IV-Klassifikation schwerwiegender, mit der Folge, Betroffene mit einer guten Prognose als fehldiagnostiziert

TABELLE 9 Kriterien der Psychose (ein wenig vereinfacht) nach dem DSM-IV und der ICD-10

	DSM-IV	ICD-10
DSM-IV: Kurze psychotische Störungen ICD-10: Akute vorübergehende Psychose	Symptome: Wahnvorstellungen/Halluzinationen/Desorganisation. Dauer: länger als einen Tag, weniger als einen Monat, mit oder ohne deutlichen Stressor.	Wie beim DSM-IV
DSM-IV: Schizophreniforme psychotische Störung ICD-10: Akute (oder polymorphe) schizophreniforme psychotische Störung	Symptome: die gleichen wie bei der Schizophrenie. Dauer: länger als einen Monat, weniger als sechs Monate.	Unter einem Monat
DSM-IV: Schizoaffektive Störungen ICD-10: Schizoaffektive Störung	Symptome und Dauer: Ununterbrochene Krankheit mit gleichzeitigen schizophrenen und affektiven Symptomen innerhalb einer Phase. Auch Halluzinationen oder Wahnvorstellungen von mindestens zweiwöchiger Dauer ohne affektive Symptome. Affektive Symptome während eines beträchtlichen Teils der Krankheit.	Wie beim DSM-IV
Schizophrenie	Symptome: zwei oder mehr psychotische Symptome (nur eines, wenn bizarr). Die soziale Funktionsfähigkeit ist vermindert (Leistung bei der Arbeit, Beziehungen oder Selbstversorgung). Dauer: kontinuierliche Symptome über sechs Monate, aktive Symptome in einem Monat.	Wenigstens ein Schneider-Symptom (bizarr) oder wenigstens zwei nichtbizarre psychotische Symptome. Länger als einen Monat.
Wahnstörung	Symptome: Nichtbizarre Wahnvorstellungen. Keine merkliche Abnahme der Funktionsfähigkeit. Dauer: Länger als einen Monat. Unter drei Monaten bei einer »akuten Wahnstörung«. Länger als drei Monate bei einer »chronischen Wahnstörung«.	Wie beim DSM-IV
DSM-IV: Psychose UNS (unspezifische psychotische Störung) ICD-10: Unspezifische, nichtorganische Psychose	Psychotische Symptome und Verhalten ohne genügend Information oder nicht in eine andere spezifische Gruppe einzuordnen.	Wie beim DSM-IV

zu betrachten. Dieser Unterschied hat Auswirkungen auf die Einstellung gegenüber den Patienten und wurde in Kapitel 11 näher erörtert.

Die ICD-10 führt auch einen spezifischen Subtypus auf, einen ungewöhnlichen Zustand, der als Schizophrenia simplex oder einfache Schizophrenie bezeichnet wird (F20.6). Dieser steht für eine schleichende Persönlichkeitsveränderung mit nachlassender Funktionsfähigkeit, zusammen mit einem seltsam affektlosen und passiven Verhalten ohne jedes ersichtliche psychotische Symptom. Das DSM-IV betrachtet diese Störung als eine Variante der schizotypischen Persönlichkeitsstörung.

Beide Systeme enthalten den Subtypus schizoaffektiver Störungen (ICD-10: F25), einen Zustand, der gleichzeitig von einer affektiven (depressiven oder manischen) Störung und von schizophrenen Symptomen gekennzeichnet ist. Die schizophrenen Symptome müssen, ohne affektive Symptome, über einen Zeitraum von wenigstens zwei Wochen auftreten – andernfalls muss der Zustand den affektiven Psychosen zugeordnet werden.

Schizophrenieähnliche Psychosen (die den Kriterien für Schizophrenie entsprechen, aber nur kurz andauern) werden nach dem DSM-IV als schizophreniforme Psychosen

bezeichnet, wenn sie länger als mindestens einen und nicht länger als sechs Monate andauern. Psychosen, die weniger als einen Monat andauern, werden als kurze psychotische Störungen bezeichnet.
Die ICD-10 erwähnt akute oder vorübergehende psychotische Störungen, die nicht länger als einen Monat andauern (F23). Überdies sollte beachtet werden, ob Symptome schizophrener Natur auftreten. Ein Beispiel für die akute, vorübergehende Psychose ist die akute polymorphe Psychose (auch als »zykloide Psychose« bekannt; diese überschneidet sich zu einem großen Teil mit den schizoaffektiven Psychosen), die durch sehr variable und veränderliche affektive Symptome gekennzeichnet ist.
Wahnhafte Störungen (F22) sollten nach der ICD-10 mehr als drei Monate andauern, ansonsten wird dies unter die akuten vorübergehenden psychotischen Störungen (F23) eingeordnet. Nach dem DSM-IV sollten die Wahnvorstellungen wenigstens einen Monat vorliegen und keinen bizarren Inhalt haben: also Dinge, die nach der Kultur des Betroffenen völlig unmöglich sind. Zu Beispielen bizarrer Ideen gehören (in der europäischen Mainstreamkultur) die Vorstellung, dass die Gedanken von anderen Leuten kontrolliert werden, oder der Glaube, dass man das Wetter mit dem Verstand kontrollieren könne.

Schlussbemerkung

Ein Klassifikationssystem sollte einen praktischen Wert haben. Es sollte uns helfen, zu kennzeichnen, welche Zustände eine gute oder schlechte Prognose haben und welche Patienten besonders auf diese oder jene Behandlung reagieren. Es ist nicht klar, ob die ICD-10 oder das DSM-IV über solch eine Validität verfügen. Verbergen all diese Untergruppierungen vielleicht mehr, als sie enthüllen?
Es gibt einen einfachen Weg der Gruppierung früher Psychosen, der klinisch nützlich ist – mehr dazu siehe Kapitel 10. Die Zukunft wird uns hoffentlich völlig neue Klassifikationen bringen, die auf neuer Forschung zu klinischen, neuropsychologischen, psychodynamischen, rezeptorphysiologischen und morphologischen (anatomischen) Faktoren basieren.

Literatur

Aderhold, V.; Greve, N. (2007): Was Sie schon immer über die bedürfnisangepasste Behandlung wissen wollten. In: *Psychosoziale Umschau*, H. 3, S. 12–15.

Aderdold, V. u.a. (Hg.) (2003): Psychotherapie der Psychosen. Integrative Behandlungsansätze aus Skandinavien. Gießen.

Alanen, Y. (1968): From the mothers of schizophrenic patients to interactional family dynamics. In: *Journal of Psychiatric Research*, 6, Suppl. 1, S. 202–212.

Alanen, Y. (2001): Schizophrenie: Entstehung, Erscheinungsformen und die bedürfnisangepasste Behandlung. Stuttgart.

Alanen, Y.; Lehtinen, K.; Räkkökäinen, V. u.a. (1991): Need-adapted treatment of new schizophrenic patients. Experiences and results of the Turku project. In: *Acta Psychiatrica Scandinavica*, 83, S. 363–372.

Allebeck, P.; Adamsson C.; Engström A. u.a. (1993): Cannabis and schizophrenia: A longitudinal study of cases treated in Stockholm County. In: *Acta Psychiatrica Scandinavica*, 88, S. 21–24.

American Psychiatric Association (APA) (1995): DSM-IV, Diagnostic and Statistical Manual of Mental Disorders. Washington, D.C.

Andersen, T. (1994): Das reflektierende Team. Dialoge und Dialoge über die Dialoge. Dortmund.

Antonovsky, A. (1997): Salutogenese zur Entmystifizierung der Gesundheit. Tübingen.

Arnold, S.E.; Hyman, B.T.; Hoesen, G.W. v. u.a. (1991): Some cytoarchitectural abnormalities of the enthorinal cortex. In: *Schizophrenia Archives of General Psychiatry*, 48, S. 625–632.

Balint, M. (2001): Der Arzt, sein Patient und die Krankheit. Stuttgart.

Baron, M.; Gruen, R.; Asnis, L.; Kane, J. (1983): Age-of-onset. Schizophrenia and Schizotycal Disorders. Clinical and Genetic Implications. In: *Neuropsychobiology*, 10, S. 199–204.

Basaglia, F. (1964): The doctrine of the mental hospital as a place of institutionalism. Referat Erster Weltkongress der Sozialpsychiatrie. London.

Basaglia, F. (1973): Die negierte Institution oder die Gemeinschaft der Ausgeschlossenen. Frankfurt/M.

Bebbington, P.; Wilkins, S.; Jones, P. u.a. (1993): Life events and psychosis. Initial results from the Camberwell Collaborative Psychosis Study. In: *British Journal of Psychiatry*, 162, S. 72–79.

Beck, J.C.; Kolk, B. v.d. (1987): Reports of childhood incest and current behaviour of chronically hospitalized psychotic women. In: *American Journal of Psychiatry*, 144, S. 1474–1476.

Beckman, V. (1984): Sinnesjukhuset. Bilder ur psykiatrins historia. Stockholm.

Bion, W. (1967): Second thoughts. London.

Birchwood, M. (1999): Psychological and social treatments: Course and outcome. In: *Current Opinion in Psychiatry*, 12, S. 61–66.

Bleuler, E. (1988): Dementia praecox oder Gruppe der Schizophrenien. Tübingen.

Bleuler, M. (1972): Die schizophrenen Geistesstörungen im Lichte langjähriger Kranken- und Familiengeschichten. Stuttgart.

Bleuler, M. (1974): The long-term course of schizophrenic psychoses. In: *Psychological Medicine*, 4, S. 244–254.

Bleuler, M. (1979): Lehrbuch der Psychiatrie. Berlin.

Bleuler, M. (1984): Das alte und das neue Bild des Schizophrenen. In: *Schweizer Archiv für Neurologie, Neurochirurgie und Psychiatrie*, 135, S. 143–149.

Bock, Th. (2007): Lichtjahre – Psychosen ohne Psychiatrie. Krankheitsverständnis und Lebensentwürfe von Menschen mit unbehandelten Psychosen. Bonn.

Bock, Th.; Buck, D.; Esterer, I. (Hg.) (2007): Stimmenreich. Mitteilungen über den Wahnsinn. Bonn.

Bowlby, J. (2006): Bindung und Verlust. München/Basel.

Buber, M. (1962): Ich und Du. Leipzig.

Cannon, M.; Jones, P.; Huttunen, M. O. u. a. (1999): School performance in Finnish children and later development in schizophrenia. In: *Archives of General Psychiatry*, 56, S. 457–563.

Cannon, T. D.; Mednick, S. A. (1993): The schizophrenia high-risk project in Copenhagen: Three decades of progress. In: *Acta Psychiatrica Scandinavica*, suppl. 370, S. 33–47.

Cappelen-Smith, C.; Tunström, G.; Öhnell, A. (1994): Inge Schiöler. Uddevalla.

Carlton, T.; Ferriter, M.; Huband, N. u. a. (2008): A systematic review of the Soteria paradigm for the treatment of people diagnosed with schizophrenia. In: *Schizophrenia Bulletin*, 34, S. 181–192.

Castle, D. J.; Murray, R. M. (1991): The neuro-developmental basis of sex differences in schizophrenia. In: *Psychological Medicine*, 21, S. 565–575.

Chapman, J. (1966): The early symptoms of schizophrenia. In: *British Journal of Psychiatry*, 112, S. 225–251.

Ciompi, L. (1980): The natural history of schizophrenia in the long term. In: *British Journal of Psychiatry*, 136, S. 413–420.

Ciompi, L. (1997): The concept of affect-logic: An integrative psycho-social-biological approach to understanding and treatment of schizophrenia. In: *Psychiatry*, 60, S. 158–170.

Ciompi, L.; Dauwalder, H. P.; Aebi, E. u. a. (1992): A new approach of acute schizophrenia. Further results of the pilot project Soteria Bern. In: Werbart, A.; Cullberg, J. (Hg.): Psychotherapy of schizophrenia: Facilitating and obstructive factors. Oslo, S. 95–109.

Ciompi, L.; Hoffman, H. (2004): Soteria Berne: An innovative milieu therapeutic approach to acute schizophrenia based on the concept of affect-logic. In: *World Psychiatry*, 3, S. 140–146.

Conrad, K. (2003/1958): Die beginnende Schizophrenie. Bonn.

Coryell, W.; Endicott, J.; Keller, M. u. a. (1989): Bipolar affective disorder and high achievement. A familiar association. In: *American Journal of Psychiatry*, 146, S. 983–988.

Crow, T. J. (1980): Molecular pathology of schizophrenia: More than one disease process? In: *British Medical Journal*, 280, S. 66–68.

Cullberg, J. (1997): Die Wirkung der psychodynamischen Therapie. Behandling med neuroleptika. Bericht 133/1 des Schwedischen Rats für Technikfolgenabschätzung im Gesundheitswesen, S. 181–192.

Cullberg, J. (2002): Stressful life events preceding the first onset of psychosis. An explorative study. In: *Nordic Journal of Psychiatry*, 57, S. 209–214.

Cullberg, J.; Levander, S. (1991): Fully recovered schizophrenic patients who received intensive psychotherapy. A Swedish case-finding study. In: *Nordic Journal of Psychiatry*, 45, S. 253–262.

Cullberg, J.; Mattsson, M.; Levander, S. u. a. (2006): Treatment costs and clinical outcome for first episode schizophrenia patients: a 3-year follow-up of the Swedish »Parachute project« and two comparison groups. In: *Acta Psychiatrica Scandinavica*, 114, S. 274–281.

Cullberg, J.; Nybäck, H. (1992): Persistent auditory hallucinations correlate with the size of the third ventricle in schizophrenic patients. In: *Acta Psychiatrica Scandinavica*, 86, S. 469–472.

Cullberg, J.; Stefansson, C. G.; Wennersten, E. (1981): Psychiatry in low status dwelling areas. In: *Psychiatry and Social Science*, 1, S. 118–123.

Cullberg, J.; Thorén, G.; Åbb, S. u. a. (2000): Integrating intense psychosocial and low dose neuroleptic treatment. A three year follow-up. In: Psychosis – psychological approaches and their effectiveness. London, S. 200–209.

Cullberg, J.; Levander, S.; Holqvist, R. (2002): One-year results in first episode patients in the Swedish Parachute project. In: *Acta Psychiatrica Scandinavica*, 106, S. 276–285.

Cullberg, J.; Mattsson, M.; Levander, S. u. a. (2005): Three-year outcome for the Swedish Parachute Project. Zur Veröffentlichung eingereichtes Manuskript.

Dahl, M. L.; Sjöqvist, F. (1997): Faktoren, die den Metabolismus von Neuroleptika beeinflussen. Behandling med neuroleptika. Bericht 133/2 des Schwedischen Rats für Technikfolgenabschätzung im Gesundheitswesen, S. 103–128.

Dalén, P. (1978): Season of birth. A study of schizophrenia and other mental disorders. Amsterdam.

Dalgaard, O. S. (1980): Bomiljø og psykisk helse. Oslo.

Dalman, C.; Cullberg, J. (1999): Neonatal hyperbilirubinaemia – a vulnerability factor for mental disorder? In: *Acta Psychiatrica Scandinavica*, 100, S. 469–471.

Dalman, C.; Allebeck, P.; Cullberg, J. (1999): Obstetric complications and the risk of schizophrenia. A longitudinal study of a national birth cohort. In: *Archives of General Psychiatry*, 56, S. 234–240.

Damasco, A. (2004): Descartes' Irrtum. Fühlen, Denken und das menschliche Gehirn. Berlin.

Der, G.; Gupta, S.; Murray, R. M. (1990): Is schizophrenia disappearing? In: *Lancet*, 335, S. 513–516.

Drury, V.; Birchwood, M.; Cochrane, R. und Macmillan, F. (1996): Cognitive therapy and recovery from acute psychosis: A controlled trial. I. Impact on symptoms. II. Impact on recovery time. In: *British Journal of Psychiatry*, 169, S. 593–607.

Eggers, C. (1978): Course and prognosis of childhood schizophrenia. In: *Journal of Autism and Childhood Schizophrenia*, 8, S. 21–36.

Eggers, C. (1989): Schizo-affective psychoses in childhood: A follow-up study. In: *Journal of Autism and Developmental Disorders*, 19, S. 327–342.

EIVERGARD, M.; JÖNSSON, L.E. (1993): Sidsjöns sjukhus 1943–1993. From Den moderna sinnesjukvårdens historuia. Sundsvalls.

ELKIS, H.; FRIEDMAN, L.; WISE, A. u.a. (1995): Metaanalyses of studies of ventricular enlargement and cortical sulcal prominence in mood disorders. Comparisons with controls or patients with schizophrenia. In: *Archives of General Psychiatry*, 52, S. 735–746.

ERIKSON, E.H. (1998): Jugend und Krise: die Psychodynamik im sozialen Wandel. Stuttgart.

ERIKSON, E.H. (1999): Kindheit und Gesellschaft. Stuttgart.

FALLOON, I.R.H.; BOYD, J.L.; MCGILL, C.W. u.a. (1985): Family management in the prevention of morbidity of schizophrenia. Clinical outcome of a two-year longitudinal study. In: *Archives of General Psychiatry*, 42, S. 887–896.

FARDE, L. (1997): Brain imaging of schizophrenia – the dopamine hypothesis. In: *Schizophrenia Research*, 8, S. 157–162.

FARDE, L.; WIESEL, F.A.; STONE-ELANDER, S. u.a. (1990): D2-Dopamine receptors in neuroleptic-naïve schizophrenic patients. In: *Archives of General Psychiatry*, 47, S. 213–219.

FARDE, L.; NORDSTRÖM, A.L.; WIESEL, F.A. u.a. (1992): Positron emission tomographic analysis of central D1- and D2-dopamine receptor occupancy in patients treated with classical neuroleptics and clopazine – relation to extrapyramidal side effects. In: *Archives of General Psychiatry*, 49, S. 538–544.

FARDE, L.; GUSTAVSSON, J.P.; JÖNSSON, E. (1997): D2-Dopamine receptors and personality traits. In: *Nature*, 385, S. 590.

FISH, B.; MARCUS, J.; SYDNEY, H.L. u.a. (1992): Infants at risk for schizophrenia: Sequelae of a genetic neurointegrative defect. In: *Archives of General Psychiatry*, 49, S. 221–235.

FOUCAULT, M. (1995/1961): Wahnsinn und Gesellschaft. Frankfurt/M.

FOWLER, D.; GARETY, P.; KUIPERS, E. (1995): Cognitive behaviour therapy for psychoses. Theory and practice. New York.

FOWLER, D.; GARETY, P.; KUIPERS, E. (1998): Cognitive therapy for psychosis: Formulation, treatment, effects and service implications. In: *Journal of Mental Health*, 7, S. 123–133.

FRAME, J. (1997): Gesichter im Wasser. München/Zürich.

FREUD, S. (1923): Das Ich und das Es. Leipzig.

FREUD, S. (1998): Abriss der Psychoanalyse. Frankfurt/M.

FRIIS, S. (1986): Characteristics of a good ward atmosphere. In: *Acta Psychiatrica Scandinavica*, 74, S. 469–473.

FRITH, C.D. (1995): The cognitive neuropsychology of schizophrenia. Hove.

GEIJER, E.G. (1856): Föreläsningar öfver menniskans historia. Uppsala.

GLASS, L.L.; KATZ, H.M.; SCHNITZER, R.D. u.a. (1989): Psychotherapy of schizophrenia: An emprirical investigation of the relationship of process to outcome. In: *American Journal of Psychiatry*, 146, S. 603–608.

GOFFMAN, E. (1995/1961): Asyle: Über die soziale Situation psychiatrischer Patienten und anderer Insassen. Frankfurt/M.

GOLDSTEIN, K. (1943): The significance of psychological research in schizophrenia. In: *Journal of Nervous and Mental Disease*, 97, S. 261–279.

GOLDSTEIN, M. (1992): The family in schizophrenia – some current issues. In: WERBART, A.; CULLBERG, J. (Hg.): Psychotherapy of schizophrenia: Facilitating and obstructing factors. Oslo.

GREEN, H. (2000): Ich hab dir nie einen Rosengarten versprochen. Bericht einer Heilung. Reinbek.

GREEN, J. F. (1988): Schizophrenia from a neurocognitive perspective – Probing the impenetrable darkness. Boston.

GREVE, N.; ADERHOLD, V. (2007): Psychotherapeutische Gemeindepsychiatrie – Was wir von der bedürfnisangepassten Behandlung übernehmen könnten. In: *Psychosoziale Umschau*, H. 4, S. 22–24.

GROTSTEIN, J. S. (1995): Orphans of the »real«: I. Some modern and postmodern perspectives on the neurobiological and psychosocial dimensions of psychosis and other primitive mental disorders. In: *Bulletin of the Menninger Clinic*, 50, S. 287–311.

GUNDERSON, J. G.; FRANK, A. F.; KATZ, H. M. (1984): Effects of psychotherapy in schizophrenia: II. Comparative outcome of two forms of treatment. In: *Schizophrenia Bulletin*, 10, S. 564–598.

HÄFNER, H.; AN DER HEIDEN, W.; BEHRENS, S. (1998): Causes and consequences of the gender differences in age at onset of schizophrenia. In: *Schizophrenia Bulletin*, 24, S. 99–113.

HARDING, C. M.; BROOKS, C. W.; ASHIKAGA, T. u. a. (1987): The Vermont longitudinal study of persons with severe mental illness. II: Long term outcome of subjects who retrospectively met DSM-III criteria for schizophrenia. In: *American Journal of Psychiatry*, 144, S. 727–735.

HEALY, D. (1989): Neuroleptics and psychic indifference: A review. In: *Journal of the Royal Society of Medicine*, 82, S. 615–619.

HEALY, D. (1990): Schizophrenia: Basic, release reactive and defect processes. In: *Human Psychopharmacology*, 5, S. 105–121.

HEALY, D.; FARQUHAR, G. (1998): Immediate effects of Droperidol. In: *Human Psychopharmacology*, 13, S. 113–120.

HEGARTY, J. D. u. a. (1994): One hundred years of schizophrenia: A meta-analysis of the outcome literature. In: *American Journal of Psychiatry*, 151, S. 1409–1416.

HOEK, H. W.; BROWN, A. S.; SUSSER, E. (1998): The Dutch famine and schizophrenia spectrum disorders. In: *Social Psychiatry and Psychiatric Epidemiology*, 33, S. 372–379.

HOGARTY, G. E.; ANDERSON, C. M.; REISS, D. J. u. a. (1991): Family psychoeducation, social skills training and maintenance chemotherapy in the aftercare treatment of schizophrenia: II. Two-year effects of a controlled study on relapse and adjustment. In: *Archives of General Psychiatry*, 48, S. 340–347.

HOGARTY, G. E.; KORNBLITH, S. J.; GREENWALD, D. u. a. (1995): Personal Therapy: A disorder-relevant psychotherapy for schizophrenia. In: *Schizophrenia Bulletin*, 21, S. 379–393.

HOGARTY, G.; GREENWALD, D.; ULRICH, R. u. a. (1997): Three-year trials of personal therapy among schizophrenic patients living with or independent of family. II.: Effects on adjustment of patients. In: *American Journal of Psychiatry*, 154, S. 1514–1524.

Horrobin, D.F. (1999): The phospholipid concept of psychiatric disorders and its relationship to the neuro-developmental concept of schizophrenia. In: Peet, M.; Glen, I.; Horrobin, D. (Hg.): Phospholipid spectrum disorder in psychiatry. Carnforth.

Huber, G.; Gross, G.; Schüttler, R. u.a. (1980): Longitudinal studies of schizophrenic patients. In: *Schizophrenia Bulletin*, 6, S. 592–605.

Hughlings-Jackson, J. (1958/1894): The factors of insanities. Selected writings. Vol. 2: Evolution and Dissolution of the Nervous System. London.

Huttunen, M.O.; Niskanen, P. (1978): Prenatal loss of father and psychiatric disorders. In: *Archives of General Psychiatry*, 35, S. 429–431.

Huxley, A. (1996): Die Pforten der Wahrnehmung. Himmel und Hölle. Erfahrungen mit Drogen. München/Zürich.

Ingvar, D.H.; Franzén, G. (1974): Abnormalities of blood flow distribution in patients with chronic schizophrenia. In: *Acta Psychiatrica Scandinavica*, 50, S. 425–462.

Isohanni, M.; Isohanni, I.; Jones, P.; Järvelin, M.R. u.a. (1999): School predictors of schizophrenia in the 1966 Northern Finland birth cohort study. Referat auf der Konferenz für Schizophrenieforschung. Santa Fé.

Jackson, H.; Edwards, J.; Hulbert, C.; McGorry, P. (1999): Recovery from psychosis: Psychological interventions. In: McGorry, P.; Jackson, H. (Hg.): The recognition and management of early psychosis. Cambridge.

Jackson, M.; Williams, P. (2007): Unvorstellbare Stürme. Eine Suche nach Sinn in der Psychose. Stuttgart-Bad Cannstatt.

Jakob, H.; Beckmann, H. (1986): Prenatal developmental disturbances in the limbic allo-cortex in schizophrenics. In: *Journal of Neural Transmission*, 65, S. 303–326.

Jaskiw, G.E.; Juliano, D.M.; Goldberg, T.E. u.a. (1994): Cerebral ventricular enlargement in schizophreniform disorder does not progress. A seven year follow-up study. In: *Schizophrenia Research*, 14, S. 23–28.

Johnson, E. (1966): Eine große Zeit. Berlin.

Jones, M. (1970): The therapeutic community. New York.

Jones, P.; Rodgers, B.; Murray, R.; Marmot, M. (1994): Child developmental risk factors for schizophrenia in the British 1946 birth cohort. In: *Lancet*, 344, S. 1398–1402.

Jonsson, E. (1986): Tokfursten. Stockholm.

Kapur, S. (2003): Psychosis as a state of aberrant salience: A framework linking biology, phenomenology, and pharmacology in schizophrenia. In: *American Journal of Psychiatry*, 160, S. 13–23.

Karon, B.; Vandenbos, G. (1972): The consequences of psychotherapy for schizophrenic patients. In: *Psychotherapy: Theory, Research and Practice*, 9, S. 11–19.

Karush, A. (1969): The response to psychotherapy in chronic ulcerative colitis. In: Psychosomatic Medicine, 31, S. 201–297.

Keenan, B. (1992): An evil cradling. London.

Kernberg, O. (1992): Schwere Persönlichkeitsstörungen: Theorie, Diagnose, Behandlungsstrategien. Stuttgart.

Kernberg, O. (1997): Innere Welt und äußere Realität. Anwendungen der Objektbeziehungstheorie. Stuttgart.

Kety, S.S.; Wender, P.H.; Jacobsen, B.; Ingraham, L.J.; Jansson, L.; Faber, B.; Kinney, D.K. (1994): Mental illness in the biological and adoptive relatives of schizophrenic adoptees. In: *Archives of General Psychiatry*, 51, S. 442–455.

Kinney, D.K.; Holzman, P.S.; Jacobsen, B.; Jansson, L. u.a. (1997): Thought disorder in schizophrenic and control adoptees and their relatives. In: *Archives of General Psychiatry*, 54, S. 475–479.

Klein, M. (1992): Seelische Urkonflikte: Liebe, Hass und Schuldgefühl. Frankfurt/M. Auch in: Klein, M. (2000): Neid und Dankbarkeit. In: Gesammelte Schriften. Stuttgart-Bad Cannstatt, S. 279–367.

Knoll, J.L.; Garver, D.L.; Ramberg, J.E. u.a. (1998): Heterogeneity of the psychoses: Is there a neurodegenerative psychosis? In: *Schizophrenia Bulletin*, 24, S. 365–379.

Kopala, L.C.; Fredrikson, D.; Good, K.P. u.a. (1996): Symptoms in neuroleptic naïve first episode schizophrenia: Response to risperidone. In: *Biological Psychiatry*, 39, S. 296–298.

Kopala, L.C.; Kimberley, P.G.; Honer, W.G. (1997): Extrapyramidal signs and clinical symptoms in first-episode schizophrenia: Response to low dose Risperidone. In: *Journal of Clinical Psychopharmacology*, 17, S. 308–313.

Kraemer, G.W.; Ebert, M.H.; Lake, C.R. u.a. (1984): Hypersensitivity to d-amphetamine several years after early social deprivation in rhesus monkeys. In: *Psychopharmacology*, 82, S. 266–271.

Kraepelin, E. (1971/1919): Dementia praecox and paraphrenia. New York.

Kretschmer, E. (1966): Der sensitive Beziehungswahn. Berlin.

Kruckenberg, P. (2006): Visionen für die zukünftige psychiatrische Versorgung. Unveröffentlichter Vortrag.

Kuipers, E.; Fowler, D.; Garety, P. u.a. (1998): London-East Anglia randomised controlled trial of cognitive-behavioural therapy for psychosis. III. Follow-up and economic evaluation at 18 months. In: *British Journal of Psychiatry*, 173, S. 61–68.

Kuipers, L.; Leff, J.; Lam, D. (1992): Family work for schizophrenia. A practical guide. London.

Lagerlöf, S. (2001): Jerusalem. Berlin.

Laing, R.D. (1994/1976): Das geteilte Selbst: eine existentielle Studie über geistige Gesundheit und Wahnsinn. Köln.

Laing R.D.; Esterson, A. (1975): Wahnsinn und Familie: Familien von Schizophrenen. Köln.

Larsen, T.K.; Johannesen, J.O.; Opjordsmoen, S. (1998): First-episode schizophrenia with long duration of untreated psychosis. In: *British Journal of Psychiatry*, 172, Suppl. 1, S. 45–52.

Lawrie, S.M.; Abukmeil, S.S. (1998): Brain abnormality in schizophrenia – a systematic and quantitative review of volumetric magnetic resonance imaging studies. In: *British Journal of Psychiatry*, 172, S. 110–120.

Leff, J.P.; Kuipers, L.; Berkowitz, R. u.a. (1985): A controlled trial of social intervention in the families of schizophrenic patients: A two-year follow-up. In: *British Journal of Psychiatry*, 146, S. 594–600.

LEHTINEN, K. (1993): Need-adapted treatment of schizophrenia: A five-year follow-up study from the Turku project. In: *Acta Psychiatrica Scandinavica*, 89, Suppl. 380, S. 8–13.

LEHTINEN, K.; CULLBERG, J. (1999): Neonatal hyperbilirubinaemia – a vulnerability factor for mental disorder? In: *Acta Psychiatric Scandinavica*, 100, S. 469–471.

LEIGHTON, A. (1963): The character of danger. New York.

LEVANDER, S.; CULLBERG, J. (1993): Sandra: Successful psychotherapeutic work with a schizophrenic woman. In: *Psychiatry*, 56, S. 284–293.

LEWANDER, T. (1994): Neuroleptics and the neuroleptic-induced deficit syndrome. In: *Acta Psychiatrica Scandinavica*, 89, Suppl. 380, S. 8–13.

LIBERMAN, R.; WALLACE, C. J.; BLACKWELL, G. u. a. (1998): Social skills training versus psychosocial occupational therapy for persons with persistent schizophrenia. In: *American Journal of Psychiatry*, 155, S. 1087–1091.

LOEBEL, A. D.; LIEBERMAN, J. A.; ALVIR, J. M. J. u. a. (1992): Duration of psychosis and outcome in first episode schizophrenia. In: *American Journal of Psychiatry*,149, S. 1183–1188.

LUBORSKY, L.; SINGER, B.; LUBORSKY, L. (1975): Comparative studies of psychotherapies. Is it true that everyone has won and all must have prizes? In: *Archives of General Psychiatry*, 32, S. 995–1008.

LUBORSKY, L.; BARBER, J. P.; BEUTLER, L. (1993): Introduction to special section: A briefing on curative factors in dynamic psychotherapy. In: *Journal of Consulting and Clinical Psychology*, 61, S. 539–541.

LUNDQUIST, G. (1949): Modern svensk sinnessjukvård. Stockholm.

MASTERMAN, D. L.; CUMMINGS, J. L. (1997): Frontal-subcortical corciots: The anatomical basis of executive, social and motivated behaviours. In: *Journal of Psychopharmacology*, 11, S. 107–114.

MAY, R. A.; TUMA, A. H.; DIXON, W. J. (1968): Treatment of schizophrenia. A comparative study of five treatment methods. New York.

MCEVOY, J. P.; HOGARTY, G. E.; STEINGARD, S. (1991): Optimal dose of neuroleptic in acute schizophrenia. A controlled study of the neuroleptic threshold and higher haloperidol dose. In: *Archives of General Psychiatry*, 48, S. 739–745.

MCGLASHAN, T. H. (1984): The Chestnut Lodge follow-up study: II. Long-term outcome of schizophrenia and the affective disorders. In: *Archives of General Psychiatry*, 41, S. 141–144.

MCGLASHAN, T. H.; KEATS, C. J. (1989): Schizophrenia – treatment process and outcome. Washington, D. C.

MCGLASHAN, T. H.; JOHANNESSEN, J. O. (1996): Early detection and intervention with schizophrenia: Rationale. In: *Schizophrenia Bulletin*, 22, S. 201–222.

MCGORRY, P. D. (1994): The influence of illness duration on syndrome clarity and stability in functional psychosis: Does the diagnosis emerge and stabilize with time? In: *Australia and New Zealand Journal of Psychiatry*, 28, S. 607–619.

MCGORRY, P. D.; CHANEN, A.; MCCARTY, E. u. a. (1991): Post traumatic stress disorder following recent-onset psychosis; an unrecognized post-psychotic syndrome. In: *Journal of Nervous and Mental Disorders*, 179, S. 251–258.

MCGORRY, P. D.; EDWARDS, J.; MIHALOPOULOS, C. u. a. (1996): EPPIC: An evolving system of early detection and optimal management. In: *Schizophrenia Bulletin*, 22, S. 305–326.

McGorry, O. P. K.; Jackson, H. J. (Hg.) (1999): The recognition and management of early psychosis. A preventive approach. Cambridge.

McGuire, P. K.; Shah, G. M. S.; Murray, R. M. (1994): Increased blood flow in Broca's area during auditory hallucinations in schizophrenia. In: *Lancet*, 342, S. 703–706.

Mednick, S. A.; Machon, R. A.; Huttunen, M. O. u. a. (1988): Adult schizophrenia following prenatal exposure to an influenza epidemic. In: *Archives of General Psychiatry*, 45, S. 189–192.

Meltzer, D. (2005): Das Claustrum: eine Untersuchung klaustrophobischer Erscheinungen. Tübingen.

Merwin, W. S. (1970): A Garden. In: Merwin, W. S.(Hg.): The Miner's Pale Children. New York, S. 213–214.

Meuser, K. T.; Rosenberg, D. S.; Goodman, L. A.; Trumbetta, S. L. (2002): Trauma, PTSD, and the course of severe mental illness: An interactive model. In: *Schizophrenia Research*, 53, S. 123–143.

Milgram, S. (1958): Some conditions of obedience and disobedience to authority. In: *International Journal of Psychiatry*, 6, S. 259–276.

Mill, J. S. (1992/1859): Über die Freiheit. München u. a.

Miller, R. (1987): The time course of neuroleptic therapy for psychosis; role of learning processes and implications for concepts of psychotic illness. In: *Psychopharmacology*, 92, S. 405–415.

Mortensen, P. B.; Pedersen, C. B.; Westergaard, T. u. a. (1999): Effects of family history and place and season of birth on the risk of schizophrenia. In: *New England Journal of Medicine*, 340, S. 603–608.

Mosher, L. R.; Vallone, R.; Menn, A. (1995): The treatment of acute psychosis without neuroleptics: Six-week psychopathology data from the Soteria project. In: *International Journal of Social Psychiatry*, 41, S. 157–173.

Munk-Jørgensen, P.; Mortensen, P. B. (1992): Incidence and other aspects of the epidemiology of schizophrenia in Denmark, 1971–1987. In: *British Journal of Psychiatry*, 161, S. 488–495.

Nordentoft, M.; Jeppensen, P.; Pertersen, L. u. a. (2004): The Opus trial: A randomised multi-center trial of integrated versus standard treatment for 547 first-episode patients. Davos.

Nyberg, S.; Eriksson, O.; Oxenstirena, B. u. a. (1999): Suggested minimal effective dose of risperidone based on PET measured D2- and 5-HT2A-receptor occupancy in schizophrenic patients. In: *American Journal of Psychiatry*, 156, S. 869–875.

Ödegard, Ö. (1964): Pattern of discharge from Norwegian psychiatric hospitals before and after the introduction of psychotropic drugs. In: *American Journal of Psychiatry*, 120, S. 772–778.

Os, J. v.; Selten, J. P. (1998): Prenatal exposure to maternal stress and subsequent schizophrenia. In: *British Journal of Psychiatry*, 172, S. 324–326.

Palmblad, E.; Cullberg, J. (1990): Reaktionen der Nachbarn auf eine psychotherapeutisch betreute Wohneinrichtung. In: *Nord Psykiatrika Tidsskrift*, 44, S. 551–558.

PAO, P.N. (1979): Schizophrenic disorders. Madison.
PAULESCU, E.; FRITH, C.D.; FRACKOWIAK, R.S.J. (1993): The neural correlates of the verbal components of working memory. In: *Nature*, 362, S. 342–344.
PERRIS, C. (1988): Kognitiv psychoterapi vid schizofrena störningar. Stockholm.
RABKIN, J.G. (1980): Stressful life events and schizophrenia: A review of recent literature. In: *Psychological Bulletin*, 87, S. 408–425.
RÄKKÖLÄINEN, V. (1977): Onset of psychosis. A clinical study of 68 cases. Universität Turku.
RANG, H.P.; DALE, M.M.; RITTER, J.M. (1999): Pharmacology. Edinburgh.
READ, J. (1997): Child abuse and psychosis: A literature review and implications for professional practice. In: *Professional Psychology: Research and Practice*, 28, S. 448–456.
RICHTER, H.E. (1974): Lernziel Solidarität. Reinbek.
ROBBINS, M. (1993): Experiences of schizophrenia. An integration of the personal, scientific and therapeutic. New York.
ROMME, M.; ESCHER, S. (1989): Hearing voices. In: *Schizophrenia Bulletin*, 15, S. 209–216.
ROMME, M.; ESCHER, S. (1997): Stimmenhören akzeptieren. Bonn.
ROMME, M.; ESCHER, S. (2008): Stimmenhören verstehen. Der Leitfaden zur Arbeit mit Stimmenhörern. Bonn.
ROSENBAUM, B. (2000): Tankeformer og talemåder. Kopenhagen.
ROSENBAUM, B.; SONNE, H. (1986): The language of psychosis. New York.
SACKS, O. (1997): Eine Anthropologin auf dem Mars: sieben paradoxe Geschichten. Reinbek.
SACKS, O. (2001): Der Mann, der seine Frau mit einem Hut verwechselte. Reinbek.
SANDIN, B. (1986): Den Zebrarandiga pudelkärnan. Stockholm.
SCHNEIDER, K. (1967): Klinische Psychopathologie. Stuttgart.
SCHWARTZ, M.L.; GOLDMAN-RAKIC, P. (1990): Development and plasticity of the primate cerebra cortex. In: *Clinics in Perinatology*, 17, S. 83–102.
SEARLES, H.F. (1984): Der psychoanalytische Beitrag zur Schizophrenieforschung. Reinbek.
SECHEHAYE, M. (1955): Die symbolische Wunscherfüllung. Methode und Tagebuch der Kranken. Bern/Stuttgart.
SEDVALL, G.; FARDE, L. (1995): Chemical brain anatomy in schizophrenia. In: *Lancet*, 346, S. 743–749.
SHEPHERD, M.; WATT, D.; FALLOON, I.; SNEETON, N. (1989): The natural history of schizophrenia: A five-year follow-up study of outcome and prediction in a representative sample of schizophrenics. In: *Psychological Medicine*, Suppl. 15.
SIEGEL, D.J. (1999): The developing mind: Toward a neurobiology of interpersonal experience. London.
SIFNEOS, P.E. (1973): The prevalence of »alexithymnic« characteristics in psychosomatic patients. In: *Psychotherapy and Psychosomatics*, 22, S. 255–262.
SJÖSTRÖM, R. (1985): Effects of psychotherapy in schizophrenia. A retrospective study. In: *Acta Psychiatrica Scandinavica*, 71, S. 513–522.
SLADE, P.D. (1984): Sensory deprivation and clinical psychiatry. In: *British Journal of Hospital Medicine*, 32, S. 256–260.

Solomon, G.S. (1987): Psycho-neuroimmunology. Interactions between central nervous system and immune system. In: *Journal of Neuroscience Research*, 18, S. 1–9.

Sou (1958): Mantalsjukvården – Planering och organisation, 38.

Sou (1992): Välfärd och valfrihet service, stöd och vård för psykiskt störda, 73.

Stefenson, A.; Cullberg, J. (1995): Committed suicide in a total schizophrenic cohort: In the search of the suicidal process. In: *Nordic Journal of Psychiatry*, 49, S. 429–437.

Stein, L.I.; Test, M.A. (1980): Alternative to mental hospital treatment. I. Conceptual model, treatment program and clinical evaluation. In: *Archives of General Psychiatry*, 37, S. 392–397.

Stern, D. (2007): Die Lebenserfahrung des Säuglings. Stuttgart.

Stone, M.H. (1986): Explorative psychotherapy in schizophrenia-spectrum patients: A reevaluation in the light of long-term follow up of schizophrenic and borderline patients. In: *Bulletin of the Menninger Clinic*, 50, S. 287–306.

Strauss, J.S. (1989): Mediating processes in schizophrenia – towards a new dynamic psychiatry. In: *British Journal of Psychiatry*, 55, Suppl. 5, S. 22–28.

Strauss, J.; Carpenter, W.T.; Bartko, J.J. (1974): An approach to the diagnosis and understanding of schizophrenia. III: Speculations on the processes that underlie schizophrenia symptoms and signs. In: *Schizophrenia Bulletin*, 2, S. 61–69.

Suddath, R.L.; Christison, G.W.; Torrey, E.F. u.a. (1990): Anatomical abnormalities in the brains of monozygotic twins discordant for schizophrenia. In: *New England Journal of Medicine*, 322, S. 789–794.

Svedberg, B.; Mesterton, A.; Cullberg, J. (2001): First episode non-affective psychosis in a total urban population: A five year follow-up. In: *Social Psychiatry and Psychiatric Epidemiology*, 36, S. 332–337.

Svensson, B. (1999): Treatment process and outcome for long-term mentally ill patients in a comprehensive treatment program based on cognitive therapy. Universität Lund.

Tarrier, N.; Wittkowski, A.; Kinney, C. u.a. (1999): Durability of the effects of cognitive behavioural therapy in the treatment of chronic schizophrenia: 12-month follow-up. In: *British Journal of Psychiatry*, 174, S. 500–504.

Tienari, P. (1991): Interactions between genetic vulnerability and family environment: The Finnish adoptive family study of schizophrenia. In: *Acta Psychiatrica Scandinavica*, 84, S. 460–465.

Torrey, E.F.; Taylor, E.H.; Bracha, H.S. u.a. (1994): Prenatal origin of schizophrenia in a subgroup of discordant monozygotic twins. In: *Schizophrenia Bulletin*, 20, S. 423–432.

Tranströmer, T. (1997): Carillon. In: Sämtliche Gedichte. München/Wien.

Tsuang, M.T.; Woolson, R.; Fleming, J.A. (1979): Long-term outcome of major psychoses: I. Schizophrenia and affective disorders compared with psychiatrically symptom-free surgical conditions. In: *Archives of General Psychiatry*, 39, S. 1295–1301.

Vaughn, C.E.; Leff, J.P. (1976): The influence of family and social factors on the course of psychiatric illness. A comparison of schizophrenic and depressed neurotic patients. In: *British Journal of Psychiatry*, 129, S. 125–137.

VERDOUX, H.; COUGNARD, A. (2003): The early detection and treatment controversy in schizophrenia research. In: *Current Opinion in Psychiatry*, 16, S. 175–179.

WAHLBERG, K. E.; WYNNE, L. C.; OJA, H.; KESKITALO, P. u. a. (1997): Gene-environment interaction in vulnerability to schizophrenia. Findings from the Finnish adoptive family study of schizophrenia. In: *American Journal of Psychiatry*, 154, S. 355–362.

WARNER, R. (1994): Recovery from schizophrenia. Psychiatry and political economy. London.

WEINBERGER, D. (1995): From neuropathology to neurodevelopment. In: *Lancet*, 246, S. 552–557.

WERBART, A. (1997): Separation, termination-process, and long-term outcome in psychotherapy with severely disturbed patients. In: *Bulletin of the Menninger Clinic*, 61, S. 16–43.

WIDERLÖV, B.; BORGA, P.; CULLBERG, J. (1989): Epidemiology of long-term functional psychosis in three different areas in Stockholm county. In: *Acta Psychiatrica Scandinavica*, 80, S. 40–46.

WING, J. (1960): A pilot experiment of long hospitalized male schizophrenic patients. In: *British Journal of Preventive and Social Medicine*, 14, S. 173–180.

WINNICOTT, D. W. (2006): Vom Spiel zur Kreativität. Stuttgart.

World Health Organization (WHO) (1994): ICD-10, International Statistical Classification of Diseases and Related Health Problems. Genf.

YUNG, A. R.; MCGORRY, P. D. (1996): The prodromal phase of first episode psychosis: Past and current conceptualisations. In: *Schizophrenia Bulletin*, 22, S. 353–370.

YUNG, A. R.; MCGORRY, P. D.; MCFARLANE, C. A. u. a. (1996): Monitoring and care of young people at incipient risk of psychosis. In: *Schizophrenia Bulletin*, 22, S. 283–303.

ZUBIN, J.; SPRING, B. (1977): Vulnerability – a new view of schizophrenia. In: *Journal of Abnormal Psychology*, 86, S. 103–126.

Register

A

Abwehrmechanismen 21, 58, 62, 82–84, 165, 184–188, 244, 272
Affektive Psychosen 118 ff.
Affektive Störungen 130 ff.
Affektive Verletzlichkeit 71 ff.
Akute Psychose 52, 58 f., 62 ff., 113, 122, 159 ff., 176, 228 f.
Alexithymie 88
Alkoholabhängigkeit 48 f., 98 f.
Ambivalenz 130 ff.
Amphetaminmissbrauch 70, 98 f.
Angehörige, siehe Familie
Angst 252, 261
Anticholinerge Medikamente 261 f.
Antidepressive 262 f.
Anti-Psychiatrie-Bewegung 200 f., 209 f.
Antipsychotika 159–166, 193–195, 221, 252–259
Armut 77
Asperger-Syndrom 147 ff., 149
Atemwegserkrankungen 152 f.
Autismus 130 f., 147–149

B

Bedürfnisangepasste Behandlung 222 f.
Bedürfnisangepasste Hilfen 222 f.
Benzodiazepine 49, 212, 221, 252, 261
Bewältigungsstrategien 160
Bewusstsein 51
Beziehungsgestaltung 19, 83 f., 177 f., 221, 235, 265, 272
Bildgebende Verfahren 229
Bindung 80 f.
Bio-psycho-soziales Modell 188, 191–194
Bipolare Störungen 71 f., 103
Borderline-Persönlichkeitsstörung 54, 84 f.
Burn-out 240–244

C

Cannabis 150, 153
Carbamazepin 263
Cardiazol 207
Chlorpromazin 212, 251–255
Clozapin 254–257
Compliance 61
Convulsionsbehandlung 207 f.

D

Dementia praecox 129–132, 138, 166, 169
Denken / Theorie 174 ff., 180 ff.
Denken, siehe auch Magisches Denken 23 ff., 42, 53–55, 100, 146, 176 f., 198
Depot-Medikation 255, 274
Depression 50–54, 59, 62 ff., 71, 99, 103 f., 122, 141, 162, 182, 185, 221, 233 f.
Deprivation 38, 82, 97, 192, 271 ff.
Desorganisation 138, 147
Desymbolisierung 172–179, 184
Diagnostik 25, 132 ff., 146, 228, 240 ff., 296 ff.
Dissoziation 49 f., 125 ff.
Dopamin 70 f., 193, 252 ff.
Drogen 31–36, 70, 98 f., 192
DSM 167, 296 ff.
DUP-Faktor 158, 217, 220, 279 ff.
Dysmorphophobie 42

E

Ecstasy 150
EE-Modell 89 ff., 275
Elektrokrampftherapie 207 f.
Endokrines Ungleichgewicht 98
Entspannung 252, 273
Entwicklungsgeschichte 74, 79, 99 ff., 143
Enzephalitis 153
Epilepsie 49, 153
EPPIC 231 f.
Erstepisode 112–114
Ethik (in der Behandlung) 241 f., 255, 264, 280
Exekutive Funktionen 169, 179, 190
Extra-pyramidale Symptome 257–261
Eyetracking 168

F

Familie 68, 89 f., 218–220, 226, 274 f., 282 f.
Fantasie 18, 84 f.
Fieberinduktion 204
Flupentixol 254 f.
Fluphenazin 254 f.
Folie à deux 38, 41
Follow-up-Studien 143, 145
Fraktale 178
Frühgeburten 77
Frühinterventionen 158, 217, 220, 279–282
Funktionale Störungen 105, 113, 167, 218, 297

G

GABA-Rezeptoren 252
Geburtsschäden 76–78
Gedächtnis 168, 179, 184
Gemeindepsychiatrie, siehe Sozialpsychiatrie
Gendefekte 69, 79
Genesung, 181–188, 221, 259, 263
Gewalt 58–61
Größenwahn 41, 86 ff., 138 f.

H

Halloperidol 253–258
Halluzinationen 37, 43–50 f., 132, 137, 151, 238
Halluzinogene Substanzen 153
Hebephrenie 138 f.
Hirnstoffwechsel 68 f.
Histrionische Persönlichkeitsstörung 49, 84 f., 125 ff.
Hoffnung 159 ff., 199
Hormone 118, 258
Hospitalismus 185
Humor 199 f.
Hypofrontalitätstheorie 72 f.

I

ICD 293 ff.
Ich / Funktionales Modell 162, 182, 188–193
Ich / Psychodynamisches Modell 51–57, 92, 103, 131, 218, 238
Identitätsstörungen 82, 180–185, 189
Infektionen 75 f., 153
Insulinkoma 205 f.

Intelligenz 169 f.
Internalisierung 52
Interpretation 38 ff., 50
Intoxikationen 24, 31–36, 48 f., 70, 98 f., 192
Introversion 70 f., 137, 163
Isolation 20, 97, 118, 191

K

Katatonie 114, 138, 147
Katharsis 200
Kindheit 230, 74, 79 f., 143, 150
Klinikeinweisung 215 f.
Kognitive Störungen 166–170, 175, 179–182
Kognitive Verhaltenstherapie 184 f., 235, 271 ff., 273
Konfliktbewältigung 103
Konkretismus 170, 176
Konzentrationsstörungen 168 f., 179, 184
Krankheitsphasen 59 ff., 157–165, 185
Kreativität 20
Krisenintervention 223–228
Kunsttherapie 179 ff., 266, 274
Kurze psychotische Störungen 114, 116 f.

L

Leugnung 62, 84, 165
Life-events 80–83, 100, 240, 272
Lithium 212, 262 f.
Lobotomie 205 f.
LSD 153

M

Magisches Denken 23 f., 56, 70, 101, 198 f.
Manie, siehe bipolare Störungen
Medikamente / Dosierungen 61, 105, 182, 185, 212 f., 218, 253–259
Medikamentenbehandlung 70 ff., 98, 105, 126, 159–166, 193 f., 210 f., 221, 227 f., 234, 249–259
Membran 190 ff.
Meningitis 153
Menopause 87–89
Menstruation 118
Mescalin 32 ff.
Metabolismus 153
Metaphysik 70, 162
Metarepräsentanz 174 ff., 179 f.
Mitarbeiter / Personal 240–244, 284
Monismus 201
Multiple Persönlichkeitsstörung 125 f.
Muskelturnus 252, 273
Mystische Erfahrungen 62

N

Nähe-Distanz-Konflikt 83
Narzisstische Persönlichkeitsstörung 86
Nebenwirkungen 87, 253–268
Negativsymptome 132, 137 f., 147, 180 f., 199
Netzwerkarbeit 233
Neurodynamisches Modell 91 ff.
Neuroleptika, siehe Medikamentenbehandlung
Neuroleptika-induziertes Defizitsyndrom 257
Neuronales Netzwerk, siehe Rezeptoren
Neuropsychodynamisches Modell, siehe Vulnerabilität
Neuropsychologische Tests 229
Neurotische Persönlichkeitsstörung 84
Normalitätsprinzip 247

O

Objektkonstanz 52–56
Obsessionen 20 f.
Olanzapin 255 ff.
Optimismus in der Therapie 159–163, 199
OPUS-Studie 232
Organisch bedingte Psychosen 38, 151–156
Organismische Panik 193
Östrogen 134 ff.
Oszillation von Symptomen 161

P

Paranoia 53 f., 103, 116, 138
Paranoide Persönlichkeitsstörung 84, 122
Parkinson'sche Erkrankung 257–261
Passivität 61
Paternalismus 261 f.
Perphenazin 253
Persönlichkeitsentwicklung 70 f., 82 ff., 163
Persönlichkeitsstörungen 84–89
Phänomenologie 130 f., 144
Pharmakotherapie, siehe Medikamentenbehandlung
Phospholipidhypothese 78
Physiotherapie 174
Plazentaschädigungen 76 f.
Positivsymptome 132–137, 146 f.
Postnatale Psychose 98, 114–118
Postoperative Verwirrtheit 98
Postpsychotische Depression 182, 185, 221
Posttraumatische Belastungsstörung 182
Prävention 278–281
Primärprozess-Denken 19
Prodromalphase, siehe auch DUP-Faktor 58 f., 63, 143, 157 ff.
Professionelle Distanz 244, 284
Prognose 118, 125, 158 f., 220, 283
Projektion 21, 53 f.
Projektive Identifizierung 56, 84 f.
Prolaktin 258
Psychische Erkrankungen / Historische Behandlungsansätze 64, 75, 198–214
Psychoanalyse 185–188
Psychoanalyse 185–188, 213, 265, 273
Psychodynamischer Ansatz 125, 171 f., 200, 266 ff.
Psychoedukation 185
Psychologische Tests 169, 229
Psychosomatik 88, 98, 118
Psychosoziale Faktoren 68, 106
Psychotherapie 48, 82, 184, 213, 234, 265–277
Psychotische Anpassung 131 f., 147, 191, 297
Psychotische Realitätskonstruktionen 190 f.
Pubertät 99 ff.

Q

Quetiapin 255

R

Realitätsverlust 19, 26, 35 f., 84 f., 98, 188–192
Recovery-Prozess 157 ff., 233 f., 259, 265
Regression, siehe auch Primärprozess-Denken 19–24, 57, 101
Rehabilitation 140–145, 164 ff., 235, 278–281
Residualsymptome 140 f.
Resymbolisierung 172 f.
Rezeptoren / Pharmakologie 158, 193, 251–254, 280
Risikofaktoren, siehe auch Trigger 96, 106–111, 242
Risperidon 256 f.
Rituale 83, 85
Rückfall 63, 95, 105F. 159, 192, 233 f. 275–280

S

Schizoaffektive Psychose 34, 71 f., 145 f.
Schizoide Persönlichkeitsstörung 67–71, 79, 84 f., 133
Schizophrenie / Diagnostik 132 ff., 146
Schizophrenie 49, 77, 126, 130, 134–143, 166–170
Schizophreniforme Störungen 144–147
Schlaf 97, 192, 261 f.
Schwangerschaftskomplikationen 75–79
Schwerhörigkeit 39, 98
Sedierung 261 f.
Sekundärprozess-Denken 19
Selbstbeobachtung 175
Selbsthilfe 249
Semiotik 68, 176 f.
Sensitive Kohärenz 41, 81 ff., 95 f., 111, 167–170, 179
Seroquel 254 f.
Serotonin 193, 253–257
Sexualität 20 f., 138, 145
Sexueller Missbrauch 80 f.
Soforthilfe 223
Soteria 230
Soziales Netzwerk 233 f.
Sozialpsychiatrie 210, 247
Spaltung 54 ff., 84
Spontangenesung 221, 259, 263
Sprachstörungen 148
SSRI 98, 126
Stereotypes Verhalten 174, 177–180
Sterilisierung 209
Stigmatisierung 182 f.
Stimmenhören, siehe auch Halluzinationen 46 f.
Stimulationsschwelle 81 f., 95 f.
Stress, siehe Vulnerabilität und Trigger
Stress-Vulnerabilitätstheorie 66–72, 78 f., 91, 171 f., 182, 220
Substanzmissbrauch 113, 249 f.
Suizidalität 80–83, 100, 104, 120, 221, 237 f., 240 ff., 272
Symbolismus 20 ff.
Sympome 130–132, 146, 160, 164 ff., 235 f.
Symptome / Schizophrenie 126, 130
Synaptische Verbindung, siehe Rezeptoren
Synästhesie 31, 35

T

Tagträume 118
Tardive Dyskinesie 87, 258
Therapeutische Beziehung 235, 265, 270 f.
Therapeutische Gemeinschaft 210 ff.
Toxische Psychosen 98, 150–160
Trauma / Hirnschäden 170–173
Trauma, siehe auch Posttraumatische Belastungsstörung 80 ff.
Träume 18, 200
Trigger-Faktoren 80–83, 99–104, 118, 120 f., 240, 272
Trizyklische Antidepressiva 212

U

Unbewusstes 200 f.

V

Valproin 263
Vegetative Störungen 254, 259
Vereinsamung 161–165
Verstörtheitszustand / Delirium 38, 49, 151–155
Vulnerabilität / Stress-Vulnerabilitätsmodell 64 ff., 171, 179, 220, 273
Vulnerabilität 66–72, 78 f., 90–94, 168 f., 182, 220

W

Wahn 37–50, 57–63
Wahngedanken 42, 120, 136, 146
Wahnhafte Störungen 121–125
Wahrnehmungsstörungen 37, 50, 59, 63, 171 f., 175
Wiederholungsverhalten 174–181

X

Ximovan 261

Z

Zeldox 255
Ziprasidon 255
Zolpidem 261
Zuclopentixol 253
Zwänge 137
Zykloide Psychose 145
Zyprexa 255

Die Autoren

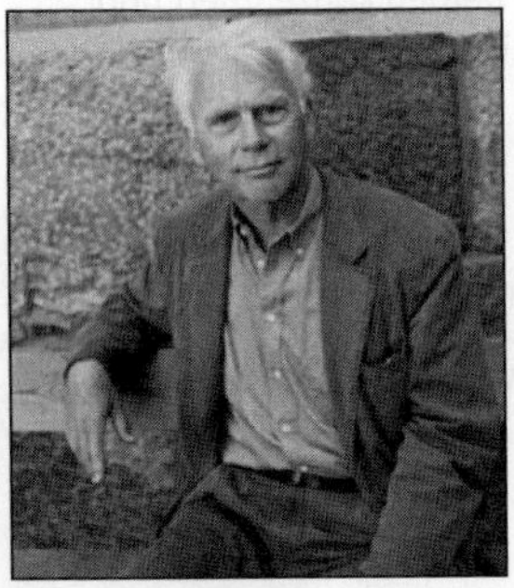

Johan Cullberg war Professor für Psychiatrie und außerdem Vorsitzender der Internationalen Gesellschaft für die psychologische Behandlung der Schizophrenie und anderer Psychosen (ISPS). Heute forscht er zu Ersterkrankungen bei Psychosen und ist als klinischer Supervisor mehrerer Stockholmer Krankenhäuser tätig.

Nils Greve, Jahrgang 1951, Diplom-Psychologe, Facharzt für Psychiatrie und Psychotherapie, Vorsitzender des Psychosozialen Trägervereins Solingen und der Arbeitsgemeinschaft Gemeindepsychiatrie Rheinland.

Volkmar Aderhold, Jahrgang 1954, Dr. med., Arzt für Psychiatrie, Psychotherapie und Psychotherapeutische Medizin sowie Mitarbeiter des Instituts für Sozialpsychiatrie der Universität Greifswald.

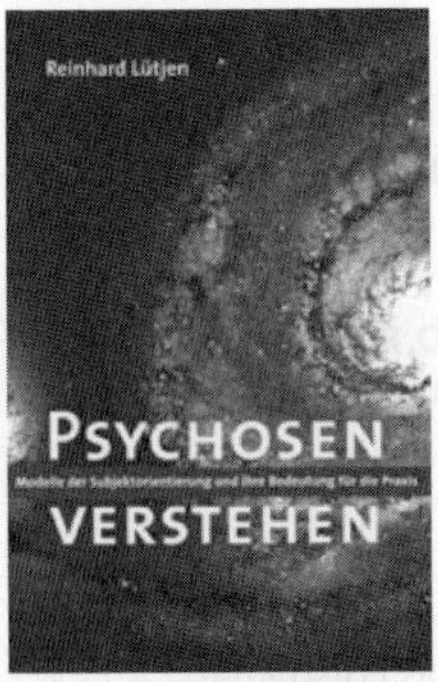

Reinhard Lütjen
Psychosen verstehen
Modelle der Subjektorientierung und ihre Bedeutung für die Praxis
ISBN 978-3-88414-433-6
230 Seiten
19,90 Euro / 34,90 sFr

Das Buch bietet einen spannenden Überblick über die theoretische Fundierung der Subjektorientierung. Vorgestellt werden die existenzialistischen, systemtheoretischen, psychoanalytischen, ethnopsychiatrischen und anthropologischen Ansätze von Laing, Ciompi, Mentzos, Wulff und Bock. Es sind allesamt Theoretiker, die großen Einfluss auf die psychiatrische Praxis hatten oder haben. Ihre Namen verbinden sich z. B. mit dem Ende der Anstalten, der Soteria und den Psychose-Seminaren. Subjektorientierung kann also neue Zugänge schaffen bei Fragen der Rehabilitation, des Wohnens und der Therapie.

»Das Buch ist hervorragend und gut lesbar und es ist für praktisch Tätige in der Psychiatrie und für theoretisch Interessierte sehr zu empfehlen.«
Alfred Dress, Sozialpsychiatrische Informationen

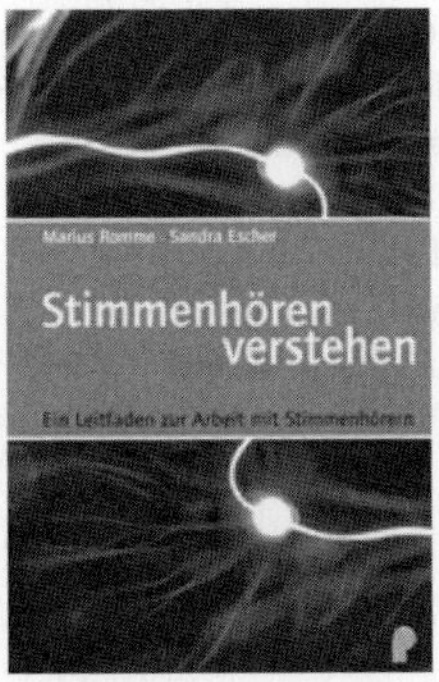

Marius Romme,
Sandra Escher
Stimmenhören verstehen
Der Leitfaden zur Arbeit mit Stimmenhörern
ISBN 978-3-88414-442-8
240 Seiten
24,90 Euro / 43,70 sFr

Nicht jeder, der Stimmen hört, hat eine psychische Erkrankung. Viele Menschen kommen sogar mit ihren Stimmen gut zurecht und empfinden sie als Bereicherung. Vor allem diese Entdeckung hat die niederländischen Forscher Romme und Escher dazu gebracht, einen anderen Ansatz als den herkömmlich psychiatrischen zu vertreten: Nicht das Stimmenhören an sich ist problematisch, sondern erst dann, wenn die Stimmen als beängstigend und tyrannisierend erlebt werden, ist Hilfe erforderlich.
Das, was die Stimmen zu sagen haben, ist ernst zu nehmen, denn es liefert Aufschlüsse über ungelöste Lebensprobleme des Stimmenhörers und kann bei der Bewältigung der Probleme helfen. Die Autoren haben zu diesem Zweck ein Instrumentarium entwickelt, das in diesem Buch detailliert vorgestellt wird.

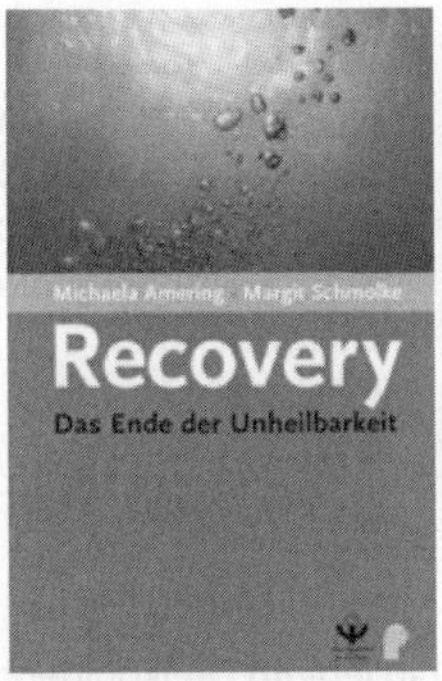

Michaela Amering,
Margit Schmolke
Recovery
Das Ende der Unheilbarkeit
ISBN 978-3-88414-421-3
304 Seiten
24,90 Euro / 43,70 sFr

Hoffnung macht Sinn. Das ist die Essenz der Recovery-Bewegung. Hier werden von Betroffenen initiierte Genesungs-Konzepte und Erfahrungen mit Schizophrenie für Betroffene, aber auch als Maßstab für professionelles Handeln, bereitgestellt. Amering und Schmolke sehen die großen Chancen, die von dieser Bewegung und einer personenzentrierten Behandlung bei Psychosen für die Psychiatrie ausgehen. Schizophrenie ist heilbar, so lautet die nun mit Daten der Verlaufsforschung belegte Botschaft.
Recovery setzt den Empowerment-Gedanken schlüssig um. Auf einer neuen, ganzheitlich gedachten Ebene kann Gesundheit wieder erfahrbar werden.

»Dieses Buch ist unglaublich positiv. Es redet nicht nur über Hoffnung, sondern es macht Hoffnung. Daher ist es auch ein therapeutisch wirksames Buch und zwar für Fachpersonen, Betroffene und Angehörige gleichermaßen. Leichtfüßig und leicht verständlich geschrieben, liest es sich streckenweise wie ein spannender Roman.«
Andreas Knuf, Psychologie heute

»Ein grandioser Brückenschlag ... Dies wird eines jener Bücher sein, die psychiatrisch Tätige gelesen haben müssen.«
Ilse Eichenbrenner, Soziale Psychiatrie

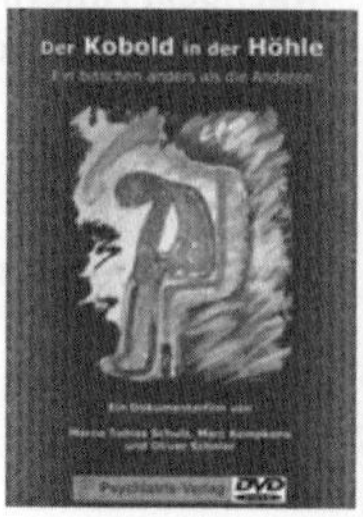

Der Kobold in der Höhle
Ein Dokumentarfilm
Buch und Produktion:
Marco Tobias Schulz,
Marc Kempkens und
Oliver Schnier
ISBN 3-88414-451-0
DVD, 45 min
29,90 Euro / 53,90 sFr

Der 34-jährige Antonio lebt im Dreikönigenhaus, einem Wohnheim für Menschen mit psychischer Erkrankung in Köln-Mülheim. Der Dokumentarfilm zeigt den Alltag von Miza, wie er sich selbst nennt, seinen unerschütterlichen Glauben an sein Dasein als Künstler, seine Zukunftspläne und die Verarbeitung seiner Vergangenheit: das abgebrochene Studium an der Düsseldorfer Kunstakademie, der Drogenmissbrauch und zwölf Jahre Psychoseerfahrung. In seinem 12 qm großen Zimmer findet er den für ihn nötigen Schutz, um seinen Gedanken freien Lauf zu lassen und nach neuen Inspirationen zu suchen.
Um die Lebens- und Wohnwelt Antonios authentisch darzustellen, zeigen die Filmemacher bewusst nur Antonios eigene Sicht und verzichteten auf Kommentare, Statements oder Interviews von psychiatrisch Tätigen. So übernimmt Antonio selbst die Führung durch seine fabelhafte Welt und lässt den Zuschauer teilhaben an dem täglichen Kampf, den ihm allein der ganz normale Alltag abverlangt.

»Ich habe den Kobold mehrmals im Unterricht gezeigt, jedes Mal mit allerbester Resonanz. Man kann mit dem Film als Dozentin total klasse arbeiten.« Ilse Eichenbrenner

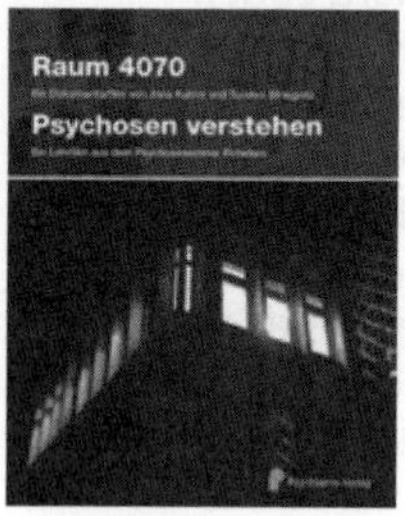

Jana Kalm,
Torsten Strignitz
Psychosen verstehen
Hörbuch/DVD
ISBN 978-3-88414-452-7
2 DVD, 87 min + 107 min
24,90 Euro / 47,50 sFr

»Raum 4070 is ein Film über das Potsdamer Psychoseseminar, einer Selbsthilfegruppe, bei denen sich Menschen, die unter Psychosen leiden, ihre Angehörige und medizinisches Fachpersonal untereinander austauschen.
Aus dem umfangreichen Material wurde ein beeindruckender dokumentarischer Film montiert. Er konzentriert sich auf sechs Protagonisten, die von ihrem Leben und Leiden berichten, und zeigt die Reaktionen der anderen Teilnehmenden. Dabei werden nicht nur Gemütszustände transparent gemacht; auch vermittelt sich die nahezu greifbare emotionale Stimmung im Raum, wobei der Film trotz der Schwere des Themas nichts Pathologisches ausstrahlt.«
Stefan Volk, Filmdienst.

Psychosen verstehen ist ein Lehrfilm für die Aus- und Weiterbildung. Gegliedert in Themenkapitel wird beispielhaft gezeigt, was in Psychoseseminaren diskutiert wird: Was ist eine Psychose? • Psychosen und Medikamente – Grenzen der Behandlung • Psychosen und Eigensinn • Psychosen und Angst • Psychosen und Belastbarkeit • Psychosen und Gewalt • Psychosen und Beziehungen

Psychiatrie-Verlag GmbH, Thomas-Mann-Str. 49 a, 53111 Bonn
Telefon (02 28) 7 25 34-11, Fax (02 28) 7 25 34-20
E-Mail: verlag@psychiatrie.de, Internet: www.psychiatrie.de/verlag